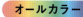

術後ケアと
ドレーン管理のすべて

編集
竹末芳生
藤野智子

照林社

"一外科医"と"一感染制御医"からみた
術後ケアとドレーン管理

　私は、25年前に米国ミネソタ大学 外科大腸直腸部門のGoldberg教授のもとで、手術や術後管理について研修を受けました。当時、日本では上級医から教えていただいた慣習的な管理を、疑問をもつことなく踏襲していた時代でしたので、留学先で見ること聞くことすべてが新鮮でした。親しくしていただいていたfellowにそのつど質問をし、夜は文献検索にいそしみました。短い期間でしたが、充実した日々を送ることができ、帰国後さっそく以下の手技や管理を日常診療に取り入れました。

①**創閉鎖法**：吸収糸での筋膜縫合（当時は絹糸が主流でした！）、皮下の消毒は行わず生理食塩水で圧を加え洗浄、吸収糸での皮膚埋没縫合
②**術後創ケア**：第2病日にガーゼ抜去
③**腹腔ドレーン管理**：直腸手術のみを適応とし、結腸手術では使用せず。また使用した場合でも第2病日に抜去、閉鎖式ドレーンの使用
④**胃管の使用中止**
⑤**術後感染予防抗菌薬**：術後24時間以内の使用

　実際に自分が手術した患者さんに米国式の管理を実施し、その経験をもとに周術期管理に関する講演を30歳半ばから数多く行ってきました。今となってはいずれも標準的な管理・手技であり、特段驚くようなことではありませんが、1990年代においては多くの外科医やメディカルスタッフにインパクトを与え、日本におけるエビデンスに基づいた周術期管理の普及に多少でも寄与できたのではないかと思っています。

　このように私の医師としてのキャリアの前半は、外科医として手術部位感染（SSI）予防を主要なテーマとして歩んできました。その後、広島から兵庫に移り、現在は感染制御医の立場からも術後ケアを見つめ直すことができています。そのような背景のなか、本書を作成する機会が与えられ、ある意味、私の集大成の仕事として、精力的に編集作業を行ってまいりました。

　本書Part 1では、患者病態に関連する情報を正確にアセスメントし、いち早く適切な処置や対応ができることを目標とする内容にいたしました。Part 2では、ドレーン管理の実際を各術式におけるトップクラスの外科医に、またカテーテル管理に関してはクリティカルケアのエキスパートやinfection control nurse（ICN：感染管理看護師）に執筆いただきました。外科病棟に勤務するナースだけでなく、infection control team（ICT：感染制御チーム）のメンバーにもぜひ一読いただきたいと考えています。本書が皆さんの日常臨床や活動の一助になることを期待しています。

　2016年6月

竹末　芳生

今後の医療体制から考える看護の方向性
―オールマイティーに対応できる看護師になるための1冊―

　国の財政調整が大きな課題となっている現在、厚生労働省は国民の3人に1人が65歳以上を迎える「2025年問題」に向けて、さまざまな政策的な動きをみせています。その代表例に、「在宅医療への移行」や「高度急性期及び急性期病床の削減」があり、平成28年度診療報酬改定では、査定の指標となる「一般病棟における重症度、医療・看護必要度」の項目が厳格化され、査定基準が引き上げられました。7：1看護加算は病院経営にメリットが多いため、師長がよく「必要度！　必要度！」と言っているのは、このような背景があるからです。

　いきなり政治とお金の話をしましたが、これは患者さんに直接ケアを行う皆さんにも関係のない話ではありません。どの病院でも平均在院日数の短縮を迫られていますが、まずは現病をきちんと治すこと（または安定化させること）、そして合併症をつくらないことが絶対条件になります。さらに、これまで抜糸やドレーン抜去後といった治療の区切りで行われていた急性期病院からの転院は、今よりもっと早い段階で行われる可能性があります。つまり、急性期病院に限らず、一般病院のスタッフも今までみたことのない治療法や術式、ドレーンなどに遭遇する可能性があり、これまで以上に幅広い学習が必要となるでしょう。

　では、この医療体制の変化にどう対応するか？　その答えは学びにあります。私たち看護師は国家資格をもったプロフェッショナルです。どのような機能の病院に所属していても、最善のケアが提供できるよう、日々そして一生学んでいく必要のある職業です。その昔、自部署に他診療科の患者さんが入院することは御法度でしたが、今はそう言っていられません。また、在宅が推進され、やがてはドレーンを挿入したまま退院し、通院で治療・ケアを継続する患者さんも増えるでしょうから、外来看護の質の向上は大いに期待されます。

　本書は、術後ケアとドレーン管理について記載しています。どの部署でも、何らかのドレーンを挿入した患者さんをケアする機会があるでしょう。しかし、ドレーンの種類ごとに観察項目や排液バッグからの排液方法などが違い、複雑さを感じることも事実だと思います。例えば、J-VAC® ドレナージシステムは通常陰圧をかけて使用しますが、脊髄の手術後に挿入している場合は、過剰排液になるため陰圧をかけずに使用するケースがほとんどです。脳室ドレナージは、クランプの開閉の順番によって頭蓋内圧に影響をもたらすため、開閉の順番に注意しなければなりません。新人や若手のスタッフは、処置や手技を片っ端から調べて理解する時期が訪れるでしょう。その際、ドレーンの「種類」や「使いかた」だけではなく、「原理」についてもしっかりと学習することをお勧めします。なぜなら、原理を理解していれば、器材や資材が変わっても対応できるからです。

　本書は、最新のエビデンスをふんだんに取り入れつつ、解剖生理に基づいたドレナージの「原理」についても詳しく記載していますので、臨床ですぐに役立ちます。何十年後ではなく、すぐそこにみえる医療・看護の体制変化に対応できる看護師となるために、必ず役に立つ1冊です。

2016年6月

藤野　智子

CONTENTS 『術後ケアとドレーン管理のすべて』

Part 1　術後ケア

第1章　手術患者ケアに必要な基礎知識

手術部位感染（SSI）	森兼啓太	2
早期回復のための周術期管理：ERASプロトコル	郡　隆之	5
クリティカルパス	野家　環、大矢雅敏、針原　康、小西敏郎	11
術後感染予防抗菌薬	鈴木俊之、貞廣荘太郎	17
MRSA保菌者への対応	高橋佳子	20
SIRSと臓器障害	小野　聡、池田寿昭	25
新しいセプシス（敗血症）、セプティックショック（敗血症性ショック）の定義と臨床的診断基準	竹末芳生	31

第2章　術後管理に必要な基本アセスメント

術後発熱	高橋佳子	35
尿量	渋沢崇行、佐々木淳一	38
血行動態	中谷美紀子	41
呼吸	津田泰伸	49
術後イレウス	赤木真治	57
腹痛	内野　基、池内浩基	59
不整脈	大八木秀和	63
意識障害とけいれん	中山博文	74
術後高血糖	江木盛時	80

血液・生化学検査 ……………………………………………… 臼井哲也、柳原克紀　83

第3章　創管理

　　創傷治癒過程 …………………………………………………… 菅野恵美、館　正弘　88
　　創管理の実際①　縫合創の管理 ……………………………… 清川貴志、福島亮治　93
　　創管理の実際②　開放創の管理 ……………………………………………… 小山　勇　99
　　陰圧閉鎖療法 …………………………………………………… 梅山広勝、館　正弘　105

第4章　手術部位感染（SSI）対策

　　SSI予防の実際 ……………………………………………………………… 竹末芳生　109
　　SSIサーベイランス ……………………………………………………… 三田由美子　115

第5章　その他の術後合併症予防

　　深部静脈血栓症 …………………………………………………………… 木村　禎　123
　　早期離床 …………………………………………………………… 渡邉陽介、横山仁志　134
　　摂食・嚥下評価とリハビリテーション ……………………………… 大川智恵子　141
　　褥瘡予防 …………………………………………………………………… 野北陽子　146

第6章　呼吸管理

　　酸素マスク・カニューレ装着時の管理 ……………………………… 増居洋介　154
　　気道ケア①　吸引法（抜管後） ……………………………………………… 前田省悟　164
　　気道ケア②　気道クリアランス法 …………………………… 松嶋真哉、横山仁志　168

人工呼吸器関連肺炎（VAP）の予防 ································ 志馬伸朗　174

第7章　栄養・疼痛・精神症状

　　栄養状態のアセスメント ······································ 大川智恵子　180

　　栄養管理の実際：栄養投与量の決定・投与方法の選択と
　　実際・栄養モニタリング ··················· 森　直治、東口髙志、伊藤彰博　186

　　疼痛対策①　疼痛アセスメント ··································· 岡　啓太　192

　　疼痛対策②　疼痛管理 ··· 竹田健太　201

　　術後の精神症状　せん妄 ······································· 丸田智子　207

　　術後の睡眠障害への対応 ······································· 瀧口千枝　212

Part2　ドレーン・カテーテル管理

第1章　総論

　　ドレーンの種類と用途 ··· 清水潤三　218

　　カテーテルの種類と用途 ······································· 山下将志　224

　　ドレーンの適正使用 ··· 竹末芳生　228

　　ドレーン管理の基本：固定・排液管理・患者管理・感染対策 ········· 福澤知子　234

第2章　手術時に使用されるドレーン管理の実際

　　甲状腺手術 ··· 西川　徹　242

　　喉頭全摘出術 ··· 藤井　隆　246

肺切除術	橋本昌樹	250
開心術	柚木靖弘、棄田憲明、種本和雄	254
乳がん手術	片岡　健	258
胸部食道全摘出術	松本英男、平井敏弘	262
胃切除術	木村　豊、間狩洋一、三上城太	266
結腸・直腸手術	畑　啓昭	270
肝切除術	久保正二	274
膵頭十二指腸切除術と膵体尾部切除術	川井　学	278
腎摘出術	安田　満	283
膀胱全摘出術	市原浩司、髙橋　聡	286
子宮全摘出術と後腹膜リンパ節郭清術	興梠雅代、宮﨑博章	292
人工関節置換術	川村英樹	296

第3章　治療目的で使用されるドレーン・カテーテル管理の実際

脳室ドレナージ	小野寺英孝	301
自然気胸・外傷性気胸における胸腔ドレナージ	橋本昌樹	306
心嚢ドレナージ	山村光弘、宮本裕治	310
イレウスチューブ	渡辺嘉行	314
膿瘍穿刺ドレナージ：経皮的、経肝的（PFA/PAD）	佐々木　秀	320
胆道ドレナージ（ENBD、EBD、PTBD、PTGBD）	上村健一郎	324
重症急性膵炎のドレナージ	真弓俊彦、金澤綾子、岩瀧麻衣、大坪広樹、古屋智規	330

腎瘻カテーテル（内瘻・外瘻） ·· 石川清仁　334

第4章　術後や集中治療で使用されるチューブ・カテーテル管理の実際

　　胃管 ·· 小幡祐司　339

　　尿道留置カテーテル ··· 伊藤貴公　343

　　気管挿管チューブ（気管内吸引カテーテル管理を含めて） ········· 前田省悟　349

　　気管切開チューブ ··· 石井恵利佳　356

　　経皮的気管穿刺（切開） ·· 石井恵利佳　361

　　動脈ライン（モニタリング、採血） ·· 山下将志　364

第5章　輸液・注入目的のチューブ・カテーテル管理の実際

　　中心静脈カテーテル①　挿入時の管理 ·· 一木　薫　368

　　中心静脈カテーテル②　接続部の管理 ······································ 井上善文　372

　　中心静脈カテーテル③　挿入部の管理 ·· 一木　薫　376

　　末梢静脈カテーテル ··· 岩本敏志　380

　　硬膜外カテーテル ··· 杉内　登　385

　　経管栄養チューブ（経鼻経管栄養チューブ・PEG） ····················· 小幡祐司　390

索引 ·· 395

カバー・表紙デザイン：関原直子
本文デザイン：D.tribe（林慎悟）
本文DTP：広研印刷
カバー・本文イラストレーション：津田蘭子
メディカル・イラストレーション：村上寛人、村上綾、村上郁

本書の特徴と活用法

- 周術期看護に必要な「術後ケア」と「ドレーン・カテーテル・チューブ管理」の最新知識・技術を、豊富な図表・写真・イラストを用いて、わかりやすくまとめました。
- 術後管理に精通した医師・看護師の視点で解説し、初心者はもちろん、もっと学びたい人にも役立つ内容です。
- 下欄の Note・Word を参照することで、重要ポイントをおさえながら、いっそう理解を深めることができます。

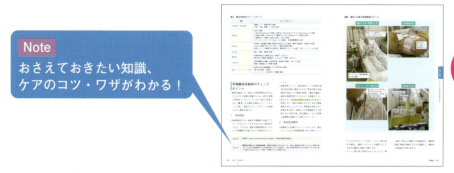

Note
おさえておきたい知識、ケアのコツ・ワザがわかる！

写真で見える

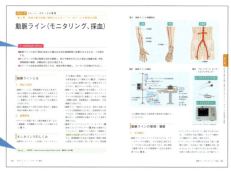

ナースがおさえたいポイントがわかる！

イラストでわかる

Word
略語やカタカナ語など、臨床でよく使う用語がわかる！

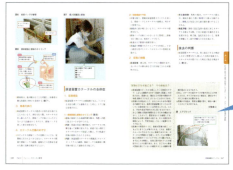

コラム
最近の動向や＋αの知識も学べる！

- 本書で紹介している治療・手技・ケア等は著者が臨床例をもとに展開しています。実践より得られた方法を普遍化すべく努力しておりますが、万一本書の記載内容によって不測の事態等が起こった場合、編者、執筆者、出版社はその責を負いかねますことをご了承ください。なお、本書掲載の写真は執筆者の提供によるものであり、臨床症例からご家族・患者ご本人の同意を得て使用しています。
- 本書に記載している器具・機器・薬剤等は著者の選択によるものです。出版時最新の情報を掲載しておりますが、吸引装置は各施設によって使用している種類が非常に多いため、使用にあたっては個々の取扱い説明書、薬剤においては添付文書を参照し、特に薬剤については適応・用量等は常にご確認ください。

ix

執筆者一覧

■編集

竹末芳生	兵庫医科大学感染制御学主任教授
藤野智子	聖マリアンナ医科大学病院看護部看護師長、急性・重症患者看護専門看護師、集中ケア認定看護師

■執筆（執筆順）

森兼啓太	山形大学医学部附属病院検査部部長／病院教授
郡　隆之	利根中央病院外科部長
野家　環	獨協医科大学越谷病院外科教授
大矢雅敏	獨協医科大学越谷病院外科主任教授
針原　康	NTT東日本関東病院副院長／外科部長
小西敏郎	東京医療保健大学副学長／教授
鈴木俊之	東海大学医学部付属病院消化器外科准教授
貞廣荘太郎	東海大学医学部付属病院消化器外科教授
高橋佳子	兵庫医科大学病院薬剤部
小野　聡	東京医科大学八王子医療センター特定集中治療部教授
池田寿昭	東京医科大学八王子医療センター特定集中治療部部長／教授
竹末芳生	兵庫医科大学感染制御学主任教授
渋沢崇行	熊本医療センター救命救急・集中治療部医長
佐々木淳一	慶應義塾大学医学部救急医学教授
中谷美紀子	聖マリアンナ医科大学病院看護部、急性・重症患者看護専門看護師
津田泰伸	聖マリアンナ医科大学病院看護部、急性・重症患者看護専門看護師
赤木真治	マツダ病院外科部長
内野　基	兵庫医科大学炎症性腸疾患学講座外科部門准教授
池内浩基	兵庫医科大学炎症性腸疾患学講座外科部門主任教授
大八木秀和	JCHO大阪病院循環器内科
中山博文	聖マリアンナ医科大学脳神経外科助教
江木盛時	神戸大学大学院医学研究科外科系講座麻酔科学分野准教授
臼井哲也	長崎大学病院検査部
栁原克紀	長崎大学病院検査部部長／長崎大学大学院医歯薬学総合研究科病態解析・診断学分野
菅野恵美	東北大学大学院医学系研究科看護アセスメント学分野准教授
館　正弘	東北大学大学院医学系研究科形成外科学分野教授
清川貴志	帝京大学医学部外科学講座助教

福島亮治	帝京大学医学部外科学講座教授
小山　勇	埼玉医科大学国際医療センター病院長
梅山広勝	東北大学病院形成外科
三田由美子	聖マリアンナ医科大学病院感染制御部看護師長、感染管理認定看護師
木村　禎	札幌市病院局市立札幌病院看護部看護課、急性・重症患者看護専門看護師
渡邉陽介	聖マリアンナ医科大学病院リハビリテーション部
横山仁志	聖マリアンナ医科大学病院リハビリテーション部
大川智恵子	聖マリアンナ医科大学病院看護部、摂食・嚥下障害看護認定看護師
野北陽子	聖マリアンナ医科大学病院看護部副師長、皮膚・排泄ケア認定看護師
増居洋介	北九州市立医療センター看護部、集中ケア認定看護師
前田省悟	日本医科大学多摩永山病院救急救命センター主任看護師、集中ケア認定看護師
松嶋真哉	聖マリアンナ医科大学横浜市西部病院リハビリテーション部
志馬伸朗	広島大学大学院医系科学研究科救急集中治療医学教授
森　直治	愛知医科大学病院緩和ケアセンター教授
東口髙志	藤田医科大学医学部外科・緩和医療学講座教授
伊藤彰博	藤田医科大学医学部外科・緩和医療学講座准教授
岡　啓太	京都岡本記念病院看護部看護師長、集中ケア認定看護師
竹田健太	兵庫医科大学集中治療医学科講師
丸田智子	前・聖マリアンナ医科大学病院神経精神科学教室講師
瀧口千枝	東邦大学健康科学部講師
清水潤三	市立豊中病院外科部長
山下将志	聖マリアンナ医科大学病院看護部、集中ケア認定看護師
福澤知子	聖マリアンナ医科大学病院看護部看護師長、集中ケア認定看護師
西川　徹	昭和大学横浜市北部病院外科・甲状腺センター講師
藤井　隆	大阪国際がんセンター頭頸部外科主任部長
橋本昌樹	兵庫医科大学呼吸器外科講師
柚木靖弘	川崎医科大学心臓血管外科学講師
桒田憲明	川崎医科大学心臓血管外科学臨床助教
種本和雄	川崎医科大学心臓血管外科学教授
片岡　健	特定医療法人広島厚生会広島厚生病院副院長
松本英男	公立みつぎ総合病院院長代行
平井敏弘	川崎医科大学消化器外科学教授
木村　豊	近畿大学医学部外科学上部消化管部門准教授
間狩洋一	堺市立総合医療センター胃食道外科副部長
三上城太	堺市立総合医療センター胃食道外科副医長

畑　啓昭	独立行政法人国立病院機構京都医療センター外科・ICT
久保正二	大阪市立大学大学院医学研究科肝胆膵外科学病院教授
川井　学	和歌山県立医科大学第二外科講師
安田　満	岐阜大学医学部附属病院生体支援センター講師
市原浩司	札幌中央病院泌尿器科診療部長
髙橋　聡	札幌医科大学医学部感染制御・臨床検査医学講座教授
興梠雅代	一般財団法人平成紫川会小倉記念病院CCU病棟主任
宮﨑博章	一般財団法人平成紫川会小倉記念病院婦人科副部長／感染管理部部長
川村英樹	鹿児島大学病院医療環境安全部感染制御部門GRM
小野寺英孝	聖マリアンナ医科大学横浜市西部病院脳神経外科講師
山村光弘	兵庫医科大学心臓血管外科講師／外来医長
宮本裕治	国家公務員共済組合連合会大手前病院病院長
渡辺嘉行	総合川崎臨港病院病院長
佐々木　秀	厚生連JA広島総合病院肝胆膵外科主任部長
上村健一郎	広島大学大学院医歯薬保健学研究院応用生命科学部門外科学診療准教授
真弓俊彦	産業医科大学医学部救急医学講座教授／診療科長
金澤綾子	産業医科大学病院救急科
岩瀧麻衣	産業医科大学病院救急科助教
大坪広樹	産業医科大学病院救急科学内講師／医局長
古屋智規	産業医科大学医学部救急医学講座講師／外来医長
石川清仁	藤田医科大学医学部腎泌尿器外科教授／感染対策室室長
小幡祐司	横浜市立大学附属市民総合医療センター看護部看護師長、急性・重症患者看護専門看護師
伊藤貴公	平塚共済病院看護部、集中ケア認定看護師
石井恵利佳	公益社団法人日本看護協会看護研修学校認定看護師教育課程救急看護学科専任教員、救急看護認定看護師
一木　薫	兵庫医科大学病院感染制御部副部長／看護師長、感染管理認定看護師
井上善文	大阪大学国際医工情報センター、栄養ディバイス未来医工学共同研究部門特任教授
岩本敏志	東海大学医学部看護学科、急性・重症患者看護専門看護師
杉内　登	医療法人社団愛生会昭和病院院長

Part 1

術後ケア

- ◆第1章　手術患者ケアに必要な基礎知識
- ◆第2章　術後管理に必要な基本アセスメント
- ◆第3章　創管理
- ◆第4章　手術部位感染（SSI）対策
- ◆第5章　その他の術後合併症予防
- ◆第6章　呼吸管理
- ◆第7章　栄養・疼痛・精神症状

手術部位感染(SSI)

> **ナースがおさえたいポイント**
>
> ❶ 術後感染症のうち、術野感染に含まれる手術部位の感染を「手術部位感染(SSI)」という。
> ❷ 創の深さによって、「表層切開創SSI」「深部切開創SSI」「臓器・体腔SSI」の3種類に分類され、それぞれに判定基準がある。
> ❸ SSIは、特に消化器手術(直腸、食道、肝胆膵など)で発生率が高い。

術後感染症と手術部位感染(SSI)

1. 術後感染症とは

- 術後合併症にはさまざまなものがあるが、術後感染症はその代表的なものである。
- 術後感染症は、大きく以下の2つに分けられる。
  - ・**術野感染**：手術操作が及んだ部分に発生する感染症
  - ・**遠隔感染**：手術で操作していない部分に発生する感染症
- 術野感染は創の感染などであり、イメージしやすいと思われる。
- 遠隔感染の例として、消化器外科の術後に発生する尿路感染や肺炎が挙げられる。

2. 手術部位感染(SSI)とは

- 本稿で説明する**手術部位感染(SSI)**は、術後感染症の一種であり術野感染に含まれるが、術野感染と同じではない(図1)。手術部位感染

図1 術後感染症における手術部位感染の概念

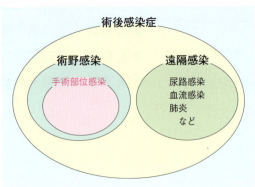

は、創感染とも異なり、第4章で後述するサーベイランス(p.115参照)のために新たにつくられた言葉(概念)である。
- サーベイランスとは、特定のイベントの発生を監視し、その発生率や詳細に関するデータ収集および解析を行って、臨床にフィードバックすることによりデータを活用する一連の活動である。米国で始まったこの活動は、連邦政府機関である**米国疾病管理予防センター(CDC)**がシステムを立ち上げるところから始まった。

Word
- **SSI**／surgical site infection、手術部位感染。
- **CDC**／Centers for Disease Control and Prevention、米国疾病予防管理センター。

図2 SSIの種類

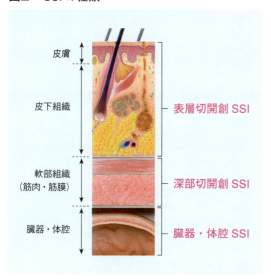

表1　SSIの定義─表層切開創─

- 感染が手術後30日以内に起こる
- 切開創の皮膚と皮下組織に及ぶ
- 以下のうち、1つ以上にあてはまる
  ・膿性排液
  ・検体からの病原体検出
  ・疼痛・圧痛・腫脹・発赤・熱感があり、手術医・主治医により創が開放された
  ・手術医・主治医による感染の診断

表2　SSIの定義─深部切開創─

- 感染が手術後30日以内（一部1年以内）に起こる
- 深部の軟部組織（筋膜と筋層）に及ぶ
- 以下のうち、1つ以上にあてはまる
  ・膿性排液
  ・検体からの病原体検出
  ・発熱・疼痛・圧痛があり、手術医・主治医により創が開放されるか自然に哆開
  ・手術医・主治医による感染の診断

表3　SSIの定義─臓器・体腔─

- 感染が手術後30日以内（一部1年以内）に起こる
- 表層・深部切開創を除く術中操作部位に及ぶ
- 以下のうち、1つ以上にあてはまる
  ・ドレーンからの膿性排液
  ・当該部位から採取した検体からの病原体検出
  ・当該部位の感染の証拠が直接検索・再手術・放射線学的検査などで発見
  ・手術医・主治医による感染の診断

- サーベイランスを実施するうえで最も重要なことは、監視する感染症があらかじめ決められていて、はっきりした判定基準が存在し、それに基づいて感染症を判定していることである。これによって客観的な評価が可能になり、施設間で判定者が異なってもその発生状況を比較できる。そのために、監視の対象とする感染症の種類、およびそれぞれの判定基準が作成された。
- 尿路感染や血流感染などは、以前から臨床で使われていた用語をそのまま用いることができた。しかし、術後感染症はそもそも尿路感染や血流感染を含む多種多様な病態であり、サーベイランスに馴染まない。そこで、対象を術野感染に絞ることにしたが、術野感染という用語自体が一般的でなく、また臨床現場ではさまざまな用語が使われていたため、新しい用語をつくり、その判定基準も作成しようということになった。それが手術部位感染である[1]。
- 日本語の手術部位感染は、英語のsurgical site infection（SSI）の日本語訳である[2]。

SSIの判定基準

- ヒトの体には皮膚があり、その下に皮下脂肪組織、筋肉・筋膜、臓器という構造になっている（図2）。
- SSIの判定基準は深さによって3つに分けられる。つまり、皮膚と皮下脂肪組織を「表層切開創」、筋肉・筋膜を「深部切開創」、それより深い部位を「臓器・体腔」と呼び、それぞれの深さに発生するSSIをそれぞれ表層切開創SSI、深部切開創SSI、臓器・体腔SSIと呼ぶ（図2）。
- SSIの判定基準はサーベイランスのためのものであり、サーベイランスシステムによって多少の相違がある。ここではCDCが作成したオリジナルの判定基準を用いて、その要約を表1～3に示す。

図3　手術の種類とSSI発生率

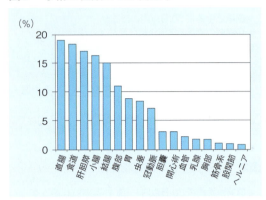

(JHAIS、1998年11月～2011年12月、232,972例)

表4　SSI発生に影響する患者側の要因

- 年齢、性別
- 栄養状態
- 糖尿病
- 肥満
- 喫煙
- 特定菌の保菌
- 術前入院期間

表5　SSI発生に影響する手術関連のリスク因子

- 術前の剃毛
- 不適切な皮膚の消毒
- 長い手術時間
- 予防的抗菌薬の誤った投与法
- 不適切な手術室の換気
- 不十分な器械の滅菌
- 異物、ドレーンの挿入
- 未熟な手術手技(止血不十分、死腔残存、組織損傷)

SSI発生の現状

- SSI発生の評価は、手術件数に対するSSIの割合で行う。例えば100件手術を行い、7件のSSIが発生すれば、SSI発生率は7%となり、この割合が指標となる。
- 日本におけるSSI発生状況は、1999年に開始されたサーベイランスシステムである **JHAIS** によって収集されたデータでうかがい知ることができる。十分な施設数が参加するようになった2005年以降でみると、2005～2006年には9～10%と高かったが、2007年に7%台になり、それ以降はあまり変化していない。
- 手術の種類としては、消化器外科系が多く含まれている。手術の種類ごとのSSI発生率を**図3**に示す。消化器手術、なかでも直腸や食道の手術のSSI発生率が高く、20%近い値となっている。一方、術野に皮膚の常在菌以外の細菌が存在しない**清潔手術**のSSI発生率は概ね低く、関節手術などでは1%を下回っている。しかし同じ清潔手術でも開心術では3%、冠動脈バイパス手術では7%と高い。

SSIのリスク因子

- 皮膚の常在菌以外の病原体が術野に存在しない、いわゆる清潔手術ではSSI発生率は限りなくゼロに近い。一方、消化管を操作する手術や、術前から術野に汚染が存在する手術などでは、SSI発生率が高い。
- 手術の種類に関連したSSIのリスク因子以外にも、さまざまなリスク因子がある。主に患者側の因子と手術側の因子があり、それらを**表4、5**に示す。
- これらのリスク因子を考慮した具体的なSSI対策は、第4章(p.109～)を参照されたい。

(森兼啓太)

文献
1. Mangram AJ, Horan TC, Pearson ML, et al. Guideline for prevention of surgical site infection, 1999. Infect Control Hosp Epidemiol 1999;20:250-280.
2. 大久保憲, 小林寛伊:手術部位感染防止ガイドライン1999. 手術医会誌 1999;20(3):297-326.

Word
- **JHAIS**/Japanese Healthcare Associated Infections Surveillance、日本環境感染学会事業として、SSIサーベイランス、医療器具関連感染症サーベイランス(中心静脈カテーテル関連血流感染、尿道留置カテーテル関連尿路感染、人工呼吸器関連肺炎)を行っている。

Note: **清潔手術**/消化管などを操作することなく、体腔内の無菌的部位のみを操作する手術のこと。

Part 1　術後ケア
第1章　手術患者ケアに必要な基礎知識

早期回復のための周術期管理：ERASプロトコル

ナースがおさえたいポイント

❶ 周術期管理の質を高め、手術患者を早期回復させるために「ERAS」が開発された。
❷ ERASは、推奨される21項目から構成され、術前・術中・術後に行うべき項目が分類される。
❸ ERASの導入で、周術期ストレスと臓器機能不全の減少、術後回復の加速、術後合併症リスクの減少、入院期間の短縮につながる。

手術患者を早期に回復させるために

- 手術患者が早期に回復するためには、「手術の質」と「周術期管理の質」の2つが重要だが、ERAS（イーラス）は「周術期管理の質」を高めるために開発された**プロトコル**である。
- ERASとは、Enhanced recovery after surgeryの頭文字をとった略で「術後の回復を強化する」という意味になる（図1）。
- 周術期の患者管理は、術前は外来・病棟、術中は手術室・麻酔科、術後は集中治療部（ICU）・一般病棟とさまざまな部門が関与しており、1つの部門のみでは成り立たない。手術はこれらの一連のプロセスを束ねたプロジェクトと言い換えてよい。
- 各部門が行っている、手術前の準備、手術と術中管理、術後の管理がスムースに連動して、初めてこの手術というプロジェクトは成功する。周術期の工程の一部に問題があれば、患者の安全や最悪の場合、生命に問題を起こすこともある。そのため、各部門は自分の行っている医療行為が次の工程でどのような意味をもたらすのかを知っておく必要がある。
- ERASとは、手術というプロジェクトで患者がより早く動けて、食べられて、退院するようにゴール設定した包括的な周術期管理のためのプロトコルである。

図1　ERASとは

ERAS：Enhanced　Recovery　After　Surgery　の略語
　　　　強化　　　回復　　　　術後
➡ 手術後の回復を強化するという意味

包括的周術期管理とは

- 包括的周術期管理は、1990年代前半に、循環器外科で過去に報告のあった安全性を高める周術期管理を、包括的に行って術後回復を早めようという試みが行われ、1993年にFast-track（ファストトラック）

Word
● プロトコル／protocol、規約、実験計画書。
● ESPEN／the European Society for Clinical Nutrition and Metabolism、欧州静脈経腸栄養学会。

早期回復のための周術期管理：ERASプロトコル　5

表1　ERASを構成する21項目

術前	1. 入院前の情報提供とカウンセリング 2. 術前の消化管洗浄 3. 術前の経口摂取 4. 麻酔前投薬 5. 抗血栓療法 6. 抗菌薬予防投与
術中	7. 術中麻酔 8. 皮膚切開 9. 胃管を留置しない 10. 術中の低体温予防 11. 周術期の輸液管理
術後	12. 腸管吻合部への腹腔ドレナージの限定利用 13. 尿道留置カテーテル管理 14. 術後悪心・嘔吐（PONV）対策 15. 術後腸閉塞の予防と腸管蠕動の促進 16. 術後の鎮痛対策 17. 術後栄養療法 18. 早期離床 19. 退院基準の設定 20. 退院後管理 21. 監査

図2　ERASの構成要素

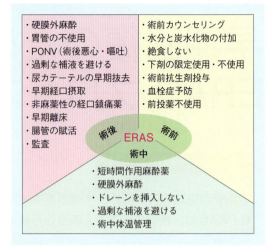

図3　結腸手術に対するERAS

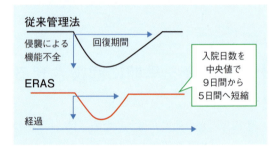

という呼び名で紹介された。
- 周術期の回復を促進し早期退院を目標にした管理方法は、心臓手術以外にも広まり、2001年、エビデンスのある包括的な結腸手術の周術期管理プログラムを作成するために、北欧の5か国がERASグループを結成した。2005年、このERASグループが**欧州静脈経腸栄養学会（ESPEN）**で21項目からなる包括的周術期管理プログラムを報告した名称が「ERAS」である（表1）。
- 現在、ERASはその他の疾患でも活用されている。
- 2010年、ERASグループは **ERAS society** に組織を改変した。
- 2016年6月現在、ガイドラインは胃切除、膵頭十二指腸切除、膀胱切除、結腸直腸手術が公開されている。

ERASの目的

- ERASは21項目（表1）から構成され、術前、術中、術後に行うべき項目が分類されている（図2）。
- ERASでは、痛み・腸の機能不全・および腸管麻痺などの術後回復を遅らせる要素を最小限に抑えるように各種治療方法を組み合わせ、総合的な管理を行うことで、手術後の回復を促進し早期に通常の状態に戻すことが可能になる。
- ERASを用いることで周術期のストレスと臓器機能不全を減少させ、術後回復を加速して、術後合併症を増やすことなく入院期間が短縮す

Note　● ERAS society／下記のホームページで、各種ガイドラインや看護師向けの資料を閲覧可能（英語表記のみ）。
　　　　http://www.erassociety.org/

図4　ERAS 結腸直腸手術患者用パス

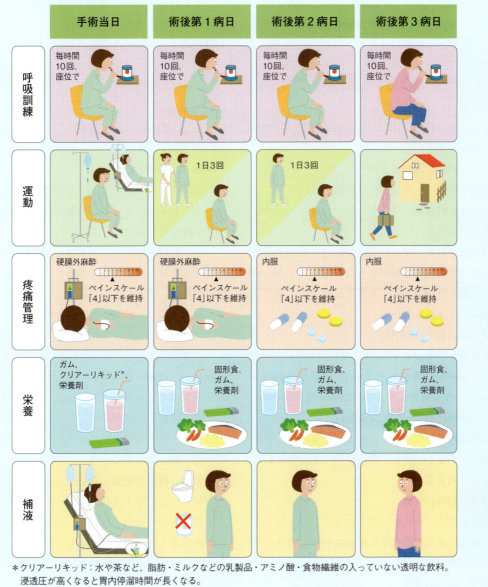

*クリアーリキッド：水や茶など、脂肪・ミルクなどの乳製品・アミノ酸・食物繊維の入っていない透明な飲料。浸透圧が高くなると胃内停溜時間が長くなる。

ることが明らかになっている。例えば、結腸手術のERASでは、入院日数を中央値で9日間から5日間に短縮させることが可能である（**図3**）。

ERASの21項目

- ERASは各項目がお互いに関連し合っているため、1項目だけ導入することでも一定の成果は上がるが、複数項目を導入することでよりよい結果をもたらす。
- ここでは、ERASの推奨する21項目を解説する。手術の種類により推奨内容が異なるため、各ガイドラインをあわせて参照いただきたい。
- 一例として、欧州で使用されている結腸の患者向けパス（和訳）を**図4**に示す。

早期回復のための周術期管理：ERASプロトコル　7

項目1．入院前の情報提供とカウンセリング
- 入院前に、あらかじめ患者に口頭と文書で情報提供することで、患者の入院中の治療プログラムの順守と早期退院につながる。
- 在院中に起こりうること、食事・栄養補助食品（薬）の摂取、離床など術後にすべきことを説明する。
- 不安の強い患者に対しては、術後回復の促進と疼痛の緩和をもたらす。

項目2．術前の消化管洗浄
- 結腸手術では、術前消化管洗浄で腸内をきれいにしても創感染は減らず、むしろ縫合不全の危険性が高まる。
- 術前に下剤などで消化管洗浄を行うと、手術当日に電解質異常と脱水をきたしやすくなる。術前の消化管洗浄は術中大腸内視鏡を行う患者に限るべきとされている。

項目3．術前の経口摂取
- 手術前日の夕食までは通常に食事摂取する。また、12.6％の糖質飲料を術前日夜に800mL、術当日の入室2～3時間前に400mL飲用する**術前炭水化物ローディング**を行う。
- 術前炭水化物ローディングは、術前の口渇や空腹感、不安が減少し、手術侵襲による術後高血糖を軽減する。

項目4．麻酔前投薬
- 麻酔前投薬に術後疼痛緩和効果はなく、むしろ術後に患者の鎮静状態を増加させるため推奨されていない。

項目5．抗血栓療法
- 肺血栓塞栓症や深部静脈血栓症の予防に、低分子ヘパリン1日1回少量投与と、弾性ストッキング着用や間欠的空気圧迫法が推奨されている。
- 低分子ヘパリンと硬膜外麻酔との併用については、血腫などの副作用のため議論が分かれているが、アセトアミノフェンや**NSAIDs**との併用は安全とされている。

項目6．抗菌薬の予防投与
- 周術期の抗菌薬の予防投与法は、①好気性・嫌気性菌に感受性を示す薬剤の選択、②皮膚切開の30分前に投与する、③1回だけの投与（手術が3時間以上かかる場合は再投与する）が推奨されている。

項目7．術中麻酔方法
- 麻酔からの覚醒をよくするため、プロポフォールやレミフェンタニル塩酸塩など短時間作用の麻酔薬を使用する。
- 術中硬膜外麻酔を用いることで、術中麻酔薬使用量を減らすことができる。術中硬膜外麻酔の使用は、手術侵襲に伴うストレスホルモンの放出を抑制し、術後高血糖を軽減させる。
- 硬膜外カテーテルを術前に挿入し、術中より局所麻酔と低濃度**オピオイド**の併用が有効である。

項目8．皮膚切開方法
- 縦切開より横切開・弧状切開による開腹のほうが、術後の疼痛緩和と肺機能低下抑制になる。
- 術後疼痛の回復を早めるため、皮膚切開創は可能な限り短くするべきである。

項目9．胃管を留置しない
- 待機的な開腹手術後では胃管を挿入しないほうが、術後の発熱、無気肺、肺炎が減少する。
- 麻酔導入時に胃内に貯留した空気を脱気する場合には、胃管を挿入し、麻酔から覚醒する前に胃管を抜去する。

項目10．術中の低体温予防
- 術中低体温を予防するために、加温した輸液の投与や上肢の**エアパッド特定加温装置システム**を用いる。低体温を予防することで創感染、心

Word
- **NSAIDs**／non-steroidal anti-inflammatory drugs、非ステロイド抗炎症薬。
- **オピオイド**／医療用麻薬。日本ではモルヒネ塩酸塩水和物、フェンタニルクエン酸塩、オキシコドン塩酸塩水和物などが使用されている。

Note
- 術前炭水化物ローディング／筋肉中にグリコーゲンを貯蔵する方法で、グリコーゲンローディングとも呼ばれる。

合併症、出血とそれに伴う輸血が減少する。

項目11．周術期の輸液管理
- 術前の消化管洗浄は電解質異常と脱水の原因となるが、絶飲食はそれに追い打ちをかける。術前消化管洗浄を行わず、術前炭水化物ローディングと手術開始2時間前までの飲水を行うことで、脱水と電解質異常は緩和される。
- 術中術後の輸液は、過剰投与を避けることで術後合併症が減少し、在院期間が短縮する。
- 輸液投与量は水分出納に見合う程度にとどめるべきで、体重測定が投与量の決定に有用である。
- 輸液の過剰投与を避けるため、第1病日から点滴中止を目標とし経口摂取を促す。ナトリウムの過剰投与で、腸管がむくみ胃腸機能回復が遅れ、術後合併症や在院期間の延長の原因となる。
- 水分・ナトリウム過剰投与を防ぐため、血圧の管理は中等度を目標とする。

項目12．腸管吻合部への腹腔ドレナージ
- 腹腔ドレーンの留置は、早期離床と術後の運動の妨げになる。
- 腸管吻合部にドレーンを留置しても、縫合不全やその他の合併症の発症頻度は変わらない。
- 上記の理由から、腹腔ドレーンは原則として挿入しないことが勧められている。

項目13．尿道留置カテーテル管理
- 尿道留置カテーテルは、術翌日の朝の抜去を推奨している。
- 硬膜外カテーテルを使用中でも、早期抜去による尿閉のリスクは少ないと最近記載が変更された。

項目14．術後悪心・嘔吐（PONV）対策
- 早期経口摂取を妨げる原因の1つとして**術後悪心・嘔吐（PONV）**が挙げられる。催吐性のある薬剤では、オピオイドが臨床的に問題となる。
- 乗り物酔いしやすい、非喫煙、女性は、PONV発症の危険因子である。
- PONVの予防・治療として、オンダンセトロン、デキサメサゾン、ドロペリドールなどが使用される。日本ではオンダンセトロンは保険適用外である。

項目15．術後腸閉塞の予防と腸管蠕動の促進
- 術後腸閉塞や腸管蠕動低下の予防として、硬膜外麻酔の使用、オピオイド投与の回避、補液過多の回避など総合的な対処が必要である。
- 酸化マグネシウム1gを1日2回、術当日夜から退院まで使用することが推奨されている。

項目16．術後の鎮痛対策
- 術後の疼痛管理として、硬膜外カテーテルから低用量の局所麻酔薬とオピオイドを2日間持続投与する。硬膜外麻酔は静脈麻酔と比べて疼痛管理が良好で、手術ストレス反応が軽減される。また、硬膜外麻酔の使用により術後肺合併症が減少する。
- 術後は、経口鎮痛薬としてアセトアミノフェンを1日4g併用する。突発痛にはNSAIDsと硬膜外からのブピバカインの**ボーラス投与**を行う。硬膜外麻酔で疼痛管理が良好な時にNSAIDsの内服の上乗せ効果は認められない。NSAIDsの定期的内服は硬膜外麻酔を終了する直前から退院までの使用が推奨される。

項目17．術後栄養療法
- 消化管術後に早期から経口摂取を開始しても、大きな弊害は認められない。
- 栄養投与部より肛門側の消化管吻合部の縫合不全は増加しない。むしろ消化管の早期利用は感染症を減らし、術後在院日数を短縮する。しかし、早期栄養投与により嘔吐が増えること、術後腸閉塞対策を怠り早期栄養投与を行った場合は腹部膨満をきたして、離床の妨げや肺機能の

Note
- **エアパッド特定加温装置システム**／手術中の低体温を予防するための、患者を加温するための装置。

Word
- **PONV**／postoperative nausea and vomiting、術後悪心・嘔吐。
- **ボーラス投与**／急速投与のこと。

低下を招くことがあるため注意が必要である。
- 経口摂取は術後4時間目から開始可能である。経口栄養補助食品(薬)の摂取を、通常の経口摂取ができるようになるまで4〜5日を目途に継続する。低栄養患者では退院後も経口栄養補助食品(薬)の摂取を継続する。
- 術前炭水化物ローディング、硬膜外麻酔、早期経口摂取による包括的管理は、術後高血糖を起こすことなく術後の栄養状態保持ができる。

項目18. 早期離床
- ベッド上安静を続けることは、インスリン抵抗性の増加、筋肉量の減少、筋力低下、肺機能の低下、組織酸素化の低下、血栓症などの合併症をきたす原因になる。
- 硬膜外麻酔で鎮痛し、酸素投与を十分に行うことで、離床が進む。
- 離床スケジュールを紙に記載し患者と情報共有し、患者自身が離床記録を日記に記録することも有用である。
- 離床を進めるため、病棟では食堂とテレビは別室に配置する(図5)。
- 術当日は2時間、翌日以降は6時間以上ベッドから離床することが推奨されている。

項目19. 退院基準の設定
- 退院基準は以下の条件を満たした場合とする。
  ①経口鎮痛薬のみで疼痛管理が良好である。
  ②固形食の摂取が可能で、輸液を必要としない。
  ③独歩が可能であるか、運動機能が入院前と同じレベルまで改善している。
  ④上記を満たし、患者に退院の意思がある。
- 退院の準備は入院前から始まっている。入院前のカウンセリングで、**退院の支障になる問題点**(独居、介護保険申請など)を把握して事前に

図5　離床を促す生活空間

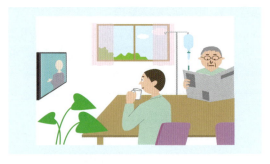

対策を講じておく。

項目20. 退院後管理
- 退院後1〜2日目：電話で患者に連絡をとり、問題点を確認し、療養上のアドバイスを行う。
- 手術後7〜10日目：外来診察し、創部の観察、抜糸・抜鈎、病理結果の説明を行う。
- 手術後30日目：電話もしくは診察で最終確認する。
- 日本との医療事情の違いもあるが、結腸手術のERASでは患者は4〜5日で退院する。一般的に、在院日数を2〜3日早めると10〜20%の患者が退院後外来治療や再入院となるといわれている。ERASで早期退院させると、縫合不全などで再入院する患者が1〜3%いるため、迅速で安全な外来診療・再入院の手順を整える必要がある。

項目21. 監査
- 定期的に合併症や予後などの**アウトカム**について監査を行い、各項目について再検討する。監査はERASプロトコルの改良や職員教育に役立つ。

(郡 隆之)

文献
1. ERAS Society. ERAS-Care-System. http://www.erassociety.org/index.php/eras-care-system/eras-protocol (2016.3.31. アクセス)

Note　事前に把握したい退院の支障になりうる問題点(例)
- 独居
- 介護保険申請の有無
- 退院後の通院手段
- 自宅退院可能か
- 家族のサポートの有無

Word　●アウトカム／outcomes、介入に対する患者の反応、結果。

Part 1　術後ケア
第1章　手術患者ケアに必要な基礎知識

クリティカルパス

ナースがおさえたいポイント

❶ クリティカルパス（CP）導入により、患者満足度の向上につながり、医療の標準化を通して医療の質が改善される。
❷ 周術期ケアでは、CPの内容に精通することでバリアンスの早期発見・対応につながり、リスク管理に活用できる。
❸ 術後絶飲食期間の短縮化など、クリティカルパスの作成・改訂に伴う全国的な周術期管理の標準化が進んでいる。

- 1990年代後半から日本に導入された**クリティカルパス（CP）**は、爆発的に普及し、現在主だった施設では、術式ごとにCPがほぼ完備されている状況である[1,2]。
- CPの内容は、各施設における各術式での最も標準的な治療経過を表している。看護師や研修医は、自施設での各術式のCPに精通すれば、その施設における各術式の標準的な術前術後管理（術後ケアの内容）を修得することができるといえる。
- ここでは、看護師がCPを通して術後ケアを学ぶにあたり、理解しておくべきCPの概要について解説する。

クリティカルパス（CP）とは

- CPとは、「ある疾患の診療を行うにあたり、その施設でその疾患の診療において、ほとんどの患者がたどるであろう臨床経過と診療行為の内容について、医師・看護師を中心に関係者間で合意をして診療の計画を立て、その計画に従って診療を行い、そして評価するシステム」[3]であり、具体的には「診療用チャート」と患者に渡す「患者用チャート」を指す。
- CPとは、もともとは米国で開発された工業生産効率化のための管理技法であった。医療界には、米国において**DRG/PPS（診断群分類による医療費の定額支払い制度）**のもとで、在院日数の短縮、入院費用の削減、看護の効率化を目的として、入院治療のCPとして1985年に導入された。その後、病院経営の必要性から米国で急速に普及した。
- 日本では、1990年代後半から導入され始め、当時は近い将来のDRG/PPSの導入が予想さ

Word
- **クリティカルパス**／critical path（CP）、クリニカルパスともいう。術前・術後に行う検査や処置、食事、輸液や処方の詳細に至るまで、入院中に行うすべての診療行為が記載されている。
- **DRG/PPS**／diagnosis related group/prospective payment system、米国における診断群分類による医療費の定額支払い制度。

れたこともあり（2003年に **DPC** として導入された）、米国同様 CP に注目が集まった。しかし日本では、経営効率の面以上に、医療の質の向上、治療・看護の標準化、チーム医療の推進やリスク管理の展開、そしてなによりも患者中心の医療が展開されるとの観点から注目され、急速に広まった[4]。それとともに、患者のために質の高い医療ケアを提供するための臨床経過（clinical path）を示すものとして、"クリニカルパス"の名称も汎用されるようになった[5]。

表1　クリティカルパス作成のステップ

①患者の選定
②開発作成チームの編成
③クリティカルパスの基本フォーマットの作成
④過去のデータ分析と標準値の設定
⑤患者のアセスメントツールの作成
⑥パス試案（診療用と患者用）の作成
⑦全員でパス試案を検討
⑧パス試案を試行し修正する
⑨パスの決定→本実施
⑩パスの評価と質の向上への再修正

小西敏郎、阿川千一郎、古嶋薫：外科とクリティカルパス．外科治療 2000；82（1）：66．より引用

クリティカルパスの作成

- CP 作成のステップを**表1**に示す[6]。
- 過去の標準的な経過をたどった症例を集め、その病歴からデータを集積して試案を作成するのが一般的である。あるいは、ガイドラインや他施設の発表論文などに基づいて試案を作成する方法もある。いずれにせよ、医師・看護師・薬剤師・栄養士・医事課職員など関係する全職種をメンバーとする会合で合意を図る必要がある。
- CP の作成過程におけるポイントは、多職種の医療従事者が協議し議論を重ね、互いの業務内容を理解し合うことである。この過程を通して全職員の協調性が生まれ、さらにその結果、よりスムースなチーム医療が可能となり、より良質な医療が提供できるようになる。
- 重要な点は、固定化や機械的運用といった CP の憂慮される欠点を解消するために、**バリアンス**分析を行い、あるいは改訂されたガイドラインや新しい **EBM** を導入して、定期的に CP を改訂することである。

クリティカルパスの実際

- 実際の CP の一例として、NTT 東日本関東病院外科で現在用いられている『小腸・右側結腸切除術』の患者用 CP（**図1**）と診療用 CP（電子カルテ画面）（**図2**）を示す。
- CP は何日かごとにステップで分けられ、ステップごとにゴールが設定されている。次のステップに進むためには、そのステップのゴールを達成する必要があり、ゴールの達成が大幅に困難な場合は、CP からの逸脱となる。

クリティカルパスのメリット

- CP がもたらす患者へのメリットを**表2**に、医療上のメリットを**表3**に示す[4]。
- CP の最も大きなメリットは、CP の導入が患者満足度の向上につながり、医療の標準化を通して医療の質が改善されることである。また、CP の導入により、在院日数が短縮し、1日平均医療費が増加するとされる[7]。

Word
- **DPC**／Diagnosis Procedure Combination、診断群分類包括評価（わが国独自の医療費定額支払い制度）。

Note
- **バリアンス**／variance、クリティカルパス（クリニカルパス）で予定した内容や経過と異なる経過をとること。
- **EBM**／evidence-based medicine、エビデンスに基づく医療。経験と勘に基づくのでなく、現在ある最良のエビデンスを患者の診療に用いて医療を進めること。

図1　『小腸・右側結腸切除術』の患者用 CP

●入院中のほぼすべての予定が記入されている。
●外来で看護師がこの CP を用いながら、患者・家族に入院中の予定や準備すべきことを説明する。

（患者様用）小腸・右側結腸切除術

	ステップ1	ステップ2			ステップ3				ステップ4	
	手術前日入院	手術当日		1日目	2日目	3日目	4日目	5日目	6日目	7日目
	月　日	月　日		月　日	月　日	月　日	月　日	月　日	月　日	月　日
		手術前	手術後							
目標	精神的・身体的に手術に臨む準備が整う	血圧・脈拍・呼吸に異常がなく、離床に向かうことができる 褥瘡発生なく経過できる			術後合併症（縫合不全・皮下膿瘍）がなく経過し、水分・食事が開始できる。創通がコントロールされている				退院後の日常生活について自己（または家族）管理ができる	
1. 治療・処置		手術 点滴 抗生剤 → 時　分　手術室へ 手術後の痛みには、点滴での痛み止めを使用します →		創処置（創部に問題なければ観察のみ） →	●常用薬再開（必要時） → ●整腸剤内服開始（1週間内服します） →	痛み止めは内服の頓服となります		ガーゼ交換 ドレーン抜去 ドレーンから出る排液の量と性状を見ながら抜いていきます （①発熱がない②濁っていない③血液データの炎症所見が正常になっている） 便秘時に使用する下剤の頓服薬が処方されます		
2. 検査	胸・腹部レントゲン検査と採血があります 尿・血液検査、心電図、肺機能、CTなど 済んでいない検査が行われます		胸・腹部レントゲン （ベット上で）	胸・腹部レントゲン （ベット上で） 採血		胸・腹部レントゲン （車椅子または歩行） 採血		腹部レントゲン 採血		
3. 呼吸・体温・循環	検温10時又は14時 呼吸訓練 → （コーチⅡ）	検温　6時	頻回に看護師が測定します 深呼吸、排痰の励行、呼吸訓練 →	検温 6時、午前、午後、18時		状況に応じて1日3回になることがあります。		検温 6時、午前、午後、18時	検温　日中	
4. 栄養・食事	入院～夕食まで低残渣食 場合により絶食となることもあります 飲水の制限はありません	絶食 → 飲水：麻酔科指示 朝0時または6時		医師の指示により水分を取ることが可能になります（制限なし）		流動食	五分粥	全粥	常食（通常食）	
5. 排泄			尿管より排尿（自然流出） →	手術後初めてのガス（おなら）が出たら時間を看護師にお知らせ下さい		尿管を抜きます（状況に応じて抜去時期を遅らせます） 抜去後初めての尿は看護師に見せて下さい				
6. 活動	自由		看護師の介助で、2時間毎に体の向きを変えます	看護師の介助で歩きます。	室内・廊下歩行開始します（歩行）		病棟内から病棟外へ行動範囲を広げましょう 無理はできませんが、できる範囲で積極的に動きましょう（合併症予防・回復の助けになります）			
7. 清潔	シャワー・入浴可	男性は髭を剃って下さい。また、指輪・入歯・眼鏡・コンタクトレンズを外して下さい（指輪が外れない場合は、手術室でカットします）		看護師が体を拭きます（隔日） 拭ける部分は自分で拭きましょう 洗髪をご希望の方は遠慮なく声をおかけ下さい（清拭）				おなかのドレーンが抜けたら、シャワー浴が可能になります（シャワー）		入浴は次回外来まで控えてください
8. 説明・指導	○看護師より手術に備えての必要物品及び手術前後の処置や経過についての説明します ○主治医から手術について詳しい説明（前日までに） ○入院診療計画書（説明を受けた入院中の治療方針が記入）の受理 ○手術・検査・治療、輸血の同意書の提出（手術の説明を受けてから、署名・捺印のうえ、提出願います） ○麻酔医の診察と説明（麻酔の同意書の提出）、及び手術室看護師の説明（前日の夕方、休日明けの手術の場合はその前の平日） ○薬剤師による薬剤説明・持参薬確認	手術中の連絡は病棟にありますので、御家族の方はディルームでお待ち下さい	手術後、医師より御家族の方へ手術内容の説明があります					看護師からの退院指導があります	薬剤師より退院の処方についての説明があります	
9. メモ	必要物品（新品の必要はありません　物品には、必ず大きくお名前を御記入下さい） 腹帯 MまたはLサイズ、オムツ、コーチⅡ、バスタオル　ストロー付きコップ				※術後の状態により入院期間や水分・食事開始時期が変更となる場合があります。					

病名＿＿＿＿＿＿　主治医＿＿＿＿＿＿　外来看護師＿＿＿＿＿＿

説明年月日　年　月　日　上記説明に同意します　患者署名＿＿＿＿＿＿

（NTT 東日本関東病院外科）

限られた病床数でより多くの患者を診療可能となり、患者数増加により病床稼働率を一定に保つことができるならば、病院としては医療費収入が増加することになる。

バリアンスとバリアンス分析

1. バリアンスの集計

個々の患者で病態は異なるため、すべての患者が同一の経過をとるはずがなく、ある程度の頻度でバリアンスが発生するのは当然である。

NTT 東日本関東病院の電子カルテ CP では、ステップごとにバリアンス登録を行うようになっており（**図3**）、バリアンスの集計が容易にできるようになっている。

2. バリアンス発生時の対応

バリアンスを一概に悪いことと考えてしまう必要はなく、むしろバリアンスを早く発見して、その対策を早期に考え、発生した異常に対して迅速に治療を開始することが重要である。このようなリスク管理の観点でも、CP はきわめて有用なツールであるといえる。

図2 『小腸・右側結腸切除術』の診療用CP（電子カルテ画面）

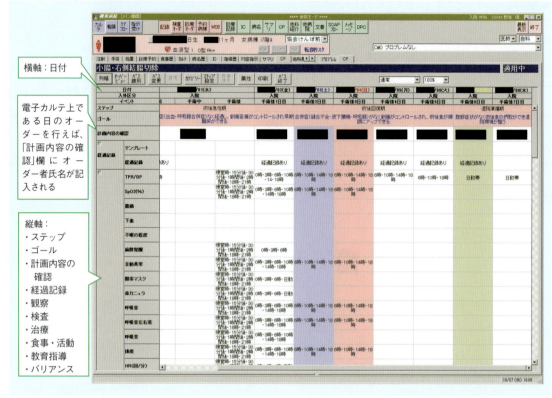

（NTT東日本関東病院外科）

表2 患者が受けるクリティカルパスのメリット

1. 入院中に受ける自分自身の治療予定がわかる
2. 入院中にどのように対応すればよいか準備できる
3. 退院の予定が立てられる
4. 患者の安心感が増す
5. 医療スタッフとのコミュニケーションが増し、医師・ナースとの信頼関係が向上する
6. 患者の自己管理が向上する
7. 入院費用が事前に推測できる
8. 病院を比較し選択できる

小西敏郎、阿川千一郎：癌治療とクリニカルパス．癌と化療 2000；27（5）：669．より引用

表3 クリティカルパスの医療上のメリット

1. 計画性のある医療・標準的医療の提供
2. 無駄な指示の削減（コスト、資源の節約）
3. 入院期間の短縮
4. 標準からの変動・異常を容易に発見でき、早期に対応可能
5. 術後の時期による医者の役割分担が明らかとなる
6. うっかりミスが減り、医療・看護の継続性が維持できる
7. 医療者の協働意識の展開（パス作成だけでも）
8. 新人、学生の教育に利用できる
9. 種々のデータを整理しやすい

小西敏郎、阿川千一郎：癌治療とクリニカルパス．癌と化療 2000；27（5）：668．より引用

●個々の患者にとっては、バリアンス発生は経過の異常を示しており、バリアンス発生時の対応にこそ、担当医師・看護師の経験と知識が要求される。患者の不安に対しては、医師や医療スタッフがよく説明することで不安を取り除くことができ、かえってより強固な信頼関係を築くことができるチャンスでもある。

3. バリアンスの集計・分析

●バリアンスを集計・分析することにより、現状の問題点を明らかにし、その時点でのベストの医療を提供できるようにするため、CPの改訂

図3 『腹腔鏡下幽門側胃切除術』の診療用CP（電子カルテ画面）

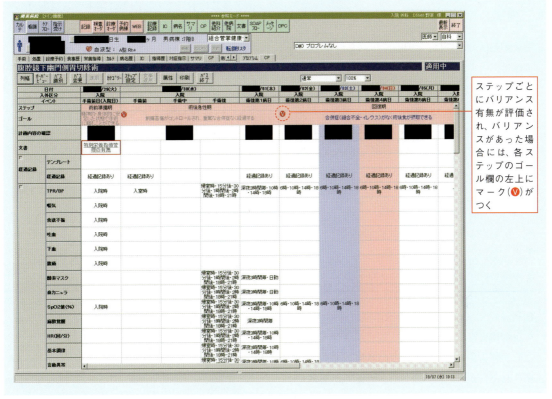

（NTT東日本関東病院外科）

を図ることが重要である。
- CP改訂の手段としては、バリアンス分析のほか、他病院のCPのベンチマーキング、学会・研究会・研修・セミナーなどに参加して最新のエビデンスを取り入れる、ガイドラインを参考にするなどが挙げられる。バリアンス分析に基づくCPの改訂は、まさにEBMの実践であり、医療の質の改善につながるものである。

クリティカルパスと周術期管理の変化

- CPを作成し、定期的にCPを見直し改訂することにより、これまで長年にわたって漫然と行われていた医療行為の多くが見直されるようになった。CPの作成・改訂は自施設の医療の標準化が目的であるが、その過程で、他施設から発表されるCPとの比較検討による自施設CPの改訂などが行われるため、CPによる全国的な周術期管理の標準化につながりつつあるといえる。
- 術後の絶飲食期間のほか、術後食の内容、周術期の抗菌薬の種類や投与期間、ドレーンの有無・種類や留置期間、術後の創処置の方法、栄養管理法などさまざまな周術期管理法が、CPの作成と改訂を通じて各施設で見直され、変化して

> Note
> - ベンチマーキング／多くの施設との比較からその分野の最高レベルを見つけ、自施設との差異を明らかにして改善していく手法[8]。

きている。

1. 術後の絶飲食期間の短縮化

- 術後の絶飲食期間は、全国的に短縮しつつある。これは、ある施設から発表されたCPの絶飲食期間が、多くの施設のCPより短い場合、それぞれの施設で少しずつ期間を短縮させても問題が発生しない（バリアンスが増えるわけではない）ことを確認しつつCPを改訂しているため、全国的にも短縮化が実現している。

2. 胃がん手術における周術期管理

- 例えば胃がんでは、多施設共同で幽門側胃切除と胃全摘出術のCPを作成運用し、バリアンスや術後合併症発生率を検討し、多施設で安全に利用可能であることが報告された[9]。また、同じ多施設で、先に作成した幽門側胃切除のCPを胃全摘出術に適用しても、安全に管理できることが報告されている[10]。この多施設共同で開発された胃がんCPの内容を、おそらく日本中の多くの施設が自施設のCPに反映させているものと思われる。

3. 新たなエビデンスの創出

- CPを通じて生まれた各施設の問題意識が、全国的な問題意識へとつながり、全国的なRCTを通じての新たなエビデンスの創出にも発展しつつある。

*

- 各施設におけるCP内容に精通することは、術後ケアを行うにあたって、まず必要最低限の第一歩である。CP内容に精通していれば、バリアンスが発生したときも、その発生に早期に気づき対応することができる。
- CPに表面上精通しても、CP内容の1つひとつの医療行為の根拠まではすぐには知ることはできない。各医療行為の根拠を常に考え勉強しつつ、CP内容を習得することが肝要である。

（野家 環、大矢雅敏、針原 康、小西敏郎）

文献

1. 野家環, 小西敏郎, 米村豊: わが国における胃癌手術のクリニカルパスの現況. 日臨外会誌 2005；66(10)：2360-2366.
2. 野家環, 小西敏郎: 周術期管理とクリニカルパス, 術前・術後管理必携. 消外 2012；35（5 臨時増刊）：530-532.
3. 坂本すが: クリティカルパスの評価の時期と評価の方法. クリティカルパス研究会編, 基礎からわかる クリティカルパス―作成・活用ガイド, 日総研出版, 名古屋, 1998：127-145.
4. 小西敏郎, 阿川千一郎: 癌治療とクリニカルパス. 癌と化療 2000；27(5)：655-670.
5. 新田章子, 阿部俊子: クリニカルパスの歴史. 小西敏郎編, 消化器病セミナー85 消化器疾患のクリニカルパス, へるす出版, 東京, 2001：1-7.
6. 小西敏郎, 阿川千一郎, 古嶋薫: 外科とクリティカルパス. 外科治療 2000；82(1)：61-70.
7. 木山輝郎, 田尻孝, 吉行俊郎, 他: 胃切除クリニカルパスの費用分析. 日消誌 2003；100(5)：555-561.
8. 田中良典: ベンチマーキング. 日本クリニカルパス学会用語・出版委員会監修, クリニカルパス用語解説集, 日本クリニカルパス学会, 東京, 2009：65-67.
9. 野崎功雄, 後藤田直人, 藤谷恒明, 他: 多施設で利用可能な胃切除クリニカルパスの作成と安全性の検証. 日臨外会誌 2013；74(2)：331-338.
10. 野崎功雄, 後藤田直人, 藤谷恒明, 他: 幽門側胃切除と胃全摘の両術式に利用可能なクリニカルパス. 日臨外会誌 2013；74(9)：2343-2348.

> **Note**
> - RCT／randomized controlled study、無作為化比較試験。実験群と対照群の2つに被験者を無作為（ランダム）に割り当てて行う研究方法。

Part 1 術後ケア
第1章 手術患者ケアに必要な基礎知識

術後感染予防抗菌薬

ナースがおさえたいポイント

❶ SSI 予防の目的で、乳腺・ヘルニア手術などの清潔創や、消化器外科手術などの準清潔創に対して予防抗菌薬が使用される。
❷ 予防抗菌薬には、第一、第二世代セファロスポリン系薬、第二世代セファマイシン系薬、オキサセフェム系薬、ペニシリン系薬などが用いられる。
❸ 加刀時に十分な殺菌作用を示すため、抗菌薬は経静脈的な全身投与が原則である。

● 術後感染症とは、手術および手術に必要な医療行為に関連して起こる感染の総称で、下記に分類される。
・**手術部位感染（SSI）**：手術操作が直接及んだ部位の感染
・**遠隔部位感染**：手術操作が及ばなかった部位の感染

予防抗菌薬の適応

● 抗菌薬は、術野に細菌汚染が生じる前に投与される。SSI の防止を目的とし、遠隔部位感染は対象としない[1]。
● 予防抗菌薬は以下の場合などに使用される[2]。
・抗菌薬の効果が証明された手術
・術後感染症の発症頻度が高い手術
・術後感染症が起きたときに、長期入院が必要となる場合や生命予後にかかわる場合
● 清潔創では SSI の発生率は低いが、乳腺・ヘルニア手術の清潔創で予防抗菌薬の使用によって SSI が低下することが報告されている。
● 心・大血管手術や脳外科手術では、術後感染を合併すれば重篤化するため使用される。
● 消化器外科手術の準清潔創では、抗菌薬を使用しない場合の SSI の発生率は 15～40％であり、抗菌薬を使用することで発生率が低下することが報告されている。
● 上記から、清潔創や準清潔創で予防抗菌薬が使用される[1,3]。

予防抗菌薬の選択（表1）

● 予防抗菌薬選択の原則は、手術を行う場に多く存在する細菌や病原性の強い細菌を対象とするもので、術野を汚染するすべての細菌を対象とするものではない[1]。
● ヘルニア、乳腺、甲状腺手術などの清潔創では、黄色ブドウ球菌、連鎖球菌などの皮膚の常在菌（グラム陽性菌）が主な対象となり、CEZ（セファゾリン）などの**第一世代セファロスポリン**

Note ● **第一世代セファロスポリン系薬**／セファゾリン（セファメジン®α）。大腸菌に強い抗菌力があり、グラム陰性菌には抗菌力が弱い。

術後感染予防抗菌薬 17

表1　予防抗菌薬の選択

手術部位	予防抗菌薬
心臓・血管	第一世代セファロスポリン系薬(セファメジン®α)
胸部	第一世代セファロスポリン系薬(セファメジン®α)
食道・胃・十二指腸	第一世代セファロスポリン系薬(セファメジン®α) 第二世代セファロスポリン系薬(パンスポリン®)
胆管	第一世代セファロスポリン系薬(セファメジン®α) 第二世代セファロスポリン系薬(パンスポリン®) ペニシリン系薬(ユナシン®-S)
結腸・直腸、虫垂	第二世代セファマイシン系薬(セフメタゾン®) オキサセフェム系薬(フルマリン®)
頭頸部	第一世代セファロスポリン系薬(セファメジン®α)
脳神経	第一世代セファロスポリン系薬(セファメジン®α)
生殖器(産婦人科領域)	第一世代セファロスポリン系薬(セファメジン®α) オキサセフェム系薬(フルマリン®) ペニシリン系薬(ユナシン®-S)
筋・骨格(整形外科領域)	第一世代セファロスポリン系薬(セファメジン®α)
泌尿器	第一世代セファロスポリン系薬(セファメジン®α)
乳腺	第一世代セファロスポリン系薬(セファメジン®α)
鼠径部(ヘルニア)	第一世代セファロスポリン系薬(セファメジン®α)

系薬やペニシリン系薬を第一選択薬とする。
- 消化器外科手術の準清潔創では、胃や腸管の常在菌も対象となり、皮膚の常在菌に加え大腸菌、肺炎桿菌などのグラム陰性菌に抗菌活性を有する第一世代・**第二世代セファロスポリン系薬**を第一選択薬とする。
- 糞便にはバクテロイデスを主とする嫌気性菌を含むために、下部消化管手術では嫌気性菌に抗菌活性を有するセファマイシン系薬のCMZ(セフメタゾール)やオキサセフェム系薬のFMOX(フロモキセフ)が第一選択薬となる。

予防抗菌薬の投与方法

- 抗菌薬は、加刀時に十分な殺菌作用を示す血中・組織中濃度に達していることが重要であるため、経静脈的な全身投与が原則である。
- 抗菌薬を加刀2時間前に経静脈的に投与した場合、最もSSIの発生率が低いことが報告されている[4]。
- 日米のガイドライン[1,2]は、加刀30分〜1時間前の予防抗菌薬の投与を推奨している。
- 手術中は抗菌薬の十分な有効血中・組織内濃度を保つ必要があるため、手術時間が長い症例では、薬剤の半減期の2倍の時間をめやすに3〜4時間ごとに追加投与する[3]。

> **Note**
> - **第二世代セファロスポリン系薬**／セフォチアム(パンスポリン®)。大腸菌、肺炎桿菌などのグラム陰性菌に強い抗菌力があり、グラム陽性菌に対してもある程度の抗菌力がある。

予防抗菌薬の投与期間

- 系統的レビューから術直前1回と複数回の抗菌薬の投与でSSIの発生率に差がないことが報告され、米国疾病管理予防センター(CDC)のガイドライン[1]は抗菌薬の使用を術後24時間以内としている。
- 心臓手術においては、胸部外科医学会のガイドライン[5]で48時間の使用を推奨している。
- 日本の抗菌薬使用ガイドライン(2005年)[2]は、準清潔創で4日以内の使用を推奨したが、感染症治療ガイドライン(2011年)[3]では3日以上の予防抗菌薬の使用は耐性菌の発生リスクになるため、清潔創、準清潔創で2日以内の使用を推奨している。

術前機械的腸管処置

- 日本では、下部消化管の手術で、術中汚染を少なくするため3〜5日間の経口抗菌薬による術前機械的腸管処置が行われていたが、**メチシリン耐性黄色ブドウ球菌(MRSA)**による腸炎が報告され、経口抗菌薬を使用する外科医が少なくなった。しかし、CDCのガイドライン[1]では、耐性菌を出現させることなく腸管内の菌数を減少させる術前1日間の経口抗菌薬の投与を推奨している。
- 2008年の全国アンケート調査では87.4%の施設で経口抗菌薬が使用されなくなった。しかしながら、最近、結腸がん手術、潰瘍性大腸炎手術の無作為化比較試験(RCT)で1日間の経口抗菌薬の有用性が報告されている[6,7]。
- 2014年に報告されたコクランのメタ解析[8]でも、1日間の経口抗菌薬の使用を推奨している。

*

- 適切な予防抗菌薬の使用により、耐性菌を増やすことなくSSIの発生率を低下させ、医療費の軽減にもつながると考えられる。

(鈴木俊之、貞廣荘太郎)

文献
1. Mangram AJ, Horan TC, Pearson ML, et al. Guideline for prevention of surgical site infection, 1999. Hospital infection control practices advisory committee. *Infect Control Hosp Epidemiol* 1999 ; 20 : 250-278 ; quiz 279-280.
2. 日本感染症学会/日本化学療法学会編:抗菌薬使用のガイドライン. 協和企画, 東京, 2005 : 50-53.
3. JAID/JSC感染症治療ガイドライン委員会編:JAID/JSC感染症治療ガイドライン2011. ライフサイエンス出版, 東京, 2011 : 182-188.
4. Classen DC, Evans RS, Pestotnik SL, et al. The timing of prophylactic administration of antibiotics and the risk of surgical-wound infection. *N Engl J Med* 1992 ; 326 : 281-286.
5. Edwards FH, Engelman RM, Houck P, et al. The society of thoracic surgeons practice guideline series : Antibiotic prophylaxis in cardiac surgery, part i : Duration. *Ann Thorac Surg* 2006 ; 81 : 397-404.
6. Sadahiro S, Suzuki T, Tanaka A, et al. Comparison between oral antibiotics and probiotics as bowel preparation for elective colon cancer surgery to prevent infection : Prospective randomized trial. *Surgery* 2014 ; 155 : 493-503.
7. Oshima T, Takesue Y, Ikeuchi H, et al. Preoperative oral antibiotics and intravenous antimicrobial prophylaxis reduce the incidence of surgical site infections in patients with ulcerative colitis undergoing IPAA. *Dis Colon Rectum* 2013 ; 56 : 1149-1155.
8. Nelson RL, Gladman E, Barbateskovic M. Antimicrobial prophylaxis for colorectal surgery. *Cochrane Database Syst Rev* 2014 ; 5 : CD001181.

Word ● MRSA/methicillin-resistant *Staphylococcus aureus*、メチシリン耐性黄色ブドウ球菌。

Part 1 　術後ケア
第1章　手術患者ケアに必要な基礎知識

MRSA 保菌者への対応

ナースがおさえたいポイント

❶ 日本のガイドラインでは、術後 MRSA 感染予防のため、MRSA 保菌ハイリスク患者に限定して、術前に MRSA 保菌スクリーニングを考慮するよう示されている。
❷ MRSA 保菌者には、病室隔離や鼻腔内・皮膚除菌、バンコマイシンの予防投与などの対策がとられている。
❸ MRSA 感染・伝播予防には、保菌者への対応のみならず、医療スタッフの手指衛生の強化もあわせて行うことが重要である。

- 黄色ブドウ球菌、特に MRSA の術前鼻腔内保菌は、手術患者においては術後 MRSA 感染症のリスク因子となることが報告されている[1]。
- 保菌者は院内伝播のリザーバーとなり、医療従事者を介して他の患者の外因性感染の原因にもなる。積極的に鼻腔の監視培養検査などにより MRSA 保菌者をスクリーニングし、対策を講じることで MRSA の感染予防やハイリスク手術における術後感染予防効果などが評価されている[2]。
- 日本においては、スクリーニングの対象や保菌者に対する対策は統一されておらず、またコストの面も含め、どのように講じることが最も効果的であるかなど、依然として課題は多い。

集中治療領域と外科領域における MRSA 保菌スクリーニングの考え方の違い

- MRSA 保菌のスクリーニングを行う目的は、集中治療領域では他患者への伝播予防（リザーバー対策）であるが、手術患者においては保菌者自身の術後 MRSA 感染の予防である。
- 両者の MRSA 保菌スクリーニングを行う目的と保菌者に実施する対策は異なる。

1. 集中治療領域での対策

- MRSA 保菌者に実施する対策として、MRSA は完全に除菌する必要があり、集中治療部（ICU）などに滞在期間中は長期にわたり実施する必要がある。
- 持続的または間欠的に、ムピロシンカルシウム軟膏などによる除菌は実施困難である。

2. 外科領域での対策

- 手術のタイミングにあわせて、除菌やバンコマイシン塩酸塩（VCM）の投与を行う。
- MRSA は宿主の防御機構が働くレベルに下げればよい。

MRSA保菌スクリーニングの適応症例

- MRSA保菌スクリーニングを行う対象を下記に示す。
  - ・ハイリスク病棟：救命救急病棟やICU、新生児集中治療部（NICU）など重症患者や易感染患者を扱う病棟
  - ・心臓手術、整形外科の人工関節置換術など：術後MRSA感染が重篤または難治性となることが予想される症例
- 手術患者に対する黄色ブドウ球菌のスクリーニングは、米国感染症学会（IDSA）に登録されている感染症医の6割が実施しており、全手術に対して行っていると回答したのは16％で、心臓・胸部手術を対象に行っているのが55％、整形外科手術を対象に行っているのが32％であった[3]。実際、心臓外科や整形外科の手術患者を対象に、保菌者に対する除菌などの対策を講じた結果、術後感染が有意に減少したとする報告は多い[4,5]。
- 入院時におけるMRSA保菌者数は、多くの文献では5～10％前後と報告されており[6-8]、米国での報告では市中型MRSAの関与、また日本においても扱う患者背景の差も考慮する必要があるが、いずれにせよ、ハイリスク群に限定してMRSA保菌のスクリーニングを行うことにより効果が期待される。Wenzel[9]はMRSA保菌のスクリーニングを行う有用な対象として、心臓手術患者、インプラント手術患者、免疫不全合併手術患者を挙げている。
- 2014年に改訂された日本化学療法学会・日本感染症学会による『MRSA感染症の治療ガイドライン2014』[10]においては、手術患者に対するルーチンのMRSA保菌スクリーニングは推奨しておらず、MRSA保菌ハイリスク患者（MRSA感染の既往、転院または最近における病院への入院、長期療養型病床群もしくは介護施設に入所、血液透析など）に限定して、術前にMRSA保菌スクリーニングを考慮するとしている（表1）。

表1 抗MRSA薬の選択と使用―術後感染予防投与―

- ●手術患者における抗MRSA薬の適応と使用する際の注意事項、保菌者に対する除菌、保菌者チェックの対象などについて記載されている。

- ルーチンの抗MRSA薬による術後感染予防は原則行わない（A-Ⅱ）
- 術前MRSA保菌患者に対して、抗MRSA薬の予防投与とともに、術前における鼻腔へのムピロシンカルシウム軟膏塗布による除菌を考慮する（B-Ⅱ）。除菌法として4％クロルヘキシジングルコン酸塩液を用いたシャワー／入浴も行われている（B-Ⅲ）
- 全手術患者に対するルーチンの術前MRSA保菌チェックは推奨しない（B-Ⅲ）
- MRSA保菌高リスク患者（MRSA感染の既往、転院または最近における病院への入院、長期療養型病床群もしくは介護施設に入所、血液透析など）においては術前にMRSA保菌チェック（鼻腔内など）を考慮する（B-Ⅲ）
- 特定の重篤／難治感染のハイリスク手術（心臓手術、人工関節置換術など）において、同一施設でMRSAによる手術部位感染の集団発生が認められた場合、抗MRSA薬の予防投与や術前MRSA保菌チェックを感染対策チームまたは感染症の専門家とともに検討する（B-Ⅲ）
- 一般的に、抗MRSA薬の予防投与にはバンコマイシンが用いられ、執刀前2時間以内に投与開始し、単回使用とする（B-Ⅱ）
- 心血管手術（B-Ⅱ）や準清潔手術（A-Ⅱ）で、抗MRSA薬による予防投与を行う場合、β-ラクタム系薬との併用を行う。β-ラクタム系薬使用は推奨されている投与期間に従う（A-Ⅰ）

MRSA感染症の治療ガイドライン作成委員会編：術後感染予防投与, MRSA感染症の治療ガイドラインー改訂版ー2014. 日本化学療法学会, 日本感染症学会, 東京, 2014：89-93. より引用

MRSA保菌者に対する実際の対策

1．接触/病室隔離

- Changら[11]は、鼻腔内MRSA保菌者の皮膚と環境の汚染率を調査しており、入院後25時間

Word
- MRSA／methicillin-resistant *Staphylococcus aureus*、メチシリン耐性黄色ブドウ球菌。
- IDSA／Infectious Diseases Society of America、米国感染症学会。

図1 当院で実施したムピロシンカルシウム軟膏による除菌方法

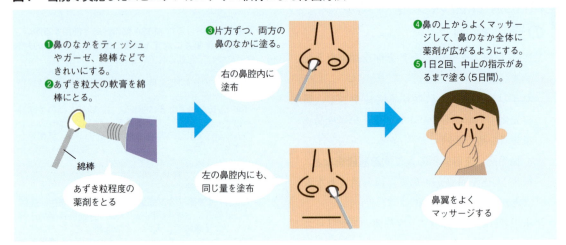

で保菌患者の18％の皮膚検体から、33時間で35％の環境から採取した検体よりMRSAを検出し、最終的に51％の皮膚検体、また45％の環境検体からMRSAが検出されたと報告している。

- 皮膚はメスが直接入る部位であり、その汚染は保菌者の術後感染に関連するため、対策には術前鼻腔内MRSA保菌者自身の術後感染を予防する目的と、皮膚や環境の汚染から医療スタッフを介しての他患者へのMRSA伝播を予防する目的がある。
- 鼻腔内MRSA保菌者に対する対策として、除菌はその両者に対する対策として有用であるが、ムピロシンカルシウム軟膏の鼻腔内塗布に加えて保菌者自身の術後感染予防にはVCMの予防投与が行われ、他患者への伝播に対しては隔離や接触予防策を行うことが推奨されている。
- 日本においては隔離するにも個室の数に限りがあり、保菌者すべてに対して隔離を実施することは困難な施設も多いのが現状であるが、余裕があれば個室管理が勧められ、施設の検討課題である。

2. 除菌

1）ムピロシンカルシウム軟膏による鼻腔内除菌

- ムピロシンカルシウム軟膏は、鼻腔内のMRSA除菌として一般的に用いられている。兵庫医科大学病院（以下、当院）で実施したムピロシンカルシウム軟膏による除菌方法について**図1**に示す。
- Perlら[12]は、黄色ブドウ球菌保菌者に対し、ムピロシンカルシウム軟膏で除菌を行った群（除菌群）と行わなかった群（プラセボ群）で黄色ブドウ球菌によるSSIを比較している。結果的にSSIは除菌群2.3％、プラセボ群2.4％と有意な減少は認めなかったとし、ムピロシンカルシウム軟膏単独の除菌ではMRSA保菌者における対策としては限界があるとされている。
- 心臓手術と整形外科手術において、MRSA保菌者に対してムピロシンカルシウム軟膏による鼻腔内除菌に加え、グリコペプチド系抗菌薬の予防投与を併用して行ったメタ解析の結果では、グラム陽性菌によるSSIをリスク比0.41（95％ CI：0.30-0.56）と有意に減少した[13]とし、鼻腔内除菌に加え、VCMなどの抗MRSA薬の予防投与との併用が必要とされている。

2）クロルヘキシジングルコン酸塩スクラブを用いたシャワー・入浴による皮膚除菌

- 皮膚に MRSA が定着している症例では、ムピロシンカルシウム軟膏による鼻腔内除菌を行ったからといって、同時に皮膚の MRSA も除菌されるわけではない。そのため、鼻腔内のムピロシンカルシウム軟膏による除菌に加え、皮膚の MRSA 除菌としてクロルヘキシジングルコン酸塩によるシャワー・入浴の併用が必要とされている。
- Bode ら[14]は、**PCR 法**を用いて黄色ブドウ球菌の鼻腔内保菌者をスクリーニングし、無作為化二重盲検試験でムピロシンカルシウム軟膏とクロルヘキシジングルコン酸塩石けんで除菌を行った群（除菌群）と行わなかった群（コントロール群）で術後感染率を比較した。その結果、除菌群では感染率は 3.4％、コントロール群では 7.7％と、除菌群においては感染のリスクを軽減（相対リスク 0.42、95％ CI：0.23-0.75）したと報告している。また、鼻腔から分離された株と同一遺伝子パターンの黄色ブドウ球菌による感染（内因性感染）を有意に低下させており、除菌による効果を直接的に証明した。
- IDSA に登録されている感染症医に対する調査[3]では、保菌者に対する対策として、ムピロシンカルシウム軟膏とクロルヘキシジングルコン酸塩の入浴をあわせて行っている割合が 69％と高く、ムピロシンカルシウム軟膏単独の除菌はわずか 10％であった。
- 当院で実施したクロルヘキシジングルコン酸塩スクラブによるシャワー浴の手順について**表2**に示す。

3）バンコマイシンの予防投与

- 心臓バイパス手術と人工関節置換術において、

表2　当院で実施したクロルヘキシジングルコン酸塩スクラブによる除菌方法

①いつも使用している石けんやボディシャンプーで身体をきれいに洗う
②洗い流したあと、クロルヘキシジングルコン酸塩スクラブを適量スポンジやタオルにとり、もう一度首から下の部分をきれいに洗う。特に手術をする部位、陰部をていねいに洗う
（洗いづらい場合、手に取り擦り込むように洗ってもよい）
③最後によく洗い流し、タオルで身体を拭く

注意事項
- 万が一、消毒薬入り石けんを使用後に皮膚の発赤やかゆみなど異常があれば、すぐに看護師へ申し出てもらう
- 1日の使用量は特に決まっていないため、十分に洗える量を使用してもらう
- 目に入らないようにする。万が一、目に入った場合は十分に洗い流す
- 洗浄剤はあまり泡立たないが、特に問題はない

VCM による予防投与を行った患者から分離された菌種による SSI の発症率の検討で、VCM の投与は MRSA に関してはオッズ比 0.44（95％ CI：0.19-1.00）とリスクを低下させたが、**メチシリン感受性黄色ブドウ球菌（MSSA）**に関してはオッズ比 2.79（95％ CI：1.60-4.87）とむしろリスクが上昇し、VCM 単独での SSI 予防効果が証明されない結果であった[15]。

- グリコペプチド系抗菌薬とβ-ラクタム薬抗菌薬などの他の抗菌薬との併用による 6 つのスタディでは、グラム陽性菌による SSI はオッズ比 0.22（95％ CI：0.09-0.55）と有意に低率となり予防できたとしている。
- 消化器手術においては、さらにグラム陰性菌もターゲットに入れる必要があり、VCM の予防投与を行う際には各手術に対して推奨されているβ-ラクタム系抗菌薬との併用が必要である。
- VCM は、急速に投与するとヒスタミン遊離作用による**レッドマン症候群**の原因となるため、手

Note
- レッドマン症候群／顔、首、上半身に瘙痒感を伴う紅斑や皮疹が出現する。

Word
- PCR 法／polymerase chain reaction、ポリメラーゼ連鎖反応。
- MSSA／methichillin-sensitive *Staphylococcus aureus*、メチシリン感受性黄色ブドウ球菌。

術開始2時間前から1時間以上かけて投与する。
● 当院で実施した具体的なMRSA保菌者に対する対策を**表3**に示す。MRSA保菌者に対する対策は、日本では今まで明確にされてこなかったが、MRSA感染症の治療ガイドライン2014[10]において、ここで述べたような勧告がなされている（**表1**）。

4) MRSA保菌スクリーニングの問題点

● 術前MRSA保菌は、術後MRSA感染症のリスクとされているが、表3のような対策を実施することにより、術後MRSA感染はMRSA保菌者2/49例（4.1%）、非保菌者の31/613例（5.1%）と差を認めなかった。したがって、保菌者に対してはこのようなプロトコル化された対策の有用性が証明されているが、全体のMRSA感染率をみると対策による有用性は証明されていない[16]。

● 問題点として、スクリーニングを行い保菌者に対して除菌などの対策のみを実施するのではなく、あわせて普段行っている手指衛生を強化しなければ、MRSAの分離率は減少しないことが報告されている[17]。MRSA保菌者に対策を実施することは保菌者に対して有用であっても、MRSAの分離率が減少しなければ、医療従事者を介する院内伝播などからスクリーニング非対象者や非保菌患者の外因性感染の原因となり、効果的な対策が期待できない。

● MRSA保菌者に対する対策に加えて、日ごろの手指衛生の強化もあわせて行う必要がある。

（高橋佳子）

表3 当院での術前鼻腔内MRSA保菌が判明した場合の保菌者に対する対策

除菌プロトコル
・ムピロシンカルシウム軟膏による鼻腔内除菌1日2回5日間
・4%クロルヘキシジングルコン酸塩スクラブによるシャワー浴1日1回、5日間

予防抗菌薬
・通常の予防抗菌薬（第一、二世代セフェム系）にVCMを腎機能にあわせて1回1gを1～2回追加投与

接触予防策
・隔離は必須としない

文献

1. Kalra L, Camacho F, Whitener CJ, et al. Risk of methicillin-resistant Staphylococcus aureus surgical site infection in patients with nasal MRSA colonization. *Am J Infect Control* 2013；41：1253-1257.
2. Glick SB, Samson DJ, Huang ES, et al. Screening for methicillin-resistant Staphylococcus aureus：a comparative effectiveness review. *Am J Infect Control* 2014；42：148-155.
3. Diekema D, Johannsson B, Herwaldt L, et al. Current practice in Staphylococcus aureus screening and decolonization. *Infect Control Hosp Epidemiol* 2011；32：1042-1044.
4. Chen AF, Wessel CB, Rao N. Staphylococcus aureus screening and decolonization in orthopaedic surgery and reduction of surgical site infections. *Clin Orthop Relat Res* 2013；471：2383-2399.
5. Walsh EE, Greene L, Kirshner R. Sustained reduction in methicillin-resistant Staphylococcus aureus wound infections after cardiothoracic surgery. *Arch Intern Med* 2011；171：68-73.
6. Jeyaratnam D, Whitty CJ, Phillips K, et al. Impact of rapid screening tests on acquisition of methicillin-resistant Staphylococcus aureus：cluster randomized crossover trial. *BMJ* 2008；336：927-930.
7. Harbarth SH, Fankhauser C, Schrenzel J, et al. Universal screening for methicillin-resistant Staphylococcus aureus at hospital admission and nosocomial infection in surgical patients. *JAMA* 2008；299：1149-1157.
8. Cunningham R, Jenks P, Northwood J, et al. Effect on MRSA transmission of rapid PCR testing of patients admitted to critical care. *J Hosp Infect* 2007；65：24-28.
9. Wenzel RP. Minimizing surgical-site infections. *N Engle J Med* 2010；362：75-77.
10. MRSA感染症の治療ガイドライン作成委員会編：術後感染予防投与．MRSA感染症の治療ガイドライン—改訂版—2014，日本化学療法学会，日本感染症学会，東京，2014：89-93.
11. Chang S, Sethi AK, Stiefel U, et al. Occurrence of skin and environmental contamination with methicillin-resistant Staphylococcus aureus before results of polymerase chain reaction at hospital admission become available. *Infect Control Hosp Epidemiol* 2010；31：607-612.
12. Perl TM, Cullen JJ, Wenzel RP, et al. Intranasal mupirocin to prevent postoperative Staphylococcus aureus infections. *N Engle J Med* 2002；346：1871-1877.
13. Schweizer M, Perencevich E, McDanel J, et al. Effectiveness of a bundled intervention of decolonization and prophylaxis to decrease Gram positive surgical site infections after cardiac or orthopedic surgery：systematic review and meta-analysis. *BMJ* 2013；346：f2743.
14. Bull AL, Worth LJ, Richards MJ. Impact of vancomycin surgical antibiotic prophylaxis on the development of methicillin-sensitive staphylococcus aureus surgical site infections：report from Australian Surveillance Data (VICNISS). *Ann Surg* 2012；256：1089-1092.
15. Bode LG, Kluytmans JA, Wertheim HF, et al. Preventing surgical-site infections in nasal carriers of Staphulococcus aureus. *N Engl J Med* 2010；362：9-17.
16. Takahashi Y, Takesue Y, Uchino M, et al. Value of pre-and postoperative methicillin-resistant Staphylococcus aureus screening in patients undergoing gastroenterological surgery. *J Hosp Infect* 2014；87：92-97.
17. Lee AS, Cooper BS, Malhotra-Kumar S, et al. Comparison of strategies to reduce meticillin-resistant Staphylococcus aureus rates in surgical patients：a controlled multicentre intervention trial. *BMJ Open* 2013；3：e003126.

Part 1　術後ケア
第1章　手術患者ケアに必要な基礎知識

SIRSと臓器障害

ナースがおさえたいポイント

❶ 手術侵襲後の生体反応として、炎症性メディエータが著明に産生、誘導されることにより、生体が過剰な炎症反応を惹起した状態を「SIRS（サーズ）」、感染症が原因でSIRSの診断基準を満たした場合を「セプシス」という。
❷ 術後SIRS合併率の高い手術や術後SIRS合併期間が長い場合には、術後合併症から臓器障害に至ることが多い。
❸ 術後経過におけるSIRS合併の有無・期間を評価することで、手術後患者の臨床経過を把握し、病因に基づいた対策へつなげる。

- 手術などの外科侵襲が生体に加わると、生体の内部環境を回復する必要があり、このホメオスタシス維持のために発動される反応を「生体反応」と呼ぶ。
- 手術侵襲に際しての生体反応は、神経・内分泌系、心血管系、代謝系、免疫系などの各臓器・系統が互いに関連をもちながら多彩な生理学的、生化学的変化が発動される。
- 手術後の生体反応は、手術操作自体による直接的組織破壊による侵襲だけではなく、手術中の出血、低血圧、麻酔、輸血、低体温など、さまざまな侵襲とあいまって総合的に引き起こされる。

手術侵襲と生体反応

1．神経・内分泌系による生体反応

- 手術侵襲後の生体反応は、主に神経・内分泌系反応によって以前から説明されてきた。
- 手術操作による局所の疼痛刺激が、求心性知覚神経系を介して大脳-視床下部に伝達され、また循環血液量の減少や低酸素血症などはそれぞれの受容体を介して視床下部へ伝えられる。視床下部からの情報は、副腎皮質刺激ホルモン放出因子（CRF）により脳下垂体を刺激し、ACTH（副腎皮質刺激ホルモン）、ADH（抗利尿ホルモン）、GH（成長ホルモン）を分泌し、副腎皮質や腎臓などの臓器機能・代謝変化が起こる。またその一方で、脊髄交感神経を介して副腎髄質、交感神経末端からアドレナリン、ノルアドレナリンが分泌され、膵臓や腎臓などの臓器機能・代謝変化が起こる。

2．神経・内分泌系以外の生体反応

- 手術侵襲によって惹起される生体反応のなかには、神経・内分泌系反応だけでは説明できない

Word
- ホメオスタシス／環境の変化にもかかわらず、体内環境を一定の範囲内に維持している状態（生体恒常性）。
- CRF／corticotrophin-releasing factor、副腎皮質刺激ホルモン放出因子。

SIRSと臓器障害　25

図1　手術侵襲後の生体反応

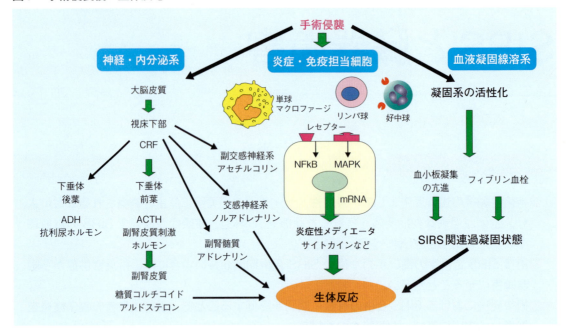

反応、すなわち体温の上昇、急性相反応タンパク（CRPなど）の増加、各種凝固因子の合成亢進などがある。

1）炎症・免疫担当細胞

● 近年、各種分子生物学的手法の進歩により、さまざまなメディエータが発見され、それらが手術後の各種生体反応に深く関与していることがわかってきた。つまり手術操作によって、侵襲局所ではマクロファージ、好中球、血管内皮細胞、線維芽細胞などの炎症・免疫担当細胞が活性化され、炎症反応を惹起する各種炎症性メディエータが産生される。

● 特に重要なメディエータとして、炎症性サイトカインがある。サイトカインは細胞間を結ぶ情報伝達物質として、細胞の分化、増殖から免疫応答、炎症、代謝反応を調節し各種生体反応を調節するきわめて重要な液性因子である。このような特徴をもつサイトカインの発見によって、今日では神経・内分泌系反応では説明できなかった生体反応の理解が可能となった。

2）血液凝固線溶系

● 血液凝固線溶系の役割も注目されている。最近の研究により、神経・内分泌系反応、炎症・免疫担当細胞、血液凝固線溶系はお互い密接に関連し合っていることが明らかになってきた（図1）。

SIRSとは

● **全身性炎症反応症候群（SIRS）** とは、炎症性メディエータが著明に産生、誘導されることにより、生体が過剰な炎症反応を惹起した状態をいう。

● SIRSの診断基準は、①体温、②脈拍数、③呼吸数、④白血球数、といった簡便なバイタルサインと検査値の4項目からなり、2項目以上陽

Word ● SIRS／systemic inflammatory response syndrome、全身性炎症反応症候群。

表1　SIRSの診断基準項目

- 下記4項目のうち2項目以上陽性の場合、SIRSと診断する。

①体温	> 38℃ or < 36℃
②脈拍数	> 90回/分
③呼吸数	> 20回/分 or PaCO$_2$ < 32 Torr
④白血球数	> 12,000 cells/mm^3、< 4,000 cells/mm^3、or > 10% immature forms

性の場合にSIRSと診断される[1]（**表1**）。

- SIRSの概念が報告された際に、感染症が原因でSIRSの診断基準を満たした場合はセプシス（sepsis）と呼ぶことになった。これまで日本では、敗血症という概念が浸透していたが、その診断基準は明確ではなかった。しかしセプシスの診断基準が明確になったため、現在日本では敗血症とセプシスはほぼ同義の概念として使われている。
- その後、セプシスの定義は2度変わった。3度目の定義では、これまで重症セプシス（severe sepsis）の定義である臓器障害を伴うセプシスが、新しいセプシスの定義になり、重症セプシスという概念はなくなった（p.31「新しいセプシス（敗血症）、セプティックショック（敗血症性ショック）の定義と臨床的診断基準」参照）。
- SIRSやセプシスといった概念の登場によって、術後患者や敗血症患者の重症度を客観的に評価することが可能になった。

手術侵襲とSIRS

- 手術侵襲の程度を客観的に評価するうえで重要な指標として、「手術時間」と「出血量」がある。手術時間や出血量は、同一の術式間で侵襲の程度を比較する場合には有用な指標である。
- 手術侵襲の程度を評価するには、侵襲によって生じた「生体反応の大きさ」を評価するほうが、より有用であるともいえる。

1. SIRSから手術侵襲を評価する

- ベッドサイドで容易に入手可能な体温、脈拍数、呼吸数と白血球数を組み合わせた「SIRSの診断基準」は、実地臨床においてきわめて有用な診断基準である。
- 開胸開腹操作による食道切除術、胃全摘出術、骨盤内臓全摘出術（下腹部手術のなかで最も侵襲が大きい）を対象に、手術時間、出血量と術後SIRS合併率との関連性について検討したところ、骨盤内臓全摘出術は開胸開腹下食道切除術と比べ手術時間で差はなく、出血量はむしろ多いにもかかわらず、術後SIRS合併率は明らかに低率であった[2]（**図2-a**）。一方、手術後のドレーン中の炎症性サイトカインである**インターロイキン-6（IL-6）** の濃度を術式で比較すると、食道切除術では骨盤内臓全摘出術に比べ、明らかに高値でSIRSの合併率と同様の傾向であった（**図2-b**）。
- 術後のSIRS合併率は、手術時間や出血量ばかりでなく、手術操作部位によって大きく異なる炎症性サイトカイン濃度に影響を受けることは重要である。

2. SIRS合併は術後経過に影響する

- 手術後のSIRS合併率が高い術式や、術後SIRS期間が長期に及ぶ場合は、術後合併症が高率に発生することが指摘されている。
- 開胸開腹下食道切除術や膵頭十二指腸切除術などの手術侵襲が大きな手術では、ほとんどの症例が術直後にはSIRSを合併するが、術後合併症もなく順調に経過する症例はほとんどが3日以内にSIRSから離脱する。しかし、術後肺炎や縫合不全などの合併症を起こしている症例では、術後3日目においてもSIRSから離脱できないことがほとんどである。つまり、術後経過

Word
- IL-6／interleukin-6、インターロイキン-6。

図2 術式別術後SIRS合併率と局所でのIL-6濃度の関連

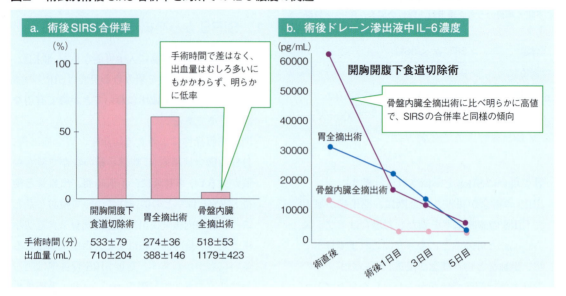

における SIRS 合併の有無を評価することで、手術後患者の臨床経過をある程度客観的に評価することができる。

- 術後の SIRS 合併率と術後合併症発生率との関連を**図3**に示す。術後第3病日での SIRS 合併率は 20％であるが、そのうち 42％の症例で術後合併症を発症している[3]。一般的に術後の経過とともに SIRS の合併率は低下していくが、術後3日目以降も SIRS を合併している場合には高率に術後合併症を発生していることがわかる。

- 上記のような傾向は、外傷患者や敗血症患者でも同様で、外傷後あるいは汎発性腹膜炎で手術をして SIRS が3日以上続く場合には、感染や臓器障害などの重篤な合併症を併発することが多い。したがって、SIRS 合併の有無や合併期間で、患者の病態や重症度を的確に把握し、病因に基づいた対策を講じることが重要である。

SIRSから臓器障害へ

1. 臓器障害への過程

- 術後 SIRS 合併率の高い手術や術後 SIRS 合併

図3 術後SIRS期間と術後合併症発生率との関係

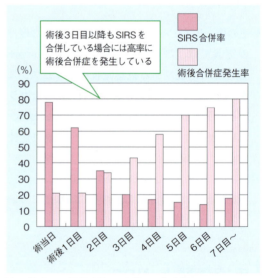

Haga Y, Beppu T, Doi K, et al. Systemic inflammatory response syndrome and organ dysfunction following gastrointestinal surgery. Crit Care Med 1997 ; 25 : 1994.

期間が長い場合には、術後合併症から臓器障害に至ることが多い（**図4**）。

- SIRS から臓器障害に至る過程には、各種炎症性メディエータが深く関与している。過剰に産生された炎症性メディエータは、主要臓器を構成する実質細胞の細胞膜や支配血管内皮の構造

図4 SIRS、セプシス合併期間が長期になると臓器障害になる

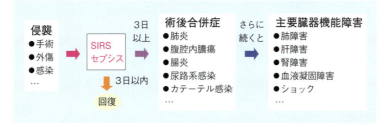

と機能を障害する。
- 炎症性メディエータとしては炎症性サイトカイン、好中球エラスターゼや活性酸素、そして細胞膜の燐脂質から動員されるエイコサノイド、アナンダマイド、さらにはHMGB-1（high mobility group box-1）などが挙げられる。
- 侵襲局所で産生されたサイトカインは、周辺細胞へ情報を伝達する役割を担っている。また、サイトカインは種々の細胞から産生され、種々の細胞に働き、微量で多彩な生理活性を有し、複雑なネットワークを形成しながら炎症反応を惹起し、SIRSの病態形成に深く関与している。
- これらのサイトカインが実際に臓器障害に関与する機序として、小川[4]はsecond attack theoryを提唱した。すなわち手術侵襲などの最初の侵襲（first attack）が加わると、マクロファージや多核白血球などが活性化され、重要臓器に集積する。その後、感染症などの新たな侵襲（second attack）が生体に加わると、さらに高度の高サイトカイン環境が形成され、重要臓器に集積した好中球などから炎症性メディエータが過剰に産生、放出され臓器障害を引き起こすという理論である。外科侵襲によって活性化された炎症担当細胞、つまり単球、好中球や血管内皮細胞は、接着分子を発現し血管内皮細胞に接着する。そして炎症担当細胞から産生されたメディエータが、主要臓器の血管内皮細胞を障害し、臓器障害を引き起こす（図5）。

2. セプシスと臓器障害

- 腹膜炎などのセプシスでは臓器障害を合併することが多く、特に急性肺障害を併発することが多い。この病態には好中球の肺への集積と活性化好中球から遊離される好中球エラスターゼが深く関与している。
- 好中球エラスターゼは、顆粒球中に含まれる多くのタンパク分解酵素のなかでもその作用が最も強力であること、器質特異性が低く単に実質細胞や血管内皮細胞を障害するのみでなく、生体の構成要素であるフィブロネクチン、エラスチン、コラーゲンなどを容易に分解するため、強い組織障害作用を有する。これに対しシベレスタットナトリウム水和物（エラスポール®）は日本で開発された特異的好中球エラスターゼ阻害薬で、「SIRSに伴う急性肺障害」の治療薬として世界で初めて認可された薬剤である[5]。
- エンドトキシンやサイトカインによるマクロファージへの刺激によって、核内から核外、細胞外に出てくるDNA結合タンパクであるHMGB-1が近年注目されている。HMGB-1は、敗血症発症の初期よりも、臓器不全を合併してさらに重篤となった重症敗血症患者において血中に検出されることから、敗血症時の致死的メディエータといわれている。

SIRS対策

- 手術侵襲の程度を軽減するためには、「1. 手術侵襲自体を低減する工夫」と「2. 周術期管理の工夫」に大きく分けられる。

図5 炎症担当細胞と血管内皮細胞からみた臓器障害の病態

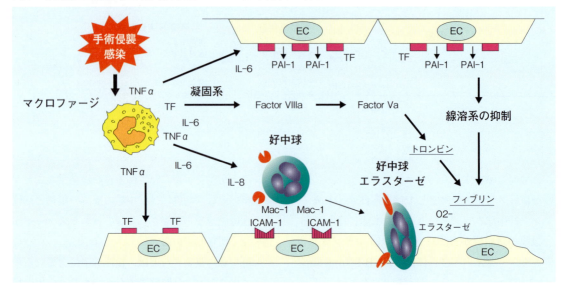

EC：endothelial cell、内皮細胞　　TF：Tissue factor　　PAI-1：plasminogen activator inhibitor-1
Mac-1、ICAM-1：接着分子　　ICAM-1：Intercellular adhesion molecule-1

1. 手術侵襲自体を低減する工夫

- 胸腔鏡あるいは腹腔鏡下手術によって手術を行うことで、侵襲自体を低減する。

2. 周術期管理の工夫

- 麻酔管理や栄養管理の工夫、そして各種薬剤（ステロイド、プロテアーゼ阻害薬など）を投与することによって、侵襲早期の炎症反応を軽減している[6]。
- 上記の薬剤は、手術侵襲の大きな開胸開腹下食道切除術や肝切除術症例を対象に多くの施設で投与され、臨床的有効性が報告されている[7,8]。両薬剤には炎症担当細胞からの炎症性サイトカインの産生を抑制する作用が認められている。
- 周術期の栄養管理法として、中心静脈栄養に比べ、腸管を積極的に使うほうが術後の炎症反応が少ないといわれている。

＊

- 手術侵襲後の生体反応の特性について、SIRS合併の有無や炎症性メディエータと臓器障害との関連から概説した。
- 近年、鏡視下手術の進歩により手術侵襲自体を軽減することで術後のSIRS合併率を減少させる試みがなされている。
- 周術期のきめ細かな管理は、術後合併症の早期診断、さらには敗血症や重症敗血症への進展を防ぐためにもきわめて重要である。

（小野 聡、池田寿昭）

文献

1. ACCP/SCCM Consensus Conference：definitions for sepsis and organ failure and guidelines for the use of innovative therapies in sepsis. Crit Care Med 1992；20：864-874.
2. 小野聡、市倉隆、望月英隆：手術侵襲とサイトカイン（SIRS、CARS）．日外会誌 2003；104：499-505.
3. Haga Y, Beppu T, Doi K, et al. Systemic inflammatory response syndrome and organ dysfunction following gastrointestinal surgery. Crit Care Med 1997；25：1994-2000.
4. 小川道雄：新・侵襲とサイトカイン生体防御と生体破壊という諸刃の剣 改訂新版．メジカルセンス，東京，1999.
5. Tamakuma S, Ogawa M, Aikawa N, et al. Relationship between neutrophil elastase and acute lung injury in humans. Pulm Pharmacol Ther 2004；17：271-279.
6. 小野聡、辻本広紀、平木修一、他：消化器外科周術期生体反応の特性とその対策．防衛医大誌 2009；34(4)：230-241.
7. Ono S, Aosasa S, Mochizuki H. Effects of a protease inhibitor on reduction of surgical stress in esophagectomy. Am J Surg 1999；177：78-82.
8. Sato N, Koeda K, Ikeda K, et al. Randomized study of the benefits of preoperative corticosteroids administration on the postoperative morbidity and cytokine response in patients undergoing surgery for esophageal cancer. Ann Surg 2002；236：184-190.

Part 1　術後ケア

第1章　手術患者ケアに必要な基礎知識

新しいセプシス（敗血症）、セプティックショック（敗血症性ショック）の定義と臨床的診断基準

ナースがおさえたいポイント

❶ セプシスは臓器障害を引き起こす前段階ではなく、感染症の集中治療の対象となる重篤な感染症として、定義が大きく変更された。
❷ 診断法も改訂され、臓器障害の評価としてSOFAスコアをもとにセプシスを診断する。
❸ セプシスの治療方法として、カギとなる治療を個々でなく束として実施する「治療バンドル」が掲げられている。

セプシスの定義

1. 従来のセプシスの定義とその問題点

- SIRSの診断基準の項目は体温、脈拍数、呼吸数、白血球数であり、ベッドサイドで行える簡便な評価法として用いられてきた（p.25「SIRSと臓器障害」参照）。
- 従来のセプシス［感染が原因となる全身性炎症症候群（SIRS）］の定義は、「重症セプシス（シビアセプシス）やセプティックショックを引き起こす感染に対する有害な全身的宿主反応」であり、血液培養での微生物の証明は不要であった[1]。
- ここで、敗血症は菌血症（血液培養で微生物が検出）と同義語で使用されることも多く、混同を避けるため本稿ではsepsisは「敗血症」と訳さず、「セプシス」として解説する。
- 重症セプシスの定義は「セプシスにより誘導された組織低灌流や臓器機能不全」、セプティックショックは「輸液蘇生にも関わらず、持続するセプシスによる低血圧」とされてきた。つまりガイドラインで推奨されている治療の適応となる症例は、じつはセプシスではなく重症セプシス/セプティックショックであった。
- SIRSは、侵襲に対するサイトカインの誘導で引き起こされ、臓器障害やショックなどの前段階としてクリティカル（重篤）な症例における病態の理解のために、歴史的に大きな役割を果たした。しかし、実際の臨床での意義はすでに消えつつある。
- 例えば、マラソンで42.195km走破した人は、診断基準に従うとSIRSになってしまう。当初よりこの定義の限界が認識されていたが、20年以上経過し、ようやくこのたび改訂が行われた。

2. 新たなセプシスの定義[2]

- セプシスの新たな定義は、「感染に対する宿主の異常反応が原因で発生する生命を脅かす臓器機能不全」と、従来の重症セプシスがセプシスとなった。つまりセプシスは臓器障害を引き起

図1　セプシスの定義

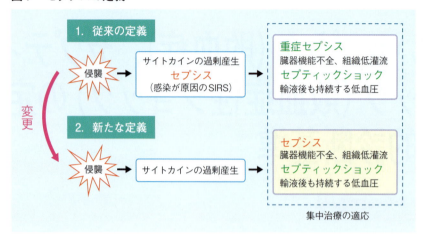

こす前段階ではなく、感染症の集中治療の対象となる重篤な感染症として大きく変更された（図1）。
- これに伴い、重症セプシスという名称は消滅し、これでやっと「セプシス治療」という言葉が本来の意味で使用できるようになった。

セプシス、セプティックショックの診断法

- セプシスの診断法も改訂され、臓器障害の評価として **SOFA スコア** が採用された（表1）。
- まず簡便な Quick（迅速）SOFA で、臓器障害の評価が必要な患者を振り分け、SOFA スコアでセプシスの診断が行われる[2]。
- セプティックショックに関しては、適切な輸液蘇生にも関わらず昇圧薬が必要な低血圧は、従来の定義と同様であるが、これに加え組織低酸素の指標である乳酸値＞2mmol/L が診断基準に追加された（図2）。
- この診断基準に該当する症例の死亡率は、セプシスでは10％、セプティックショックでは40％以上となる。

表1　臓器障害の評価

A：Quick SOFA の因子
●呼吸数
●意識状態
●全身血圧

B：SOFA の因子
●動脈血酸素分圧/吸入酸素分圧（PaO_2/F_IO_2）比
●意識障害（グラスゴーコーマスケール：GCS）
●平均動脈圧
●昇圧薬の投与（種類、投与量）
●血清クレアチニン値・尿量
●血清ビリルビン値
●末梢血血小板数

セプシス、セプティックショックの治療

- セプシス、セプティックショック症例では、当初より原因菌に有効な抗菌薬を選択することによって予後が改善することが証明されており、抗菌域を広げる目的で広域抗菌薬や抗菌薬併用が行われる（初期の適切な抗菌治療）。
- 臨床経過が良好な症例では、原因菌の抗菌薬感受性結果を参考に、治療開始後3〜5日で狭域

Word ●**SOFA スコア**／sequential [Sepsis-related] organ failure assessment score.

図2 セプシスとセプティックショックの臨床的診断基準

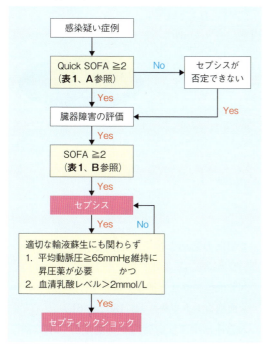

Singer M, Deutschman CS, Seymour CW et al. The Third International Consensus Definitions for Sepsis and Septic Shock (Sepsis-3). JAMA 2016 ; 315 : 801-810.

図3 セプシス、セプティックショック症例に対する抗菌薬治療（抗菌薬デ・エスカレーション）

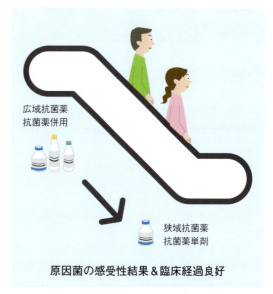

表2　セプシス治療バンドル

1. 3時間以内に実施を目標とする項目
a. 乳酸値測定（高値➡正常化目標に再度測定）
b. 抗菌薬投与前に血液培養実施（2セット）
c. 広域抗菌薬、抗菌薬併用
d. 血圧低下や乳酸≧4mmol/Lでは、電解質輸液 30mL/kg

2. 6時間以内に実施を目標とする項目
循環動態の安定（早期ゴールを目指した治療）

3. 24時間以内に実施を目標とする項目
a. ステロイド：昇圧薬で血圧の維持が困難な症例に対しヒドロコルチゾン 200mg/日を持続投与
b. 血糖コントロール：≦180mg/dL
c. 肺保護：圧による肺組織の障害を防ぐため、低換気量による呼吸管理。吸気プラトー圧＜30cmH₂O
d. 急性期DIC診断基準≧4ポイント：抗DIC治療として組み換えヒトトロンボモジュリン、アンチトロンビンⅢ、FOY、ヘパリン

Dellinger RP, Levy MM, Rhodes A, et al. Surviving sepsis campaign : international guidelines for management of severe sepsis and septic shock : 2012. Crit Care Med 2013 ; 41 : 580-637.

抗菌薬または単剤治療に変更する（デ・エスカレーション）ことが、耐性菌対策として重要である（図3）。

● カギとなる治療を個々ではなく、束として実施することにより患者予後が改善する。これを「治療バンドル」と呼び、3時間以内に実施する項目、6時間までに達成する項目、24時間までに実施する項目が提示されている（表2）[3]。

● セプシスにおける循環異常は組織低酸素を引き起こし臓器障害の原因となることから、6時間以内に循環動態の安定を目的とした治療が行われる。循環動態に関する各因子の目標値（ゴール）を設定し、それをめざした治療を行う。

● 具体的には、輸液を実施しても反応しない血圧低下に対して、血管収縮薬を投与し平均動脈圧≧65mmHgを維持する。また中心静脈圧を≧8mmHg、中心静脈酸素飽和度の目標を≧70%とする。初回乳酸値が高ければ、再度測定し正常化を目標とする。

● ICU患者において、2回連続で血糖が＞180mg/dLの場合、インスリンによる血糖コントロールを行う。その場合、スライディングスケー

表3 急性期 DIC 診断基準

スコア	SIRS	血小板 (/μL)	PT 比	FDP* (μg/mL)
0	0-2	≧ 12 万	< 1.2	< 10
1	≧ 3	12 万＞ ≧ 8 万 or 24 時間以内に 30%以上の減少	≧ 1.2	25 ＞ ≧ 10
2				
3		8 万＞ or 24 時間以内に 50%以上の減少		≧ 25

DIC ≧ 4 点 ➡ 抗 DIC 治療適応

＊または D-ダイマーで評価
【スコアリング例】
SIRS：3[1]＋血小板：10 万/μL [1]＋PT 比：1.2[1]＋FDP：20μg/mL [1]＝ 4 点

ル法による皮下注ではなく持続血管内投与が推奨されている（2 単位/時間など）。目標血糖値の上限は≦ 180mg/dL とする。
- ここで高血糖治療において、低血糖をきたした場合は逆効果で、むしろ死亡のリスクとなることから、厳重な血糖管理が必要となる。
- 血糖値ならびにインスリン投与量が安定するまで、1～2 時間ごとに血糖測定を行い、安定後は 4 時間ごととする。毛細血管の血液を使用したベッドサイドでの point-of-care テストで得られた血糖値は正確でなく、血液ガス分析装置などで血糖測定が可能ならそれを用いる。
- バンドルのなかで、特に以下の項目は重要である。
①抗菌薬使用前に血液培養 2 セット
②初期の適切な抗菌薬選択とデ・エスカレーション
③乳酸値の評価と推移チェック
④血糖コントロール（≦ 180mg/dL）
⑤急性期播種性血管内凝固症候群（DIC）診断基準（**表3**）の DIC スコア≧ 4 ポイントで抗凝固治療開始

（竹末芳生）

文献
1. Dellinger RP, Carlet JM, Masur H et al. Surviving Sepsis Campaign guidelines for management of severe sepsis and septic shock. *Intensive Care Med* 2004；30：536-555.
2. Singer M, Deutschman CS, Seymour CW et al. The Third International Consensus Definitions for Sepsis and Septic Shock(Sepsis-3). *JAMA* 2016；315：801-810.
3. Dellinger RP, Levy MM, Rhodes A, et al. Surviving sepsis campaign：international guidelines for management of severe sepsis and septic shock：2012. *Crit Care Med* 2013；41：580-637.

Word ● DIC／disseminated intravascular coagulation、播種性血管内凝固症候群。

Part 1 術後ケア

第2章 術後管理に必要な基本アセスメント

術後発熱

ナースがおさえたいポイント

❶ 術後の発熱は「術後48時間以内」「術後48時間以降」「術後5日目以降」の3段階で考える。
❷ 術後早期の発熱は手術侵襲によるものが多いが、なかには肺塞栓症など生命を脅かす病態もあるため注意する。
❸ 術後5日目以降の発熱では、まず感染症を疑い抗菌薬を投与するとともに、必要な検査を実施し原因検索に努める。

術後の発熱は、感染症を疑うきっかけとなる重要な徴候だが、手術患者においては感染症以外にも発熱をきたす疾患や病態は数多く存在する。外科医は術後発熱患者に対し、安易に予防抗菌薬の投与延長や治療抗菌薬を早期に開始する傾向があり、このような抗菌薬使用法では耐性菌獲得のリスクとなり、また急性感染症の診断を遅らせる原因ともなる。

術後早期発熱への対応

● 手術直後の発熱に関しては、図1に示すように3段階で考える[1]。

1. 術後48時間以内の発熱

● 術後早期の発熱例の37％が手術後2日間で発生し、73％は感染が原因ではなかったとされており、通常、術後48時間以内の発熱は、全身状態や理学的所見に異常を認めなければルーチンの検査以外は特別に行わず、経過観察を行う。
● 異常を認めれば、手術創の観察は必要である[2]。

図1 術後発熱時期と感染症診断
● 術後48時間以内の発熱は、感染症と関係することが少ないとされている。一方、術後5日目以降の発熱ではまったく異なり、90％の患者で感染症が証明される。

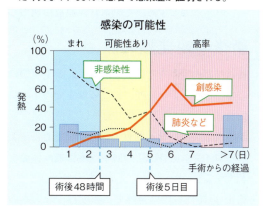

Dellinger EP. Approach to the Patient with Postoperative Fever. In：Gorbach SL, Bartlett JG, Blacklow NR, ed, Infectious diseases, Philadelphia：Lippincott Williams & Wilkins；2003：817-823.

2. 術後48時間以降の早期発熱

● 検査を実施して、感染症の評価を行う。
● もし原因がみつからない場合でも、多くの症例で抗菌薬治療を行うことなく発熱は消退するといわれており、エンピリック（経験的）に抗菌

表1　生命を脅かす病態が原因となる術後早期の発熱

病態	解説
壊死性筋膜炎、ガス壊疽	●*Clostridium* 属や *group A Streptococci* は、例外的に術後早期に発症する創感染である ●緊急の処置を要し、抗菌薬治療と広範なデブリードマンを行う
肺塞栓症	●下肢静脈などに形成された血栓が肺動脈で塞栓症を起こす ●主な症状は呼吸困難、胸痛で、発熱は主症状ではないが、発熱をきたす場合がある ●エコノミー症候群とも呼ばれる
副腎不全（副腎クリーゼ）	●発熱や治療抵抗性の低血圧が原因となる ●長期ステロイド治療により視床下部、下垂体、副腎系が抑制されている患者では、手術時より**ステロイドカバー**が必要となる ●ステロイドカバーが行われていない場合は、ステロイド投与で改善が認められる
悪性高熱	●通常、術中に起こるが、麻酔導入10時間までは起こる可能性がある ●筋硬直、頻脈、予後不良な高熱が特徴で、早期のダントロレンナトリウム水和物（ダントリウム®）投与が必要である

薬治療を開始したり、予防抗菌薬の投与を延長したりするべきではない。

3. 術後5日目以降の発熱

●90％の患者で創感染、尿路感染、肺炎などの感染症が証明されており、抗菌薬による治療を開始するとともに、血液培養などの培養検査やX線検査などを実施し、原因検索に努める。

術後早期発熱の原因

●術後早期の発熱などの炎症所見は、手術侵襲によることが多い。一般に最高体温までの平均時間は術後11時間とされており、手術侵襲で誘導される炎症性サイトカインの1つであるインターロイキン-6（IL-6）の血中濃度は最高体温と相関する[3]。

●術後48時間以内の発熱で、頻度は少ないものの迅速な対応が必要となる重篤な病態があることも忘れてはならない。術後早期に全身状態の悪化、低血圧を呈する発熱例では**表1**に示す生命を脅かす病態も鑑別診断に挙げられる。

●通常、切開部の手術部位感染（SSI）は5日目以降に発症するが、壊死性筋膜炎、ガス壊疽は術後2日目にも発症する可能性がある。創周囲皮膚は発赤（赤褐色）、強い圧痛、水疱形成も認める。また創から大量の悪臭のある漿液膿性の排液も特徴である。

非感染性病態が原因で起こる発熱

●痛風の既往を有する患者において、術後早期の痛風発作は15％に認められ、ほぼ全例で発熱を伴う[4]。膝関節がもっとも高率に侵され、インドメタシンナトリウムを開始する。

●薬剤熱（drug fever）とは、薬剤により引き起こされる発熱のことで、入院患者の約1割は少なくとも一度は薬剤熱のエピソードがあるとされている[5]。投与のタイミングと発熱が同時でないことも多く、薬剤を投与後1～2週間で発症することもまれではない。薬剤熱を起こしや

> **Note**
> ●**ステロイドカバー**／ステロイドホルモン（副腎皮質ホルモン）は副腎皮質から分泌される。しかし、このホルモンを薬剤として体外から投与すると、ホルモンが十分足りていると判断し、自ら副腎皮質からのホルモン分泌を抑制してしまう。手術など大きなストレスが加わった場合、このホルモンは普段の約12～15倍量が分泌されるが、長期にわたり外部からホルモンを投与されている場合、ステロイドホルモンをほとんど分泌していないため、手術のストレスに耐えきれなくなり副腎不全になる。そのため、ステロイドを周術期に必要な量だけ大量に投与することをステロイドカバーという。投与量は、ステロイドの服用量と期間により異なる。

表2 非感染性の病態が原因となる術後発熱

病態	解説
痛風発作	● 痛風の既往がある患者において、膝に特に発症しやすい
薬剤熱（drug fever）	● 皮膚皮疹や好酸球増加を伴うが、所見がないことも多い
血腫	● 発熱や白血球増多の原因となる
輸血による反応	● 輸血時に発熱を伴うため、明らかなことも多いが、時間的関連性がない場合もある
深部静脈血栓塞栓症	● 術後、特に疑わなければならない ● 軽度の発熱は肺塞栓症ではまれでなく、ときに高熱も認める
膵炎	● 腹腔内手術、特に上腹部の手術では膵炎を発症することがあり、しばしば発熱を呈する
アルコール離脱症候群	● 精神状態の変化やアドレナリン作動性の活動亢進（adrenergic hyperactivity）とともにしばしば軽度の発熱を伴う

すい薬剤として、抗菌薬（β-ラクタム系抗菌薬）、抗てんかん薬、利尿薬などが挙げられる。非感染性が原因の一般的な術後発熱を**表2**に示す。

術後5日目以降の発熱

- 術後5日目以降の発熱では、術後感染を疑わなければならない。
- 術後の縫合不全による腹腔内感染症、尿路感染症（特に尿道カテーテル留置例）、切開部SSI、肺炎（慢性閉塞性肺疾患例、人工呼吸器管理例で高率）、カテーテル由来血流感染（中心静脈であると血流感染、末梢血管であると蜂窩織炎や血栓性静脈炎）（CRBSI）、**クロストリジウム・ディフィシル関連下痢症（CDAD）**（予防抗菌薬を数回使用でも可能性あり）がある。特に腹腔内感染症では、抗菌薬を開始しても炎症所見が改善しない場合には、早期にCT検査を実施し、膿瘍があればドレナージを行う必要がある。
- そのほか、比較的まれな感染による術後発熱としては、副鼻腔炎（長期経鼻胃管挿管例、経鼻挿管例）、無石性胆嚢炎（重症の衰弱例で経腸栄養を実施していない場合）、人工物感染（遅発性感染が多い、黄色ブドウ球菌が原因の場合は術後数日に発症する場合もある）がある。

表3 術後発熱の"4Ws"

Wind	肺が原因（肺炎、誤嚥、肺塞栓。ただし無気肺は原因とならない）
Water	尿路感染
Wound	手術部位感染
"What did we do？"	医原性（薬剤熱、血液製剤による反応、カテーテル由来血流感染）

"4Ws"による術後発熱の評価[6]

- 術後発熱の原因を考えるうえで、"4Ws"による評価を**表3**に示す。

（高橋佳子）

文献

1. Dellinger EP. Approach to the Patient with Postoperative Fever. In：Gorbach SL, Bartlett JG, Blacklow NR, ed, Infectious diseases, Philadelphia：Lippincott Williams & Wilkins；2003：817-823.
2. Garibaldi RA, Brodine S, Matsumiya S, et al. Evidence for the non-infectious etiology of early postoperative fever. Infect Control 1985；6：273-277.
3. Wortel CH, van Deventer SJ, Aarden LA, et al. Interleukin-6 mediates host defense responses induced by abdominal surgery. Surgery 1993；114：564-570.
4. Craig MH, Poole GV, Hauser CJ. Postsurgical gout. Am Surg 1995；61：56-59.
5. Rizoli SB, Marshall JC. Saturday night fever：finding and controlling the source of sepsis in critical illness. Lancet Infect Dis 2002；2：137-144.
6. Pile JC. Evaluating postoperative fever：a focused approach. Cleve Clin J Med 2006；73(Suppl 1)：S62-66.

Word ● **CDAD**／*Clostridium difficile* associated diarrhea、クロストリジウム・ディフィシル関連下痢症。

Part 1 術後ケア
第2章 術後管理に必要な基本アセスメント

尿量

> **ナースがおさえたいポイント**
>
> ❶全身麻酔手術後は、水分出納バランスを把握する目的で、尿量のモニタリングを行う。
> ❷腎機能障害を防ぐために、早期に尿量減少に気付くことが重要である。
> ❸尿量減少時は原因をアセスメントし、早期治療へつなげる。

尿量のモニタリング

- 多くの全身麻酔手術後の患者は、水分出納（in/out）バランスを把握するために、尿量を計測する。
- 尿道カテーテルを留置することで、正確な尿量のモニタリングが可能となる。
- 手術室から帰室した際に採尿バッグに排出されている尿量を計測して記録し、そこから術後尿量測定が始まる。帰室時にたまっている尿をすべて廃棄し、採尿バッグを空にしてもよい。
- 麻酔記録を参照し、手術時間・術中の輸液量と種類・尿量を把握しておく。
- 尿量のモニタリングは、通常6時間あるいは8時間ごとに行うことが多い。手術侵襲が大きい場合や緊急手術の場合は、より頻回に（測定間隔を短くして）計測する必要がある。
- 術後に確保しなければならない尿量は、0.5～1.0mL/kg/時である（例：体重50kgの患者の場合、150～300mL/6時間）。
- この値を下回る場合は、「尿量減少」と判断する。400mL/日以下を「乏尿」、50mL/日以下を「無尿」という。乏尿や無尿になってから対応を開始すると、腎機能障害が不可逆的になる可能性もあるので、早期に尿量減少に気づくことが重要である。
- 尿量減少時には、時間あたりの尿量と尿比重（正常範囲1.010～1.030）を記録する。
- 尿量の厳格な計測は、通常離床時まで続けられる。離床とともに尿道カテーテルを抜去することが多いが、尿量計測を理由として離床が遅れることがあってはならない。

Note

●術後尿量減少の分類

分類	病態	対処法
腎前性（prerenal）	出血・脱水による血圧低下/循環血液量減少	輸液負荷・輸血・止血術
腎性（renal）	腎実質の障害	利尿薬・血液浄化療法
腎後性（postrenal）	両側尿管・尿道の閉塞	尿道留置カテーテルのフラッシング・交換

図1　尿量減少時のアセスメントと治療の手順

```
尿量減少
  ↓←──────── 超音波で膀胱をみる
腎後性の原因 ──(+)→ 尿道カテーテル閉塞 → フラッシングor交換
  ↓(−)
  ←──────── バイタルサインの確認
             （特に脈拍・血圧・体温）
  ↓
  ←──────── ドレーン排液量と性状
             創部からの出血の有無
  ↓
腎前性の原因 ──────(−)──→ 利尿薬投与
（脱水or術後出血）              （必ず脱水を補正してから）
  ↓(+)                      ↑
細胞外液の輸液・輸血 ──(−)──┘
  ↓                          ↓
尿量増加                    尿量増加
  ↓(+)                      ↓(−)
現治療続行                  血液浄化療法を考慮
```

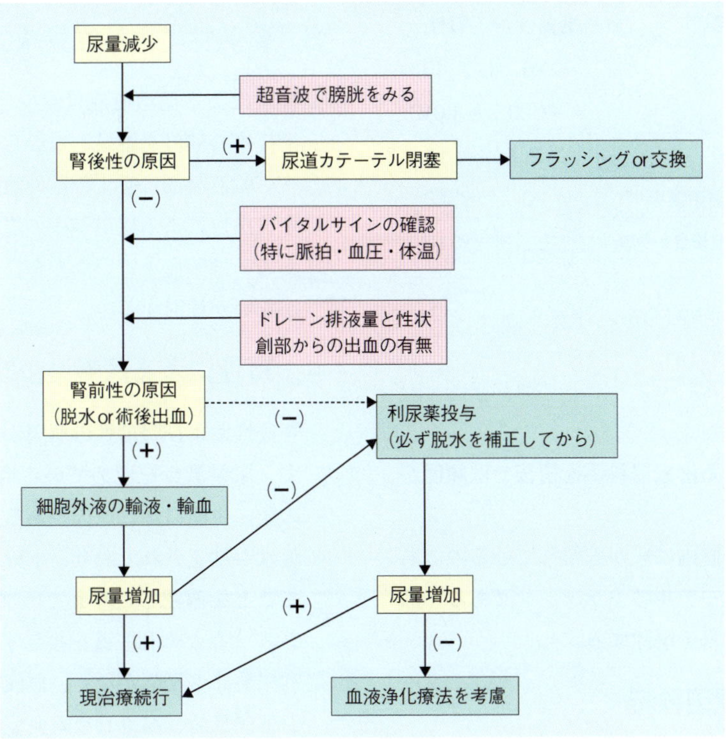

術後の体液変動のメカニズム

- 術後は手術侵襲に伴う生体反応として、**サードスペース**へ水分が移動し、水分・電解質は体内に貯留される傾向となる。これは浮腫という身体所見で認識できる。
- サードスペースへの水分貯留の程度は、手術侵襲の強さに比例するため、術後に十分な輸液がなされないと脱水となり、循環不全・腎機能障害（尿量減少）に陥る。
- 術後に全身状態が回復してくる過程で、サードスペースに貯留していた体液は血管内へ戻る。これをリフィリング（refilling）といい、尿量が増加してくるため利尿期ともいう。リフィリングの時期は一般的には術後約24〜72時間後であるが、手術侵襲の程度や術前の体液バランスにより変化するため、尿量のモニタリングが重要となる。

尿量減少時のアセスメントと治療の手順（図1）

- 尿量減少時のアセスメントと治療の手順を以下に解説する。

1. 腎後性の原因検索とその対応

- はじめに、腎後性（尿は産生されているが腎盂以降に問題があって、採尿バッグに尿が排出されない状態）の原因がないか検索する。具体的には、尿道カテーテルの閉塞がないかチェック

Note
- **サードスペース**／third space、手術等の各種生体侵襲によって、水分、ナトリウムが漏出する細胞外のスペースのこと。

表1 腎前性と腎性の鑑別

検査項目	腎前性	腎性
尿中 Na（mEq/L）	＜ 20	＞ 40
尿比重	＞ 1.020	≒ 1.010
尿浸透圧/血漿浸透圧	＞ 2	＜ 1.1
尿中尿素窒素/血漿尿素窒素	＞ 20	＜ 10
尿中クレアチニン/血漿クレアチニン	＞ 20	＜ 10
ナトリウム排泄率（FENa、％）	＜ 1	＞ 3

する。
- 特に、血尿となる泌尿器科手術術後では頻度が高い。
- 超音波測定で膀胱内に尿が貯留しているのであれば、尿道カテーテルのフラッシングあるいは交換を行い、閉塞を解除する。

2. 腎前性の原因検索

- 腎前性（腎臓に流入する血流量が減少して、尿量が減少している状態）の原因がないか検索する。
- バイタルサインを測定し、心拍数増加・血圧低下・発熱・ドレーン排液の増加があるときは脱水を考える。
- ドレーンあるいは創部からの出血は術後出血であり、これも尿量減少の原因となる。
- 中心静脈カテーテルが留置されている患者では、中心静脈圧をモニタリングする。これが相対的に低化してきた場合は、循環血液量減少が示唆される。

3. 腎前性による尿量減少時の対応

- 脱水による循環血液量減少と判断した場合は、術後維持輸液を継続しながら、追加の輸液を行う。輸液製剤は必ず細胞外液を用いる。
- 術後出血による尿量減少の場合は、追加の輸液あるいは輸血を行いながら、止血処置の必要性がないか検討する。

4. 腎性による尿量減少時の対応

- 腎後性および腎前性の原因がないにもかかわらず、尿量減少を認めている場合は、腎性（腎臓の尿産生能自体に原因がある）と考える。
- 脱水が補正されており、十分な循環血液量があることを確認したうえで、フロセミド（ラシックス®）などの利尿薬を投与する。
- 利尿薬にも反応がなく、血液検査で腎機能やアシドーシス、高カリウム血症が悪化し続ける場合には、血液浄化療法を考慮する。
- 腎前性と腎性の鑑別（**表1**）は、ときに困難となる。24時間蓄尿での検査を要することもあるので、尿を廃棄せず保管しておくと診断がスムースに進むこともある。

（渋沢崇行、佐々木淳一）

文献
1. 西尾剛毅編著：術後乏尿．外科レジデントマニュアル 第3版，医学書院，東京，2001：48．
2. 水口徹：腎不全の診断と対策．武藤徹一郎，幕内雅敏監修，新臨床外科学 第4版，医学書院，東京，2006：176．

Part 1　術後ケア
第2章　術後管理に必要な基本アセスメント

血行動態

ナースがおさえたいポイント

❶ 生体反応の回復過程に伴い、血行動態も大きく変動する。
❷ 術後患者の血行動態を知るには、触診・視診・モニタリングを通して、心拍数、前負荷、後負荷、心収縮力をアセスメントする。
❸ 血行動態の変化にいち早く気付くために、デバイスを用いた動的指標のモニタリングも有効である。

手術侵襲がもたらす血行動態への影響

1. 生体侵襲と生体反応

- 手術は、生体へ多大な侵襲を与える治療である。通常、生体はこの侵襲に対し、恒常性を維持しようとさまざまな生体反応をみせる（p.26「SIRSと臓器障害」**図1**参照）。
- 麻酔や疼痛、手術時間や出血量など手術そのものの要因も、術後の血行動態に影響を及ぼす。
- 生体反応を予見した適切なアセスメントと変化を予測した対応が、患者の回復過程を促進することにつながる。

2. Mooreの生体反応（表1）

- 生体侵襲を受けた生体反応の過程を示したものが、Moore（ムーア）が4期に分類した生体反応の過程であり[1]、この回復過程とともに血行動態も大きく変動する。
- 大きな手術を含む高度侵襲を受けた傷害期の生体では、血管透過性が亢進し、血管内から血管外（組織液・間質液）へ水分の移動が起こる。この透過した水分が貯留したスペースを「サードスペース」と呼び、血管内の循環血液量減少と全身の浮腫を招く。
- 循環血液量減少の生体反応として、ホメオスタシスを維持しようと抗利尿ホルモン（ADH）とレニン－アンジオテンシン系が刺激され、水とナトリウムの再吸収とカリウムの排泄を促進、尿量を減少させ循環血液量の増加を引き起こす。また、交感神経の興奮によりカテコラミンが分泌され、末梢血管を収縮させ、心拍数と心収縮力が増加し、血圧が上昇する。
- 循環血液量減少が持続すると、ホメオスタシスも限界を迎え、血圧の低下など**循環血液量減少性ショック**に陥る可能性もある。

> **Note**
> ● **循環血液量減少性ショック**／出血や脱水などにより、血管内容量の喪失によって生じるショックである。原因は出血（出血性ショック）のほか、熱傷、下痢、嘔吐、血管透過性の亢進などの体液性の原因があり、十分な輸液・輸血が必要である。

血行動態　41

表1　Moore の生体反応

分類	期間	生体反応／主な症状	血行動態
術後第Ⅰ相：傷害期	侵襲後2～4日	発熱、疼痛 高血糖、水分貯留、体重減少 尿量低下、尿浸透圧上昇、尿中ナトリウムとカリウムの増加、尿中クロールの低下	循環血液量減少 末梢血管収縮 心拍数・脈拍数の増加 心拍出量の増大
術後第Ⅱ相：転換期	侵襲後4～7日	疼痛の軽減、平熱、食欲・腸分泌運動回復、周囲への関心 利尿、尿中ナトリウムとカリウムの正常化	循環血液量増加
術後第Ⅲ相：同化期	侵襲後1～数週間	組織の新生が始まるがタンパク質の利用は不十分 消化吸収機能の正常化、筋力回復	バイタルサインの安定
術後第Ⅳ相：脂肪蓄積期	侵襲後数週間から数か月	筋肉の再生、脂肪合成、体重増加	

図1　血行動態を規定する因子

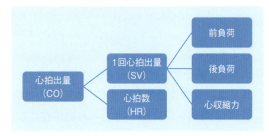

- 転換期には、サードスペースから水分は血管内に戻り、循環血液量は増大し、尿として多量に排泄される。この時期を「利尿期（リフィリング期）」ともいう。

術前の評価

- 血行動態を左右する心拍出量は、①心収縮力、②前負荷（十分な循環血液量）、③後負荷（末梢血管抵抗）、④心拍数で規定される（図1）。しかし、心疾患を有する患者や高齢者は、すでに心機能が低下している場合が多い。
- 術前より心エコーで得られる左心室駆出率（LVEF：正常値60～80％）や既往歴の有無などで心予備能を評価し、循環不全のリスクにつながる術後の血行動態の変化を予測する必要がある。

表2　周術期の血行動態に影響を与える因子（一例）

患者の因子	●年齢、心血管疾患の既往、高血圧、糖尿病や腎不全の有無 ●栄養状態、貧血の有無 ●疼痛、精神的ストレス ●心機能評価：心エコー、心電図、ホルター心電図
手術の因子	●手術の種類、麻酔の種類、手術時間 ●出血量、不感蒸泄、脱水、感染 ●低酸素血症

患者の背景を把握することが重要！

- そのほかの周術期の血行動態に影響を及ぼす因子を表2に示す。患者の背景を把握することが重要である。

術後の血行動態に影響を及ぼす合併症

1. 急性心不全

- サードスペースの貯留は、術後数日で血管内への水分が戻る利尿期（リフィリング期）に入る。もともと心機能がよい場合は、Frank-Starling（フランク スターリング）の法則（図2）により増加した循環血液量（前負

図2 Frank-Starling の法則

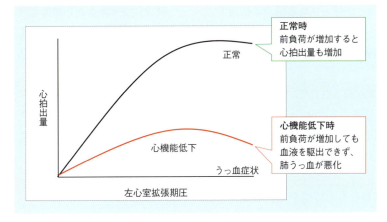

図3 Forrester 分類

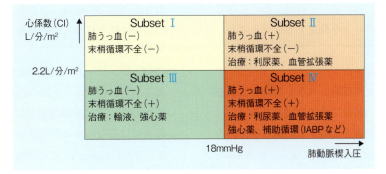

図4 Nohria-Stevenson 分類

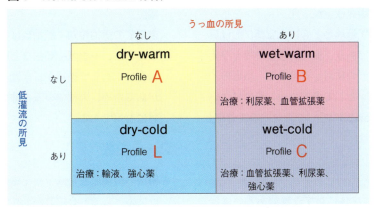

うっ血の所見：起座呼吸、頸静脈圧の上昇、浮腫・腹水、肝頸静脈逆流
低灌流の所見：低い脈圧、四肢冷感、傾眠傾向、低ナトリウム血症、腎機能低下

荷）に反応し、腎血流量が増加し尿として排泄される。
- 心臓術後や高齢者など、もともと心臓のポンプ機能が低下した症例や腎障害のある症例では、血管内に戻った水分を排出できないため、尿として体外に排泄できず、尿量の減少、肺水腫など急性心不全に至る可能性もある。
- 心不全の病態把握を行うために有用な分類に、Forrester 分類（図3）と Nohria-Stevenson 分類（図4）がある。

- Forrester分類は、肺動脈カテーテル（スワンガンツカテーテル）が挿入される場合に活用でき、そこから得られる圧データから心機能評価を行い、循環管理の指標と治療戦略を立てることができる。
- 肺動脈カテーテルが挿入されていなくても、臨床所見をもとに分類するNohria-Stevenson分類はより簡便に心不全重症度分類が可能である。Forrester分類と対比して活用することも可能である。
- 術後の利尿期に移行した時期を見逃さず、循環血液量が過剰にならないよう水分出納（in/out）に留意し、体液バランスを調整する。
- 心機能低下症例には、血圧を管理しながら血管拡張薬やカテコラミンを使用することもある。

2. 術後出血

- 術後のシバリングや疼痛、ストレスなどによる術後の高血圧は、術後出血の原因となる。
- 術中に体外循環装置を使用する心臓血管外科手術では、多量の抗凝固薬を投与する。さらに、術後の低体温も凝固能異常による出血傾向をきたす。
- 出血の持続は循環血液量減少性ショックを招くため、適正な血圧管理とともに止血薬、血液製剤の補充が必須であり、血行動態に影響を与える出血は止血処置の検討も考慮する。出血のインフォメーションとしてのドレーン管理についてはp.217～「Part2 ドレーン・カテーテル管理」を参照されたい。

3. ショック

- ショックとは、「生体に対する侵襲あるいは侵襲に対する生体反応の結果、重要臓器の血流が維持できなくなり、細胞の代謝障害や臓器障害が起こり、生命の危機にいたる急性の症候群」[2]である。「ショックの5P」と呼ばれる典型的な徴候（顔面蒼白、脈拍触知不良、呼吸促迫、冷汗、虚脱）を認める。
- 術後の循環血液量減少は血圧の低下を招き、臓器への栄養と酸素運搬が障害され、循環血液量減少性ショックから臓器虚血、ひいては多臓器不全、死に至る危険性が高まる。臓器障害についてはp.25「SIRSと臓器障害」を参照されたい。

血行動態のアセスメント

- 血行動態のアセスメントに必要なパラメータを**表3**に示す。

1. 触診・視診

- **全身浮腫・温かな末梢**：サードスペースへの水分の移動によって起こる全身の浮腫や、術後の低体温からの復温時に起こる温かな末梢は末梢血管の拡張を意味し、循環血液量減少の予測が可能である。
- **CRT・ツルゴール・粘膜の乾燥**：指の爪を5秒間圧迫し、白くなった爪の色が元に戻る毛細血管再充満時間（CRT）を計測し、3秒以上かかる場合には細胞外液の欠乏状態を疑うことができる。さらに、口腔内や皮膚の緊張をみるツルゴール、粘膜の乾燥でもアセスメントが可能である（p.184「栄養状態のアセスメント」図3、4参照）。
- **末梢での脈拍触知**：脈拍数は通常心拍数と同じであるが、不整脈や頻拍など脈拍を触れにくい場合は末梢まで循環が行き渡っていない可能性があるため、末梢での脈拍触知は血行動態の確認に有用である。

2. 心拍数

- 術後の循環血液量減少や交感神経系の興奮に伴う反応として、心拍数が上昇する。反対に、全身麻酔や硬膜外麻酔の影響による徐脈も認められることがある。
- 頻脈や徐脈の持続は心拍出量を維持できず、もともと冠動脈疾患をもつ患者では、血圧の低下に伴い冠動脈の虚血が助長され、心血管イベント（狭心症や心筋梗塞など）を発症し、心原性ショックへの移行も考えられる。心電図モニタ

表3　血行動態パラメータ

	略語	名称	意味	正常値	解釈
前負荷	RAP/CVP	右房圧/中心静脈圧	●右心室の前負荷の指標 ●循環血液量の評価	2～6mmHg	●上昇：循環血液量の増加、右心不全、心タンポナーデ、肺高血圧 ●低下：循環血液量の減少、血管緊張の低下による静脈還流量減少
	RVP	右室圧	●右心室の血圧	RVsP（収縮期）：15～25mmHg RVdP（拡張期）：0～8mmHg	●上昇：肺高血圧、肺動脈弁狭窄、肺血管抵抗上昇因子、うっ血性心不全 ●低下：循環血液量減少、心タンポナーデ、心原性ショック
	LAP	左房圧	●左心房の血圧	6～12mmHg	●上昇：肺うっ血
	LVP	左室圧	●左心室の血圧	90～140mmHg	
	LVEDV	左室拡張末期容積	●左室拡張末期における左室の容積	70～100mL/m²	●PCWPを参照
	PCWP	肺動脈楔入圧	●左心室前負荷の間接的指標 ●左心室拡張終期圧を反映	6～12mmHg	●上昇：左房への流入血液量増加、左心不全、心筋梗塞 ●低下：循環血液量低下
後負荷	PAP	肺動脈圧	●肺血管抵抗や循環血液量の評価 ●右心室の後負荷の指標 ●PAP拡張期圧≒PAWP	PAPs（収縮期）：17～32mmHg PAPd（拡張期）：8～15mmHg PAPm（平均値）：10～20mmHg	●上昇：左房への血液流入増加や左室の収縮力低下、左心不全 ●低下：循環血液量減少
	PVR	肺血管抵抗	●肺循環での血管抵抗	＜250ダイン/秒/cm⁻⁵	●上昇：肺高血圧
	SVR	体血管抵抗	左室の拍出に対する抵抗	800～1,200ダイン/秒/cm⁻⁵	●上昇：（例）コールドショック（循環血液量減少性ショック、心原性ショック、閉塞性ショック）
	SVRI	体血管抵抗係数	SVR算出時、CO（心拍出量）の代わりにCIを使用したもの	1,970～2,390ダイン/秒/cm⁻⁵/m²	
心拍出量	CO	心拍出量	心臓が1分間に送り出す血液の量（1回心拍出量×心拍数）	4～8L/分	●低下：循環不全
	CI	心係数	心拍出量÷体表面積で算出する値	2.5～4L/分/m²	
酸素需給	SvO₂	混合静脈血酸素飽和度	肺動脈血の酸素飽和度で酸素需給の指標	70～80%	●上昇：代謝需要が低い、組織に供給された酸素を利用することができない、心拍出量が非常に高い、酸素化された血液のシャント ●低下：組織への酸素供給の障害、酸素消費量の増加
	ScvO₂	中心静脈血酸素飽和度	上大静脈が栄養する両上肢・頭部・頸部の酸素需給バランスの指標	SvO₂より約7%低い	
心収縮力	LVEF	左室駆出率	左室から駆出する血流量の割合	60～80%	●低下：左室の収縮力の低下
	SV	1回拍出量	心室が1回の収縮で拍出する量	60～100mL/回	●低下：循環不全
	SVI	1回拍出量係数	1回心拍出量÷体表面積で算出する値	33～47mL/回/m²	
輸液反応指標	PPV	脈圧変動	脈圧の呼吸性変動の変化率（%）	10～15%未満（人工呼吸下）	●上昇：輸液反応性あり
	SVV	1回拍出量変動	1回心拍出量の呼吸性変動の変化率（%）		

で波形の変化があった際は、採血や12誘導心電図とともに医師に報告する。

3. 前負荷(CVP、PCWP、SVV、PPV)

- **中心静脈圧(CVP)** は、中心静脈カテーテルから得られる圧データであり右房圧と同等であることから、循環血液量の評価として使用されてきた。
- 現在は、CVPや**肺動脈楔入圧(PCWP)** で循環血液量を評価することには疑問がもたれており、視診や触診、水分出納、他のデータなどとあわせてアセスメントすることが必要である。
- **1回心拍出量変動(SVV)** と**脈圧変動(PPV)** は、人工呼吸による陽圧換気管理下における呼吸性変動から計測される。それぞれの最大値と最小値の差を平均値で割ることで、算出できる。SVVは、持続的に心拍出量が表示できるモニタリングにより表示される。
- 不規則な呼吸や、動脈圧に変動を及ぼす不整脈、体動、動脈ラインからの採血などに影響されるため、トレンドによる変化や安定時でのデータで判断する。

4. 後負荷(血圧、末梢血管抵抗)

- 血圧はおよそ、心拍出量×末梢血管抵抗である。
- 末梢血管抵抗は、(平均血圧－中心静脈圧)×80/心拍出量で算出される。
- 上記から、血圧の変動が起こった際に、心拍出量由来なのか末梢血管抵抗由来なのか評価することが可能である。
- 術後の低血圧は臓器障害を引き起こすが、周術期の高血圧は、出血、心筋虚血、脳血管障害など生命を脅かす危険性がある。その原因は、シバリングや疼痛、活動型せん妄などのストレスで交感神経が興奮し血圧が上昇することが多いため、術後の保温、痛みを評価し疼痛管理をすること、せん妄の早期発見と対応(p.192～「疼痛対策①、②」、p.207「術後の精神症状 せん妄」参照)を行い、術後の高血圧の予防が可能である。
- 必要時は、カテコラミンや血管拡張薬の使用で後負荷の軽減を図る。

5. 心収縮力

- 心収縮力は血圧と1回心拍出量に影響を受ける。
- 左室拡張期容積における1回心拍出量の割合が、左室駆出率(LVEF)である。Frank-Starlingの法則(**図2**)によると、正常な心臓では輸液を投与すると心収縮力も増大する。

デバイスを用いた各種モニタリング

1. 観血的動脈圧モニタリング(**図5-a**)

- 動脈に直接カテーテルを挿入し、持続的に動脈圧をモニタリングすることで、血行動態の変化を早期に発見できる。
- 循環血液量減少がある場合は、この動脈圧の波形がとがり呼吸性に変動するのが特徴である(**図6**)。これは、人工呼吸による陽圧換気によって胸腔内圧が上昇し、静脈から心臓へ血液が戻りにくい状態(静脈還流量の減少)になっているためである。

2. ビジランスヘモダイナミックモニター/スワンガンツカテーテル(**図5-b**)

- カテーテルを経静脈的に右心房、右心室、肺動脈に進め、カテーテルの先端にあるバルーンを

Word
- **CVP**／central venous pressure、中心静脈圧。
- **PCWP**／pulmonary capillary wedge pressure、肺動脈楔入圧。
- **SVV**／stroke volumevariation、1回心拍出量変動。
- **PPV**／pulse pressure variation、脈圧変動。

図5 各種モニタ

a. ベッドサイドモニタ

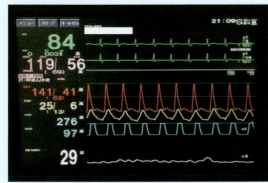

b. ビジランスヘモダイナミックモニター

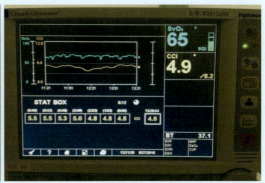

c. フロートラック センサーを併用したビジレオモニター

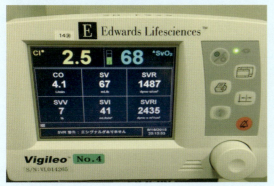

d. EV1000クリニカルプラットフォーム

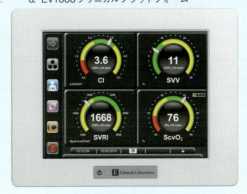

膨らませ肺動脈に楔入（バルーンで肺動脈を塞ぐ）させることで、左心系の機能や循環血液量を判断する動的指標の表示が可能である（p.227「カテーテルの種類と用途」図2、3参照）。

- 感染や出血、カテーテルの抜けによる不整脈の誘発、バルーンの損傷による空気塞栓などの合併症の危険性があり、肺動脈カテーテルによる治療介入の有効性を見出せていないことから[3]、現在はスワンガンツカテーテルの使用頻度は減少している。
- 混合静脈血酸素飽和度（SvO_2）は、肺動脈にある混合静脈血のヘモグロビンと酸素の結合の割合を求めることで、組織の酸素供給バランスのモニタリングに活用される。

図6 循環血液量低下時の動脈圧の呼吸性変動

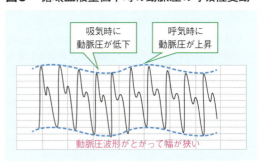

- SvO_2は、出血や血管内脱水など循環血液量減少時に現れる心拍出量の減少、シバリングや疼痛・発熱などによる酸素消費量の増加が起これば減少する。

3. ビジレオモニター/フロートラックセンサー（図5-c）

- フロートラック　センサーは、スワンガンツカテーテルより低侵襲であり、通常の観血的動脈圧ラインに接続することで動的指標を知ることができる。
- **大動脈内バルーンパンピング（IABP）**や経皮的心肺補助システムが挿入されている患者や大動脈閉鎖不全症の患者、小児患者には適さない。
- 中心静脈血酸素飽和度（$ScvO_2$）は$S\bar{v}O_2$と相関があるため代用することができるが、酸素飽和度の低下が$S\bar{v}O_2$よりやや遅れて出現するため注意が必要である。

4. EV1000クリニカルプラットフォーム（図5-d）

- モニタリング画面にグラフィックデータをイメージ画像で表示し、血行動態を視覚的に判断しやすくしたモニタリング装置である。

（中谷美紀子）

文献
1. 道又元裕編著：生体反応の基本的理解　重症患者の全身管理　生体侵襲から病態と看護ケアが見える．日総研出版，名古屋，2009：9-13.
2. 日本救急医学会：日本救急医学会・医学用語解説集，2009．http://www.jaam.jp/html/dictionary/dictionary/index.htm（2016.3.31．アクセス）
3. 岩井健一：術後患者に対するgoal-directed therapy-GDTに明日はあるのか-．インテンシヴィスト2012；4(2)：231-241.
4. 小竹良文：動的指標モニタリングに基づいた輸液管理の実際．体液・代謝管理2013；29：37-44.

---

column

静的指標と動的指標（表）

- これまで、血行動態を評価する指標として中心静脈圧（CVP）や肺動脈楔入圧（PCWP）のような定点での値をみる静的指標が使用されてきた。しかし最近では、人工呼吸の高PEEPや右心不全などの影響、循環血液量を圧で評価することへの疑問など、輸液反応性に対する評価としては適さないといわれている[3]。
- 最近は、1回心拍出量（SVV）や脈圧変動（PPV）などの動的指標も併用して評価する必要がある。その他の動的指標として、エコーによる下行大静脈径、受動的下肢挙上テスト、輸液反応テストがある。
- 下行大静脈径：通常、呼吸性変動をみせる。循環血液量過剰では、下大静脈は怒張し呼吸性変動が消失する。反対に、循環血液量減少時には、吸気時に下大静脈が虚脱する。
- 受動的下肢挙上テスト：下肢を30〜40°挙上し、1回心拍出量の増加を認めれば輸液による循環血液量の改善が期待できると評価できる。
- 輸液反応テスト：輸液を急速に投与して、心拍出量が10〜15％増加する場合に輸液反応性があると評価する。

（中谷美紀子）

表　静的指標と動的指標

静的指標 （何らかの測定値自体を評価）	● 平均血圧（MAP） ● 中心静脈圧（CVP） ● 肺動脈楔入圧（PCWP） ● 左室拡張期圧（LVEDP）
動的指標 （輸液反応性の有無を測定値の変化量あるいは変化率で評価）	● 1回心拍出量変動（SVV） ● 脈圧変動（PVV） ● 脈波変動指標（PVI） ● 下行大静脈径呼吸性変動 ● 受動的下肢挙上テスト ● 輸液反応テスト

Word
- IABP／intra aortic balloon pumping、大動脈内バルーンパンピング。

Part 1 術後ケア
第2章 術後管理に必要な基本アセスメント

呼吸

> **ナースがおさえたいポイント**
>
> ❶ 術後呼吸器合併症の発症機序を理解し、術前からリスクの高い患者を見きわめることが重要である。
> ❷ 手術侵襲による呼吸器系への影響を理解し、フィジカルイグザミネーションを通して、呼吸の異常を早期に発見する。
> ❸ 呼吸状態は全身状態と大きな関連がある。呼吸の異変は単に呼吸の問題だけではない。

手術による呼吸器系への影響

- 全身麻酔を伴う手術では、吸入麻酔薬、気管挿管チューブの留置、陽圧換気などが呼吸機能に影響を及ぼし、合併症を起こすリスクを高める（図1）。
- 一般に、全身麻酔後は呼吸が抑制され、呼吸筋の緊張低下により最大換気量は術前の40〜60％に減少する。さらに酸素消費量は20％増加するといわれている。
- 気管挿管や吸入麻酔により、気道内分泌物の増加もきたす。術後は創部痛や咳嗽反射の低下も加わり、喀痰排出困難を招きやすい。
- 全身麻酔以外にも、患者状態の変化や手術操作により呼吸器合併症のリスクはさらに高まる。

術後呼吸器合併症

- 術後呼吸器合併症はさまざまあるが、一般に、無気肺・肺炎・肺水腫などが含まれる（表1）。
- 結果として、低酸素血症（$PaO_2 \leq 60$ Torr）の状態となるが、その原因は大きく4つに分類されている。どの術後合併症がどのような機序で生じているかを理解しておくとよい（図2）。

術後呼吸器合併症のリスク因子

- 術後呼吸器合併症のリスク因子は、「患者因子」と「手術因子」に大きく分けられる（表2）。

呼吸アセスメントのための情報活用

- 術前・術中の情報は、術後の呼吸アセスメントに活用することができるため、意識的に情報収集を行うとよい。

呼吸の観察

- 呼吸の観察を通して、異常を早期に発見し、すみやかに対応することが重要である。そのためには、正常な呼吸がどのようなものかを理解し、術前の呼吸状態を把握しておく。

図1　全身麻酔による呼吸器系の変化

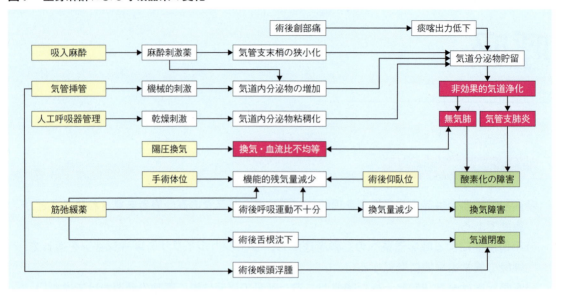

表1　術後に起こりやすい呼吸器合併症

合併症	原因	観察のポイント
無気肺	1. 気道分泌物の貯留による 2. 麻酔や鎮静の使用により、咳嗽ができずに分泌物の排出が困難となり、大きな気管支に分泌物が貯留し、肺胞が虚脱する。ガス交換も困難となり低酸素状態となる 3. 高濃度の酸素吸入により、サーファクタントの分泌が抑制されることも肺胞を虚脱させる	●呼吸音の聴取 ・エアエントリーの確認 ・副雑音の有無 ・胸郭の動き（左右差の有無）
肺炎	●手術侵襲により易感染状態となり、内因性・外因性に感染が関与して発症する 1. 無気肺となった肺の気道内に貯留した分泌物に、外部から侵入した微生物が原因となり感染が加わることで、細菌性肺炎に移行する 2. 誤嚥やバクテリアル・トランスロケーションなど、すでに患者がもっている微生物が原因となる。人工呼吸器関連肺炎（VAP）も、誤嚥が主な原因となる	●呼吸音の聴取 ・副雑音の有無 ●全身状態 ・発熱・悪寒・頭痛・全身倦怠感・脈拍・脱水
肺うっ血	手術侵襲により、体液がサードスペースへ分布されてしまう。その体液が血管内に戻る際に循環血液量の増大をきたし、腎機能障害・循環機能障害がある場合は循環しきれずに、肺にうっ血して呼吸障害を引き起こす	●呼吸音の聴取 ・副雑音の有無 ●循環動態 ・血圧・脈拍 ・頸動脈の怒張
肺塞栓症	同一体位を長時間とることにより、下肢や下腿に深部静脈血栓をつくり、安静解除とともに血栓が流出し肺動脈に閉塞が生じる	●離床直後の呼吸状態 ●酸素飽和度の変化

Note
- サーファクタント／肺のⅡ型肺上皮胞細胞から分泌される界面活性物質。肺胞内の表面張力（萎もうとする力）を低下させ、肺胞の形を保つ。
- バクテリアル・トランスロケーション／bacterial translocation、腸管粘膜の異常状態によって引き起こされる、大腸菌などの腸内細菌による全身感染症。全身状態の悪化や侵襲性の高い手術後にみられる。
- サードスペース／組織の浮腫として細胞外液の一部が非機能化するもの。損傷を受けた組織に組織間液が固定され、その部位を「サードスペース」という。サードスペースに貯留した組織間液は細胞外液本来の生理機能を失っており、その容量分の細胞外液が減少していることと同じ意味をなす。

Word
- VAP／ventilator associated pneumonia、人工呼吸器関連肺炎。

図2 低酸素血症の原因

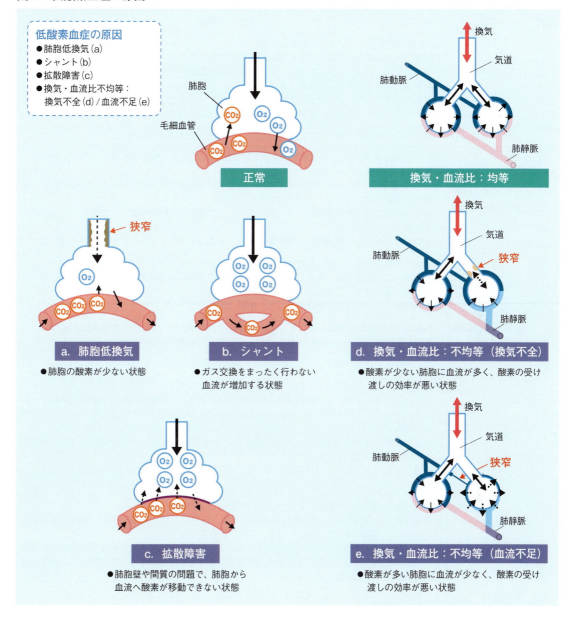

1. 呼吸回数の変化

- 頻呼吸になる原因として考えられるのは、発熱・疼痛・低酸素などがある。
- 呼吸回数の上昇は重大な病態が隠れており、生体による代償反応であることが多いため、特に頻呼吸の観察は重要になる。

2. 呼吸に伴う胸郭運動の左右差

- 気胸や片肺挿管、無気肺などで、胸郭の動きに左右差が出ることがある。

表2 術後呼吸器合併症のリスク因子とその根拠

因子	項目	考えられる根拠
患者因子	年齢	● 60歳前後を境に、リスクが急激に上昇 ● 加齢により肺活量の減少、機能的残気量の増加が認められ、1秒量は減少する ● 高齢者では、気道径2mm以下の小気道が呼気時に虚脱しやすいほか、低酸素血症や高二酸化炭素血症に対する呼吸反応が鈍くなる ● 咳反射も弱くなり、気道分泌物を排出しにくくなる ● 嚥下反射も低下しており、睡眠時の不顕性誤嚥を起こしやすい
	ASA-PS分類	● 周術期の呼吸器合併症および心血管系合併症の双方に対する予測因子
	慢性閉塞性肺疾患(COPD)	● 不可逆的な末梢気道の気流制限による閉塞性細気管支炎と、肺胞の破壊による慢性肺気腫を主体とした病態 ● COPD患者の90%近くが喫煙者であり、喫煙で呼吸器合併症が起こりやすい状態に加え、慢性気道感染症による喀痰の増加があるため、よりリスクが高まる ● 肺の過膨張により気流制限がさらに強くなり、その結果、1秒率が低下して喀痰しにくい状態となる ● 横隔膜が平坦化し、横隔膜の仕事効率の低下、胸郭コンプライアンスの低下なども起こる
	喫煙	● 喫煙は喀痰が増加し、また気管支粘膜の線毛運動の低下などにより喀出しにくくなる ● 術後呼吸器合併症だけでなく、手術部位感染などの周術期合併症の危険因子と考えられている ● 病態の改善には2～3か月の禁煙が必要といわれている ● 手術適応となった時点で禁煙することが重要になる
	睡眠時無呼吸症候群(SAS)	● SASの既往がある待機手術患者では、入眠中に1時間あたり5回以上の酸素飽和度の低下を起こす症例が、高率に術後呼吸器合併症を発症すると報告されている
	低栄養	● 低アルブミン血症(Alb≦3～3.5g/dL)は、危険因子の1つである
	体格	● 肥満患者では、横隔膜挙上および横隔膜運動の制限、胸壁や脂肪からの胸郭コンプライアンス低下が生じる。それにより機能的残気量が低下し、小気道が閉塞し、肺胞が虚脱しやすい ● 上記に加えて、舌根と喉頭蓋が咽頭に落ち込み有効な気道開通が得られない場合は、上気道閉塞に陥るリスクは高い ● 一方、高齢で小柄な患者では、麻酔の覚醒が不十分な場合もある。術後CO_2ナルコーシスで呼吸停止なども起こりうる ● 明確な危険因子であるとは証明されていないが、体格は術後合併症のリスクを高めると考えられる
手術因子	手術部位	● 手術部位と横隔膜との距離が近ければ近いほど、リスクは高いとされる ● 胸部手術、上腹部手術、(胸)腹部大動脈瘤手術、脳神経手術、頭頸部手術、末梢血管手術などにおいて、術後呼吸器合併症のリスクは高いとされる ● 特に、胸部や上腹部の手術では、創部痛に加え、手術により離断された肋間筋や腹筋群などの呼吸筋の収縮力が低下することにより、随意的な深呼吸運動や咳嗽などが抑制され、機能的残気量の低下や無気肺の形成をきたしやすいと考えられている
	手術時間・緊急手術	● 3時間を超える手術や緊急手術は、重要な危険因子の1つになる
	麻酔方法	● 長時間作用型の非脱分極性筋弛緩薬(ベクロニウム、ロクロニウムなど)を用いた麻酔方法は、術後呼吸器合併症の危険因子とされている ● 硬膜外鎮痛は、疼痛コントロールにおいて非常に有効であると考えられており、疼痛軽減により呼吸筋の機能不全を改善し、低換気を減少させる可能性があると考えられている

● 視診でわかりにくいときには、両手のひらを胸郭に添えて動きを確認するとよい。

3. 呼吸パターンの変化(胸部・腹部の動き)

● 抜管後や喉頭周囲の手術後：上気道閉塞による窒息を起こす可能性がある。そのような状態で

は、胸部と腹部が交互に動く「シーソー呼吸」と呼ばれる呼吸パターンがみられる。胸部と腹壁の動きのバランスをみることが大切になる。
- **呼吸困難を呈している場合**：呼吸回数の上昇とあわせて、胸鎖乳突筋の怒張や胸骨上窩の陥凹、肋間の陥凹がみられる場合がある。これは呼吸の需要に対して供給が不足しつつある状況で、「努力性呼吸」をしている証拠になる。呼吸筋の疲労が蓄積し呼吸不全に陥る可能性が高いため、呼吸困難の原因をいち早く明確にして対応する必要がある（図3）。

4. 呼吸音の減弱

- 呼吸音の聴取は、分泌物の貯留・無気肺・肺うっ血の有無など、呼吸器合併症のすべての状態において不可欠な観察である。

---

column

呼吸機能検査の活用

- 予定手術の場合は、呼吸機能検査を実施していることが多い。重要となるデータは、「％肺活量」と「1秒率」になる。
  - 拘束性換気障害：％肺活量が80％以下
  - 閉塞性換気障害：1秒率が70％以下
  - 混合性換気障害：どちらも低下している状態
- 1秒率が低いと息を速く吐くことができないため、喀痰をするために十分な呼気のスピードが得られない。そのため喀痰貯留を起こしやすく、呼吸器合併症を起こしやすいと考えられる。

呼吸機能検査（スパイロメトリー）
- ％肺活量（％VC）と1秒率（FEV1.0％）より、拘束性換気障害や閉塞性換気障害の有無・程度を確認できる。

- ％肺活量（％ VC：％ vital capacity）
  ＝実測肺活量÷予測肺活量×100（％）
  ➡ 正常≧80％＞拘束性換気障害

- 1秒率（FEV1.0％：forced expiratory volume in 1.0 second ％）
  ＝1秒量（FEV1.0）÷実測肺活量（VC）×100（％）
  ➡ 正常≧70％＞閉塞性換気障害

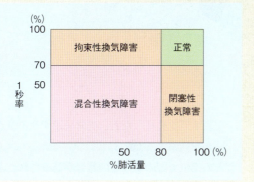

（津田泰伸）

Note
- **ASA-PS分類**／ASA physical status classification、米国麻酔科学会術前状態分類。

class 1：（手術となる原因以外は）健康な患者	class 4：生命を脅かすような重度の全身疾患をもつ患者
class 2：軽度の全身疾患をもつ患者	class 5：手術なしでは生存不可能な瀕死状態の患者
class 3：重度の全身疾患をもつ患者	class 6：脳死患者

Word
- **機能的残気量**／安静呼気位に肺内に残っているガス量。
- **COPD**／chronic obstructive pulmonary disease、慢性閉塞性肺疾患。
- **コンプライアンス**／圧力をすぐに受け入れて膨らむ、膨らみやすさのこと。コンプライアンスが低い肺は膨らみにくく、コンプライアンスの高い肺は膨らみやすい。
- **SAS**／sleep apnea syndrome、睡眠時無呼吸症候群。

図3 呼吸筋と呼吸補助筋

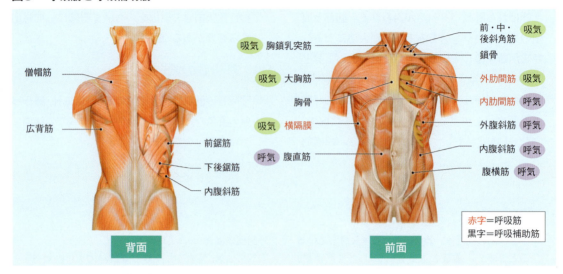

図4 臥位での呼吸音の聴取

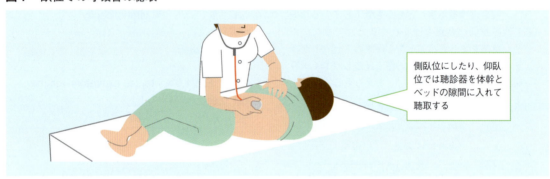

側臥位にしたり、仰臥位では聴診器を体幹とベッドの隙間に入れて聴取する

- 同一体位による長時間の手術や、手術操作による影響、術後の疼痛による浅く速い呼吸により無気肺が生じやすい。その結果、エアエントリー（空気の取り込み）が乏しくなり、呼吸音が減弱する。
- 可能であれば、ヘッドアップした状態での聴取が望ましいが、臥床した状態でも背部を聴診することは重要になる。側臥位にしたり、仰臥位では聴診器を体幹とベッドの隙間に潜り込ませることにより、背側（下葉）の呼吸音を聴取することが大切になる（図4）。

5. 副雑音の聴取

- 気道分泌物の貯留を表す「いびき音」や、炎症を表す「捻髪音」など、異常を示すサインがないかを観察する（表3）。
- どの部位でどのような副雑音が聴取されたかを記録する必要がある（図5）。患者のバイタルサインの変化に注意し、ポジショニングなどの呼吸ケアに結びつけて考えることが必要になる。

6. その他

- 患者の主観と客観を統合させてアセスメントを行う必要がある。
- 呼吸困難の有無やSpO_2の低下などにも注意が必要であるため、意図的な聴取と観察が重要になる。

（津田泰伸）

表3 異常呼吸音の特徴とその原因

副雑音の分類	音響特性	特性	考えられる状態
いびき音 (ロンカイ) (rhonchi)	グーグー、ゴロゴロ 低音（特に吸気時） 吸気　呼気	● 気道内での分泌物や異物(器質的)の付着により一部が狭窄して発生する（分泌物により気流が生じ、乱れた気流が気道を振動させ呼吸音が生じる） ● 舌根が落ちたときのいびき様の呼吸と同じような呼吸音が聴取される	● 分泌物の貯留
笛声音 (ウィーズ) (Wheeze)	ヒューヒュー 高音 （呼気相） 吸気　呼気	● 気管支や気道の狭窄により呼吸音が生じる ● 気管支の狭窄により、本来の空気の流れる位置が狭くなり、口笛を吹いたような高音域の音となる	● 喘息発作による気管支の狭窄 ● 分泌物の貯留による狭窄
捻髪音 (ファイン クラックル) (fine crackles)	パチパチ、チリチリ 細かく短い高音 （吸気相後期） 吸気　呼気	● 虚脱している肺胞が、吸気時に開放される際に生じる	● 早期うっ血性心不全 ● 間質性肺炎、肺線維症　など
水泡音 (コース クラックル) (coarse crackles)	ブツブツ、ブクブク 粗く、やや長い低音 （吸気相早期） 吸気　呼気	● 分泌物の貯留やうっ血により、分泌物内に気流が発生し、音を発生させる（水の入ったコップにストローを入れ、空気を吹いたときに発生する音に近い）	● うっ血性心不全、肺炎　など

第2章　術後管理に必要な基本アセスメント

文献
1. 鎌倉やよい，深田順子：周術期の臨床判断を磨く 手術侵襲と生体反応から導く看護．医学書院，東京，2008．
2. 医療情報科学研究所編：病気がみえる vol.4 呼吸器 第2版．メディックメディア，東京，2013．
3. 日本麻酔科学会・周術期管理チームプロジェクト編：周術期管理チームテキスト 第2版．日本麻酔科学会，神戸，2011．
4. Bickley LS. Bates' Guide to Physical Examination and History-Taking. 11th ed. Riverwoods. IL：Wolters Kluwer Health；2014．
5. 下薗崇之：術後呼吸不全の予防と治療．インテンシヴィスト 2012；4(2)：275-287．
6. 土肥修司，澄川耕二編：TEXT 麻酔・蘇生学 改訂4版．南山堂，東京，2014．
7. 丸山一男：人工呼吸の考えかた いつ・どうして・どのように．南江堂，東京，2009．

呼吸

図5　各肺葉の位置とランドマーク

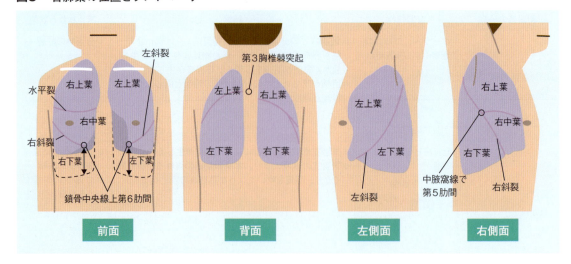

---

column

手術情報を有効活用しよう

1. 手術時間・出血量・イベントの有無
- 手術時間が予定より長くなった場合、術中に何かが起こっている可能性がある。
- 出血量が多いと、末梢へ酸素を運ぶヘモグロビンも不足する。輸血も生体にとって侵襲であることには変わりない。
- 術中に心停止などのイベントがあるとさらなる侵襲となり、合併症のリスクが高くなる。

2. 手術中の人工呼吸条件と酸素化
- "手術中の酸素濃度、1回換気量や呼吸回数はどのくらいだったのか？""その条件での血液ガスや、SpO_2の値はどの程度なのか？"といった点が重要になる。
- 手術中に高濃度酸素吸入をしなくてはならない状態であった場合などは、酸素化が悪く、さらに高濃度酸素吸入による吸収性の無気肺が生じている可能性がある。

3. 術中の水分出納（in/out）
- "術中のin/outバランスはどの程度か？"を知るため、総輸液量、輸血量、尿量や出血量を確認することが大切である。
- 胸部X線写真でも、うっ血の有無や、心胸郭比などを確認しておくとよい。
- 手術後数日経過して、サードスペースからの**リフィリング**が始まる。
- 高齢や腎機能の悪い患者では、増大した循環血液量中の水分は尿として排泄されず体内に貯留し、肺水腫などを起こすことがある。
- 術中のバランスが著しくプラスに傾いている場合などは、利尿期（リフィリング期）に注意が必要となる。
- 術後体重の変化を把握し、体重が増えたままである場合には十分な注意が必要になる。

（津田泰伸）

Note
- **リフィリング**／refilling、利尿期。術後2〜4日の時期に炎症反応が回復し、血管内へ細胞外液が戻り、尿として排泄されていく過程（p.38「尿量」参照）。

Part 1 術後ケア
第2章 術後管理に必要な基本アセスメント

術後イレウス

> **ナースがおさえたいポイント**
>
> ❶ 術後イレウスは、「機能的(麻痺性)イレウス」と「機械的イレウス(腸閉塞)」に分けられる。
> ❷ 術後イレウスを予防するために、術後疼痛を十分コントロールし、早期離床をすすめる。
> ❸ 保存的加療が行われた場合、胃管・イレウスチューブの屈曲・閉塞に注意する。

- 腹腔鏡手術、ERASプロトコル、クリティカルパスなどの導入により術後合併症の減少、入院期間の短縮など現在の医療状況は変わりつつある。しかし、現在においても術後イレウスは特に腹部手術において重要な合併症である。

病態別分類と病因

- 腸管機能の低下が原因となる「機能的イレウス(麻痺性イレウス)」と、物理的な腸管の閉塞が原因の「機械的イレウス(腸閉塞)」に分けられる(表1)。

1. 機能的イレウス

- 特に腹部手術において、術後生理的に消化管機能が低下し、小腸が24時間、胃が24〜48時間、大腸が48〜72時間で運動が改善するとされている[1]。この状態が遅延された場合、「術後イレウス」と判断される。
- 消化器手術で多いが、心臓血管、整形外科、泌尿器、外傷外科などでもみられる。
- 原因は、術中の腸管操作(圧迫、牽引、腸管膜処理など)や、術後腸炎などの感染、縫合不全などの合併症が考えられる。
- 術後管理として胃管、予防的ドレーンの長期留置、術後絶食、オピオイド系鎮痛薬の使用なども悪影響があるとされる[2]。

2. 機械的イレウス

- 術後の癒着や吻合部の狭窄などによる「単純性(閉塞性)イレウス」と、腸管再建後の腸管膜ヘルニアや閉腹創離開によるヘルニアなどの嵌頓や、腸捻転による「複雑性(絞扼性)イレウス」がある。
- 閉塞性イレウスは腸管血流の障害はないが、絞扼性イレウスは血流障害を伴い、ときとして緊急手術になる可能性があるため、後述のアセスメントは重要になる。

表1　イレウスの分類

1. 機能的イレウス
①麻痺性イレウス 　炎症性、開腹術後、血管性、偽性腸閉塞
②けいれん性イレウス 　胆石・腎結石発作、鉛中毒、アニサキス

2. 機械的イレウス
①単純性(閉塞性)イレウス 　先天性、異物、器質的狭窄、癒着、腫瘍
②複雑性(絞扼性)イレウス 　絞扼性イレウス、腸重積、ヘルニア嵌頓、腸捻転

- 絞扼性イレウスは、診断が遅れると腸管壊死に至り、腸管切除となり、術後腹腔内感染症・敗血症などの危険が高まる。

臨床症状と所見

1. 臨床症状

- 悪心・嘔吐、腹部膨満、腹痛、排便・排ガスの停止がみられる。
- 麻痺性イレウス：腸雑音の減弱・消失がみられる。逆に腸雑音の亢進や金属音の聴取、間欠的な症状の悪化は機械的イレウスでみられることが多い。
- 絞扼性イレウス：腸管壊死に至ると腹膜炎のため腸音は減弱し、激痛が軽減することもある。一方で、反跳痛や筋性防御など腹膜刺激症状を伴う。

2. 検査所見

- **腹部X線所見**：機械的イレウスでは閉塞部位より肛門側が虚脱し、口側腸管が拡張、**ニボー**を伴う鏡面像を呈するのに対し、麻痺性イレウスは全体的に拡張していることが多い。また、小腸内に腸液が充満し、小腸ガスが消失した病態（gasless abdomen）では鏡面像を認めない症例も存在する。このような状態では絞扼性イレウスへの移行に注意する。
- **腹部超音波（エコー）、CT検査**：腸管の浮腫・拡張の程度や閉塞部位の診断、腹水の有無などの診断に役立つ。特にCTでは、腸管膜の浮腫や造影による虚血の有無などから絞扼性イレウスの診断に有用である。
- **血液生化学検査**：炎症反応の上昇に加え、脱水による尿素窒素（BUN）、クレアチニン（Cr）の上昇、電解質異常、さらに絞扼性イレウスでは腸管壊死による代謝性アシドーシスや、クレアチンホスホキナーゼ（CPK）、乳酸脱水素酵素（LDH）、アルカリホスファターゼ（ALP）の異常高値を認める。

術後の看護ポイント

- イレウスに対するリスク評価として、手術内容（侵襲の程度、手術時間、麻酔、出血量など）、術前状態（腹膜炎、イレウスの既往、開腹手術の既往）などを確認する。
- 術後疼痛を十分コントロールし、早期離床をすすめる。
- 早期経口摂取は、イレウスの予防になるとされているが[3]、嘔吐のリスクは上がる可能性がある。
- 腸管拡張による浮腫や腸液貯留、絞扼による循環不全などから、十分な輸液にもかかわらず、脱水・尿量低下、電解質異常などがみられる場合はイレウスを疑う。
- 胃管排液の増大、腹部ドレーン排液の増大・性状の変化を観察する。
- イレウスと診断され、胃管またはイレウスチューブで保存的加療が行われた場合、チューブの屈曲・閉塞がないように注意する（p.314「イレウスチューブ」、p.339「胃管」参照）。また、約1週間経過しても改善がなければ、手術を考慮する。
- 血圧低下、尿量低下、腹痛増悪など絞扼を疑うサインがあれば手術を考慮する。

（赤木真治）

文献
1. Holte K, Kehlet H. Postoperative ileus : a preventable event. Br J Sug 2000 ; 87 : 1480-1493.
2. 石原聡一郎、端山軍、山田英樹、他：術後腸閉塞の予防. イレウス手術 up to date, 手術 2013 ; 67(2) : 145-150.
3. Lassen K, Kjaeve J, Fetveit T, et al. Allowing normal food at will after major upper gastrointestinal surgery does not increase morbidity : a randomized multicenter trial. Ann Surg 2008 ; 247 : 721-729.

Word ●ニボー／niveau、鏡面形成像。腸の内容物（液・ガス）がたまって生じる。

Part 1 　術後ケア
第2章 　術後管理に必要な基本アセスメント

腹痛

ナースがおさえたいポイント

❶ 術後の腹痛は、創部痛が占める頻度が高いが、手術合併症による腹痛や、まれに起こりうる手術操作とは関連のない急性腹症としての腹痛を鑑別・評価することが必要である。
❷ 腹部手術後における腹痛では、縫合不全を起因とした腹膜炎による疼痛に注意する。
❸ 高齢・糖尿病合併・ステロイド使用の患者や鎮痛薬投与直後は、腹膜刺激症状が緩和される場合があるため慎重に鑑別する。

術後疼痛（腹痛）の分類とアセスメント

● 術後の疼痛は、侵害受容性疼痛、神経障害性疼痛、心因性疼痛に分類され、腹痛ではa. 内臓痛、b. 体性痛、c. 関連痛に大きく分類される。
● 明確に疼痛を区別することが困難な場合も少なくないが、さまざまな病態を想定し腹痛をアセスメントすることが術後合併症の早期発見につながると考えられる（**表1**）[1,2]。

1. 創部に関連した腹痛（創部痛）

● 創部痛に関してはp.192〜「疼痛対策①、②」を参照されたいが、一般的に疼痛のピークは術直後から第1、2病日で以後は経過とともに軽減されていく。また、硬膜外麻酔や鎮痛薬に反応することが多い。体性痛に含まれる。
● 注意や鑑別が必要なものには創感染が挙げられ、疼痛が遷延することがある。
● 感染時には血液検査での炎症反応亢進や創部の視診（発赤、腫脹、排膿など）をもって鑑別可能である。まれながら皮膚・皮下の感染、炎症のみならず、筋膜以深に炎症が及び高度の疼痛を誘発することがあり、視診上、創感染が顕著とならないものの、腹膜に炎症が及び腹膜炎としての腹痛筋性防御、炎症反応亢進を呈する場合がある。
● 鑑別が不可能である場合には、腹部CT・超音波検査を行い、腹腔内臓器に起因するものか（消化管穿孔、縫合不全など）、創部に起因するものであるかを鑑別する必要がある。
● 縫合不全の有無にかかわらず、腹腔内膿瘍を形成する場合もある。この場合にも創痛とは異なり、腹膜炎に類似した腹膜刺激による腹痛が出現する場合がある。やはり、各種画像検査、血液検査で鑑別を行うことが重要となる。
● 創部あるいは腹腔内の感染・膿瘍は、適切にドレナージされればすみやかに軽快することが多い。

2. 腹膜の刺激による腹痛

1）腹膜炎

● 腹部手術後における腹痛のなかで最も配慮が必要なものは、縫合不全を起因とした腹膜炎による疼痛である。**表2**に示す腹膜刺激症状の有無を確認する必要がある。

腹痛　59

表1 疼痛（腹痛）の分類

| | 侵害受容性疼痛 ||| 神経障害性疼痛 | 心因性疼痛 |
| | 創部痛 | 腹痛 || | |
	体性痛	a. 内臓痛	b. 体性痛	c. 関連痛	
原因	●切開、牽引による創部の疼痛 ●筋肉痛も含まれる	●管腔臓器の伸展、拡張、攣縮性収縮 ●実質性臓器被膜の伸展、牽引	●壁側腹膜、腸間膜、横隔膜の炎症・刺激	●内臓痛を生じた部位と同一レベルの神経痛	●不安、恐怖
例	●いわゆる創部痛	●腸管拡張、蠕動亢進、肝外傷など	●穿孔性腹膜炎、腹腔内出血、膿瘍	●開胸での肋間神経痛 ●胆嚢炎に伴う肩への放散痛	●不安による疼痛閾値の低下
性状	●さまざま ●腹膜刺激症状は伴わない	●灼熱痛や鈍痛、程度はさまざま ●間欠的な疝痛もある	●持続性の鋭い痛み ●腹膜刺激症状を伴うことが多い	●内臓痛に伴って皮膚や筋肉に生じる限局性の鋭い痛み	●さまざま
部位	●創部に一致	●非限局性 ●正中に対称性	●障害臓器の近傍 ●非対称性 ●疼痛部位が明瞭	●刺激を受けた体性感覚神経の支配領域	●さまざま
疼痛対処	●鎮痛薬	●鎮痙薬が有効な場合あり	●鎮痛薬が有効 ●鎮痙薬は無効	●鎮痙薬、鎮痛薬ともに有効な場合あり	●鎮静薬、抗不安薬が有効な場合あり

- 通常、感染合併症のない術後経過では、C反応性タンパク（CRP）が10mg/dLを超えて上昇、遷延することはまれであるが、腹膜炎では高値が遷延する。
- 鎮痛薬の効果がない腹痛の場合には特に留意が必要で、診断のために腹部超音波検査、CT検査、消化管造影検査などが必要となる。
- 筋性防御を伴う強い腹痛を呈するために鑑別が容易であることが多いが、より上部、口側の消化管に関連する（細菌汚染が少ない）縫合不全や高齢、糖尿病合併、ステロイド使用の患者の場合、腹膜刺激症状が緩和されることがある。
- 鎮痛薬投与直後にも、腹膜刺激症状が緩和され鑑別に苦慮することもある。
- 腹膜炎による麻痺性イレウスの合併、横隔膜への炎症波及による呼吸抑制、ダグラス窩への炎症波及による肛門周囲の症状、尿路系（膀胱への刺激）の症状など、随伴症状にも留意が必要である。

表2 腹膜刺激症状

筋性防御	●デファンス（Defense）：腹部圧迫で腹壁が反射的に緊張して固くなる現象 ●下肢伸展位で疼痛が増強
反跳痛	●ブルンベルグ徴候（Blunberg）：腹部を圧迫し、すばやく離したときに、腹痛が増強
ダグラス窩圧痛	●肛門指診で骨盤底（ダグラス窩：Douglas）に圧痛が存在 ●陰部の違和感として出現（必ず出現するわけではない）

- 頻度は少ないが、手術操作による腸管損傷の可能性も考慮しておく必要がある。術式や手術状況にも左右されるが、手術直後から発症することは少なく、術後2〜7日に発症することが一般的である。

2）腹腔内出血

- 術後合併症として腹腔内出血をきたした場合には、血液貯留により腹膜が伸展され腹膜刺激症

- 状が出現する場合もある。
- 感染を合併していなければ、腹痛の程度は縫合不全による腹膜炎より軽度な場合が多いが、やはり診断には腹部CT、超音波などの検査が必要である。
- 腹膜刺激を伴うような出血では、出血性ショックによる頻脈、血圧低下、顔面蒼白や腹部膨隆を伴うことが多い。出血部位や手術部位、動脈性・静脈性出血、術後抗凝固療法の有無により異なるが、術後出血は通常48時間以内の発症とされている[3]。

3) 腸管の拡張による腹痛

- 手術操作、術前から存在する腹腔内炎症あるいは基礎疾患などに左右されるが、術後にはさまざまな理由で腸管麻痺、吻合部浮腫によるイレウスが合併しうる。この場合、腸管拡張に伴う腹膜伸展による腹痛や腸管蠕動亢進に伴う腹痛が出現する場合があり、主に内臓痛に含まれるものの、体性痛との明確な鑑別が困難な場合もある。
- イレウス状態が高度な場合には、腸管内容の減圧が必要となり、腹痛のコントロールも減圧に左右される場合がある。一般的に臓側腹膜伸展による腹痛は、穿孔性腹膜炎にみられる腹膜刺激症状ほど高度ではない場合が多いが、術後でも血栓症による腸間膜動脈閉塞によるイレウス、癒着による絞扼性イレウス、**腸重積**を起こすこともあり、その際には縫合不全や穿孔と同様に腹膜の体性痛を生じ、ショックを伴うような激しい腹痛を呈する場合がある。
- いずれも鑑別に腹部CT・超音波検査が必要となる。

4) 腸管蠕動による腹痛

- 縫合不全や出血、イレウスがない場合あるいは順調に回復している場合には、経口摂取が開始される。
- 経口摂取開始時に腸管蠕動が刺激され、亢進による蠕動痛を呈する場合があり、内臓痛に分類される。
- 多くは一過性で経過とともに軽快するが、蠕動抑制薬の投与が必要となる腹痛へ伸展する場合もある。
- 患者の訴えでは胃けいれんと称されることもある。
- いわゆるイレウス発症初期や、腸管吻合部の浮腫による不完全な通過障害の症状として出現する場合もある。
- 上述した腹膜炎、腸閉塞などの併存がなければ遷延することは少ない[4]。

急性腹症としての腹痛

- 手術操作に起因する出血、縫合不全、腸閉塞による腹膜刺激に伴う腹痛は上述したが、そのほかに手術操作に関連した、あるいはまったく関連のない急性腹症が術後に起こる可能性も想定しておく必要がある。
- 手術操作や術後癒着に起因した捻転(卵巣や腸管)、血栓塞栓症、肝胆膵の炎症、尿路系炎症、あるいはまったく関連なく急性胆嚢炎、虫垂炎、膵炎、動脈解離、尿路結石発作などを起こす場合もある。図1に示すように腹痛の部位と原因疾患、臓器には相関があり、手術部位とはまったく異なる腹痛部位の場合には、頻度的には少ないながらさまざまな疾患を念頭におく必要がある[5]。
- 縫合不全では、やはり手術部位に一致した腹痛が出現することはもちろんであるが、腹痛の部位によりその原因臓器が何であるかを主観的に想定し、画像検査、血液検査により客観的に評価する必要がある。

Word ●**腸重積**／腸管の口側が隣接する肛門側に入り込み、重積した状態。

図1 腹痛の部位と関連臓器

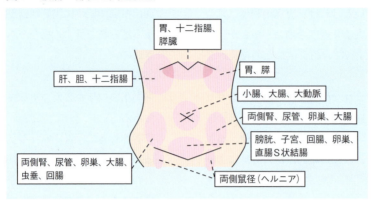

心因性の腹痛

- 現在では、**VAS、NRS**や痛みの**フェイススケール（FRS）**など、客観的に疼痛を評価する方法が知られているが、結局のところ、疼痛の程度や種類は患者自身にしかわからない[6]。
- 不安や恐怖感が疼痛に大きく影響することがいわれているが、"創痛は当然"などと、術後合併症の発生を軽視することはあってはならない。
- 上述した合併症の有無を主観的・客観的に評価することが必須であり、そのうえで心因性の疼痛に対する意識をもつべきである。総合的判断のうえで心因性要因が主であるか、合併症による腹痛であるかを見きわめることが必要である。

腹痛の鑑別・診断に必要な術後検査（表3）

- 侵襲の少ない検査で初期診断を行うことが必要である。内視鏡、造影、血管造影は侵襲的検査であり、手術内容や術後状態を考慮しながら、慎重に適応を決める。

（内野 基、池内浩基）

表3 腹痛の鑑別・診断に必要な術後検査

初期検査	●バイタルサインの把握：血圧、脈拍、体温、呼吸数、尿量など ●血液学的検査：赤血球数、白血球数、ヘモグロビン値、ヘマトクリット値、血小板数（出血時には貧血の進行、炎症時には白血球増加、好中球の増加がみられる） ●生化学的検査：肝機能、腎機能、CRP、電解質など ●尿検査：潜血など ●血液ガス分析：腹膜炎など炎症高度になればアシドーシスが出現する
画像検査	●腹部単純X線 ●腹部超音波検査 ●腹部CT検査 ●消化管内視鏡、造影検査 ●腹部血管造影検査

文献
1. 箭野育子：図でわかるエビデンスに基づく痛みの緩和と看護ケア．中央法規出版，東京，2005：117-119．
2. 村川和重，今井陽子：疼痛管理．竹末芳生，藤野智子編，術後ケアとドレーン管理，照林社，東京，2009：201-218．
3. 小林美奈子，大北喜基：排液・ドレーン管理 腹腔ドレーン①②．竹末芳生，藤野智子編，術後ケアとドレーン管理，照林社，東京，2009：278-283．
4. A.S.P.E.N. Board of Directors and the Clinical Guidelines Task Force. Guidlines for the use of parenteral and enteral nutrition in adult and pediatric patients. JPEN 2002；26 (suppl 1)：1SA-138SA.
5. Seidel HM, Ball JW, Danis JE, et al. Mosby's Guide to Physical Examination. 3rd ed. St Louis：Mosby；1994：484.
6. 光畑裕正：術後疼痛管理の実際．麻酔 2005；54（増刊）：S20-S28．

Word
- **VAS**／visual analogue scale、視覚アナログ尺度（p.198「疼痛アセスメント」、図9参照）。
- **NRS**／numeric rating scale、数字評価尺度（p.198「疼痛アセスメント」、図9参照）。
- **FRS**／face rating scale、フェイススケール。

Part 1 術後ケア
第2章 術後管理に必要な基本アセスメント

不整脈

ナースがおさえたいポイント

❶術後の不整脈では、患者に起こりうる変化を予測し、術前の安定していたバイタル値を参考に、どのくらい解離があるのか観察していく。
❷心電図は、いつも決められた手順（4ステップ：リズム（RR間隔）、P波の有無、QRS波の幅、ST変化）でみる。
❸術後に注意したい不整脈は「頻脈性不整脈」「徐脈性不整脈」「虚血性心疾患」などである。

- 本稿では、術後管理のなかで最も重要かつ迅速な対応が必要な「虚血性心疾患」を含めた術後不整脈管理を簡単に解説する。

心電図とは

1. 正常心電図波形

- 心臓は、通常1日に約10万回収縮と拡張を繰り返している。この規則正しい収縮・拡張のリズム（心拍）は、洞房結節から発生する電気刺激により始まり、**図1**のように房室結節→ヒス束→右脚・左脚→プルキンエ線維へと順に伝わることで心筋が収縮し（脱分極）、そのあと次の収縮に備えて元の状態に戻る（再分極）。
- この電気刺激の通り道を「刺激伝導路（または系）」といい、心電図波形はこの刺激伝導系から発せられた心筋内の電気信号を体表面でとらえ、その経時変化を縦軸＝電圧、横軸＝時間として表したものである。

2. 正常心拍数（実臨床での違い）

- 一般に、教科書には成人の正常心拍数は60〜100回/分と記載されている（60回/分未満を徐脈、101回/分以上を頻脈という）。しかし、実臨床では、患者の個人差や症状の有無などから40〜120回/分くらいまでの心拍数を許容することがある。
- 実際、正常範囲外の心拍数（40〜59、101〜120回/分）の場合、術前に心臓に機能的・器質的に何か問題がないか、手術に耐えられるかなどの精査が行われ、問題がないと判断された場合、手術となる。
- ここで特に覚えておいてほしいことは、例えば整形外科手術を受ける患者の術前の心拍数が50回/分であったため（正常範囲外の心拍数）、術前精査を受け、特に問題なければ術後も50回/分が管理のめやすとなることである。
- ところが、例えば心臓血管外科で弁置換術を行った患者の心拍数が120回/分であり、術後70回/分となっていた場合、もとの心拍数と大きく違っていてもあわてる必要はない。このような場合、例えば手術記録から心房細動の治療（Maze手術）が追加で行われていたという情報が役立つ。治療の結果、正常心拍数、正常心電図に戻ったのである。

不整脈 63

図1　刺激伝導系と心電図

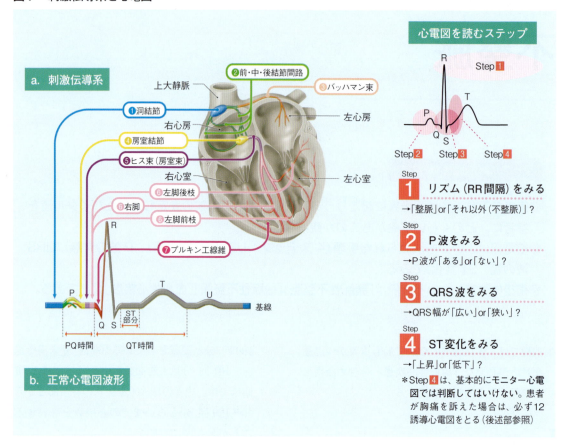

上記のように、手術を受ける患者を担当する場合、特に術前何もなくても、また術前に何か問題があったり、術中に何か問題が起こった場合、術後管理中に患者にどのような変化が起こるかをできるだけ予測し、術前の安定していたバイタルサイン値を参考に、どのくらい解離があるのかチェックしていくことが大切である。

3. 心電図を読むための4ステップ

● 術後管理において、心電図波形のチェックはどの科の患者でも欠かせない。しかし、心電図波形に慣れていないと、経過観察のみでよい波形でも心配になるものである。まずは、いつも決められた手順で心電図を読む習慣をつけることがポイントである。

● 上記の確認したいステップのなかで、不整脈をとらえるのに大切なことは、徐脈、頻脈（つまり心拍数）の確認と ③ QRS幅の"広い"か"狭い"かである。

● QRS幅が"広い＝3マス以上＝危険"、"狭い＝3マス未満＝安心"というイメージを、まず覚えたい（**図2**）。

4. 危険度別に心電図パターンを把握

● 循環器が苦手な読者のなかには、不整脈には多くの種類があり、そのすべてを覚えなければいけないと思い込んでいる人がいるかもしれない。しかし、術後管理で必要な心電図波形のうち、生命にかかわる不整脈を危険度の高い順に分けてみると、最低限おさえておくべき波形はじつはそれほど多くなく、大きく分けて次の3パターンとなる。

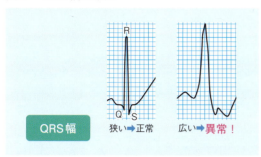

図2　QRS幅の確認

a. 緊急、生命に危険な心電図：心室細動（Vf）、無脈性心室頻拍（Pulseless VT）、心停止
b. 緊急、危険の疑いがある心電図：心室性期外収縮①R on T、②ショートラン（Short run）、③多源性心室性期外収縮
c. 準緊急：洞房ブロック、モービッツⅡ型2度AVブロック、完全房室ブロック、発作性心房細動、発作性上室頻拍、2：1心房粗動（＋α．ST変化を考える急性心筋梗塞）
- まずは、しっかり上記の波形のパターンを覚えたい（図3）。

心臓の収縮・拡張と冠動脈の血流の関係

- 心筋は、大動脈弁から駆出された血液がバルサルバ洞の直上にある冠動脈に流れ込み、そこから収縮に必要な血液や酸素を受け取る（図4）。
- 心臓と他の臓器の大きな違いは、他の臓器は心臓が収縮して（つまり収縮期に）大動脈弁から送り出された血液を受け取ることでその機能を維持するのに対し、心臓心筋自体は収縮期ではなく拡張期に冠動脈に多くの血液が流れるため、主に拡張期に酸素や栄養を受け取り、その機能を維持している点である。
- 心臓は収縮期と拡張期があり、もし心拍数が速くなっても心臓が収縮にかける時間はあまり変わらず、逆に拡張にかける時間が短くなる。つまり、頻脈傾向になればなるほど、心筋に流れる血液がどんどん少なくなる（図5）。

- 頻脈性不整脈が始まった当初は、1回心拍出量を上げること、つまり心拍数と心収縮力を上げることで、なんとか酸素や栄養の供給量を代償するが、その代償がきかないくらい頻拍とならざるを得ない状態になると、今度は冠動脈に流れる血液は徐々に減る。結果、だんだん心筋自体が弱ってきて収縮力も下がり、心拍出量が維持できなくなる。その結果、心不全となる。
- 一方、もともと正常な心拍出量を維持していた心臓が何かの原因で徐脈になった場合は、拡張時間が長くなるぶん、心臓心筋に供給される酸素や栄養は多少増加する反面、1分間あたりの心拍数が少なくなるため、その合計である心拍出量が身体に必要な量を維持できなくなり、結果心不全となる（図6）。
- もう1つ重要なことは、酸素の必要量である。一般に、心筋は100％の酸素が流れてきた場合、その75％を1回に消費する。一方、他の臓器は25％しか消費しない。このことから、心筋はちょっとした変化で酸素供給量が減ると、他の臓器と違って受けるダメージも相当大きな臓器といえる（図7）。
- 上記3点から不整脈の治療方針を考えると、「頻脈→脈を落とす」「徐脈→脈を上げる」「酸素が足りない→少しでも酸素を投与する」となる。
- 一般に、頻脈の治療は薬剤で対応できることが多い（薬剤でもコントロールできない場合はカルディオバージョンという最終手段を用いる）。
- 徐脈は薬剤で対応できないことが多く、一時ペーシングに頼らざるを得ない。

2．不整脈の分類

- 危険度別分類のほか、不整脈には大きく分けて「頻脈性不整脈・徐脈性不整脈」と「上室性不整脈・心室性不整脈」という分類がある。
- **頻脈性・徐脈性不整脈**：先に述べた正常心拍数60～100回/分のそれぞれ101回/分以上が頻脈性、59回/分以下が徐脈性である。
- **上室性不整脈**：心室に対して上、すなわち心房レベルで起こっている不整脈を意味する。

図3 おさえておくべき危険な心電図波形

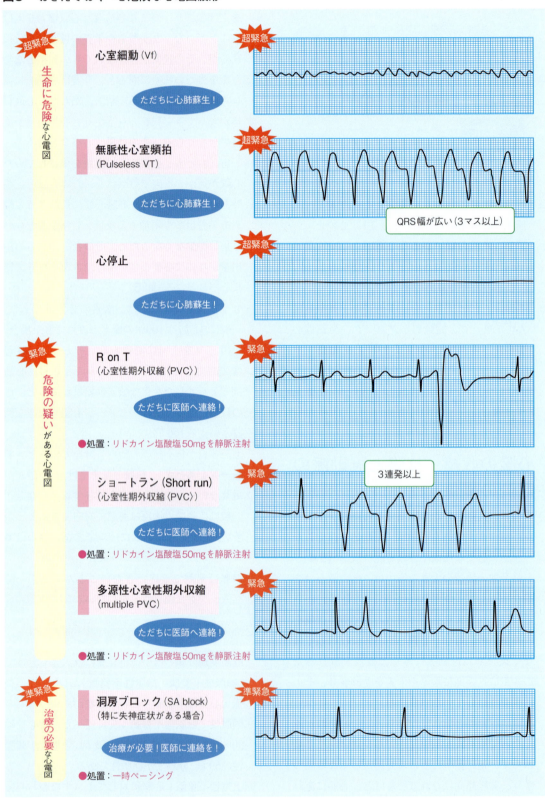

（次頁へ続く）

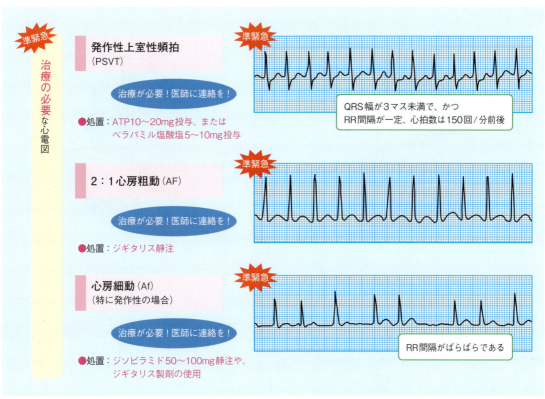

(このほか、「モービッツⅡ型／Ⅱ度房室ブロック（Ⅱ-AVB）」「完全房室ブロック／Ⅲ度房室ブロック（C-ABV）」（p.73 図10 参照）も含まれる）

- 心室性不整脈：心室レベルの不整脈を指す。
- ここでのポイントは、心房性の不整脈はQRS幅が狭い（3マス未満）のに対し、心室性不整脈はQRS幅が3マス以上という点である。
- 心臓には4つの部屋、左右に心房と心室があるが、そのなかでもっとも重要なのが左心室である。なぜなら、全身に血液を供給する最も大切な仕事をしているのが左心室だからである。つまり、心臓に何かトラブルがあった場合、最も問題になるのは左心室にトラブルが起こった結果、心拍出量が減ってしまうことである。
- 上記の考えを心電図に当てはめると、心房性に起こる不整脈より心室性に起こる不整脈のほうが危険な知らせであり、それを見きわめる簡単な方法がQRS幅である。QRS幅が3マス未満の不整脈の場合、上室性の不整脈であり、3マス以上なら心室性の不整脈、だから、常にQRS幅をチェックすることが重要なのである。

これが先に説明したステップ3の大切なポイントである。
- 心室においても同様に、右室より左室のほうが大切であり、不整脈も右心系の不整脈より左心系の不整脈のほうがより重症と考える。そのため、同じブロックでも右脚ブロックは安心、左脚ブロックは安心できないとなるわけである。

術後に注意したい不整脈 ①頻脈性不整脈

1. 洞性頻脈

- 洞調律（P波がありQRS波と続く場合）の頻脈についての注意点について述べる。洞性頻脈でも、そのまま放置しておくと心不全になるのは、先の解説の通りである。

図4　冠動脈

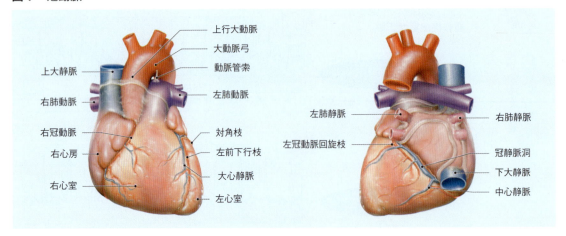

図5　心拍数の増加から心不全発症のメカニズム

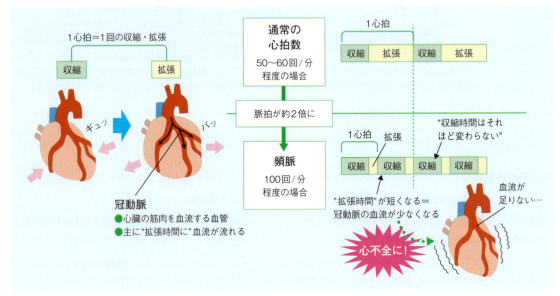

● 術後に洞性頻脈を見つけた場合、まずはその原因を循環血液量の減少や疼痛、発熱などに絞って考えるとよい。例えば、術後循環血液量が減少していた場合、その結果、血圧も下がり代償機構が働いて頻脈傾向になる。この場合、循環血液量を増やす治療を行うと頻脈は改善する。したがって、出血がないか、輸液のin/outバランスが大きくマイナスになっていないかなどを確認する。

● 酸素が低下していても、その代償として頻脈になる。術後輸液の過多で心不全から肺水腫になっていたり、胸水がたまっていて肺が膨らまない、痰が詰まっていたり、喘息様の状態から酸素がうまく肺に到達しない場合など、原因はさまざまである。このような場合は、まず呼吸数を確認する。術前よりも呼吸数は増えていないだろうか？　もしかしたら「術後の痛みで、肺を十分に膨らますことができていなかった」といった要因があるかもしれない。

図6　ポンプ機能不全から心不全が起こるメカニズム

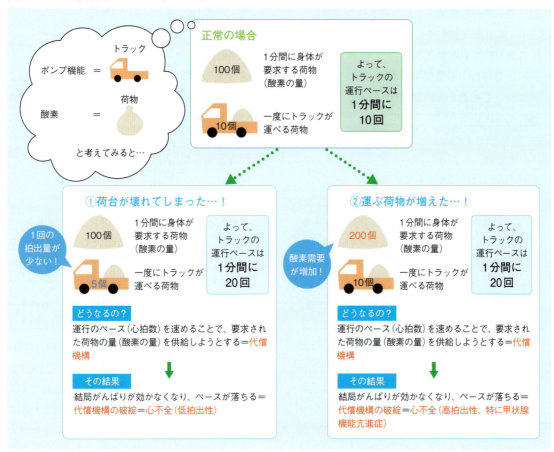

図7　心臓には多くの酸素が必要

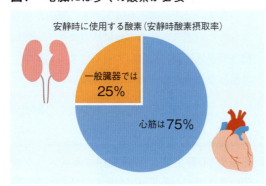

- 発熱も、普通1℃上昇すると心拍数は約10上昇するので、平熱よりどれくらい熱が上がっているかを把握する必要がある。感染による場合は、さらに心拍数が上がるため（20回/分以上）、何か感染を起こしていないか確認が必要である。
- 洞性頻脈の特徴は、急に心拍数が増えているのではなく、病状に応じて徐々に心拍数が上がってきている点である。しかし、多くは安静時心拍数が140回/分を超えることはない。

1）発作性心房細動・発作性上室性頻拍

- 頻脈性不整脈のなかで、発作性心房細動、発作性上室性頻拍は、名前からもわかるように突然に心拍数が増えるという特徴がある。ここが洞

Note　●解熱薬と心拍数の関係／発熱の場合、安易に解熱薬を使うと、発汗が進み、もし循環血液量が少ない状態であるとせっかく熱が下がっても、心拍数は変わらないことがあるため注意する。

性頻脈との臨床上の大きな違いである。これらは、モニター心電図のトレンドグラムで確認したり、症状が突然起きたかどうかなど直接患者から聴取して判断できる。
- 特に、発作性上室性頻拍の場合や2：1心房粗動では、心拍数が140回/分を超えることが普通である。

2）心房細動
- 心房細動には特に要注意である。
- 心房細動が術前からわかっていた場合（慢性心不全の場合）、術前にワーファリンカリウムからヘパリンに置換される。術後は患者の状況をみて、できるだけ早くワーファリンカリウムを再開する必要がある。
- 術後はじめて心房細動となった場合は、発作性、慢性にかかわらず、常に血栓による脳梗塞や急性上腸間膜動脈閉塞になる可能性を意識しなければならない。
- 発作性心房細動を見つけたときは、まずはその原因、たとえば術後循環血液量（少なくなかったか）、カテコラミン製剤の影響、発熱の有無などが発作を誘発していないか検討し、洞調律に戻すべく、ジギタリス製剤やカルシウム拮抗薬などを用いて治療する（それでも戻らなければ、場合によってはカルディオバージョンを行う）。
- **WPW症候群**を伴った心電図波形の患者が突然心房細動を合併すると、PseudoVT（偽性心室頻拍）になってしまい、危険な状態になることがある。術後申し送り時に、しっかりチェックしておく。
- 最近、非弁膜症性心房細動や全身性塞栓症の発症予防に、ワーファリンカリウムの代わりに**新規経口抗凝固薬（NOAC）**が使われるようになってきた。

3）肺梗塞
- 術後よく起こるものに、下肢静脈血栓から起こる肺梗塞がある。肺梗塞になると、SpO$_2$が低下し頻脈となる。このようなときも、心拍数の変化を観察することが重要である（p.130「4. 肺血栓塞栓症（PTE）」参照）。

2. 心室性不整脈
- 術後に起こる不整脈のなかで、QRS幅が広い（3マス以上）不整脈の代表が心室性期外収縮である。心室性不整脈の有名な分類として、Lown（ラウン）分類（**表1**）がある。
- Lown分類は、心室性期外収縮（PVC）のパターンにより分類されているが、その程度が上がるほど危険度が増すため、めやすとしてよく使われる。
- Lown分類で特に気をつけてほしいのは、Grade2以上の場合である。PVC 2段脈や3段脈を放置しておくと、R on TからVF、Pulseless VTになる可能性がある。また、ショートラン（3連発以上）もVFやPulseless VTに移行する。多源性VTの場合も同様である。
- 治療方針として、虚血など原因が明確にわかっている場合はその対応を優先する。原因がはっきりしない場合は、基本的にリドカイン塩酸塩投与やβ遮断薬、場合によってはアミオダロン塩酸塩などを使用することもある。

3. Vf、pulseless VT、心停止（心静止）
- 最も危険な心電図であるVf、Pulseless VT、心停止（心静止）も、突然発生するイメージが強いようだが、必ず原因やその徴候がある。例

Note
- **WPW症候群**／Wolff-Parkinson-White (syndrome)、ウォルフ・パーキンソン・ホワイト症候群。先天的に房室間にケント束（筋肉の束）ができているため、洞結節からの刺激が従来のルートのほか、ケント束を経由する2つのルートを通って心室へ伝わる疾患。

Word
- NOAC／new/novel oral anticoagulant、新規経口抗凝固薬。

えば、低酸素状態になっていなかったか？ 高カリウム血症（T波増高、**図8**）状態ではなかったか？ 逆にカリウムが尿とともに大量に排出されていなかったか？ 循環血液量は問題なかったか？ QT延長など、ここでもやはりバイタルが落ち着いていたときの状況と、その解離をしっかり把握し、次に起こることを予測しておくことが大切である。
- 起こってしまった場合、一次救命処置（BLS）から二次心臓救命処置（ACLS）へと手際よく行動しなければならない。医療従事者である以上、これらの知識は必要最低限知っておく必要があり、日ごろからBLSやACLSの講習会に参加して、その対応方法をしっかり身に着けておくとよい。

術後に注意したい不整脈 ②徐脈性不整脈

- 徐脈とは、心拍数が60回/分未満のことをいう。しかし、実臨床では40回/分未満となり、心不全傾向やアダムストークス発作など臨床症状が現れるときに問題となる。具体的には"3秒以上心拍が止まってしまった場合"と考える。この場合、体外ペーシングの適用を考慮する必要がある。

1．洞不全症候群

- 洞結節の機能不全により、著しい洞性徐脈、洞停止、洞房ブロックや発作性心房頻拍、発作性心房細動、粗動などの徐脈性あるいは頻脈性不整脈をきたす病態である。
- 臨床的には、Rubenstein（ルビンスタイン）の分類（**表2**）を利用すると、その病態を把握するのに便利である。
- 術後、徐脈が起こる原因で最もよく遭遇するものは、迷走神経反射によるものである。この場合、アトロピン硫酸塩投与で状態が落ち着くことが多い。しかし、薬剤に反応しない場合は、

表1　Lown分類

Grade 0	PVCなし
Grade 1	PVC＜1回/分、または30回/時（散発性）
Grade 2	PVC＞1回/分、または30回/時（多発性）
Grade 3	多源性のPVCを認める（多形性）
Grade 4a	2連発のPVCを認める
Grade 4b	3連発以上のPVCを認める
Grade 5	R on T型のPVCを認める

Grade 2以上がドクターコール

図8　高カリウム血症時の心電図波形（T波増高）

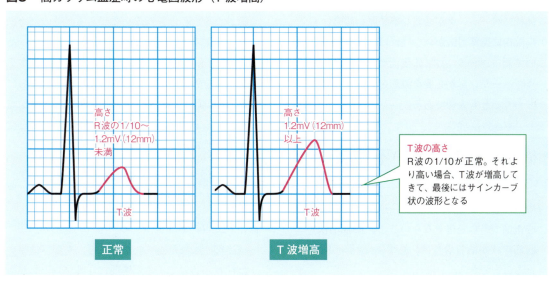

表2　Rubensteinによる洞不全症候群の分類

Ⅰ型	狭義の洞機能不全	洞結節の機能不全による持続的かつ高度な徐脈
Ⅱ型	洞房ブロック	洞結節と心房の間の伝導障害により、心房興奮の脱落をきたす
Ⅲ型	徐脈頻脈症候群	洞機能不全による徐脈発作と、心房細動などの上室性頻拍発作を繰り返す

一時ペーシングが必要である。ペーシングのめやすは、失神で、症状の前後でその記憶がしっかりしていることが特徴である（てんかん発作などとの大きな違い）。
- 洞不全症候群以外でペーシングが必要になるものに、房室ブロックがある（図9）。

2. 房室ブロック（AVブロック）

- 房室ブロック（Ⅰ度、Ⅱ度、Ⅲ度）のうち、特にⅡ度（ウェンケバッハ型とモービッツⅡ型）のモービッツⅡ型とⅢ度の完全房室ブロックになった場合は、心停止の可能性を考え一時ペーシングが必要となる（図10）。

3. 術後の徐脈でよくある原因

- 術後の徐脈の原因で多いのは、硬膜外麻酔によるものである。この場合、バイタルサインが安定していれば基本的に無治療で、経過観察する。
- 迷走神経反射による徐脈もよく遭遇する。この場合は、アトロピン硫酸塩水和物を投与することもある。
- 純粋にペーシングが必要な不整脈の場合、もし病院内に循環器医がいなければ、除細動器を用いて経皮ペーシング（体表面ペーシング）を行う。ペーシングが必要な波形をしっかり把握しておくことも大切である。

術後に注意したい不整脈 ③虚血性心疾患

- 虚血性心疾患での基本的な注意点は、モニター心電図でST変化をみないこと、胸部不快感・胸痛症状がある場合は、必ず12誘導心電図をとることである。

図9　ブロック
- ブロックとは、刺激伝導系の経路の途中で興奮が届かなくなる、興奮の伝わりが遅くなること。

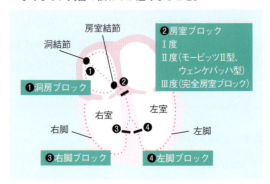

- フォローアップ目的で、モニター心電図を使ってST変化をみる場合、モニター心電図の電極を図11のように貼り、Ⅱ誘導かV₅誘導の波形を出す方法で、下壁の梗塞や前下行枝の梗塞などST変化をとらえることもできる。ただし、これで100％フォローできるわけではなく、やはり12誘導心電図が最適である。
- 12誘導心電図で虚血をしっかり把握するには、微妙なST変化をみる必要がある。そのためには、同じ条件で心電図を何度もとる。いったん12誘導心電図をとったからといって、すぐに電極を外したら、次にまったく同じところに貼るのは難しいため、どうしても電極を外す際は、マジックペンで電極の貼付位置を皮膚にマークするとよい。

術後に注意したい不整脈 ④左脚ブロック

- 前述部で触れたが、突然起こった左脚ブロックは注意が必要である。術前に左脚ブロックがあ

図10 房室ブロックの心電図波形

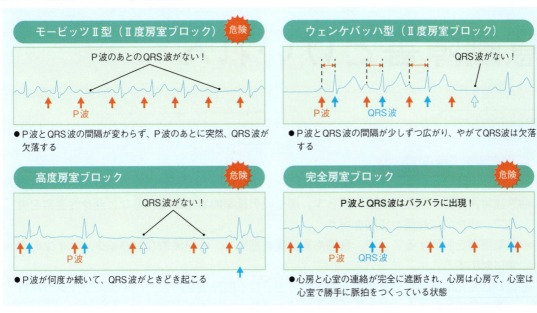

図11 電極の貼付位置

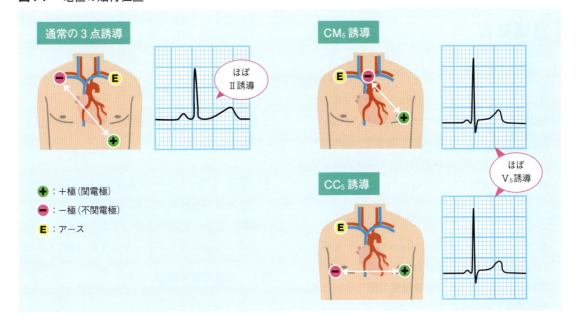

れば、術前精査されているはずであり、術後にはじめて左脚ブロックになった場合は心筋虚血、心筋梗塞などの危険信号を意味している（左室心筋への血液還流がなくなった結果起こるため）。

（大八木秀和）

Part 1 術後ケア
第2章 術後管理に必要な基本アセスメント

意識障害とけいれん

> **ナースがおさえたいポイント**
>
> ❶ 意識障害では、頭蓋内疾患に限らず、周術期の投薬内容や基礎疾患など全身性要素を考えて、包括的に評価と鑑別を行う。
> ❷ 意識障害を評価することで、病態や重症度を把握し、呼吸障害などバイタルサインの異常に対応する。
> ❸ けいれん発症時は、患者状態を把握してさらなる脳障害を防ぎ、バイタルサインの維持と不随意の体動による事故を予防すべく、早急に対応する。

意識障害

1. 意識の定義

- 意識の定義については、以前よりさまざまなものが提唱されてきたが、いまだ明確なものがない。
- 現在、臨床現場では意識は覚醒状態（意識の明るさ）と認知内容（意識の質）の2つの要素で構成されると説明されている[1]。

2. 意識のメカニズム（図1）

- 従来、意識状態は脳幹で司られ視床や大脳との間で調節されると考えられている[2]。よって、これらの部位にさまざまな程度の障害が起こると意識障害が発生する。

3. 意識障害の原因（表1）[3]

- 意識障害の原因は、「頭蓋内疾患」と「全身性疾患」に分かれる。あらゆる疾患が原因になりうることを想定して鑑別を行う。
- カーペンター分類（表2）は実用的な意識障害の鑑別診断で、原因となる病態や疾患の頭文字をとると「AIUEO-TIPS（アイウエオチップス）」となるので、日本人には覚えやすい方法である。

4. 意識障害の評価方法

- 現在、いくつかの簡易的な評価方法が用いられている。

1）グラスゴーコーマスケール（Glasgow Coma Scale：GCS）（表3）

- 開眼、言語、運動の3つの要素を組み合わせて患者の意識状態をスケール化する。最低3点（深

図1　意識の調節機構

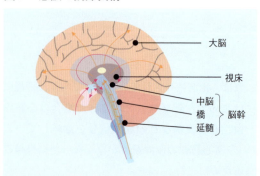

表1　意識障害の原因分類

頭蓋内疾患	内因性	・脳血管障害（脳出血、脳梗塞、クモ膜下出血） ・感染症（脳炎、髄膜炎） ・脳腫瘍（髄膜腫、神経膠腫） ・てんかん（全般性発作、欠神発作） ・水頭症（クモ膜下出血後水頭症）
	外因性	・頭部外傷（急性硬膜下血腫、急性硬膜外血腫、脳挫傷）
全身性疾患 （頭蓋外疾患）	内因性	・心血管性（ショック、不整脈、迷走神経反射） ・電解質異常（低ナトリウム血症） ・血糖異常（低血糖、高血糖） ・内分泌代謝異常（肝性昏睡、尿毒症） ・呼吸器疾患（CO_2ナルコーシス、過換気症候群） ・ビタミン欠乏（ビタミンB_1欠乏）
	外因性	・中毒（一酸化炭素、アルコール、睡眠薬） ・環境異常（熱中症、低体温、高熱）
その他	精神疾患	・ヒステリー、うつ病

荒木尚：意識障害患者の管理．日本救急医学会監修，標準救急医学 第5版，医学書院，東京，2014：249．より引用一部改変

表2　意識障害の鑑別診断（カーペンター分類）

A	alcoholism	急性アルコール中毒
I	insulin	インスリン、低血糖
U	uremia	尿毒症
E	endocrine	内分泌
O	oxygen	低酸素
	opiate	麻薬
	overdose	薬物過剰摂取
T	trauma	外傷
	temperature	体温異常
I	infection	感染症
P	psychiatric	精神疾患
S	syncope	失神
	stroke	脳卒中
	SAH	クモ膜下出血
	shock	ショック症状

昏睡）、最高15点（意識清明）で評価する。

2）ジャパンコーマスケール（Japan Coma Scale：JCS）（表4）

- 覚醒障害の程度により3群に分け、さらに各群を運動や言語反応の状態に応じて3段階に分けた計9段階評価で行う。
- 意識障害は多彩な症状を呈するが、いずれも客観的評価ができるように作成されているので、より多くの医療従事者間で情報を共有できる。

5. 意識障害への対応

- 患者に意識障害が発生した場合、意識障害の評価と並行して行わなければならないのはバイタルサインの確認である。呼吸、血圧、脈拍、体温は、意識障害の病態や病変と関連していることが多いため、よく観察しておくことが大切である。
- 意識障害の患者は、舌根沈下や換気低下などの呼吸障害が起こりやすく、低酸素状態のため病状を悪化させる可能性がある。そのため、必要

---

column

呼吸さえしていれば何とかなるものである

- 患者の意識が急に悪くなると、誰しもが緊張するものである。
- 「どうしよう、何とかしなきゃ」「勤務時間内で何かあったらイヤだなあ」「ちゃんと対処できるかしら」「急変して患者や家族に何か言われないかなあ」……感じることはさまざまであろうが、すべては根本的に病気が悪いのであって、誰も悪いわけではない。そして、呼吸さえしていればその後なんとかなっていくものである。
- まず呼吸があるかどうか確認できたら、我に返って、手順通り処置を進めてほしい。

（中山博文）

表3　グラスゴーコーマスケール（GCS）

開眼（E）（eye opening）	
4	自発的に（spontaneous）
3	言葉により（to speech）
2	痛み刺激により（to pain）
1	開眼しない（nil）

言葉による応答（V）（verbal response）	
5	見当識あり（orientated）
4	錯乱状態（confused conversation）
3	不適当な言葉（inappropriate word）
2	理解できない声（incomprehensible sound）
1	発声がみられない（nil）
T	気管内挿管している場合

運動による最良の応答（E）（best motor response）	
6	命令に従う（obeys）
5	痛み刺激部位に手足をもってくる（localizing）
4	逃避的に四肢を屈曲する（withdrawal flexing）
3	異常屈曲（abnormal flexion）
2	四肢伸展（extends）
1	まったく動かさない（nil）

表4　ジャパンコーマスケール（JCS）

I　刺激しないでも覚醒している状態	
1	だいたい意識清明だが、今ひとつはっきりしない
2	見当識障害がある
3	自分の名前、生年月日が言えない

II　刺激すると覚醒する状態、刺激を止めると眠り込む	
10	普通の呼びかけで容易に開眼する
20	大きな声または揺さぶることにより開眼する
30	痛み刺激を加えつつ、呼びかけを繰り返すとかろうじて開眼する

III　刺激をしても覚醒しない状態	
100	痛み刺激に対し、払いのけるような動作をする
200	痛み刺激で少し手足を動かしたり、顔をしかめる
300	痛み刺激に反応しない

付記：A：akinetic mutisim（無動性無言）、apallic state（失外套症候群）
　　　R：restless（不穏状態）、I：incontinence（失禁）

表5　脳ヘルニアの主な徴候

チェック項目	主な徴候
瞳孔	瞳孔不同、対抗反射消失
意識	急速に進行する意識障害
呼吸	チェーンストークス呼吸、失調性呼吸、無呼吸
血圧	血圧上昇、脈圧の増加（クッシング現象）
脈	徐脈（クッシング現象）
体温	体温上昇

に応じて気道確保して十分に酸素化を行う必要がある。
- 眼球、瞳孔、四肢、姿勢、皮膚の状態も、病状を把握するうえで情報になる。
- 瞳孔所見については、瞳孔径、左右差、対光反射の有無を確認する。これらの瞳孔所見は脳障害の程度を反映していることがあり、特に瞳孔不同がある場合は切迫性脳ヘルニア徴候（表5）を見逃さないようにすることが大切である（脳ヘルニアについてはp.79コラム参照）。

＊

- 意識障害についてはとかく頭蓋内疾患を想定してしまうが、周術期の投薬内容や基礎疾患など全身性要素が混在している可能性を考えて、包括的に評価と鑑別を行うことが大切である。
- 意識障害の評価を行う意義は、頭蓋内疾患や全身疾患の病態や重症度を把握すること、呼吸障害など意識障害に伴うバイタルサインの異常に対応することにある。そして、興奮や無動の状態にある患者の安全確保としての側面もある。

けいれん

1. けいれんの定義

- けいれんとは、全身または限局した筋肉が不随意に激しく収縮する症状を指す。

表6　けいれんの原因

てんかん性	特発性てんかん	● てんかん
	症候性てんかん	● 脳腫瘍（神経膠腫、髄膜腫） ● 脳血管障害（脳出血、脳梗塞、クモ膜下出血） ● 頭部外傷（脳挫傷、急性硬膜下血腫） ● 頭蓋内感染症（髄膜炎、脳炎、脳膿瘍） ● 変性疾患（アルツハイマー病など） ● 水頭症 ● 先天性奇形
非てんかん性	全身疾患性けいれん	● 呼吸不全（低酸素血症） ● 循環不全（高血圧脳症、ショック） ● 内分泌疾患（低血糖、副腎機能低下） ● 電解質異常（低ナトリウム血症、低カルシウム血症） ● 臓器不全（尿毒症、肝不全） ● 中毒（一酸化炭素、カフェイン、アルコール） ● 熱性けいれん ● 心因性（過換気症候群）
その他		● 片側顔面けいれん、眼瞼けいれん ● ヒステリー（偽発作）

● てんかんとは疾患名であり、けいれんを伴うことが多いため混同されがちだが、「けいれんはてんかんでなくても起こりうる」という原則を知っておく必要がある。

2. けいれんの原因（表6）

● けいれんの原因は、「てんかん性」と「非てんかん性」に分けられる。前者は脳の異常を原因とする場合、後者はその他の全身性疾患に続発する場合と理解するとよい。いずれの原因でも脳と筋肉の興奮性が高まり、けいれんが誘発されるようになる。
● てんかん性のけいれんは、特発性てんかんと器質的脳疾患によって起こる症候性てんかんに分かれる。これらに分類されないものとして、末梢の筋肉に限局する片側顔面けいれんや眼瞼けいれん、心因性に起こるヒステリー（偽発作）などがある。

3. けいれん症状の分類（発作型分類）（表7）

● けいれんは、症状の見えかたや現れかたの違いから、部分発作と全般発作に分かれる。

表7　けいれんの発作型分類

部分発作
● 単純部分発作：意識消失はない
● 複雑部分発作：単純部分発作で始まり意識消失に移行する
● 二次的に全般化する部分発作（ジャクソン型発作）：単純部分発作から始まり、全身けいれんに拡大する

全般発作
● 強直性けいれん
● 間代性けいれん
● 強直間代発作
● その他（ミオクロニー発作など）

1）部分発作

● 手もしくは足だけに限局するけいれんで、局所症状のみの単純部分発作と、局所症状から始まり、発作が全般化して意識が消失する複雑部分発作とがある。
● 上記に加えて、二次的に全身にけいれんが広がる発作型がある。

図2　全般発作の分類

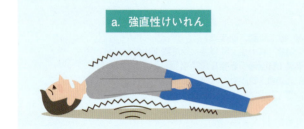
a. 強直性けいれん

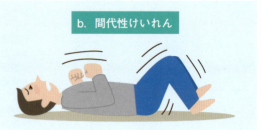
b. 間代性けいれん

2）全般発作（図2）
- 全身に急激に起こるけいれんである。
- 強直性けいれん（図2-a）は、持続的な筋収縮のため全身が突っ張った状態で、間代性けいれん（図2-b）はガクガクと全身の筋収縮を繰り返す状態である。
- 全般発作には、意識消失や尿失禁を伴うことが特徴である。

4. けいれん重積について
- けいれん発作が長時間にわたり持続反復する状態を、けいれん重積という。
- 30分以上鎮静されなければ脳障害が拡大する恐れがあり、留意すべき状態である[4]。

5. けいれん時の対応
- 患者にけいれん発作がみられた場合、以下の手順で症状の観察と処置を進める。要点は、発作の持続時間の把握とバイタルサインの管理である。

1）発作状況の確認
- けいれんの起始部と症状拡大の有無、持続時間を確認する。
- 多くは単発の発作であり、数分で治まることが多いので、あわてずに対応する。
- 発作に意識消失が伴う場合、意識の回復に時間を要する場合がある。

2）バイタルサインの確認と処置
- けいれん発作に伴う意識状態や呼吸状態など、バイタルサインの確認を行う。
- 意識障害の影響に加え、呼吸筋のけいれんにより呼吸が強く抑制されることがある。この場合、酸素消費が亢進し低酸素となるため、十分な酸素投与下での管理を行う。
- けいれんに伴う血圧変動、心拍の変動による心拍出量低下、発熱は、術後管理の観点からも注意を払う。

3）投薬
a. 初期投与
- 最初に早急に発作を停止させるため、抗てんかん薬の投与を行う。
- ジアゼパム（セルシン®）やフェニトイン（アレビアチン®）を静脈投与する。これらの薬剤は呼吸抑制を助長する可能性があるので、注意して投薬する。
- 重積発作では、呼吸管理下にミダゾラム（ドルミカム®）、プロポフォール（ディプリバン®）、チオペンタールナトリウム（ラボナール®）など静脈麻酔薬の持続投与を考慮する。

b. 予防薬投与
- 再発作のリスクが高い患者には、引き続き抗てんかん薬の予防投与を行う。
- 部分発作には、カルバマゼピン（テグレトール®）など、全般発作にはバルプロ酸ナトリウム（デパケン®）、フェニトイン、フェノバルビタールなどが選択される。

＊

- けいれんを管理する意義は、患者の頭蓋内環境と全身環境の悪化を把握し、さらなる脳障害

を防ぐこと、意識障害をはじめ呼吸障害や循環障害などバイタルサインを維持すること、不随意の体動による患者のけがや事故を防ぐことにある。
- けいれん症状がみられた場合は、これらの問題点を理解して早急に対応する。

（中山博文）

文献
1. 太田富雄：意識障害．太田富雄，松谷雅生編，脳神経外科学 改訂9版，金芳堂，京都，2004：169-195．
2. Moruzzi G, Magoun HW. Brain stem reticular formation and activation of the EEG. *Electroencephalogr Clin Neurophysiol* 1949；1：455-473．
3. 荒木尚：意識障害患者の管理．日本救急医学会監修，標準救急医学 第5版，医学書院，東京，2014：248-253．
4. 日本神経学会監修：第8章 てんかん重積状態．てんかん治療ガイドライン2010，医学書院，東京，2010：72-85．

column

脳ヘルニア徴候について

- 脳組織が偏位する状態を「脳ヘルニア」という。臨床的に「テント切痕ヘルニア」が重要で、なかでも頭蓋内病変が側方から脳神経組織を圧排してテント切痕に圧迫されて発生する「鉤ヘルニア」は特に重要である（**図**）。
- 脳ヘルニアの主要徴候（**表5**）のうち、最初にみられる変化は瞳孔不同である。小脳テント縁近傍を走行する動眼神経が一側性に障害されて生じ、障害側の瞳孔は散大し対光反射が消失する。脳ヘルニアがさらに進行して間脳や脳幹に障害が及ぶと急速に意識障害が進行して、チェーンストークス（Cheyne-Stokes）呼吸や失調性呼吸といった呼吸障害が現れる。手足の運動は四肢麻痺となり、最後は除脳硬直と呼ばれる特徴的な異常肢位となる。脳ヘルニアは通常、頭蓋内圧亢進状態にあるため、頭痛、嘔吐、血圧上昇、徐脈などもみられる。このなかで脈圧の増加した血圧上昇と徐脈は頭蓋内圧亢進に対する生体反応で「クッシング徴候」と呼ばれる。
- 脳ヘルニアはバイタルサインに影響するため、致命的な状態と認識することが大切である。上記の症状が複合してかつ進行性にみられる場合は、常に脳ヘルニアの発生を念頭に置き、術後に脳腫脹や脳出血など頭蓋内病変が進行して脳ヘルニアをきたす場合には、緊急の減圧処置が必要となる。

（中山博文）

図　テント切痕ヘルニアの種類

- 小脳テント自由縁の近傍には動眼神経が走っているため、眼球運動障害と瞳孔散大、対光反射消失が起こりやすい。

❶下行性鉤ヘルニア	頭蓋内病変が側方から脳神経組織を圧排して、テント切痕に圧迫されて発生。側頭葉内側部（鉤、海馬）がテント切痕から下へ	
❷下行性正中ヘルニア	視床・視床下部、中脳、両側側頭葉内側部がテント切痕から下へ	
❸上行性ヘルニア	小脳虫部がテント切痕から上へ	

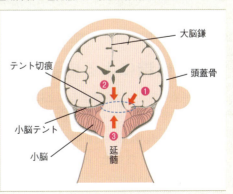

Part 1 術後ケア
第2章 術後管理に必要な基本アセスメント

術後高血糖

> **ナースがおさえたいポイント**
>
> ❶ 術後の200〜250mg/dL以上といった重篤な高血糖は、重症患者の予後に悪影響を与える可能性がある。
> ❷ 重症患者の目標血糖値は140〜180mg/dLが妥当と考えられ、高血糖だけでなく低血糖にも注意して観察する。
> ❸ 血糖測定は、安定していれば4時間ごと、不安定な場合には1時間ごとに測定する。
> ❹ 血糖測定には、血液ガス分析装置あるいは全血（動脈／静脈血）を用いた簡易血糖測定器を使用する。

- 術後急性期には、高血糖が頻繁に生じる。
- 血糖管理により、重症術後患者の予後が変わる可能性が示唆されており、急性期血糖管理は重要である。

術後高血糖の発症メカニズム

- 手術により生体に侵襲が加わった患者では、血糖上昇ホルモン分泌促進（グルカゴン・成長ホルモンの増加）が生じ、炭水化物代謝の変化が生じる。これらの変化は、インスリン抵抗性の増大を惹起し、急性期高血糖を引き起こす。

術後高血糖による影響

- 高血糖が発生あるいは継続することにより、感染防御能が低下するといわれている。
- 200〜250mg/dL以上の高血糖では、白血球の粘着能・走化能・貪食能・殺菌能が低下することが報告されている。
- 高血糖により、高浸透圧による中枢神経障害や浸透圧利尿による脱水などの体液バランスの失調が生じる可能性がある。
- 上記より、術後の重篤な高血糖は重症患者の予後に悪影響を与えると考えられている。

術後患者の目標血糖値

- 2000年以降の約10年間、重症患者の目標値をどの程度にすべきかについて、多くの研究が行われてきた。初期の研究であるLeuven I study[1]では、目標血糖値80〜110mg/dLとする強化インスリン療法が、外科系集中治療患者の死亡率を減少させることを示したが、以降に行われた多くの研究でその有効性は再確認することができなかった[2]。
- 2009年に報告されたNICE-SUGAR trial[3]は、4か国42施設6,022名の集中治療患者を対象に、強化インスリン療法の90日死亡に対する効果を通常血糖管理（目標血糖値：144〜180mg/dL、平均血糖値：144mg/dL）と比較した研究である。NICE-SUGAR trialでは、強化イン

表1　NICE-SUGAR trial の後ろ向き解析における低血糖と患者死亡との関係

	全患者	強化インスリン療法群	通常血糖管理群
低血糖なし	1	1	1
軽度低血糖発生患者 （41〜70mg/dL）	1.41（1.21〜1.62）	1.24（1.01〜1.52）	1.57（1.29〜1.91）
重度低血糖発生患者 （40mg/dL 以下）	2.10（1.59〜2.77）	1.79（1.30〜2.46）	4.12（1.82〜9.32）

調整オッズ比（95％信頼区間）

スリン療法は90日死亡を2.6％有意に上昇させた（強化インスリン療法 vs 従来型；27.5％ vs 24.9％、P＝0.02）。
- NICE-SUGAR trial では、40mg/dL 以下と定義される重症低血糖発生率は強化インスリン療法群で6.8％、41〜70mg/dL と定義される軽度低血糖発生率は強化インスリン療法群で74.2％の患者で生じた。しかし、従来型管理群では重症低血糖の発生率は0.5％、軽度低血糖の発生率は15.8％であった[4]。すべての患者群において、軽度・重度低血糖は患者死亡率上昇と有意に独立して関連した（表1）。低血糖の発生が、直接死亡にかかわるか否かは不明であるが、軽度であっても低血糖は避けたほうがよいと考えられている。
- 強化インスリン療法を使用すると、低血糖は約6倍多く発生するといわれている。高血糖が持続することもよくないが、前述のように、低血糖の発生も患者予後を悪化させる可能性があることが示唆されている。
- 現在、重症患者の目標血糖値は140〜180mg/dL が妥当と考えられている。

術後患者の安全な血糖測定方法

- 血糖測定間隔は、使用するプロトコルによるが、血糖値が目標範囲内に安定すれば4時間ごとに、安定していない時期は1時間ごとに測定することが推奨されている。
- ベッドサイド型簡易血糖測定器は、集中治療患者で使用することを想定して開発しておら

表2　術後重症患者の血糖管理方法
- 血糖値が180mg/dL を超えるまではインスリン投与しない
- インスリン投与を開始したら、140〜180mg/dL を目標としてコントロールする
- 高血糖と同等あるいはそれ以上に低血糖の発生に注意する
- 毛細血を利用した簡易血糖測定器による血糖測定を使用しない

ず、特に毛細血を使用した場合は血糖を30〜40mg/dL の範囲内で維持し続けるには十分な正確性がない。また、低血糖を見過ごす可能性が高いことも指摘されている。
- 重症患者の血糖管理を行う際には、短時間で比較的正確な測定が可能な血液ガス分析装置を使用することが推奨されている。血液ガス分析装置と同等の正確性はないが、全血（動脈/静脈血）を使用したベッドサイド型簡易血糖測定器による血糖測定は、毛細血を利用した血糖測定よりも正確であり、血液ガス分析装置を使用できない場合には、その利用が推奨される。

術後患者の血糖管理方法

- 急性期血糖管理をする場合、筆者は以下のように推奨する[5]（表2）。
  ① 血糖値が180mg/dL を超えるまではインスリン投与しない。
  ② インスリンを開始した場合、140〜180mg/dL を目標としてコントロールする。高血糖と同等あるいはそれ以上に低血糖の発生に注意す

る。
- ③血液は、安定していれば4時間ごと、不安定な場合には1時間ごとに測定する。

● 実際には、速効型あるいは超速効型インスリンを使用し、1単位/mLといったわかりやすい濃度になるよう生理食塩液で希釈し、持続静脈投与を行う。

● 血糖管理を要する重症患者では、経静脈・経腸栄養投与は持続注入を用い、間欠投与は可能な限り避ける。

● CT撮像などで経静脈・経腸栄養投与を中止する際には、低血糖を避けるためインスリン投与も中止する。

（江木盛時）

文献
1. van den Berghe G, Wouters P, Weekers F, et al. Intensive insulin therapy in critically ill patients. *N Engl J Med* 2001；345：1359-1367.
2. Friedrich JO, Chant C, Adhikari NK. Does intensive insulin therapy really reduce mortality in critically ill surgical patients? A reanalysis of meta-analytic data. *Crit Care* 2010；14：324.
3. Finfer S, Chittock DR, Su SY, et al. Intensive versus conventional glucose control in critically ill patients. *N Engl J Med* 2009；360：1283-1297.
4. Finfer S, Liu B, Chittock DR, et al. Hypoglycemia and risk of death in critically ill patients. *N Engl J Med* 2012；367：1108-1118.
5. Bellomo R, Egi M. What is a NICE-SUGAR for patients in the intensive care unit?. *Mayo Clin Proc* 2009；84：400-402.

Part 1 術後ケア
第2章 術後管理に必要な基本アセスメント

血液・生化学検査

ナースがおさえたいポイント

❶手術に対する生体反応を十分理解しておくことが大切である。
❷検査データから病態生理を理解し、複数項目を組み合わせて全体を通して考えていく。
❸術後の栄養状態は、術後数日間の栄養指標項目の変化について理解を深め、検査項目だけでなく合併症や輸血・輸液施行の有無もあわせて総合的に判断する。

- 手術後の患者は、侵襲により、体液の水分量の変動や短期間に臨床検査値が大きく変動する。そのため、術後の状態を知るうえで血液・生化学検査を理解し、患者の栄養状態を把握することは大変重要である。
- 人間の身体の約60%は水でできている。さらに、全体の水分量の3分の2が細胞内液（40%）、細胞外液（20%）は3分の1を占めており、細胞外液は組織間液（15%）と血管内の血漿（5%）に分かれる（図1）。
- 体内の水分には細胞内、血管内、組織間の3種類あり、手術などで3つのうち1つでも変化があると代償性に変化を起こす。

手術で起こる体内水分量の変化

- 術後は体液バランスが大きく変化する。
- 手術などの侵襲を受けると、生体内のホルモンの分泌などによって血管透過性が亢進し、血管外へ水やナトリウム（Na）が漏出し「むくみ」となる。
- 多量に水分が漏出してしまうと、血管内の水分が減少してしまい、「むくみ」と血管内の脱水が起こる（図2）。

- 手術時の人体中の水分量の移動は、尿量の減少、Naの体内貯留である。
- 細胞外液の調節は、水分調節とNaの調節の2つがあり、前者は抗利尿ホルモン、後者はレニン・アンジオテンシン・アルドステロン系などが働く。
- 細胞外液量の減少に対する体液調節系の反応は、以下の通りである。
  ・**抗利尿ホルモン**：循環血液量の減少時に分泌が促進され、尿量を抑える。
  ・**レニン・アンジオテンシン・アルドステロンなどのホルモン**：循環血液量の不足からくる血圧低下を防ぐために、尿量を減少させ、水分量を保持する。

手術後の栄養状態について

- 術後患者は、外科的手術によるエネルギー消費や食事制限などにより、エネルギー不足になる。そのため、エネルギーを供給しようと身体が反応し、タンパク異化、解糖、糖新生、脂肪分解が起こる。
- 手術時は、肝臓や筋肉のグリコーゲンが消費され、タンパク、脂肪が分解される。栄養状態が

図1　人体に占める水分量の割合

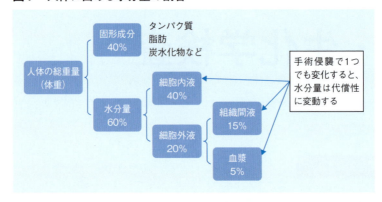

図2　術後に起こる「むくみ」のメカニズム

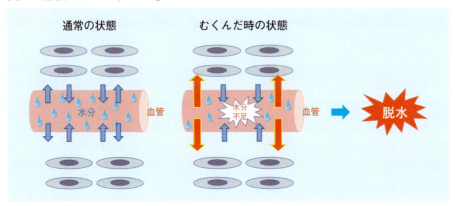

不足すると、下記のような状態となる。
- 創傷の治癒の遅れ（創部、褥瘡）などの悪化
- 手術後の合併症の増加など
- 免疫力の低下などによるMRSAなどの感染
- 筋肉量が減少することによる日常生活動作および生活の質の低下

● 臨床検査における栄養評価の項目には、中長期的な栄養状態を反映する総タンパク（TP）、アルブミン（Alb）、コリンエステラーゼ（CHE）、コレステロール（T-CHO）がある（＝静的栄養評価指標）。

● 短期間での代謝の変化やリアルタイムでの代謝・栄養評価が可能な項目としては、プレアルブミン（トランスサイレチン、TTR）、レチノール結合タンパク（RBP）、トランスフェリン（Tf）などがある（＝動的栄養評価指標）。

表1　栄養状態の判断

栄養状態は、検査値だけでなく総合的に判断する！

合併症の有無
- 腎機能障害患者：RBP高値（排泄障害による）
- 感染症や炎症時：タンパク異化亢進で低値
  ⇒CRP同時測定が必要
- 肝機能障害：産生低下により低値
  ⇒肝機能検査が必要（産生低下 or 消化管吸収障害の見きわめ）

輸血・輸液施行の有無
- 手術中あるいは術後の自己血輸血や新鮮凍結血漿の輸注
  ⇒栄養アセスメント・タンパクの一時的上昇

● 栄養状態は検査値だけでなく、総合的に判断することも大切である（**表1**）（p.180「栄養状態のアセスメント」参照）。

術後血液・生化学検査の実際

- 手術後の検査結果では、異常値やパニック値などをよく目にする。まず、採血時の影響がないか（溶血・輸液混入など）、適切に採血が行われたか確認をする必要がある。
- 一般的な手術などで測定されることの多い血液・生化学検査について、下記に述べる。

1. 血液一般検査

全血球算定（complete blood counting：CBC）は、赤血球数、ヘモグロビン量、ヘマトクリット値、さらに白血球数、血小板数を自動血球計数器で測定する検査である。

1）赤血球数、ヘモグロビン量、ヘマトクリット、赤血球指数

- 赤血球数（RBC）：血液中の赤血球数を表す。
- ヘモグロビン量（Hb）：赤血球のなかに存在するタンパク質で、「ヘム」と「グロビン」からなり、酸素分子と結合し、肺から全身へと酸素を運搬する量を表す。
- ヘマトクリット（Ht）：血液中に含まれる血球の体積の割合を示す数値である。
- RBC、Hb、Ht の 3 項目は、術後の貧血、水分過多、脱水症状を知るうえで重要なものである。それぞれの基準値を表 2 に示すが、これらのデータのなかで最も重視するのはヘモグロビン量である。なぜなら、測定上の変動が少なく、酸素運搬の主役を担っているからである。

2）白血球数

- 白血球（WBC）は、血液に含まれる細胞成分の 1 つである。
  - ・顆粒球：白血球の 60％を占める。細胞質には、殺菌作用をもつ顆粒が存在する。
  - ・リンパ球：白血球の 25％を占める。ウイルスに対して対応。
  - ・液性免疫（抗体産生）：B リンパ球。
  - ・細胞免疫：T リンパ球。
- 白血球数は、手術当日〜1 日後あたりにピークとなる。しかし、白血球数が多くなる原因には、手術以外に感染症、外傷、熱傷、心筋梗塞などがあるため、注意が必要である。

3）血小板数

- 血小板数（PLT）は血液の成分の 1 つで、血管の損傷に反応し、出血を止める働きをしている。
- 例えば、過度の侵襲などにより引き起こされる播種性血管内凝固症候群（DIC）においても、血小板は減少する。血小板数が急速に 5 万/μL 未満へと低下し、出血症状を認める場合には、血小板輸血の適応となるため注意深く観察する。

2. 生化学検査

1）血清酵素検査

- 血清酵素検査は、逸脱酵素検査とも呼ばれ、手術などでの細胞自体の破壊、もしくは細胞膜の透過性亢進などで、組織障害によって細胞内で働いている酵素が血中に流出したものである。
- 一部の酵素（アミラーゼなどの消化酵素）は、それ自体が全身に障害を与える可能性があり、逸脱酵素の血中濃度を測定することで臓器がダメージを受けていないかを推測することが可能となるため、手術などでよく行われている。
- アミノトランスフェラーゼ（AST、ALT）：心筋・肝・骨格筋などに多く分布し、ALT は特に肝臓・腎臓に多く分布している。AST、ALT は逸脱酵素で、組織の崩壊・炎症による細胞膜の透過性の亢進があれば、血中に逸脱して血中の酵素活性が上昇する。
- 乳酸脱水素酵素（LDH）：ほとんどすべての臓器に分布し、特に心臓、肝臓、骨格筋、腎臓、がん組織に多い。LDH 自体の上昇のみでは診

Word ● DIC／disseminated intravascular coagulation、播種性血管内凝固症候群。

表2　血液一般検査の基準値

項目				基準値	
血液検査	単位	性別		下限	上限
赤血球数 (red blood cell：RBC)	$10^6/\mu L$	M		4.35	5.55
		F		3.86	4.92
ヘモグロビン量 (hemoglobin：Hb)	g/dL	M		13.7	16.8
		F		11.6	14.8
ヘマトクリット (hematocrit：Ht)	%	M		40.7	50.1
		F		35.1	44.4
白血球数 (white blood cell：WBC)	$10^3/\mu L$			3.3	8.6
血小板数 (platelet：PLT)	$10^3/\mu L$			158	348
生化学検査	単位	性別		下限	上限
血清酵素検査					
アスパラギン酸アミノトランスフェラーゼ (aspartate aminotransferase：AST)	U/L			13	30
アラニンアミノトラスフェラーゼ（グルタミン酸ピルビン酸トランスアミナーゼ）(alanine aminotransferase：ALT)	U/L	M		10	42
		F		7	23
乳酸脱水素酵素 (lactic acid dehydrogenase：LDH)	U/L			124	222
クレアチンキナーゼ (creatine kinase：CK)（クレアチンホスホキナーゼ、creatine phosphokinase：CPK）	U/L	M		59	248
		F		41	153
アミラーゼ (amylase：AMY)	U/L			44	132
血液尿素窒素 (blood urea nitrogen：BUN)	mg/dL			8	20
クレアチニン (creatinine：Cr)	mg/dL	M		0.65	1.07
		F		0.46	0.79
総タンパク (total protein：TP)	g/dL			6.6	8.1
アルブミン (albmin：Alb)	g/dL			4.1	5.1
ナトリウム (natrium：Na)	mmol/L			138	145
クロール (chloride：Cl)	mmol/L			101	108
カリウム (kalium：K)	mmol/L			3.6	4.8
C反応性タンパク (C-reactive protein：CRP)	mmol/L			0.00	0.14
血糖 (blood sugar：BS)	mg/dL			73	109

断的意義は少なく、ASTとの比較によって、ある程度の診断的有用がある。

● **クレアチンキナーゼ（CK）（クレアチンホスホキナーゼ、CPK）**：最も多量に含まれるのは骨格筋で80％ほど、約20％が心筋、残り数％が脳に分布している。CKは手術によって上昇し、血液内への逸脱の主体は骨格筋由来である。

● **アミラーゼ（AMY）**：でんぷんを加水分解する酵素で、主に膵型アミラーゼ（P型AMY）と唾液腺から血中への逸脱によるもの（S型AMY）がある。そのほかにも微量だが肺、肝臓、腎臓、小腸、卵巣などに存在する。

2）タンパク関連・含窒素成分検査

- **血清尿素窒素（BUN）**：タンパクの終末代謝産物であり、腎臓からの排泄や、タンパク摂取量にも影響がある。また、クレアチニンとともに腎機能の指標となり、BUN/クレアチニン（Cr）比などを計算し、腎臓の障害の判定や、消化管出血の診断などに用いられる。
- **血清クレアチニン（Cr）**：筋細胞から放出されるCrは、血中を流れ腎臓に達し、尿中へ排泄されるため、腎機能を確認する項目である。また術後の高値に関しては、脱水による腎機能障害がある。
- **総タンパク（TP）**：大部分がアルブミンとγ-グロブリンからなり、約60〜70％をアルブミンが占め、総タンパクの変動は合成、崩壊、体外漏出などの代謝により影響を受け、栄養不良や肝機能障害、腎疾患などを知る手がかりとなる。
- **血清アルブミン（ALB）**：肝臓で合成され、血清タンパク質の約60〜70％を占める浸透圧維持、物質運搬機能、生体へのアミノ酸供給などの生理的な役割をもつ。また、半減期が20日前後と長いことから慢性疾患や、術後の安定した時期の栄養評価に用いられる。
- **血清ナトリウム、カリウム、クロール（Na、K、Cl）**：水・電解質管理は、すべての治療・輸液の基本である。Naは体液量の維持、Kは神経伝達、筋肉、Clは、水分代謝、浸透圧の調節などにかかわる。血清Naは体内水分量との相対的割合で決まる。低Naは相対的な水過剰、高Naは脱水と理解することができる。正確なNa欠乏を確認するには、尿中の電解質測定を実施する。

3）その他

- **C反応性タンパク（CRP）**：炎症マーカーの1つで、体内で炎症反応や組織の破壊が起こっているときに血中に出現するタンパクである。手術などでは2日後くらいに増加を示し、徐々に低下していく。感染でも上昇することがあるため、よく用いられる項目である。
- **血糖・グルコース（BS・GLU）**：人間のエネルギーとなる物質の1つである。手術侵襲によってホルモンや組織破壊、炎症などによるサイトカインなどが分泌され、これらのホルモン、サイトカインが血糖値を上昇させ、インスリンの働きを阻害する。さらに、手術による痛みもストレスとなり、血糖値を上昇させる。
- **Rapid Turnover Proteinn（RTP）**：Albに比べ半減期が短いため、短期間のタンパク代謝を反映する。
  - トランスサイレチン、プレアルブミン（TTR）：半減期が1.9日と短い。サイロキシン（T_4）の輸送タンパクである。TTRの40％がレチノール結合タンパク（RBP）と複合体を形成し、RBPの腎臓からの漏出を防いでいる。60％は遊離型である。また、感染症や炎症では減少を示す。
  - レチノール結合タンパク（RBP）：Albに比べ、低分子であり腎臓からろ過されるため、半減期が0.5日と短い。体内ではビタミンAの輸送タンパクで、体内で合成できないことから、食物から摂取されたビタミンAは肝臓で産生されたRBPと結合し、いろいろな細胞まで運ばれる。また、感染症や炎症では減少を示す。
  - トランスフェリン（Tf）：Albに比べ低分子であり、半減期は7日間である。鉄の輸送タンパクであり、鉄欠乏性貧血の検査項目として多く用いられている。よって、鉄代謝の影響を大きく受ける。

*

- 手術時における生体反応（水分量）、栄養状態について、血液・生化学検査を通して解説した。検査データは、1つの検査結果から判断するのは難しく、それぞれの臨床検査（血液・生化学検査）を組み合わせて患者の状態を判断しなければならない。データ全体を通して解釈をすることが大切である。

（臼井哲也、柳原克紀）

Part 1 術後ケア

第3章 創管理

創傷治癒過程

> **ナースがおさえたいポイント**
>
> ❶ 栄養状態の低下や糖尿病など基礎疾患がある場合、手術創の慢性化を招きやすく注意が必要である。
> ❷ 急性創傷では湿潤環境療法が標準化しており、慢性創傷では「TIMEコンセプト」などから構成された創面環境調整が求められる。
> ❸ 通常の急性創傷は、止血、炎症期、増殖期、再構築期のプロセスを経て、治癒に至る。

- ヒトの身体全体を覆う皮膚は、人体で最大の面積（成人では約2m^2）、重量（体重の約16％）を有する臓器であり、体循環血液量の3分の1を受ける。
- 皮膚は、人体の恒常性を維持するために重要なバリアの役割を果たしており、破綻するとアトピー性皮膚炎など皮膚アレルギー疾患のみならず、喘息など他臓器におけるアレルギー疾患につながることが近年明らかにされつつある。
- 上記のことから、皮膚は全身性免疫とも深く関与しているといえる。加えて、皮膚は感覚受容体を介して外界環境の情報を神経系に伝える役割も担う。したがって、皮膚が損傷し、修復する機構である創傷治癒過程は、全身状態を反映したイベントであることを理解する必要がある。

皮膚の構造

- 皮膚は、重層扁平上皮である「表皮（最外層）」、固い結合組織層である「真皮（最内層）」からなり、真皮の下には脂肪を含む疎性結合組織からなる皮下組織が存在する（図1）[1,2]。
- 表皮は5層からなる角化重層扁平上皮であり、表皮細胞のおよそ90％がケラチノサイト（角化細胞）である。そのほか、ランゲルハンス細胞（表皮内マクロファージ）が存在し、皮膚に浸入した微生物に対する免疫応答を担う。したがって、表皮は機械的な刺激に対する抵抗性を有するのみならず、体内の水分保持や病原体に対する防御にも関与しており、表皮が損傷すると代謝系や免疫系の乱れにつながる。
- 真皮は皮膚で最も厚く、真皮表層は真皮乳頭と呼ばれる突起により、表皮との接触面積が広くなっている（図1）。細胞性の表皮層と比較して、真皮には主として線維芽細胞が散在し、血管分布と神経支配がみられる。真皮の血管網は皮下組織から真皮へ上行し、皮下血管叢と乳頭血管叢のネットワークを広げる（図1）。加えて、真皮には乳頭に存在するマイスネル小体、真皮深層に存在するファーテル・パチニ小体と呼ばれる知覚神経終末が存在し（図1）、前者は触覚（ずれ）、後者は圧覚と振動覚の受容に関与している。
- 真皮にみられる主要タンパク質は、皮膚に抗張力を与えるコラーゲン線維と弾力を与えるエラ

図1　正常皮膚組織の構築
- 皮膚は表皮、真皮からなり、真皮深層に脂肪組織を豊富に含む皮下組織が存在する。
- 皮膚付属器官として、汗腺、皮脂腺、毛包が分布している。真皮乳頭には知覚神経終末（マイスネル小体）、真皮深層や皮下組織にはファーテル・パチニ小体が存在し、知覚の伝達に寄与する。
- 皮膚の血管は、皮下組織深層の血液供給動脈から上行し、真皮深層で皮下血管叢、真皮乳頭で乳頭血管叢のネットワークを形成し、最終的に血液排出静脈へ流れる。

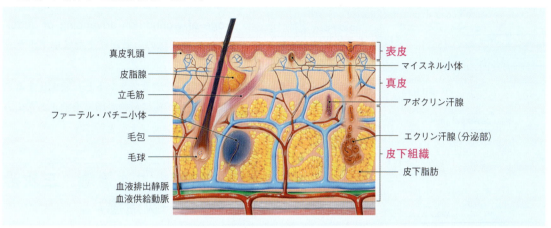

スチン線維であり、これらは線維芽細胞から産生される。

急性創傷と慢性創傷

- 創傷は、治癒に要する期間によって急性創傷と慢性創傷に分けられ、適切な治療を行っていても一定期間内（最近では30日あるいは3週間とする意見が多い）に治癒しない創傷を、臨床的に「慢性創傷」ととらえている。
- 術後に管理する創傷は、主に手術創（切創）であり、順調に治癒する創傷が大多数を占める。しかし、栄養状態の低下や糖尿病など基礎疾患がある場合、創傷の慢性化を招きやすく注意が必要である。

1. 急性創傷では湿潤環境下療法が標準化

- 創傷治癒の詳細なメカニズムが解明され[3, 4]、1980年代ごろより湿潤環境下療法が浸透し始め、すぐれたドレッシング材が多数開発されている。
- 一般社会においても『キズは湿らせて治す』という意識が広まりつつあり、急性創傷では湿潤環境下療法が標準化している。
- 湿潤環境下療法の概念は、創部滲出液にさまざまな細胞増殖因子が豊富に含まれることが裏付けとなっている。増殖因子の産生には、マクロファージ、好中球、血小板、線維芽細胞、血管内皮細胞、表皮細胞など免疫系細胞と非免疫系細胞の両者が関与していることが知られている。
- 創傷治癒に関与する主たる増殖因子として、以下の関与が知られている。
  - 血小板由来増殖因子（platelet-derived growth factor：PDGF）
  - 上皮細胞増殖因子（epidermal growth factor：EGF）
  - 塩基性線維芽細胞増殖因子（basic fibroblast growth factor：bFGF）
  - トランスフォーミング増殖因子（transforming growth factor-β：TGF-β）

Word　●湿潤環境下療法／moist wound healing.

図2 創面環境調整（wound bed preparation）の構成要素

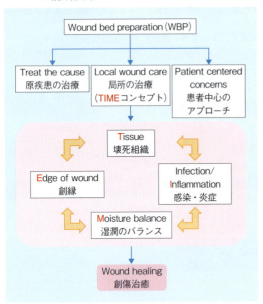

Schultz GS, Sibbald RG, Falanga V, et al. Wound bed preparation: a systematic approach to wound management. Wound Repair Regen 2003；11（Suppl 1）：S1-28.

・結合組織増殖因子（connective tissue growth factor：CTGF）
・血管内皮増殖因子（vascular endothelial growth factor：VEGF）

2. 慢性創傷

- 慢性創傷では、単純に湿潤環境を整えれば治癒に向かう状況は少なく、**創面環境調整**が必要であることが多い。
- 現在、創面環境調整は3つの構成要素、すなわち①原疾患の治療、②患者中心のアプローチ、③局所の治療（TIMEコンセプト）で構成されている（**図2**）[6]。
- 局所の治療に関しては、創部局所の観察項目として下記の4項目が挙げられ、頭文字をとって「TIME」と名付けられた。

- **T**issue non viable dead tissue and bacterial-related slough and debris（活性のない壊死組織または細菌性の組織片）
- **I**nfection or inflammation（感染・炎症）
- **M**oisture imbalance（湿潤のアンバランス）
- **E**dge of wound-non advancing or undermined（創辺縁の治癒遅延または皮下ポケット）
- 上記の4項目をアセスメントし、適正化することにより創傷治癒に最善の環境を整える考え方を「TIMEコンセプト」と呼ぶ[7]。

一次治癒、二次治癒、三次治癒（遷延一次治癒）

- 創傷処置の最大の目的は、合併症を伴うことなく最短期間できれいに治癒させることである。この目的を達成するため、創の深達度や部位、感染の有無などをアセスメントし、最適な治療法を選択する必要がある。
- 治療法により、その後の創傷治癒の形態が異なり、3つに分類できる（**図3**）[8]。

急性創傷の治癒過程

- 急性創傷は受傷後に、①止血、②炎症期、③増殖期、④再構築期のプロセスを経て順調に治癒に至る（**図4**）[8]。
  ①**止血**：受傷直後に、破壊された血管から出た血小板がコラーゲン線維にさらされることにより、血小板の活性化および凝集反応が誘発される。同時に、凝固経路の活性化、フィブリン塊が形成され、止血が起こる。
  ②**炎症期**：好中球、マクロファージなどの炎症性細胞が創部に集積し、細菌の貪食、異物の除去など創部の浄化に働く。さらに、炎

Word
- **創面環境調整**／wound bed preparation、デブリードマンの施行による壊死組織の制御、滲出液の管理、細菌感染の制御により、治癒しやすい創傷環境の整備を目指す概念[5]。

図3　一次治癒、二次治癒、三次治癒（遷延一次治癒）

a. 一次治癒

- 手術創のような鋭利かつ無菌的な創傷に対して、縫合により接着させ治癒を促す形態を指す。
- 閉鎖した組織内で治癒が進行し、治癒までの期間が短く、ほとんどが細かい線状瘢痕となる。

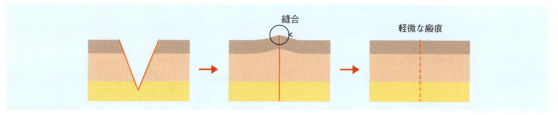

b. 二次治癒

- 開放創であり、瘢痕形成によって治癒する形態を指す。
- 欠損部が結合組織によって重鎮されるまで緩徐に治癒し、微生物を防御する表皮が欠損しているため感染を起こしやすい。
- 創の収縮、肉芽形成、上皮細胞の分裂による上皮形成により創が閉鎖し、著明な瘢痕が残る。
- 感染を起こしやすく、一次治癒と比較し、治癒に長期間を要する。

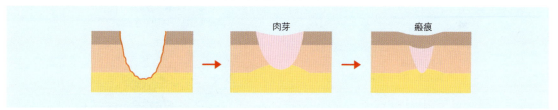

c. 三次治癒（遷延一次治癒）

- 感染が予想される場合、数日間開放創のまま管理し、二次治癒の過程で残存している創組織をデブリードマンして新鮮化・清浄化したあとに縫合閉鎖する形態を指す。
- 創傷中心は肉芽組織によって重鎮され治癒する。
- 二次治癒よりは早く治癒する。

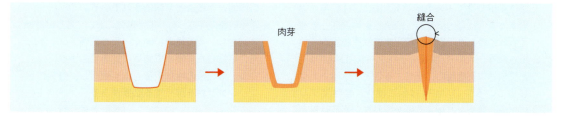

症性細胞は、サイトカインや増殖因子を産生し、治癒過程を活性化する。

③**増殖期**：増殖期の重要な構成要素は、上皮形成、血管新生、コラーゲン合成、細胞外マトリクス（新たに合成された結合組織タンパク）沈着である。また、線維芽細胞が筋線維芽細胞に分化し、収縮に働く。

④**再構築期**：創傷治癒の最終相は再構築期であり、皮膚損傷後約3週間ごろに開始され、1年以上続くとされている。線維芽細胞がマトリクスの分解および合成を継続する。マトリクスの分解と合成のバランスが不均衡である場合、すなわち合成が過剰であると肥厚性瘢痕やケロイド、または分解が過剰であるとタンパク合成不良による再発が起こると考えられている。

（菅野恵美、館　正弘）

図4 急性創傷の治癒過程

● 通常の急性創傷は、止血、炎症期、増殖期、再構築期のプロセスを経て、治癒に至る。

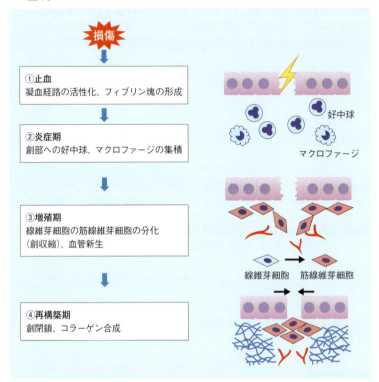

column

治癒遅延に働く壊死組織

● 慢性創傷でよくみられる壊死組織は、「創傷が治癒する際の物理的障壁」、「細菌感染の温床」と考えられてきたが、近年、壊死組織や死細胞から放出される「ダメージ関連分子パターン（DAMPs）」が積極的に炎症反応に関与することが示唆されはじめている[9]。DAMPsは動脈硬化、慢性関節リウマチ、腎炎など細菌感染を伴わない炎症性疾患の原因となることが報告されている。

● 壊死組織の存在しない急性創傷においてもDAMPsは存在し、炎症誘導に働く。急性創傷では、滲出液の継続した評価が感染や炎症を判断する指標となる。滲出液の性状や量をよく観察し、適したドレッシング材を選択する必要がある。

（菅野恵美、館 正弘）

文献

1. Tortora GJ, Nielsen MT 著, 小澤一史, 千田隆夫, 高田邦昭, 他 監訳：5. 外皮系. トートラ解剖学 第2版, 丸善, 東京, 2010：122-147.
2. Ross MH, Pawlina W 著, 内山安男, 相磯貞和監訳：15. 外皮系. Ross 組織学 原著第5版, 南江堂, 東京, 2010：442-475.
3. Winter GD. Formation of the scab and the rate of epithelialization of superficial wounds in the skin of the young domestic pig. Nature 1962；193：293-294.
4. Winter GD, Scales JT. Effect of air drying and dressings on the surface of a wound. Nature 1963；197：91-92.
5. Falanga V. Classification for wound bed preparation and stimulation of chronic wounds. Wound Repair Regen 2000；8：347-352.
6. Schultz GS, Sibbald RG, Falanga V, et al. Wound bed preparation：a systematic approach to wound management. Wound Repair Regen 2003；11(Suppl 1)：S1-28.
7. Leaper DJ, Schultz G, Carville K, et al. Extending the TIME concept：what have we learned in the past 10 years?. Int Wound J 2012；9(Suppl 2)：1-19.
8. 小山奈都子, 似鳥徹：創傷治癒の生理学. Bryant RA, Nix DP 著, 渡辺皓, 菊地憲明, 館正弘監訳, 創傷管理の必須知識, エルゼビア・ジャパン, 東京, 2008：81-117.
9. 菅野恵美, 館正弘：下肢感染症の評価と栄養管理. 小林修三編, 適切なトリアージと処置に活かす 足病変の診断とフットケアの実際, WOC Nursing 2014；2(11)：58-65.

Part 1　術後ケア
第3章　創管理

創管理の実際①
縫合創の管理

> **ナースがおさえたいポイント**
>
> ❶ 縫合創（閉鎖創）の消毒はしない。
> ❷ 48時間程度、湿潤環境を保つ。被覆材として、ポリウレタンフィルムやハイドロコロイドを使用する。
> ❸ 通常の場合、第3病日以降、被覆材は不要である。シャワー洗浄を行い、清潔を保つ。

"創は消毒し、乾燥させる"は間違い

- 近年まで、創は毎日消毒を行い、ガーゼで滲出液を吸収し乾燥させておくことが正しいと信じられていた。外科病棟における毎朝の回診では、創部に強固に付着したガーゼを剥がし、再生してきた組織を損傷させ、消毒液を塗り再生してきた細胞に損傷を与えるといったことが行われてきた。
- 今日では、創傷治癒のメカニズムの理解が進むとともに、このようなことは行われなくなっている。

1. 創部を無菌に保つことはできない

- 従来、消毒液は創やその周囲についた細菌を殺菌する目的で使用されていたが、1日1〜2回の消毒では創部を無菌に保つことはできないと考えられている。

2. 消毒液は細胞傷害性をもつ

- 人体の細胞は、消毒液により傷害されてしまう。
- 毎日の消毒は、創部を無菌に保つことができないばかりか、逆に再生してきた細胞を傷害するような、わざわざ創傷治癒を遅らせる行為で

あった。したがって、今日では毎日の消毒は一般に行われなくなっている。
- 感染が疑われた場合でも原則消毒は行わず、ドレナージや生理食塩水を用いた洗浄を行う。

3. 乾燥は大敵

- 以前は、創部からの滲出液が多湿な環境をつくり、菌の繁殖を助長し、感染を起こすと思われていた。そのため、ガーゼで滲出液を吸収させ、創部を乾燥させることにより、感染を防げると考えられていた。
- 創が乾燥すると組織の再生を促す細胞の遊走、活性化が阻害され、創傷治癒を遅延させることが明らかとなった。したがって、創部にガーゼのみ当てることは、今日では一部特殊な場合を除き、ほぼなくなった。
- 創部は湿潤させて管理する。

創部が治癒しやすい環境をつくる

1. 感染予防

- 創傷治癒の前に、術前の感染予防も重要である。感染が起こるのは通常手術中であり、術後の創

の汚染であることは少ない。
- エビデンスに乏しいものもあるが、周術期の感染予防のため行われているものを下記に挙げる。
  ①予防的抗菌薬投与
  ②術前の皮膚消毒
  ③閉創時の生理食塩水での皮下洗浄
  ④適切な縫合糸の選択
  ⑤血糖コントロール
- 詳しくは成書を参照していただきたいが、これらの適切な処置は大前提である。また、院内感染を予防するため、施設ごとで推奨されている手指消毒や手袋着用などの感染対策もきちんと守ることが重要である。

2. 湿潤環境の保持

- 創を乾燥させず、適度に滲出液がある湿潤環境におくことによって、早期治癒が行われる湿潤環境下療法（moist wound healing）という概念が提唱されている[1]。
- 創部からの滲出液は成長因子を含み、創傷治癒において重要であるため、常に創部を滲出液で湿潤させておく。
- 縫合創の皮膚の上皮化（表皮同士が連続して閉鎖すること）は、48時間で起こるといわれており、それまでは密閉性のある被覆材で保護し湿潤環境をつくる。
- 48時間以降は、被覆材を除去して開放とし、通常のシャワーで創部を洗浄し清潔を保つ。

3. 感染の観察

1）感染の有無を確認

- 手術創は感染の可能性があり、感染の有無を確認しなければいけない。しかし、創の状態を確認するために毎回被覆材を剥がせば、それ自体が感染のリスクとなり、さらに粘着剤により再生細胞を損傷してしまう。
- 近年は透明な創傷被覆材が販売され、直接創部を触らなくても創の観察が行えるようになった。

- 創部の発赤、硬結、疼痛、排膿の有無などを注意深く観察し、感染を疑えばできるだけ早期に処置を行うことが必要である。

2）創処置の実際

- 一般的に、一次閉鎖（縫合）を行うものは、待機手術などあまり感染が見込まれないものである。これらの創感染は術後4〜5日ごろわかることが多い。
- **感染が疑われるとき**：まず感染部分の抜鉤・抜糸を行い、創を開放し、膿や滲出液のドレナージを行う。場合によっては、生理食塩水による洗浄を行う。
- **軽度の感染時**：1回のドレナージで治ってしまうこともある。状態が悪化した場合などのため、滲出液や皮下の塗抹などを細菌培養検査に提出して、抗菌薬の感受性を検査しておく。
- **感染が広範囲である場合や発熱などの症状があるとき**：上記処置に加えて抗菌薬を全身投与する[2]。
- **創部の処置**：感染創は密閉せずガーゼなどを当てておき、十分ドレナージさせるが完全に乾燥はさせないように注意する。感染が収まれば、再度ポリウレタンフィルムなどで被覆する。
- **感染が重度となった場合**：創を広く開放して管理することが多い。大腸穿孔の手術など創感染が高率に予想される場合は、はじめから開放創とすることもある（管理方法は p.99「開放創の管理」を参照）。

被覆（ドレッシング）材の選択

- 一般的に被覆（ドレッシング）材に求められることは、下記の通りである[3]。
  ・創部を保護する
  ・滲出液を適度に吸収する
  ・湿潤環境を保つ
  ・交換時に創を損傷させない
  ・感染を防ぐ
  ・剥がすことなく、外部から創が観察できる

表1　ドレッシング材の主な製品（一例）

名称	a．ポリウレタンフィルム	b．ハイドロコロイド
特徴	●片面が粘着面となっている透明なフィルム ●密閉できるが、水蒸気や酸素は透過できる ●フィルムだけでなく、滲出液を吸収させるためのパッドや創に付着しにくいシリコンフィルムを組み合わせたものもある	●外層がフィルム、内側が親水性コロイドを含む粘着面になっている ●滲出液によって、創面に親水性コロイドによるゲル化を起こし、創部を保護、湿潤環境に保つ
製品例 （メーカー名）	●オプサイト®（スミス・アンド・ネフュー ウンド マネジメント） ●3M™ テガダーム™ トランスペアレント ドレッシング（スリーエム ジャパン） ●キュティフィルム®EX（スミス・アンド・ネフュー ウンド マネジメント） ●IV3000（スミス・アンド・ネフュー ウンド マネジメント） ●優肌パーミエイド®（日東メディカル） ●バイオクルーシブ®（日本シグマックス）	●カラヤヘッシブ（アルケア） ●デュオアクティブ®（コンバテック ジャパン） ●コムフィール アルカス ドレッシング（コロプラスト） ●アブソキュア®（日東メディカル） ●3M™ テガダーム™ ハイドロコロイド ドレッシング（スリーエム ジャパン）

・費用が安い　など
●現在では、さまざまな被覆材や2種類以上の素材を組み合わせたものも市販されているので、創の状態にあわせて適切に選択し使い分ける必要がある。
●感染のない縫合創では、ポリウレタンフィルム（**表1-a**）やハイドロコロイド（**表1-b**）が多用されている。

当施設でのドレッシング材の選択

●われわれの施設で使用しているポリウレタンフィルム、ハイドロコロイドについて、それぞれ利点・欠点を述べる。

1．ポリウレタンフィルム

●オプサイト®POST-OP ビジブル（**図1**）を使用している。
●フィルムの中央に吸収パッドがついている被覆材である。パッド部が網目状になっており、被覆材を剥がさずに創観察ができるようになっている。
●フィルム部分は高水蒸気透過性フィルムを使用して、蒸れにくく、パッド部は高い吸収力と素早い吸収速度を有する。
●パッド部は非固着性となっており、創面へ付着しにくく、剥がす際の創損傷の少ない構造である。
●これにより創部は密閉され湿潤環境が維持され、パッドでかなりの量の滲出液を吸収できる。何よりも最大の利点は、被覆材を剥がさず創観察ができることである。欠点はフィルム部分の皮膚への固着がやや弱いことで、貼付する際に注意が必要である。
●ほかにも、3M™ メディポア™ プラスパッド ドレッシングや、小さいパッド付きフィルムドレッシング材であるキュティポア® プラスSSを特にドレーン部の保護に使っている。

2．ハイドロコロイド

●カラヤヘッシブ・クリアータイプ（**図2**）を使用している。
●外層にはウレタンフィルムを使用し、内側は親水性コロイドであるカラヤゲルから成る。滲出液と親水性コロイドが反応、ゲル化し、創部の保護、湿潤環境を保つ。
●利点としては吸収性にすぐれ、また透明であるため創傷の経過観察が容易なことである。欠点としては滲出液が多いと剥がれたり、脇から滲

図1　オプサイト®POST-OP ビジブル

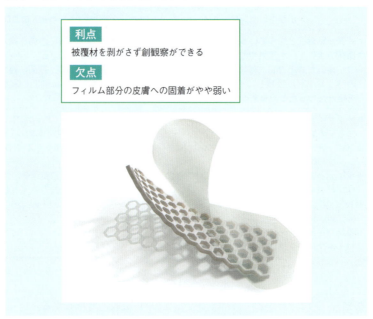

利点　被覆材を剥がさず創観察ができる
欠点　フィルム部分の皮膚への固着がやや弱い

（スミス・アンド・ネフュー ウンド マネジメント株式会社）

図2　カラヤヘッシブ・クリアータイプ

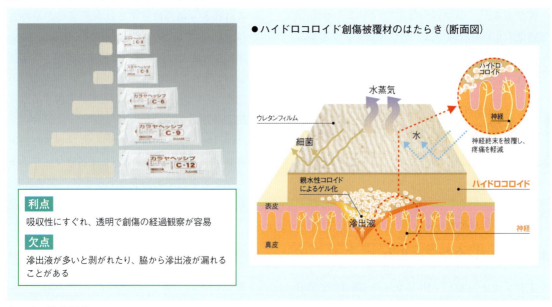

●ハイドロコロイド創傷被覆材のはたらき（断面図）

利点　吸収性にすぐれ、透明で創傷の経過観察が容易
欠点　滲出液が多いと剥がれたり、脇から滲出液が漏れることがある

（アルケア株式会社）

出液が漏れることである。その際にはカラヤヘッシブの上からガーゼを当てて、滲出液を吸収させる。
● 近年、創の縫合閉鎖法として、モノフィラメント吸収糸による真皮縫合が行われる機会が増えている（p.112「SSI予防の実際」、図8参照）。通常の縫合方法よりもモノフィラメント吸収糸による真皮縫合のほうが、創感染が起こりにく

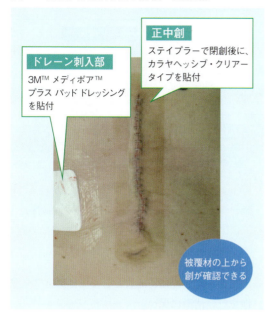

図3　開腹幽門側胃切除術後の閉腹創
図4　右開胸開腹食道亜全摘後の閉腹創

いとの報告が散見されるが、変わらないとする報告もあり、感染に関しては今のところまだはっきりしていない[4,5]。
- 真皮縫合のほうが、少なくとも創の瘢が残りにくいなど美容的にはすぐれている。
- 長時間手術で創が大きい場合は、真皮縫合は時間がかかるため、短時間で終わるステイプラーでの縫合が選択されることも多い。

実際の創管理

1．手術室での被覆

- 手術室で、無菌状態で被覆する。

1）開腹手術

- 創は皮下洗浄後に閉鎖、清潔操作のまま生理食塩水を湿らせた滅菌ガーゼなどで創部の血液などの付着物を除去したあと、被覆材を創部に貼付する。清潔操作で被覆材を貼ることにより、できるだけ細菌の付着を減らす。
- 被覆材は術者の好みで、ハイドロコロイド創傷被覆材（図3）や、ポリウレタンフィルム（図4）が使用される。
- ドレーンの刺入部には、主にパッド付きフィルムを使用している。

2）腹腔鏡手術

- ポート挿入部を皮下洗浄後、皮下埋没縫合を行い、開腹手術と同様に清潔操作のまま、生理食塩水を湿らせた滅菌ガーゼなどで創部の血液などの付着物を除去したあと、ハイドロコロイド創傷被覆材を貼付している（図5）。
- 臍部は滲出液が多い場合があり、脇から漏れるときはその上からガーゼを置き、吸収させる。

2．毎日の観察

- 毎日の回診時に創部を観察する。透明であるため、剥がすことなく観察可能である。
- 創部は毎日観察して、感染の有無を確認する。
- 滲出液が多い場合、脇からの滲み出しが多ければ、被覆材の上からガーゼを当てて横漏れした滲出液を吸収する。

- できる限り被覆材は剥がさないが、ずれたり、剥がれた場合は適宜交換する。

3. 術後48時間経過後のケア

- 創部は、上皮化が完成すれば体外からの汚染によって創感染が起こる危険はない。48時間をすぎた第3病日で被覆材を除去し、創部は開放とし、シャワー洗浄で清潔を保つ。
- 創部が服などにこすれて痛がる患者もおり、その場合はガーゼなどを当てて保護する。
- 一部上皮化の遅い部分や滲出液の認める部分があれば、その部分はパッド付きフィルムなどを貼付し保護、シャワーは行う。
- 腸瘻や長期に留置するドレーンなども、チューブを丸めた上からポリウレタンフィルムの被覆材を貼付すれば、シャワーは可能である。
- 感染は5～7日で起こることが多いため、毎日観察して感染があれば適宜対処する。ドレーンを抜去後は、抜去部にパッド付きフィルムを2～3日貼付する。

4. ステイプラーによる閉創時

- ステイプラーを使用した場合は、第7病日に抜鉤する。再手術創などの場合は、抜鉤時期を適宜遅らせる。
- 創部の治癒が遅い部位は、3M™ ステリストリップ™ などのテープで補強する。

*

- 縫合創の管理は、基本的には観察のみで消毒は行わない。
- 適切な被覆材を選択し、上皮化の起こる48時間程度は湿潤環境を保つことが重要である。

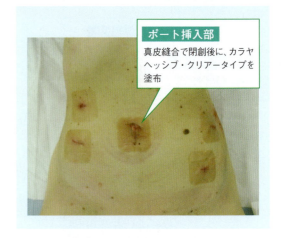

図5　腹腔鏡下幽門側胃切除術後の閉腹創

ポート挿入部
真皮縫合で閉創後に、カラヤヘッシブ・クリアータイプを塗布

- 上皮化が完成後は、開放として毎日シャワー洗浄を行い清潔に保つ。
- 創部は、感染が成立する7日間は毎日観察する。
- 創部のケアと同時に、術前・術後の感染予防も重要であり、医療スタッフ全員が適切な周術期管理・創管理を身に付けることが重要である。

（清川貴志、福島亮治）

文献
1. 大慈弥裕之：創傷治癒における湿潤環境　湿潤療法の普及から適応の時代へ．波利井清紀編，創傷治療の最前線，医学のあゆみ 2011；237(1)：9-13．
2. 竹末芳生，和田恭直：感染症の基礎知識 SSI の治療．消化器外科 2011；34(7)：1135-1139．
3. 竹末芳生，中島一彦，一木薫，他：研修医が身につけたい外科周術期管理の基本　手術創とドレーン管理．レジデントノート 2006；8(9)：1256-1261．
4. Johnson RG, Cohn WE, Thurer RL, et al. Cutaneous closure after cardiac operations : a controlled, randomized, prospective comparison of intradermal versus staple closures. Ann Surg 1997；226：606-612.
5. Tanaka A, Sadahiro S, Suzuki T, et al. Randomized controlled trial comparing subcuticular absorbable suture with conventional interrupted suture for wound closure at elective operation of colon cancer. Surgery 2014；155：486-492.

Part 1 術後ケア
第3章 創管理

創管理の実際②
開放創の管理

ナースがおさえたいポイント

❶第一に創の感染を制御すること、すなわち細菌数を減少させることに注力する。
❷創傷被覆材の適切な使用時期、種類、使用法を実践する。
❸肉芽形成が促進されたら、なるべく早期に創の閉鎖を考慮する。

術後ケアにおける開放創の種類

- 開放創は一次・二次・三次治癒創に分けられる（**表1**）（p.91「創傷治癒過程」、**図3**参照）。
- 開放創となる理由は以下の2つである。
  ①一次治癒を期待したが、感染徴候があるために創を開放する。
  ②このまま閉鎖すると感染の危険が高いため、開放したままにする。
- 開放した創の治癒方法は以下の2種類である。
  ①開放したまま最後まで放置して、瘢痕で治癒させる。この場合には創は収縮する（二次治癒）。
  ②きれいになって細菌の数が著しく減少したと考えられたら、創を再度閉鎖する（三次治癒〈遷延一次治癒〉）。

表1 創の分類

一次治癒創	閉鎖したままの治癒
二次治癒創	開放したまま瘢痕収縮で治癒
三次治癒創（遷延一次治癒創）	開放創を経過中に閉鎖して治癒

創を開放する理由とその方法

- 術後ケアにおいて創を開放するのは、創の皮下組織が感染した、いわゆる創の「表層性手術部位感染（表層性SSI）」が原因である。
- 創の感染の原因は、術中の汚染菌によることがほとんどである。
- 感染が生じた閉鎖創をそのままにすると、感染は周囲の疎な脂肪織に広がり、発熱や敗血症など全身に影響を与えるようになる。さらに深部の筋膜のレベルで縫合糸を溶かし、腹壁離開を起こし、腹腔内容が脱出する結果となりかねない。
- 創の開放が遅れると、創の感染がより広範囲となり重症化するために、創の治癒が遅れることになる。
- 創を開放する理由は、創内の細菌あるいはその結果生じた膿瘍を体外に誘導することにある。
- 膿瘍や汚い滲出液が残らないように抜糸や抜鉤により完全に創を開放することが重要である。
- 創の開放を最小にしてコメガーゼを死腔に充填するような処置は、無効であることが多い。

表2 デブリードメントの方法

外科的除去	メスやハサミを用いた除去法
wet-to-dry ドレッシング	乾燥するガーゼに壊死物質を付着させる
間欠的高圧洗浄	持続的ではなく、間欠的に勢いよく創を洗浄する
親水性ポリマー	滲出液を吸収するポリマーを用いて、感染性滲出液を除去する
蛆虫療法（マゴット治療）	正常組織は残し、壊死物質のみ処理するウジ虫を創内で飼育する治療法

図1 創にアルギン酸塩を使用した状態
- アルギン酸塩被覆材は水分の吸収力が強力で、ゲル化する。汚染創ではこのゲル化した被覆材を交換することで、デブリードメントとしても有効となる。
- カルシウムイオンを放出するため止血作用をもっており、術直後の出血性の創には非常に適している。

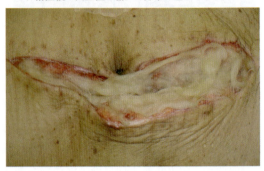

創内の壊死組織のデブリードメントと細菌数の制御

- 創を開放するのみでは、感染創を早期に治癒させることはできない。
- 血流のない壊死組織や膿苔が残っていると、細菌の数を減らすことができないばかりか、治癒が遷延する。
- いくつかのデブリードメント法（表2）を組み合わせて、壊死組織や膿苔を除去し、創を肉眼的にきれいにする。
- 創内の細菌数を減少させるための創の高圧洗浄は有効である。
- 創の洗浄に用いるのは生理食塩水や滅菌水である必要はなく、水道水によるシャワーで十分に効果がある。
- 汚い滲出液が多い場合には、ガーゼによるwet-to-dryドレッシングもしくは滲出液の吸収力が高いハイドロファイバー、アルギン酸塩、ハイドロポリマーなどによるドレッシングを考慮する（図1）。
- 洗浄でも創面や創床が容易にきれいにならない場合には、細菌の増殖抑制のためにヨードや水銀を含む創傷被覆材などの使用も考慮する。

開放創から消化液が多く排出する場合

- 腸瘻など開放創内から消化液が多く排出する場合には、創治癒が遅れるので、消化液が創内に貯留しないような工夫が必要である。
  ①管状瘻：孔内にカテーテルやドレーンを挿入して消化液を創外に誘導する。
  ②唇状瘻：消化管内にカテーテルを留置しても十分に誘導できないことが多い。そのため、

> **Note**
> - 高圧洗浄／単なる創を洗い流すのでは効果がなく、高圧で洗浄することに意義がある。簡便には、18〜20Gの針のついた注射器を用いて創を洗浄する方法がある。
> - 腸瘻／腸瘻とは体表と腸管が交通した状態を指し、その形状により管状瘻と唇状瘻に分けられる（図）。

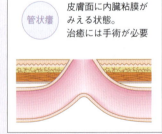

管状瘻：皮膚面に内臓粘膜がみえる状態。治癒には手術が必要
唇状瘻：皮膚面に内臓粘膜がみえない状態。創の治癒により自然閉鎖が可能

図2 消化液が排出している創の閉鎖吸引療法

❶消化液の排出する近くに吸引用ドレーンを留置する　❷上から湿ったガーゼで覆い、さらにフィルムドレープで閉鎖する

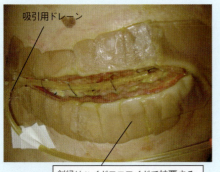
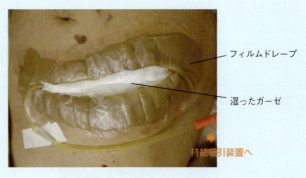

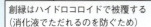

表3 感染の状態からみた創の種類と処置

分類	黒色創 →	黄色創（図3）→	赤色創（図4）→	ピンク創（図5）
感染の状態	壊死組織を含む創	膿苔や膿性滲出液を含む感染創	肉芽形成の創（肉芽創）	上皮形成の創
処置方法	●壊死組織を除去する外科的デブリードメントが必須	●感染組織や膿苔を除去する洗浄などのデブリードメントに加え、細菌のコントロールが重要	●細菌のコントロールができていると判断できる ●創傷被覆材などを利用して、積極的に良好な肉芽形成を促す	●肉芽形成が終わりに近づき、周囲皮膚からの上皮遊走が始まり（図5）、上皮を保護して二次治癒を完成させる ●SSI創では、一般的にピンク創となる前に創の閉鎖による遷延一次治癒が望ましい

創内にカテーテルやドレーンを留置する閉鎖吸引療法（**図2**）を行う。

に区別できるわけではなく、互いに重なり合って進行する。

創を観察するポイントと治療の原則

- 創の状態にあわせた処置を行うことが重要である（**表3**）。
- 創縁、創面、および創床の色、性状を観察することにより、創の状態を判定する。
- 創縁の皮膚が赤いのは、炎症が創周囲に及んでいることを示している（**図3**）。
- 創の状態は黒色創→黄色創（**図3**）→赤色創（**図4**）→ピンク創（**図5**）の順に経過するが、厳密

肉芽創（赤色創）の処置

- 感染が残る黄色創から、感染が鎮静化すると、滲出液の量は漸減して赤色創となっていく。
- 湿潤環境を維持し、創面および創底にきれいな赤色の肉芽形成を促進させるために、積極的に創傷被覆材を使用する（**表4、5**）。
- 創傷被覆材の選択では、創からの滲出液の多さ、創から出血のしやすさ、創の深さ、創の形などの種々の因子を考慮して、それぞれの創傷被覆材の特徴を生かした選択をする（**表6、図6**）。

図3　黄色創
- 創床には汚い膿が付着している。創縁の皮膚は発赤している。

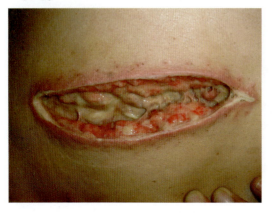

図4　赤色創
- 創床はほとんどきれいになり、創縁の皮膚は正常となっている。

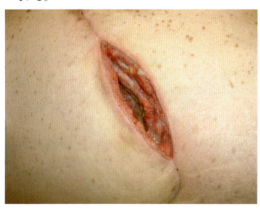

図5　赤色創からピンク創へ
- 創床は浅くなり、周囲の皮膚から上皮が伸びて創を被覆している。

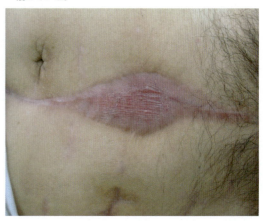

表4　創傷被覆材の利点
- 早期に美容上きれいな傷にする
- においを除去する
- 痛みを和らげる
- 感染を予防、もしくは軽減する
- 滲出液を吸収保持する
- 患者に不快感を与えない
- 創を被覆して見えないようにする

表5　創傷被覆材使用のガイドライン
- 湿潤環境を維持できる創傷被覆材を用いる
- 創傷の臨床所見に応じて被覆材を選ぶ
- 創傷内は湿潤、周囲皮膚は乾燥を維持する
- 創床を乾燥させず、過剰な滲出液をコントロールできる被覆材を選択する
- 使用が簡単で、頻繁の交換を必要としないものを選ぶ
- 創内の空洞は充填する。しかし、詰めすぎない

Pressure ulcer treatment. Agency for Health Care Policy and Research. *Clin Pract Guidel Quick Ref Guide Clin* 1994；(15)：1-25.

- 感染が鎮静化した赤色創では、創縁の皮膚の発赤や浮腫は消失し、正常な皮膚となっている。
- きれいな赤色肉芽は、主に創底（wound bed）および創面の深い部分から生じる。
- 肉芽形成が進むと創の収縮が生じて、創離開の幅が狭くなる（図7）。
- 創床が皮膚のレベルに近くなり、創が浅くなってはじめて周囲組織からの遊走により上皮形成が生じる。すなわち、創床が深い間は決して上皮化は生じない。
- 創床が浅くなり、創の収縮や上皮形成を待って二次治癒とする場合、創傷治癒の完成までに時間がかかり、創は瘢痕が残ることが多い。
- 創離開の幅は1日で平均およそ 0.6〜0.7mm ずつ短縮する。2cm 離れた創が二次治癒で閉鎖するのに1か月ほどかかることになる。

開放創の閉鎖

- きれいな赤色肉芽創が形成され、滲出液が少ない、またはほとんどない時期になったら、創床

表6 各創傷被覆材の特徴

	ガーゼ	フィルムドレープ	ハイドロコロイド（板状）	ポリウレタンフォーム	アルギン酸塩	ハイドロファイバー®	ハイドロポリマー	ハイドロジェル
主な製品名	●ガーゼ	●オプサイト® ●テガダーム™ ●バイオクルーシブ®	●デュオアクティブ® ●コムフィール	●ハイドロサイト®	●カルトスタット® ●ソーブサン ●アルゴダームトリオニック	●アクアセル®	●ティエール®	●イントラサイトジェルシステム ●グラニュゲル®
二次ドレッシング	不要	不要	不要	不要	必要	必要	必要	必要
吸水性	○	×	△	○	○	○	○	×
創との固着性	○	×	×	×	×	×	×	×
深い創	○	×	×	×	○	○	○	○
ポケットのある創	○	×	×	×	○	○	×	○
感染創への使用	○	×	×	×	○	○	×	○

←図6の状態

図6 乾燥した赤色創の処置

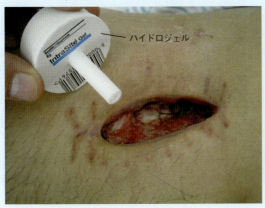

❶乾燥した赤色創にハイドロジェル（イントラサイト ジェル システム）を注入

ハイドロジェル

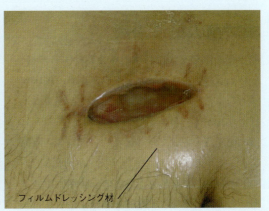

❷ハイドロジェルで充填した創をフィルムドレッシング材で閉鎖

フィルムドレッシング材

が浅くなるのを待たずに積極的に創の閉鎖を考慮する。
● 創の閉鎖は、創傷治癒の総期間を短縮するのみならず、瘢痕収縮を防ぎ、できるだけきれいな創にすることが目的である。
● 創の閉鎖は、創傷被覆材に勝る理想的な湿潤環境をつくる。
● 創の閉鎖方法には以下の方法がある。
　①局所麻酔を用いて縫合閉鎖する。

図7 瘢痕収縮で治癒する二次治癒創

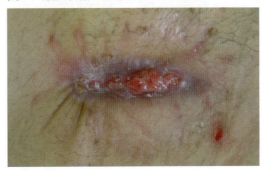

図8 太いテープによる創の閉鎖

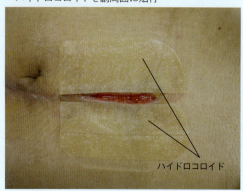

❶創縁と創床がきれいな赤色創になったため、ハイドロコロイドを創周囲に貼付

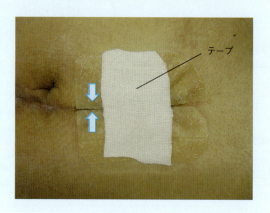

❷ハイドロコロイドを貼付した上からテープで閉鎖

②太い粘着テープで皮膚を閉鎖する。テープのあたる部分の皮膚にはハイドロコロイドを貼付すると皮膚のかぶれは少なくなる（図8）。
③小さい創では、3M™ ステリストリップ™や細い絆創膏などを用いて閉鎖する（図9）。

開放創の瘢痕治癒

- 開放創を閉鎖せずに二次治癒を期待する場合、皮膚のレベル近くまで肉芽形成が進み、創床が浅くなると創縁から上皮が遊走して、肉芽の上に上皮化が生じる。
- 創の閉鎖は上皮化だけではなく、創自体の収縮によって生じる。その結果、創は変形する。
- SSI感染創では、できるだけ瘢痕収縮を起こさないように、早期に創閉鎖を考慮する。

特殊な創管理 — NPWT

- 陰圧閉鎖療法（NPWT）は、褥瘡や慢性化した難治性の深い創などの開放創に利用される創管理法である。詳細は、次項 p.105「陰圧閉鎖療法」を参照されたい。

図9 3M™ ステリストリップ™ による創の閉鎖
- 小さい創や緊張のかからない部分では、3M™ ステリストリップ™ による閉鎖も可能。

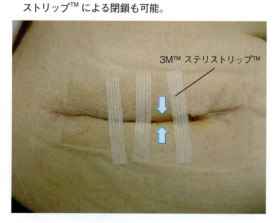

（小山 勇）

文献
1. 穴澤貞夫監修：ドレッシング 新しい創傷管理 改訂版. ヘルス出版, 東京, 2005.
2. 竹末芳生編：手術部位感染（SSI）対策の実践. 医薬ジャーナル社, 大阪, 2005.
3. 市岡滋監修：創傷のすべて―キズをもつすべての人のために―. 克誠堂出版, 東京, 2012.
4. Pressure ulcer treatment. Agency for Health Care Policy and Research. *Clin Pract Guidel Quick Ref Guide Clin* 1994；(15)：1-25.

Part 1 術後ケア
第3章 創管理

陰圧閉鎖療法

> **ナースがおさえたいポイント**
>
> ❶陰圧閉鎖療法（NPWT）は低侵襲に創傷治癒を促進する治療法として、2010年に保険適用された。
> ❷NPWT装置は機種ごとに特徴があるため、症例に応じて使い分けることが必要である。
> ❸効果的に陰圧をかけるため、実施時はしっかりと密閉されるよう注意する。

陰圧閉鎖療法の登場

- 日本では、多くの合併症を有する高齢者や糖尿病患者が増加している。そのため、術後の創治癒遅延による離開創や難治性潰瘍を扱う機会が増えた。
- 離開創や難治性潰瘍は、従来の軟膏治療では治癒までに長期間を要する。また、皮弁術などの外科的治療を行おうにも全身状態が悪く、手術できない症例も多い。
- 上記のような状況のなか、2010年ごろから低侵襲に創傷治癒を促進する治療法として**陰圧閉鎖療法（NPWT）**が登場し、創傷治療に革新的変化をもたらした。

陰圧閉鎖療法とは

1. 特徴と適応

- NPWTは、Argentaら[1,2]によって報告された創傷治療法である。
- 創傷に対して閉鎖環境下に持続的もしくは間欠的に陰圧をかけることで、創傷治癒を促進させる治療法である。日本では2010年4月に保険適用されている。
- NPWTは急性創傷（外傷性の裂開創や外科手術後の離開創など）、糖尿病足病変や静脈うっ滞性潰瘍に代表される難治性皮膚潰瘍、褥瘡など、種々の創傷に有用であり、保険適用されて以来、多くの臨床現場で使用されている。
- 悪性腫瘍のある創傷、臓器や大血管が露出している創傷、壊死組織の残存している創傷には禁忌となっており、用いることができない。

2. 作用機序

- NPWTの作用機序としては、以下の点が挙げられている（**図1**）。
  ①創を物理的に引き寄せ収縮を促す。
  ②細胞に物理的刺激を加え、分裂・活性化を促す。
  ③創傷血流量を増加させる。
  ④炎症起因物質（細菌、滲出液など）を除去する。

> **Word**　●**NPWT**／negative pressure wound therapy、陰圧閉鎖療法。

図1　NPWTの作用機序

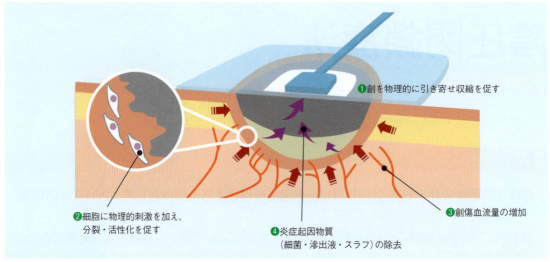

❶創を物理的に引き寄せ収縮を促す
❷細胞に物理的刺激を加え、分裂・活性化を促す
❸創傷血流量の増加
❹炎症起因物質（細菌・滲出液・スラフ）の除去

（スミス・アンド・ネフュー ウンド マネジメント株式会社より許可を得て掲載）

- 現在、日本ではNPWTの装置としてV.A.C.®治療システム、RENASYS®創傷治療システム、PICO®創傷治療システムやSNaP®陰圧閉鎖療法システムが用いられている。
- 基本原理は同じだが、フィラーやフィルム材、陰圧設定範囲などに違いがある。PICO®とSNaP®は、外来で使用できる単回使用のタイプである。
- 各機種には特徴があるため、症例に応じて使い分けることが必要である。

陰圧閉鎖療法の実際

- 処置方法の手順を図2に示す。
- しっかりと密閉されていないとうまく陰圧がかからないため、注意を要する。
- 特に、趾間などの密封しにくい箇所には工夫が必要となる。
- 陰圧は−125mmHg前後を用いるが、創傷の状況や患者の疼痛の訴えによって−125〜−50mmHgの範囲で調整する。陰圧を−125、−75、−50mmHgに設定しても治療効果に差がないとの報告もある[3]。特に虚血肢など、痛みを強く訴えるような場合は、徐々に陰圧を下げていく。
- 保険で認められるNPWT装置の使用期間が4週間までと限られているので、本法だけでは創閉鎖を得られないこともある。その場合には、NPWTを用いて創傷の状態を整えたうえで、植皮術や皮弁術を用いた創閉鎖を行うこともある。
- bFGF製剤（フィブラスト®スプレー）の併用[4]や、3M™ステリストリップ™を用いて創縁を引き寄せた状態でNPWTを使用する[5]など、短期間で創閉鎖を得るための工夫も行われている。

症例紹介

症例1．38歳女性、腹部開腹減圧術後（図3）

- アルコール依存症から急性膵炎を発症し、前医にて加療されるが症状の改善を認めず、発症後1週間目に当院救急科に転院された。
- 入院後より持続血液透析濾過法（CHDF）などを導入されたものの、膀胱内圧の上昇が認められ、腹部コンパートメント症候群の診断にて、転院後4日目に開腹減圧術と洗浄が施行された。その後も腹部の洗浄とガーゼ吸引が施行され、術後4週間目に当科へ紹介された。

図2 NPWTの処置方法

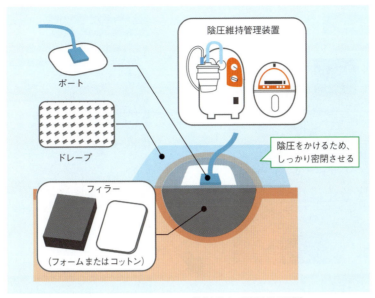

（スミス・アンド・ネフュー ウンド マネジメント株式会社より許可を得て掲載）

① フィラー（ポリウレタンフォームやコットンフィラー）を創傷に直接当てる。
② その上から、ドレープ（フィルム材）を貼付し、密閉する。
③ ドレープの一部に穴をあけ、その穴を覆うようにポートを取り付け、本体と接続する。
④ 本体を作動させ、創傷に陰圧をかけることで真空パックのような状態にする。

- ヘルニア根治術などを検討したが、腹部にドレーン挿入されていることから、V.A.C.®治療システムによる陰圧閉鎖療法を開始した。
- 開始後より腹壁の伸展が得られ、座位での腸管脱出が認められなくなった。
- NPWT施行後4週目には、開放創に良好な肉芽と腹壁の減圧およびV.A.C.®治療システム非装着時でも腸管が脱出せず腹壁の安定が保たれたため、分層植皮術を施行した。
- その後、経過良好にて退院。瘢痕、症状の安定をみたところで、初回手術後1年5か月で腹壁瘢痕ヘルニアの根治術を行った。

症例2．78歳女性、左下肢難治性潰瘍（図4）

- 左下肢静脈瘤があり、静脈うっ滞性潰瘍を繰り返していた。前医にて潰瘍に対し入院加療が行われ、いったんは軽快したが退院後に再び悪化した。難治性のため当科に紹介となった。
- 受診時、浮腫状の不良肉芽が増生しており、壊死組織を認めた。デブリードマンを行い、出血が落ち着いたところでRENASYS®創傷治療システムにてNPWTを開始した。
- 開始後より、良好な肉芽の増生を認めた。3週間のNPWTを行い、分層植皮術を施行した。植皮片の生着良好にて退院となった。

（梅山広勝、館 正弘）

文献

1. Morykwas MJ, Argenta LC, Shelton-Brown EI, et al. Vacuum-assisted closure：a new method for wound control and treatment：animal studies and basic foundation. Ann Plast Surg 1997；38：553-562.
2. Argenta LC, Morykwas MJ. Vacuum-assisted closure：a new method for wound control and treatment：clinical experience. Ann Plast Surg 1997；38：563-576.
3. Isago T, Nozaki M, Kikuchi Y, et al. Effects of different negative pressure on reduction of wounds in negative pressure dressings. J Dermatol 2003；30：596-601.
4. 黒川正人, 佐藤誠, 中山真紀, 他：線維芽細胞増殖因子を併用した陰圧閉鎖療法. 形成外科 2010；53(3)：285-291.
5. 渋谷暢人, 館正弘：腹部領域における陰圧閉鎖療法. PEPARS 2015；97：55-62.

図3　症例1の経過

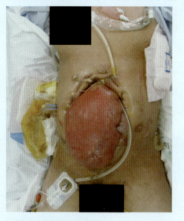

①当科紹介時
- 腹部開放創は大きく、腸管の脱出を認める

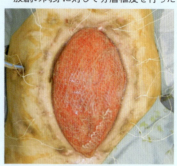

②NPWT4週施行後
- 創は縮小し腸管の脱出は認めない。開放創の肉芽に対して分層植皮を行った

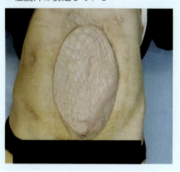

③植皮後1年4か月
- 植皮片は安定している

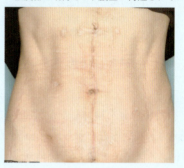

④腹壁瘢痕ヘルニア根治術後
- 植皮部は切除され、腹壁が再建されている

図4　症例2の経過

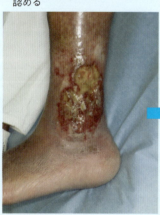

①当科紹介時
- 潰瘍表面の不良肉芽、壊死組織を認める

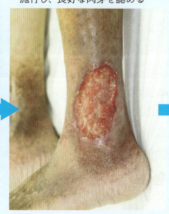

②NPWT3週間施行後
- デブリードマン後にNPWT3週間施行し、良好な肉芽を認める

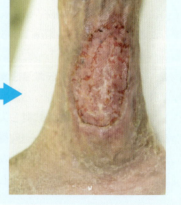

③分層植皮後
- 植皮片の生着良好

Part 1 術後ケア
第4章 手術部位感染(SSI)対策

SSI予防の実際

ナースがおさえたいポイント

❶毛髪はSSIのリスクにならないため、手術の妨げにならなければ除毛処置を行う必要はない。実施する場合は術当日に行う。
❷非糖尿病患者でも術後高血糖はSSIリスクとなる。術後高血糖の場合、インスリンによる血糖コントロールを行い、SSIを予防する。
❸縫合閉鎖創は48時間までドレッシング材を用いて被覆するが、それ以降はドレッシングの必要性やシャワー、入浴の規制はない。

- 近年、**手術部位感染(SSI)**対策の標準化が進み、ここで述べる内容は今では決して珍しいことではない。しかし対策それ自体は理解しているが、なかなか実地臨床に生かせていないという悩みをもつ**感染対策チーム(ICT)**は依然少なくない。エビデンスに基づいた今日的な対策を積極的に導入しつつある施設と、慣習的な方法を継承している施設では、どんどん格差が開いている。
- 本稿では、他病院に遅れをとらないためにも各施設で行うべきSSI対策を解説する。

手術時手洗い

- 手術時手洗いは10分では皮膚傷害があり、5分でも同等の菌数減少効果がある。
- ブラシ使用は皮膚を傷害し細菌増殖の原因となるため、擦式アルコール手指消毒薬によるラビング法が一般的になってきた。
- ラビング法は流水、非抗菌石けんで手洗いしたあと、非滅菌紙で水分を拭き取り、擦式アルコール製剤でラビングする方法である。ブラシを使用したスクラブ法と比較し、SSI発症は差を認めず、皮膚刺激や乾燥はラビング法のほうが有意に軽度であったことが報告されている[1]。
- 手術時手洗いに使用する水に関しては、2005年2月1日付けで公布施行された医療法施行規則の一部を改定する省令で、滅菌水である必要はなく、水道水の使用が許された。

低体温対策

- 感染リスク因子を多変量分析すると、低体温のオッズ比は約5倍にもなる[2]。この理由として、低体温では血管が収縮し、創局所の血流が減少し、低酸素状態となった結果、好中球の酸化的

Word
- SSI／surgical site infection、手術部位感染。
- ICT／infection control team、感染対策チーム。

図1 術中低体温の程度とSSIリスク

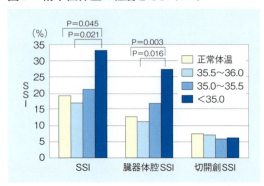

Tsuchia T, Takesue Y, Ichiki K, et al. Influence of perioperative hypothermia on surgical site infection in prolonged gastroenterological surgery. Surg Infect 2016, in press.

図2 手術開始早期の低体温と術中保温の重要性

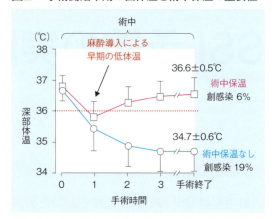

Kurz, A, Sessler DI, Lenhardt R. Perioperative normothermia to reduce the incidence of surgical-wound infection and shorten hospitalization. Study of Wound Infection and Temperature Group. N Engl J Med 1996 ; 334 : 1209-1215.

図3 プレ・ウォーミングによる術中低体温予防

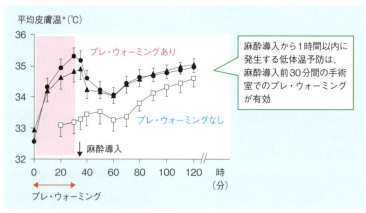

＊0.3 ×［体温（胸）＋体温（腕）］＋0.2 ×［体温（大腿）＋体温（ふくらはぎ）］
De Witte JL, Demeyer C, Vandemaele E. Resistive-heating or forced-air warming for the prevention of redistribution hypothermia. Anesth Analg 2010 ; 110 : 829-833.

殺菌能が低下する機序が推察されている。
- 35℃以下の低体温がSSIリスクとなる[3,4]（**図1**）。
- 全身麻酔により術後早期に低体温となり、術中保温により正常体温に回復することにより創感染予防効果が認められている（**図2**）[2]。
- 全身麻酔による術後早期の低体温予防のために、麻酔導入前30分間の手術室での保温（プレ・ウォーミング）が必要とされている[5]（**図3**）。
- **患者強制空気加温システム**やブランケットによる能動的保温だけでなく、輸液の加温も必要で、室温のまま輸液すると1L輸液で体温が0.25℃低下する。

除毛処置

- カミソリによる剃毛はSSIリスクとなり、サージカルクリッパーでの除毛が一般的となった。

Word: ●患者強制空気加温システム／forced-air patient warming system（エアパッド特定加温装置システム）。

図4 除毛処置と創感染率

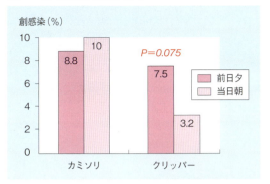

Alexander, JW Fischer JE, Boyajian M, et al. The influence of hair-removal methods on wound infections. Arch Surg 1983；118：347-352.

図5 手術室での除毛処置

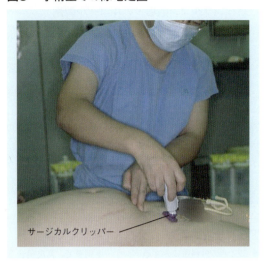

サージカルクリッパー

- 除毛の適切な実施時期に関して、術当日朝に除毛を行った場合、前日夕と比較し有意でないものの、感染率が低くなることが報告されている（図4）[6]。
- 米国では術当日入院という事情もあり、手術室で除毛処置が行われることが一般的で、日本でも普及しつつある（図5）。
- 毛髪の存在はSSIのリスクにならない。手術の妨げにならなければ、除毛処置そのものを行う必要はない。

血糖コントロール

- 外科的侵襲により抗インスリン作用をもつアドレナリン、グルカゴン、コルチゾル、成長ホルモンが放出される。さらに、インスリンの不足がないにもかかわらず糖が利用されず高血糖をきたすインスリン抵抗性を生じ、外科的糖尿病と呼ばれる。
- 糖尿病患者では、ヘモグロビンA1c（HbA1c）を術前に7.0%以下にすることが望ましいが、術前コントロールの時間的余裕のないことが多い。
- SSIリスク因子は糖尿病だけでなく、術後24～48時間以内の血糖200mg/dL以上が報告されている[7]。非糖尿病患者においても、手術侵襲による高血糖がSSIリスクとなる。
- 術後高血糖を呈した症例に対し、インスリンによる血糖コントロールを行うことにより、SSI予防が可能となる[8]。術直後に血糖測定をルーチンに行い、術翌日朝採血の時点で200mg/dL未満を目標とする。
- スライディング・スケール法によるインスリン皮下注と比較し、持続インスリン静脈内注入（insulin infusion）は、周術期の血糖コントロールにすぐれ、SSI対策として有用とされている。レギュラーインスリン20単位を20mL、5%ブドウ糖液で希釈し（1単位/mL）、血糖により0.5～2mL/時で開始し漸減する。
- 集中治療部（ICU）の重症患者においては、SSI予防ではなく予後を改善する目的で血糖コントロールが行われる。2回連続で血糖が180mg/dLを超える場合、インスリンを開始し、目標血糖値は180mg/dL以下とする[9]。
- ICUでの血糖測定は、血糖値ならびにインスリン投与量が安定するまで1～2時間ごとに血糖測定を行い、安定後は4時間ごととする。
- ベットサイドで行う毛細血管の血液を使用した簡易血糖測定法（point-of-careテスト）で得られた血糖値は、正確に血清の糖レベルを評価しておらず、ICUでは血液ガス・電解質・血糖分析装置などで測定することが勧められる。

図6 米国で使用されている2%クロルヘキシジングルコン酸塩・アルコール製剤

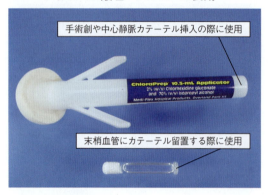

図7 創閉鎖前の圧をかけた創面の洗浄

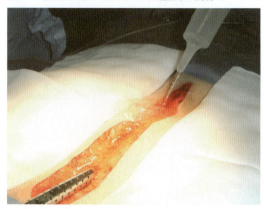

図8 皮膚閉鎖法
- 622名の外科医に対するアンケート調査で、真皮縫合（b）：63％、ステイプラー（c）：38％、従来の皮膚縫合（a）：11％（複数回答あり）。

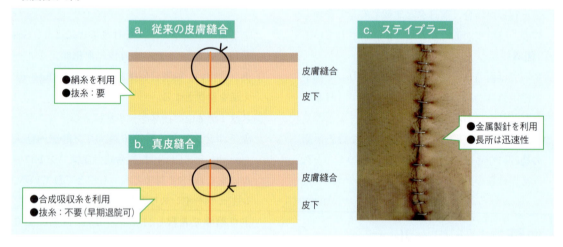

消毒薬の適正使用

- 2％クロルヘキシジングルコン酸塩・アルコール製剤（図6）による皮膚消毒は、ポビドンヨードと比較しSSI予防効果にすぐれていることが報告されている[10]。日本では0.5〜1％クロルヘキシジングルコン酸塩・アルコール製剤が使用されているために、現状ではどちらがすぐれているのかとの結論は出せない。
- 消毒は手術創面に直接用いない。「眼に入れてはならないものを創に使用してはならない」という格言があるように、消毒薬は創傷治癒に必要な細胞に対して有害とされている[11]。
- 閉腹、閉胸前における手術創は、生理食塩水による洗浄を行う。皮下脂肪組織にフィブリンで覆われ付着している細菌は、好中球や抗菌薬の作用を受けにくくなっており、それを機械的に除去するために、ある程度の圧をかけて洗浄する（図7、pressure irrigation）。

創閉鎖手技（図8）

- 622名の外科医に対するアンケート調査で、真皮縫合は63％、スキンステイプラー（ステイプラー）は38％、以前の通常の皮膚縫合11％（複数回答あり）との結果が出た。つまり、合成吸

収糸を使用し真皮縫合を選択する外科医と、ステイプラーを選択する外科医に2分され、従来の皮膚縫合はまれとなった[12]。
- 真皮縫合は、ステイプラーと比較しSSIは低率で、美容上もすぐれていることが報告されている[13]。
- 筋膜縫合に関しては合成吸収糸が使用され、2013年に行ったアンケート調査では、モノフィラメントとブレイド（あみ糸）の使用比率はほぼ同等であった[12]。近年ではトリクロサンを含有した抗菌縫合糸が普及し、通常の合成吸収糸と比較しSSIが低率となることが示された[14]。

術後創ケア

- 2013年に行った消化器外科医に対する全国調査では、創被覆にフィルム材を使用するものは39％、ハイドロコロイド材は27％、ガーゼは12％であった[12]。
- 保湿効果を有するハイドロコロイド材などの使用は、美容上の目的以外では縫合創では不要であり、ハイドロコロイド材は開放創に対してよい適応となる。
- 縫合閉鎖された創は48時間までドレッシング材を用いて被覆するが、それ以降のドレッシングの必要性[15]やシャワー、入浴[16]を規制するエビデンスはない。縫合された創において再上皮形成は24～48時間で起こり、その後は細菌の創への侵入は起こらない。

術後感染予防抗菌薬

- 予防抗菌薬は組織の無菌化を目標にするのではなく、術中汚染による細菌量を宿主防御機構でコントロールできるレベルまで下げるために補助的に使用する。
- 予防抗菌薬を適切に使用するためには、以下の因子が重要である。
  ①抗菌薬の選択
  ②投与のタイミング
  ③投与期間
- 原則として、手術部位の常在細菌叢に抗菌活性を有する薬剤選択を行い、通常セファゾリンナトリウムが使用される。ただし大腸手術では、バクテロイデス・フラジリスなどの嫌気性菌にも抗菌活性を示す第二世代セフェム薬（セフメタゾールナトリウム、フロモキセフナトリウム）を選択する。
- 手術操作が及ぶ部位からMRSAなどの耐性菌が検出されている症例では、その細菌に活性を有する抗菌薬を選択する。
- セファゾリンナトリウム1回投与量は通常1gであるが、80kg以上の症例では1回2gを使用する。
- 手術が始まる時点で、十分な殺菌作用を示す血中濃度、組織中濃度が必要であり、切開の1時間前以内に投与を開始する。
- 整形外科領域などで駆血のためにターニケットを使用する場合は、少なくとも加圧する5～10分前に抗菌薬の投与を終了する。
- 帝王切開では、新生児への影響から臍帯をクランプ後に投与されていたが、母体のSSIや子宮内膜炎などの予防目的で、他の手術と同様に切開の1時間以内の投与が推奨されている[17]。
- 長時間手術の場合には、術中の追加再投与が必要である。一般に半減期の2倍の間隔での再投与が行われ、セファゾリンナトリウムでは3～4時間ごとである。なお初回再投与までの間隔は、手術開始時からでなく、術前抗菌薬投与終了時からの時間とする。
- 48時間を超える予防抗菌薬使用は、耐性菌による術後感染のリスクとなることから、術後24時間以内の投与に留める。また術式によっては術前単回投与も推奨されている。ただし心臓手術においては、24時間投与で胸骨創感染などが高率となることが報告されており[18]、48時間投与が推奨されている。
- SSIリスク因子を有する症例や、侵襲度の高い手術における投与期間に関しては、予防抗菌薬に関する臨床試験がほとんど行われておらず、

投与期間に関するエビデンスは少ない。

● 大腸手術において、欧州では術前機械的腸管処置が不要との意見が主流で、米国では術前機械的腸管処置＋経口抗菌薬術前1日投与が行われている。日本では術前機械的腸管処置のみが一般に行われているが、最近経口抗菌薬術前1日投与の有用性が報告された[19,20]。

MRSAによるSSI対策

● ルーチンのバンコマイシン塩酸塩（VCM）予防投与は推奨されておらず、下記に該当する症例において適応を考慮する。

① 術前MRSA保菌（鼻前庭など）患者：術前におけるMRSA除菌も実施する。

② 術前に手術操作の及ぶ部位からMRSAが検出されている場合：胆道ドレナージ症例における胆汁、熱創傷、尿路など。

● 心臓手術、胸部大血管手術、人工関節置換術、脊椎インストゥルメンテーション手術（インプラント挿入）などにおいて、同一施設でMRSAによるSSIの多発が認められた場合、一定期間における抗MRSA薬の予防投与の必要性をICTとともに検討する。

● バンコマイシン塩酸塩単独ではメチシリン感受性黄色ブドウ球菌（MSSA）やグラム陰性菌によるSSIが高率となるため、セファゾリンナトリウムなどのβ-ラクタム薬との併用が必要である。

● 術前鼻腔内MRSA保菌者に対しては、バンコマイシン塩酸塩予防投与に加え、ムピロシンカルシウム軟膏鼻腔内塗布1日2回5日間ならびに接触予防策を行う。またクロルヘキシジングルコン酸塩スクラブ（ヒビスクラブ®など）によるシャワー浴1日1回5日間も行われている[21]。

（竹末芳生）

文献

1. Parienti JJ, Thibon P, Heller R, et al. Hand-rubbing with an aqueous alcoholic solution vs traditional surgical hand-scrubbing and 30-day surgical site infection rates : a randomized equivalence study. JAMA 2002 ; 288 : 722-727.
2. Kurz A, Sessler DI, Lenhardt R. Perioperative normothermia to reduce the incidence of surgical-wound infection and shorten hospitalization. Study of Wound Infection and Temperature Group. N Engl J Med 1996 ; 334 : 1209-1215.
3. Seamon MJ, Wobb J, Gaughan JP, et al. The effects of intra-operative hypothermia on surgical site infection : an analysis of 524 trauma laparotomies. Ann Surg 2012 ; 255 : 789-795.
4. Tsuchia T, Takesue Y, Ichiki K, et al. Influence of perioperative hypothermia on surgical site infection in prolonged gastroenterological surgery. Surg Infect 2016 ; in press.
5. De Witte JL, Demeyer C, Vandemaele E. Resistive-heating or forced-air warming for the prevention of redistribution hypothermia. Anesth Analg 2010 ; 110 : 829-833.
6. Alexander JW, Fischer JE, Boyajian M, et al. The influence of hair-removal methods on wound infections. Arch Surg 1983 ; 118 : 347-352.
7. Latham R, Lancaster AD, Covington JF, et al. The association of diabetes and glucose control with surgical-site infections among cardiothoracic surgery patients. Infect Control Hosp Epidemiol 2001 ; 22 : 607-612.
8. Kwon S, Thompson R, Dellinger P, et al. Importance of perioperative glycemic control in general surgery : a report from the Surgical Care and Outcomes Assessment Program. Ann Surg 2013 ; 257 : 8-14.
9. Finfer S, Chittock DR, Su SY, et al. Intensive versus conventional glucose control in critically ill patients. N Engl J Med 2009 ; 360 : 1283-1297.
10. Darouiche RO, Wall MJ Jr, Itani KM, et al. Chlorhexidine-Alcohol versus Povidone-Iodine for Surgical-Site Antisepsis. N Engl J Med 2010 ; 362 : 18-26.
11. Takesue Y, Takahashi Y, Ichiki K, et al. Application of an electrolyzed strongly acidic aqueous solution before wound closure in colorectal surgery. Dis Colon Rectum 2011 ; 54 : 826-832.
12. 竹末芳生：消化器手術における創levels鎮とlevels腔内ドレーン使用法の標準化. 日外感染症会誌 2014 ; 11(2) : 93-101.
13. Tsujinaka T, Yamamoto K, Fujita J, et al. Subcuticular sutures versus staples for skin closure after open gastrointestinal surgery : a phase 3, multicentre, open-label, randomised controlled trial. Lancet 2013 ; 382 : 1105-1112.
14. Guo J, Pan LH, Li YX, et al. Efficacy of triclosan-coated sutures for reducing risk of surgical site infection in adults : a meta-analysis of randomized clinical trials. J Surg Res 2016 ; 201 : 105-117.
15. Toon CD, Lusuku C, Ramamoorthy R, et al. Early versus delayed dressing removal after primary closure of clean and clean-contaminated surgical wounds. Cochrane Database Syst Rev 2015 ; 9 : CD010259.
16. Toon CD, Sinha S, Davidson BR, et al. Early versus delayed post-operative bathing or showering to prevent wound complications. Cochrane Database Syst Rev 2015 ; 7 : CD010075.
17. Sun J, Ding M, Liu J, et al. Prophylactic administration of cefazolin prior to skin incision versus antibiotics at cord clamping in preventing postcesarean infectious morbidity : a systematic review and meta-analysis of randomized controlled trials. Gynecol Obstet Invest 2013 ; 75 : 175-178.
18. Lador A, Nasir H, Mansur N, et al. Antibiotic prophylaxis in cardiac surgery : systematic review and meta-analysis. J Antimicrob Chemother 2012 ; 67 : 541-550.
19. Hata H, Yamaguchi T, Hasegawa S, et al. Oral and parenteral versus parenteral antibiotic prophylaxis in elective laparoscopic colorectal surgery (JMTO PREV 07-01) : A phase 3, multicenter, open-label, randomized trial. Ann Surg 2016 Jan 7.[Epub ahead of print]
20. Oshima T, Takesue Y, Ikeuchi H, et al. Preoperative oral antibiotics and intravenous antimicrobial prophylaxis reduce the incidence of surgical site infections in patients with ulcerative colitis undergoing IPAA. Dis Colon Rectum 2013 ; 56 : 1149-1155.
21. Takahashi Y, Takesue Y, Uchino M, et al. Value of pre-and postoperative meticillin-resistant Staphylococcus aureus screening in patients undergoing gastroenterological surgery. J Hosp Infect 2014 ; 87 : 92-97.

Part 1 術後ケア
第4章 手術部位感染（SSI）対策

SSI サーベイランス

> **ナースがおさえたいポイント**
>
> ❶ SSI サーベイランスを行い、その結果を医療スタッフへ適切にフィードバックすることが、SSI のリスクを低減させる。
> ❷ サーベイランスに必要な情報収集の手段として、ワークシートや観察シートを活用する。
> ❸ SSI 回診・ミーティングを行い、データを分析・活用することで、SSI 発生率の低下や感染対策につなげる。

サーベイランスとは

1. 目的と定義

- **サーベイランス**とは、「感染管理にかかわる対策の立案、導入、評価に不可欠な医療関連感染に関するデータを、継続的、系統的に収集、分析、解釈し、その結果を改善できる人びととタイムリーに共有する活動である」と、米国疾病管理予防センター（CDC）では定義されている。
- サーベイランスは、下記を目的として実施される。
  ①日常的な発生率（ベースライン）の把握
  ②感染対策の評価と改善
  ③アウトブレイクの早期発見
  ④職員に対する教育
  ⑤病院外部からの評価
- サーベイランスが最終的にめざすものは、医療関連感染から患者や医療従事者を予防することで、問題になる医療関連感染を減らすことである。

2. 種類と方法

- サーベイランスの種類として、ターゲットサーベイランス（限定した部署・器具・部位・微生物などを対象とする）と、包括的サーベイランス（全病院にあらゆる院内感染の発生を明らかにする）がある。
- サーベイランスデータの収集には、専門家である **ICD** や感染管理認定看護師が直接データ収集を行う能動的サーベイランスと、ケア提供者が主となってデータ収集を行う受動的サーベイランスの方法がある。サーベイランスに関するデータを収集し、発生率を分析、解釈し、現場へのフィードバックまでを一連の流れとして実施される。

Word
- **サーベイランス**／surveillance.
- **ICD**／infection control doctor、インフェクション・コントロール・ドクター。

SSI サーベイランスとは

- SSI は、医療関連感染のなかでも 2 番目に発生頻度が高く、患者に対する重症化や死亡原因になることも多く、在院日数の長期化や医療費の増大につながる。
- サーベイランスの結果は、外科医および関連部署の医療スタッフへ適切にフィードバックすることが、SSI のリスクを低減させる戦略の 1 つとして重要となる。
- CDC では、術後 30 日以内（インプラント手術などは 1 年以内）に発生する手術に直接関係した感染で、皮膚・粘膜を切開し最後に縫合閉鎖した手術が対象になると定義されている。
- サーベイランスを開始するにあたり、「目的・目標」「対象」「期間」「方法」を明確にし、計画を立てることが必要になる。計画書をもとに、サーベイランスを実施するセクションの関係者へ理解を得ることも重要になる。そして、その結果をフィードバックし、現場での改善活動の 1 つとして、また医療や看護ケアの質評価につなげる。
- 当院では、消化器外科と整形外科での SSI サーベイランスを実施している。ここでは、消化器外科 SSI サーベイランスの実際を紹介する。

SSI サーベイランスの実際

1. 対象

- 対象を選択する場合には、ハイリスク（SSI を発症するリスクが高い）、ハイボリューム（手術件数が多い）、ハイコスト（SSI が発生した場合に、自施設への不利益を生じる）を考慮し、診療科を選択する。
- SSI 発生率が高い消化器・婦人科・泌尿器系の手術や、SSI 発生の影響が大きい心臓血管外科や整形外科などの手術、手術件数の多いものが対象となることが多い。

2. SSI サーベイランスの計画立案

- SSI サーベイランスを実施するためには、動機づけを明確にしておく必要がある。自施設での問題となっている内容を確認し、サーベイランスを実施することで評価できるように目的・目標を挙げる。
- 対象となる診療科や術式を選択し、サーベイランスの実施期間や方法は具体的に掲載し、誰が見てもわかりやすい計画書を立案することで、関係者への共通理解を得ることができる。

3. サーベイランスデータシート

- サーベイランスを実践するために必要な情報収集の手段として、基本データを記入するワークシートや日々の患者観察シートを活用する。
- 始めに、分母になる患者データをワークシートに記入する（図1）。ワークシートは、患者が入院したときに作成し、項目によって、病棟看護師・手術室看護師・担当医師が分担して記入する。
- 当院では、サーベイランスの分析に必要な患者データをワークシートの項目に入れており、入院時に担当した看護師が準備することにしている。また、緊急入院や緊急手術の場合には、手術室看護師が準備することなど、取り決めを行っている。
- ワークシート以外に、患者観察シート（図2）を活用し、日々の体温（最高値）、創の状態、ドレーンの観察などを病棟看護師（当日の担当者）が記載している。
- SSI は術後 1 か月（インプラント手術で深部や臓器/体腔は 1 年）の観察期間が必要となるため、患者退院後も電子カルテ上での経過確認を行っていく必要がある。

SSI 回診

- 当院では、SSI の有無を診断するために、週1回、医師・病棟看護師・感染制御部（ICN）・管理

図1　ワークシート（聖マリアンナ医科大学病院の例）

消化器・一般外科手術部位感染ワークシート

【術前情報（病棟看護師記入）】　　記入者名＿＿＿＿＿＿＿
年齢：＿＿＿　手術日より過去1か月の喫煙歴：あり・なし
身長：＿＿＿　体重：＿＿＿＿＿＿
（手術前に体重測定ができない場合は、手術後直近の値）

疾患名：＿＿＿＿＿＿＿＿＿＿＿　　手術日：＿＿＿＿＿

【手術情報（医師記入）】　医師記入者名＿＿＿＿＿　執刀医＿＿＿＿＿
術式：＿＿＿＿＿＿＿＿＿＿＿＿＿＿＿　腹腔鏡：あり・なし

※手術コード：該当のコードを○で囲んでください
　ESOP：食道手術　　GAST-D：幽門側胃切除　　GAST-T：胃全摘　　GAST-O：胃手術
　CHOL：胆嚢手術　　SPLE：脾臓手術　　APPY：虫垂の手術　　HER：ヘルニア手術
　BILI-L：胆道再建を伴わない肝切除　　BILI-PD：膵頭十二指腸切除　　BILI-O：その他の肝胆膵手術
　COLO：大腸手術　　SB：小腸手術　　REC：直腸手術　　XLAP：腹部手術

創分類：Ⅰ・Ⅱ・Ⅲ・Ⅳ
　清潔創（クラスⅠ）：まったく炎症のない非汚染創（呼吸器、消化器、生殖器、非感染尿路含まれない）
　準清潔創（クラスⅡ）：呼吸器、消化器、生殖器、尿路がモニター下にあって、通常は起こらないような
　　　　　　　　　　　汚染がない手術創
　汚染創（クラスⅢ）：開放創、浅創、偶発的な創傷（滅菌消毒技術に大きな過失があった手術、消化管か
　　　　　　　　　　　らの大量の排液、急性の非化膿炎症の生じた切開創を含む）
　化膿創（クラスⅣ）：壊死組織の残存する陳旧性外傷、臨床的感染、消化管穿孔を伴う創など
　予防的抗菌薬：セファメジン®α・セフメタゾン®・フルマリン®・セフォン・その他（　　　　　）
　　手 術 当 日：　　術中＿＿＿gx＿＿＿回,　術後＿＿＿gx＿＿＿回
　　手術当日以外：　　期間＿＿月＿＿日　～　＿＿月＿＿日

【手術部看護師記入】　　記入者名＿＿＿＿＿＿＿

　　　　　手術時間：＿＿時間＿＿分　　手術中抗菌薬使用回数＿＿＿回
ASA score：1・2・3・4・5・6　　最低体温：＿＿＿

（ドレーン抜去日は回診時医師が記入する）

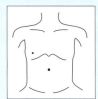

　①（ドレーン位置）＿＿＿＿＿　　抜去日＿＿月＿＿日
　②（ドレーン位置）＿＿＿＿＿　　抜去日＿＿月＿＿日
　③（ドレーン位置）＿＿＿＿＿　　抜去日＿＿月＿＿日
　④（ドレーン位置）＿＿＿＿＿　　抜去日＿＿月＿＿日
　⑤（ドレーン位置）＿＿＿＿＿　　抜去日＿＿月＿＿日

病棟看護師が記入

担当医師が記入

手術室看護師が記入

栄養士・薬剤師・臨床検査技師（細菌検査）が集まり、SSI回診を実施している。
- 各病棟での手術患者一覧表（図3）・回診表を作成し、各病棟の担当看護師が患者観察シート（図2）を用いて患者ごとの状態を報告する。当院では、毎週のSSI回診で、約30〜35名の手術患者を対象としている。
- SSIの判定は、SSI判定基準に基づき、ICD（消化器外科医師）が判定する。判定した結果は、各自で手術患者一覧へも記入し保管する。
- SSI回診では、管理栄養士から、栄養状態の改善に向けて注意すべき対象患者のコメントや、臨床検査技師より検出されている菌に関する情報、薬剤師からは抗菌薬が適正に使用されてい

図2　患者観察シート（聖マリアンナ医科大学病院の例）

ID

手術後創観察シート

※記載は日勤者が記入する。
※体温は測定値、創状態は□にチェックをする。
※ドレーン挿入部異常は、有・無に○をつける。
※図には、創・ドレーン挿入部を術後1日目に記載する。
　その後は離開や発赤など変化があった場合のみ記入する。
※SSI判定はSSI回診メンバーが行いチェックする。
※処置/備考は、自由記入。
※清潔は実施時のみ記入。

> 病棟看護師（当日の担当者）が記載
> ● 体温（最高値）
> ● 創の状態
> ● ドレーンの観察など

項目	術後1日目	術後2日目	術後3日目	術後4日目	術後5日目	術後6日目	術後7日目
記載日 記録者サイン	○ / ×	/	/	/	/	/	/
体温	37.4 度	度	度	度	度	度	度
創の状態	☑異常なし □離開　□膿 □発赤　□滲出 □熱感　□臭い □出血	□異常なし □離開　□膿 □発赤　□滲出 □熱感　□臭い □出血	□異常なし □離開　□膿 □発赤　□滲出 □熱感　□臭い □出血	□異常なし □離開　□膿 □発赤　□滲出 □熱感　□臭い □出血	□異常なし □離開　□膿 □発赤　□滲出 □熱感　□臭い □出血	□異常なし □離開　□膿 □発赤　□滲出 □熱感　□臭い □出血	□異常なし □離開　□膿 □発赤　□滲出 □熱感　□臭い □出血
ドレーン挿入部の異常	有　無	有　無	有　無	有　無	有　無	有　無	有　無
ドレーン挿入部位 ①（ダグラス窩） ②（R）横隔膜下 ③（　　） ④（　　） ⑤（　　）	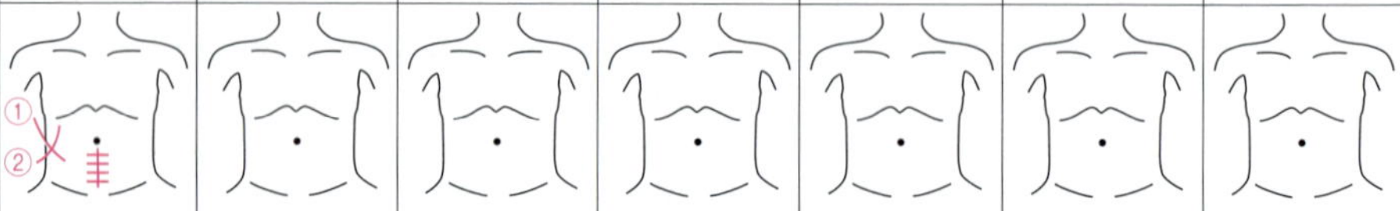 □SSI判定 処置/備考 □ドレーン抜去 ドレーン番号 （　　）	□SSI判定 処置/備考 □ドレーン抜去 ドレーン番号 （　　）	□SSI判定 処置/備考 □ドレーン抜去 ドレーン番号 （　　）	□SSI判定 処置/備考 □ドレーン抜去 ドレーン番号 （　　）	□SSI判定 処置/備考 □ドレーン抜去 ドレーン番号 （　　）	□SSI判定 処置/備考 □ドレーン抜去 ドレーン番号 （　　）	□SSI判定 処置/備考 □ドレーン抜去 ドレーン番号 （　　）
清潔	☑清拭 □シャワー・入浴	□清拭 □シャワー・入浴	□清拭 □シャワー・入浴	□清拭 □シャワー・入浴	□清拭 □シャワー・入浴	□清拭 □シャワー・入浴	□清拭 □シャワー・入浴

図3　手術患者一覧表

・・病棟　　○月×日　SSI回診
○＝問題なし　　★＝SSI　　☆＝脂肪融解など　　△＝創離開（培養未or培養結果未）

> 感染制御部が作成

手術日	患者名 患者ID	年齢	性別	身長(cm) 体重(kg)	入院	退院	病名	手術コード 手術時間	SSI判定 ○月△日	○月△日	○月×日	月　日	月　日
6/30	○○　×× ＊＊＊＊＊＊A						胃空腸バイパス術後イレウス	腸管癒着剝離術・腸瘻造設術 8：30	★ 臓器・体腔(○月△日)	★	★		
7/6	○○　×× ＊＊＊＊＊＊S						上腸間膜動脈症候群	胃部分切除術・胃空腸吻合 2：35	○	○	退院		
7/4	○○　×× ＊＊＊＊＊＊A						急性腸間膜虚血	開腹壊死腸管切除術 2：32	○	8/8病院へ転院			
7/13	○○　×× ＊＊＊＊＊＊B						急性胆嚢炎	開腹胆嚢摘出術・肝縫合 3：13	○	○	○		
7/14	○○　×× ＊＊＊＊＊＊D						直腸がん術後再発	Harutomann氏法手術・ストマ造設術 1：50	★ 表層(○月＊日)	★	○		
7/21	○○　×× ＊＊＊＊＊＊Z						残胃がん	開腹胃全摘術 3：40	○	○			

図4 月ごとのSSI発生率・分類別割合

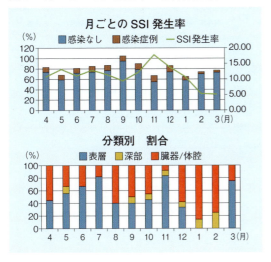

図5 手術部位別のSSI発生率

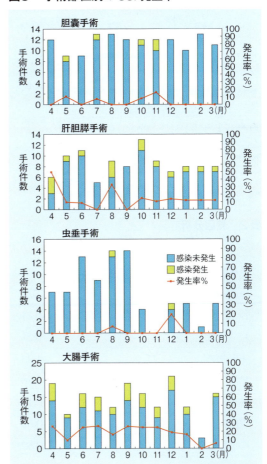

るかなど、診断だけでなく多職種での情報共有の場となっている。
● 回診表は、「日時」「参加者」「回診患者総数（病棟別人数）」「新規SSI発生患者」「各部門からのコメント（細菌検査室・薬剤部・栄養部）」を記載できる用紙を作成し活用している。

SSIミーティング

● 毎月1回は、SSI回診のあとに病棟看護師・手術室看護師・感染制御部・医師でSSIミーティングを行い、月ごとのSSI発生件数・発生率、部位ごとのSSI発生件数・発生率などを報告し、さらにSSI発生患者の分析を行っている。
● 4月からの各部位別・総数でのSSI発生率の推移（**図4**）を確認、さらに手術部位別のSSI発生率（**図5**）を確認し、検討を行う。特にSSIを発生した患者に対して分析を行い（**表1**）、ミーティングで報告している。また、発生率が高くなっている月に関しては、要因分析を行い、問題点の明確を図ることも必要になる（**表2**）。
● 毎月のミーティングでは、SSI発生率の報告だけでなく、SSIに関する業務内容の改善や病棟・手術室での問題提起など、さまざまな内容で検討を行っている。

部署へのフィードバック

● 毎月のSSIミーティングで、SSI発生率や分析などの報告を行うほかに、当院では毎年1回、SSI学習会を開催し、SSIの概要や前年度の結果報告をフィードバックしている。
● ICD（消化器外科医師）より概要を説明し、感染制御部から結果の報告を行う内容として、SSIサーベイランスを開始してからのSSI発生率の推移（**図6**）、前年度の月ごとのSSI発生率推移、SSI発生部位の内訳（**図7**）、**リスクインデックス別のSSI発生率と厚生労働省院内感染対策サーベイランス事業（JANIS）**手術部位感染（SSI）部門データとの比較（**図8**）などを報告し、さらに**感染制御認定臨床微生物検**

表1　2015年○月SSI発生患者情報

ID	手術日	手術コード	術式	執刀医	手術時間	SSI発生部位	病棟	緊急or定時	創分類	ASA	リスクインデックス[*2]	出血量	最低体温	検出菌
*****A	○月×日	GAST-T	脾臓合併開腹胃全摘	**	7:29 (323)[*1]	表層	**	定時	II	2	1	1332g 1990mL	35.8度	Staphylococcus aureus
*****B	○月△日	COLO	ラパロ補助下横行結腸切除術ラパロ下胆嚢摘出術	**	5:45 (270)	表層	**	定時	II	2	1	40g	36.6度	—
*****C	○月※日	BILI-PD	膵頭部十二指腸切除術	**	8:25 (564)	表層	**	緊急	III	2	0	357g 200mL	36.2度	CNS
*****D	○月□日	REC	ラパロ下低位前方手術	**	7:20 (356)	臓器・体腔	**	定時	II	2	1	384g	35.1度	—

[*1]　カットオフポイント（分）2013年1月〜12月 JANIS を参考
[*2]　JANIS の 2012 年から変更した収集項目を参考

表2　要因分析

			全体				
曝露要因	症例（n＝）	対照（n＝）	オッズ比	95%信頼区間	X²（補正なし）	X²（補正なし）	有意差
手術時間	11	55	0.3	0.08 − 1.16	3.25	2.15	0.071
創分類	11	55	0.21	0.04 − 1.11	3.87	2.05	0.049
ASA分類	11	55	0.21	0.05 − 0.95	4.62	2.85	0.032
手術中体温	11	46	1.23	0.32 − 4.81	0.09	0	0.764
喫煙	11	55	3.36	0.80 − 14.16	2.93	1.65	0.087
栄養	8	46	0.12	0.01 − 1.06	4.78	3.25	0.029
糖尿病	11	55	0.69	0.08 − 6.21	0.11	0.03	0.736
内視鏡の有無	11	55	0.52	0.12 − 2.18	0.81	0.32	0.367
緊急・定時	11	55	0.18	0.04 − 0.81	5.79	3.71	0.016

査技師（ICMT）の協力のもと、培養検査で検出された微生物の分類と割合（**表3**）も報告している。
● 病棟や手術室、栄養部からの取り組みなどを報告し、SSIサーベイランスに関連する部署だけでなく、他部署でSSIサーベイランスに興味があるスタッフも参加している。

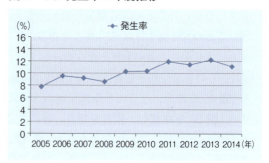

図6　SSI発生率の年度推移

| Note | ● **リスクインデックス**／同じ術式でも、感染を起こすリスクが高い疾患と低い疾患があり、単純に比較しても公平な評価にはならない。手術時間やASAスコア（手術前全身状態）、創分類からリスク調整を行い、リスクインデックス（0点〈低リスク〉〜3点〈高リスク〉）別に感染率の比較を行う。 |

| Word | ● **JANIS**／the Japanese Nosocomial Infection Surveillance、厚生労働省院内感染対策サーベイランス事業。
● **ICMT**／infection control microbiological technologist、感染制御認定臨床微生物検査技師。 |

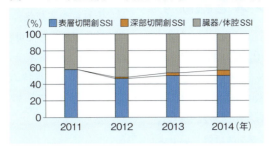

図7 SSI発生部位の内訳比較（2011～2014年）

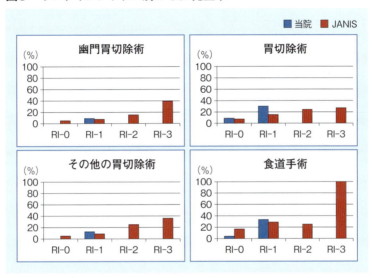

図8 リスクインデックス別のSSI発生率

RI＝リスクインデックス

表3 2014年SSI種類別検出菌の上位10菌種

分離順位	表層切開創（株数）	深部切開創（株数）	臓器・体腔（株数）
1	腸内細菌科 (12)	腸内細菌科 (2)	腸内細菌科 (27)
2	腸球菌 (8)	腸球菌 (1)	腸球菌 (14)
3	コリネ様桿菌 (6)	コアグラーゼ陰性ブドウ球菌 (1)	コアグラーゼ陰性ブドウ球菌 (12)
4	嫌気性菌 (6)	嫌気性菌 (1)	嫌気性菌 (6)
5	緑膿菌 (5)	カンジダ属 (1)	カンジダ属 (6)
6	黄色ブドウ球菌 (MRSA) (3)	ストレプトコッカス アンギノーサス グループ (1)	ストレプトコッカス アンギノーサス グループ (5)
7	コアグラーゼ陰性ブドウ球菌 (3)	黄色ブドウ球菌 (MRSA) (1)	コリネ様桿菌 (3)
8	カンジダ属 (3)	/	緑膿菌 (2)
9	黄色ブドウ球菌 (MSSA) (1)	/	黄色ブドウ球菌 (MSSA) (2)
10	/	/	緑膿菌以外のブドウ糖非発酵菌 (2)

（総分離株数：表層切開創 47、深部切開創 8、臓器・体腔 81）

SSIサーベイランスを継続するために

●サーベイランスは、PLAN（計画）、DO（実行）、CHECK（評価）、ACTION（改善）のPDCAサイクルを回すことが、感染率（SSI発生率）を減少させるために重要であるといわれている。しかし、臨床では「サーベイランスは難しい」「メリットがわからない」などの声が聞かれることもある。

●SSIサーベイランスの中心となるSSI発生率の算出や統計学的な視点での評価は、ICDや感染管理認定看護師が所属するICT（感染制御チーム）が行っている施設が多いと思われるが、サーベイランスの観察項目は、現場のスタッフ一人ひとりが創状態や患者の全身状態をアセスメントする視点としてとらえることが重要となる。また、SSIサーベイランスの結果は、看護の質評価の1つとして必要なデータになると考えている。

●サーベイランスデータは、部署で行っている感染対策や業務改善など取り組みの結果を、SSI発生率の推移で可視化することができると思われる。サーベイランスの継続やスタッフのモチベーション維持のためにも、確実なSSIサーベイランスデータの集積とフィードバックが必要と考える。

（三田由美子）

文献
1. 洪愛子編：ベストプラクティスNEW 感染管理ナーシング．学研メディカル秀潤社，東京，2006：102-109，183-190．
2. 駒場瑠美子：JHAISシステムからのフィードバックを活用する―デバイス関連感染サーベイランス―．インフェクションコントロール 2015；24(8)：740-745．
3. 洪愛子編：院内感染予防必携ハンドブック．中央法規出版，東京，2007：148-165．
4. 森兼啓太訳，小林寛伊監訳：改訂5版 サーベイランスのためのCDCガイドライン― NHSNマニュアル（2011年版）．メディカ出版，大阪，2012：98-135．
5. 竹末芳生編：手術部位感染（SSI）対策の実践．医薬ジャーナル社，大阪，2005：23-31．
6. 内田美保編著：ナーシング・プロフェッション・シリーズ 感染管理の実践．医歯薬出版，東京，2012：91-96．
7. 廣瀬千也子監修：感染管理 QUESTION BOX 4 病院感染サーベイランス．中山書店，東京，2006：76．

Part 1 術後ケア
第5章 その他の術後合併症予防

深部静脈血栓症

ナースがおさえたいポイント

① 静脈血栓塞栓症は、ウィルヒョウの三徴(血流の停滞・血管内皮障害・血液凝固能の亢進)の誘発因子が絡み合い、血栓が形成される。
② 患者リスクを総合的に評価するため、患者の既往歴、血栓症の家族歴や心疾患・悪性腫瘍の有無、自宅におけるADLや服薬状況などの聴取が重要である。
③ DVTの予防は、個々のリスクレベルに応じて予防法(早期離床・弾性ストッキング・間欠的空気圧迫法など)を選択し、実施する。

- 周術期において、**深部静脈血栓症(DVT)** を予防し、DVTに起因する重篤な合併症である**肺血栓塞栓症(PTE)** を予防することは、**ERAS** の主な要素の1つに含まれ、重要な介入の1つである。
- DVTとPTEは、静脈内で形成された血栓による障害、もしくは血栓が遊離し塞栓化して、他臓器を傷害する一連の病態[1]という考えから、総称して**静脈血栓塞栓症(VTE)** と呼ばれる。
- 40歳以上の入院中の患者の73%は2つ以上の危険因子をもち、9%の患者は4つ以上の危険因子をもつといわれており[2]、患者のリスクを評価しVTEを予防することが重要である。

病態

- VTEの誘発因子として、「ウィルヒョウの三徴(1. 血流の停滞、2. 血管内皮障害、3. 血液凝固能の亢進)」があり、これらの因子が絡み合い血栓が形成される(**表1**)[3]。

1. 血流の停滞

- 血流が停滞すると、活性化された凝固因子の洗い流しや希釈を妨げられるため、静脈血栓形成を助長される。
- 静脈の血流うっ滞は、下肢の不動、静脈の閉塞、静脈の拡張、血液粘度の亢進によって生じ、下腿型DVTとの発症に深くかかわりがある。
- 静脈の還流は伴走動脈の拍動、静脈弁、筋ポンプ作用の3つの機序で行われる。
- 静脈は、血管周囲の筋肉の収縮により静脈内の血液が押し出され(ミルキング作用)、静脈弁が開閉する。下肢の筋肉でも特にヒラメ筋(腓腹筋の深層部)と腓腹筋の収縮が、静脈の血流

Word
- DVT／deep vein thrombosis、深部静脈血栓症。
- PTE／pulmonary thromboembolism、肺血栓塞栓症。
- ERAS／enhanced recovery after surgery(p.5「早期回復のための周術期管理：ERASプロトコル」参照)。
- VTE／venous thromboembolism、静脈血栓塞栓症。

深部静脈血栓症 123

表1 PTEの3大誘発因子

	後天性因子	先天性因子
血流停滞	●長期臥床 ●肥満 ●妊娠 ●心肺疾患（うっ血性心不全、慢性肺性心など） ●全身麻酔 ●下肢麻痺 ●下肢ギプス包帯固定 ●下肢静脈瘤	
血管内皮障害	●各種手術 ●外傷、骨折 ●中心静脈カテーテル留置 ●カテーテル検査・治療 ●血管炎 ●抗リン脂質抗体症候群 ●高ホモシステイン血症	●高ホモシステイン血症
血液凝固能亢進	●悪性腫瘍 ●妊娠 ●各種手術、外傷、骨折 ●熱傷 ●薬物（経口避妊薬、エストロゲン製剤など） ●感染症 ●ネフローゼ症候群 ●炎症性腸疾患 ●骨髄増殖性疾患、多血症 ●発作性夜間血色素尿症 ●抗リン脂質抗体症候群 ●脱水	●アンチトロンビン欠乏症 ●プロテインC欠乏症 ●プロテインS欠乏症 ●プラスミノゲン異常症 ●異常フィブリノゲン血症 ●組織プラスミノゲン活性化因子インヒビター増加 ●トロンボモジュリン異常 ●活性化プロテインC抵抗性（Factor V Leiden）* ●プロトロンビン遺伝子変異（G20210A）* *日本人には認められていない

日本循環器学会：肺血栓塞栓症および深部静脈血栓症の診断、治療、予防に関するガイドライン（2009年改訂版）．日本循環器学会，東京，2009：5．より引用

には重要である。
- 下腿は立位で静水圧の影響を受けるため、血流のうっ滞を生じやすい。
- PTEを合併する下腿型DVTの血栓発生源と考えられるヒラメ筋静脈は、筋ポンプ作用による還流がほとんどであるため、床上安静など下肢の不動が持続する場合、静脈還流を十分に行えない。また、静脈弁が小さく不完全であり、うっ滞による静脈の拡張で早期に静脈弁の機能不全を生じやすい。
- ヒラメ筋静脈は拡張しやすい性質をもち、静脈血を一時的に蓄えることによって筋ポンプ作用を有効に機能させる役割をもち、下腿の静脈血を心臓に還流する「第2の心臓」といわれる。
- 左総腸骨静脈の上（腹側）にある右総腸骨動脈や、臓器による左総腸骨静脈の圧迫で生じるものを**腸骨圧迫症候群**という。解剖学的に下大静脈は脊柱の右側を走行し、左下肢の深部静脈である左総腸骨静脈が下大静脈に合流する際に、腰椎を乗り越える部位で物理的に圧迫されることが発症の要因である（**図1**）。

Word ●腸骨圧迫症候群／iliac compression syndrome．

図1 下大静脈・総腸骨動脈・総腸骨静脈の解剖的位置（イメージ）

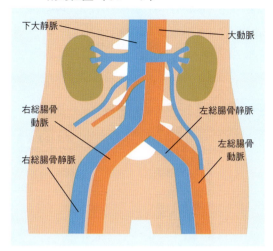

2. 血管内皮障害

- 静脈内皮障害は、股関節手術などの骨盤腔内から下肢に関する手術、中心静脈カテーテルの挿入・留置やカテーテル検査のような直接的な障害や、炎症などに反応したサイトカイン産生の結果として発生する。
- 静脈内皮障害の結果、内皮下層が血液に曝露され、外因系を中心とした凝固能が活性化される。

3. 血液凝固能の亢進

- 広範な手術、外傷、熱傷、サイトカインによる内皮細胞の活性化、播種性の悪性疾患、心筋梗塞などは血液の組織因子への曝露をきたして凝固能を亢進させる。
- これらの種々の凝固能亢進状態が凝固因子レベルの上昇をきたし、血栓形成を促進させる。また、脱水により血液が凝縮して発生する場合もある。

危険因子

- 危険因子を示した**表2**[1]を参考に、患者のリスクを検討し、統合的に評価をすることが必要である。
- それぞれの危険因子は、中心となる疾患や手術・

表2 静脈血栓塞栓症の予防において中心となる危険因子と付加的因子

分類	危険因子
予防対象となる疾患や手術・処置	手術、骨盤・下肢骨折、多発外傷、脊髄損傷、妊娠出産、リスクのある内科疾患（脳卒中や心筋梗塞など）
増強因子	悪性腫瘍、長期臥床、麻酔時間、中心静脈カテーテル留置、感染症、下肢ギプス包帯固定
患者背景	血栓性素因、静脈血栓塞栓症の既往、高齢、心肺疾患、炎症性腸疾患、肥満、ホルモン療法

肺血栓塞栓症/深部静脈血栓症（静脈血栓塞栓症）予防ガイドライン作成委員会：肺血栓塞栓症/深部静脈血栓症（静脈血栓塞栓症）予防ガイドライン．メディカルフロント インターナショナル リミテッド，東京，2004：8．より引用

表3 静脈血栓塞栓症の付加的危険因子の強度

危険因子の強度	危険因子
弱い	肥満、エストロゲン治療、下肢静脈瘤
中等度	高齢、長期臥床、うっ血性心不全、呼吸不全、悪性疾患、中心静脈カテーテル留置、がん化学療法、重症感染症
強い	静脈血栓塞栓症の既往、血栓性素因、下肢麻痺、下肢ギプス包帯固定

血栓性素因：先天性素因としてアンチトロンビン欠損症、プロテインC欠損症、プロテインS欠損症など、後天性素因として抗リン脂質抗体症候群など。
肺血栓塞栓症/深部静脈血栓症（静脈血栓塞栓症）予防ガイドライン作成委員会：肺血栓塞栓症/深部静脈血栓症（静脈血栓塞栓症）予防ガイドライン．メディカルフロント インターナショナル リミテッド，東京，2004：8．より引用

処置と付加的な危険因子（**表3**）[4]に分類される。実際の入院患者における疾患や手術・処置においては、ほとんどの場合、危険因子が複数存在する。よって、総合的なリスクの評価は、中心となる危険因子の強さに付加的な危険因子を加味して決定される（**表4**）[4]。

- 患者の既往歴などから、VTEの原因となりうる血液凝固機能の異常を伴う疾患がないか確認することは、リスクを評価するうえで重要である。
- 血栓症の家族歴や心疾患・悪性腫瘍の有無、自宅におけるADLの聴取は重要である。

表4　各領域の静脈血栓塞栓症のリスク階層化

リスクレベル	一般外科	泌尿器科	婦人科	産科	整形外科	脳神経外科	内科領域
低リスク	60歳未満の非大手術 40歳未満の大手術	60歳未満の非大手術 40歳未満の大手術 経尿道的手術	60歳未満の非大手術 40歳未満の大手術 30分以内の小手術	正常分娩	上肢の手術	開頭術以外の脳神経外科手術	
中リスク	60歳以上、あるいは危険因子のある非大手術 40歳以上、あるいは危険因子がある大手術	60歳以上、あるいは危険因子のある非大手術 40歳以上、あるいは危険因子がある大手術 がん以外の疾患に対する骨盤手術	60歳以上、あるいは危険因子のある非大手術 40歳以上、あるいは危険因子がある大手術 良性疾患手術（開腹、経腟、腹腔鏡） 悪性疾患で良性疾患に準じる手術 ホルモン療法中の患者に対する手術	帝王切開術（高リスク以外）	腸骨からの採骨や下肢からの神経や皮膚の採取を伴う上肢の手術 脊椎手術 脊椎・脊髄損傷 骨盤・下肢手術（股関節・膝関節全置換術、股関節骨折手術を除く） 大腿骨遠位部以下の単独外傷	脳腫瘍以外の開頭術	心筋梗塞 呼吸不全 重症感染症 潰瘍性大腸炎やクローン病などの炎症性腸疾患
高リスク	40歳以上のがんの大手術	40歳以上のがんの大手術 前立腺全摘術 膀胱全摘術	40歳以上のがんの大手術 骨盤内悪性腫瘍根治術 静脈血栓塞栓症の既往あるいは血栓性素因のある良性疾患手術	高齢肥満妊婦の帝王切開術 静脈血栓塞栓症の既往あるいは血栓性素因のある経腟分娩	股関節全置換術 膝関節全置換術 股関節骨折手術（大腿骨骨幹部を含む） 骨盤骨切り術（キアリ骨盤・寛骨臼回転骨切り術など） 下肢手術にVTEの付加的な危険因子が合併する場合 下肢悪性腫瘍手術 重度外傷（多発外傷） 骨盤骨折	脳腫瘍の開頭術	脳卒中で麻痺を有する場合うっ血性心不全
最高リスク	静脈血栓塞栓症の既往あるいは血栓性素因のある大手術	静脈血栓塞栓症の既往あるいは血栓性素因のある大手術	静脈血栓塞栓症の既往あるいは血栓性素因のある大手術	静脈血栓塞栓症の既往あるいは血栓性素因のある帝王切開術	「高」リスク手術を受ける患者に、静脈血栓塞栓症の既往、血栓性素因が存在する場合	静脈血栓塞栓症の既往や血栓性素因のある脳腫瘍の開頭術（最高リスクにおいては抗凝固療法が基本となるが、出血の危険が高い場合、止むを得ず間欠的空気圧迫法で代替を考慮）	

- 総合的なリスクレベルは、予防の対象となる処置や疾患のリスクに、付加的な危険因子を加味して決定される。例えば、強い付加的な危険因子を持つ場合にはリスクレベルを1段階上げるべきであり、弱い付加的な危険因子の場合でも複数個重なればリスクレベルを上げることを考慮する。
- リスクを高める付加的な危険因子：血栓性素因、静脈血栓塞栓症の既往、悪性疾患、がん化学療法、重症感染症、中心静脈カテーテル留置、長期臥床、下肢麻痺、下肢ギプス固定、ホルモン療法、肥満、静脈瘤など（血栓性素因：主にアンチトロンビン欠乏症、プロテインC欠乏症、プロテインS欠乏症、抗リン脂質抗体症候群を示す）。
- 大手術の厳密な定義はないが、すべての腹部手術あるいはその他の45分以上要する手術を大手術の基本とし、麻酔法、出血量、輸血量、手術時間などを参考として総合的に評価する。

肺血栓塞栓症/深部静脈血栓症（静脈血栓塞栓症）予防ガイドライン作成委員会：肺血栓塞栓症/深部静脈血栓症（静脈血栓塞栓症）予防ガイドライン．メディカルフロント インターナショナル リミテッド，東京．2004：19．を一部改変して転載

図2 下肢・骨盤のDVTの3型

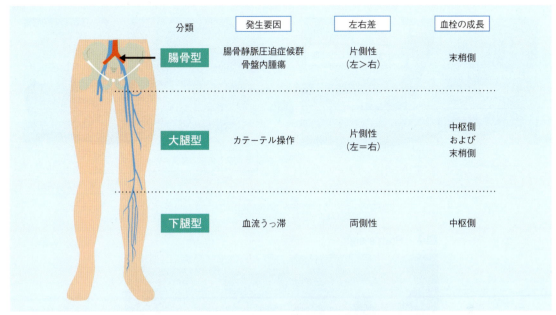

呂彩子:病態.瀬尾憲正,古家仁編,周術期深部静脈血栓/肺血栓塞栓症,克誠堂出版,東京,2013:14.より転載

- 経口避妊薬、血液凝固機能に影響する薬などの内服の有無や服薬状況を確認することも重要である。
- 多血症や脱水などで血液が濃縮された状態（ヘマトクリット値〈Hct〉40％以上）は、DVT発症の危険因子となる。冬場の乾燥した季節や、夏場の猛暑、エアコンによる空気の乾燥などは、脱水の要因となる。十分に食事や水分が摂取されているかどうか、確認することが必要である。

病型・症状

1. 病型

- 下肢・骨盤部のDVTは、大きく「①腸骨型」「②大腿型」「③下腿型」に分類され（**図2**）[1]、膝窩静脈から中枢側の中枢型（①腸骨型、②大腿型）と、末梢側の末梢型（③下腿型）に分けられる。また、DVTはヒラメ筋静脈や静脈弁ポケット内に発生することが多いといわれている。
  ① **腸骨型**：骨盤内腫瘍や妊娠による血管の圧迫、腸骨静脈圧迫症候群など。
  ② **大腿型**：中心静脈カテーテル留置による血管損傷など。
  ③ **下腿型**：臥床による血流うっ滞など。
- 腸骨型、大腿型は早期に中枢静脈を閉塞し、下肢の腫脹や疼痛など臨床症状を伴うが、下腿型は静脈の本数が多く、それぞれ吻合しているため、血栓の閉塞による臨床症状が出現しにくい。
- 腸骨型、大腿型は末梢側に血栓が進展するのに対して、下腿型では中枢側に血栓が進展する。
- 下腿型は症状に乏しいが、中枢側に血栓が進展するため、PTEとの関連が強いと考えられ、周術期には十分な注意が必要である。

Word ● **ADL**／activities of daily living、日常生活動作。

図3 Homan's sign

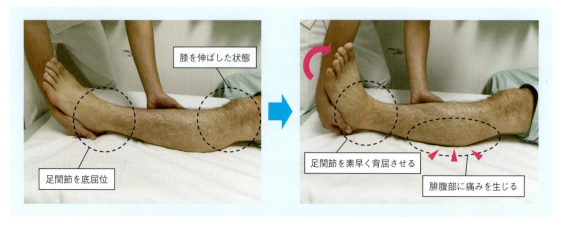

図4 Pratt's sign

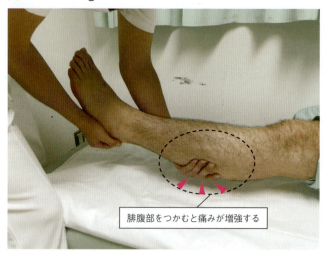

2. 症状

- 症状は、下肢の腫脹・疼痛・圧痛・発赤が特徴的な所見である。
- DVTが発症した下肢では、大腿部と下腿部の決まった部位で足の周囲径を計測することは、症状の経過を観察するうえで重要である。
- DVTでは、Homan's signやPratt's signなどの理学的所見が認められる。
  - **Homan's sign（図3）**：腓腹部の圧痛や、膝を伸ばした状態で足関節をすばやく背屈したときに腓腹部痛が生じる。
  - **Pratt's sign（図4）**：腓腹部をつかむと、痛みが増強する。
  - **Luke's sign**：立位により腓腹部痛が増強する。
  - **Lowenberg's sign（図5）**：低圧で加圧することで腓腹部痛が生じる。
- 腸骨型・大腿型DVTでは、三大症候である腫脹・疼痛・色調変化が認められる。
- 下腿型DVTでは、主に下腿部の痛みが出現するが、典型的な症状を現さないこともあるので、注意が必要である。
- 無症状のDVTは少なくないことから、症状がないから安全というわけではない。危険因子をもった患者に対しては、注意深い観察が必要である。

図5 Lowenberg's sign

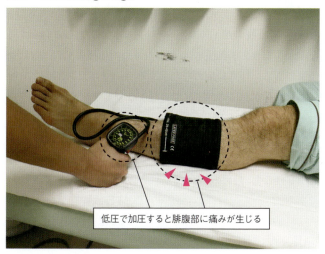

低圧で加圧すると腓腹部に痛みが生じる

- Wells ら[5]によるDVTの罹患リスクスコア（**表5**）は、臨床評価として広く使用されている。

3. 検査

- 血栓の存在を"否定"する検査としては、D-ダイマーの測定が有用とされている。D-ダイマーは、体内での血栓形成を反映するため、血栓症の判定に用いられる。血栓症以外の疾患や病態でも上昇するため、確定診断には用いられないが、スクリーニングとしては有用である。
- 臨床的に疑わしい場合、D-ダイマーが異常を示した場合、画像検査が必要となる。侵襲度や経済性、簡便さなどの理由により、各施設によって実施される程度は異なる。
  - ・超音波検査：DVTの診断のために最も広く行われている非侵襲的な方法。
  - ・下肢静脈造影：DVT確定診断の最も良好な標準検査であるが、臨床の現場での有用性は低い。
  - ・CT：DVTとPTEの両方が疑われた際に実施されることが多い。

表5 深部静脈血栓症の罹患リスクスコア

臨床的特徴	スコア
がん（6か月以内にがんの治療を受けている、または緩和医療を現在受けている）	1
下肢の麻痺、感覚異常、またはギプスなどによる固定を最近行った	1
ベッド上安静を3日以上、または全身/局所麻酔下で大きな手術を12週間以内に行った	1
深部静脈の分布周辺に局所的な圧痛がある	1
下肢全体が腫脹している	1
患側のふくらはぎが、健側と比較して最低3cm以上腫脹している	1
患側に限局した圧痕性浮腫	1
表在性の側副血行静脈（非静脈瘤）	1
DVTの既往がある	1
DVTに代わる診断がある	−2

Wells PS, Anderson DR, Rodger M, et al. Evaluation of D-dimer in the diagnosis of suspected deep-vein thrombosis. *N Engl J Med* 2003；349：1227-1235.

- ・MRI：造影剤を使用せずに血流を可視化できるが、実用的ではない。

4. 肺血栓塞栓症（PTE）

- 肺塞栓症（PE）は、肺動脈に血液の塊（血栓）や脂肪、空気、腫瘍などが詰まり、肺動脈の流れを停滞・閉塞する疾患である。肺塞栓症のなかでも最も多いのが、血栓によるPTEである。
- PTEは、静脈や心臓内（右心房、左心房）で形成された血栓が遊離して、急激に肺の血管に詰まり、低酸素血症や場合によっては、右室の容量負荷から循環不全を引き起こし、最悪の場合、死に至る重篤な病気である。

表6 主な症状と観察項目

①呼吸困難、頻呼吸、咳嗽、喘鳴、血痰、胸痛などの呼吸器症状の有無
②経皮的動脈血酸素飽和度（SpO_2）が低下していないか
③血圧低下や場合によってはショックといった循環器症状を呈していないか
④心電図モニター上、頻脈になっていないか

- PTEは、下肢にできた血栓が起立や歩行、排便などの動作による静脈血流の変化によって、血栓が遊離して発症するといわれている。そのため術後のPTEでは、初回歩行時、体位変換時、トイレ時には特に注意が必要である。また、DVTを発症している患者のADL拡大時、姿勢や運動の変化時にも注意が必要である。
- 無症状の患者においてもDVTが存在することがあるため、危険因子を有する患者では、注意が必要である。
- PTEは特有の症状が少ないため、自覚症状のみでは診断は困難である。そのため、周術期にはPTEを疑うことが必要である（表6）。
- PTEが進行した場合、肺梗塞や肺出血による血痰、チアノーゼ、過呼吸、肺高血圧や全身のむくみなどの右心不全症状が認められる。

表7 リスクの階層化と静脈血栓塞栓症の発生率、および推奨される予防法

リスクレベル	下腿DVT（％）	中枢型DVT（％）	症候性PE（％）	致死性PE（％）	推奨される予防法
低リスク	2	0.4	0.2	0.002	早期離床および積極的な運動
中リスク	10〜20	2〜4	1〜2	0.1〜0.4	弾性ストッキングあるいは間欠的空気圧迫法
高リスク	20〜40	4〜8	2〜4	0.4〜1.0	間欠的空気圧迫法あるいは抗凝固療法*
最高リスク	40〜80	10〜20	4〜10	0.2〜5	（抗凝固療法*と間欠的空気圧迫法の併用）あるいは（抗凝固療法*と弾性ストッキングの併用）

＊整形外科手術および腹部手術施行患者では、エノキサパリンナトリウム、フォンダパリヌクスナトリウム、あるいは低用量未分画ヘパリンを使用。その他の患者では、低用量未分画ヘパリンを使用。最高リスクにおいては、必要ならば、用量調節未分画ヘパリン（単独）、用量調節ワルファリンカリウム（単独）を選択する。
エノキサパリンナトリウム使用法：2,000単位を1日2回皮下注、術後24時間経過後投与開始（参考：わが国では15日間以上投与した場合の有効性・安全性は検討されていない）。
フォンダパリヌクスナトリウム使用法：2.5mg（腎機能低下例は1.5mg）を1日1回皮下注、術後24時間経過後投与開始（参考：わが国では、整形外科手術では15日間以上、腹部手術では9日間以上投与した場合の有効性・安全性は検討されていない）。

日本循環器学会，日本医学放射線学会，日本胸部外科学会，他：循環器病の診断と治療に関するガイドライン（2008年度合同研究班報告）肺血栓塞栓症および深部静脈血栓症の診断，治療，予防に関するガイドライン（2009年改訂版）．日本循環器学会，東京，2009：50．より引用

> Word ● PE／pulmonary embolism、肺塞栓症。

図6 下肢の自動運動の例

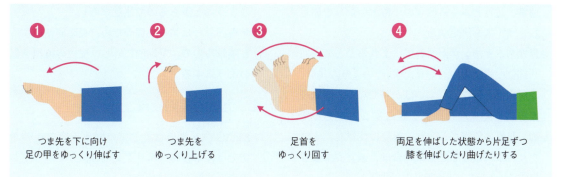

① つま先を下に向け足の甲をゆっくり伸ばす
② つま先をゆっくり上げる
③ 足首をゆっくり回す
④ 両足を伸ばした状態から片足ずつ膝を伸ばしたり曲げたりする

深部静脈血栓症に対する治療

- DVTと診断された場合、DVTに対する治療とともに、致命的となるPTEを予防することが重要である。
- DVTに対する治療では、下肢の安静と弾性ストッキングの着用を行う。しかし、発症後下肢の疼痛が著しい場合には、弾性ストッキングの着用は困難となる。
- DVT後の間欠的空気圧迫法は禁忌である。
- 内科的治療として、抗凝固薬であるヘパリンの持続点滴を行い、経口薬としてワルファリンカリウムを投与し、持続点滴から経口薬へ移行する。
- 発症初期の場合には、血栓溶解療法としてウロキナーゼなどの投与を行う。
- 個々のケースに応じて、カテーテル治療（血栓溶解・血栓吸引など）や外科的血栓摘除が行われる。

深部静脈血栓症の予防の実際

- DVTの予防において、個々のリスクレベルに応じて、予防法を選択し実施することが推奨されている（表7）[3]。

1. 早期離床と早期歩行

- 歩行は、下腿のポンプ機能を活性化させ、静脈の血流が促進される。早期歩行は深部静脈血栓症の発症率を低下させる。安静期間を短縮し早期離床を図り、早期歩行を開始することが重要である。
- 早期離床として、端座位や車椅子に乗車している状態では、下肢の運動がなく足が低い位置にあり、静脈還流が低下するため、早期歩行をすすめることが重要である。
- 早期歩行が困難な患者においては、静脈還流を促進するため、下肢の挙上や、マッサージ、足関節運動を自動的および他動的に実施することが効果的である。
- 最も効果的な床上での運動は下肢の自動運動であり、下腿のポンプ機能を働かせ、静脈還流を促進させるため、足関節の底背屈を中心とした運動（図6）を行う。

2. 弾性ストッキング

- 弾性ストッキングは、下肢を圧迫し静脈の血流速度を増加させ、下肢への静脈血流のうっ滞を減少させる。
- 入院中は、術前術後などを問わずリスクが続く限り着用し、24時間着用を続ける。
- 弾性ストッキングは、静脈還流を促進するために、足首から大腿に向かうほど弱くなる段階的な圧迫圧となっている。
- 膝下までの弾性ストッキングと、大腿部までの弾性ストッキングでは、その効果には大きな差はない。

- サイズの合った弾性ストッキングを使用する。通常、足首とふくらはぎの一番太い部分を測定し、サイズを決定する。
- 弾性ストッキングがずれて、よれることで、同一部位へ過度の圧迫をきたす。そのような場合、皮膚損傷を起こしやすいばかりでなく、静脈還流障害や動脈血行障害を起こすことがあるため、足趾の色調やしびれ・疼痛に注意し、ずれたり、よれたりしている場合は、適宜直すようにする（p.151「褥瘡予防」、図9参照）。
- るいそう（やせ）が著明な患者が弾性ストッキングを装着している場合、脛骨などの骨に沿った部分や、指と指の付け根周囲に発赤をきたす場合がある。
- 弾性ストッキングが下肢の形に適合しないなどの場合、弾性包帯を弾性ストッキングの代替として選択する場合があるが、巻き方で圧のかかり方に差が生じたり、時間とともに圧が低下するなどの問題があるため、下肢の手術や病変のために弾性ストッキングが使用できないなどの事例を除いては、VTE予防には弾性ストッキングを使用するほうがよい。

3．間欠的空気圧迫法

- 間欠的空気圧迫法は、下肢に巻いたカフに空気を間欠的に送り込み、下肢をマッサージすることで、下肢静脈血流のうっ滞を予防し、静脈拡張の結果生じる静脈内皮の損傷を予防する。
- 原則として、周術期では手術前あるいは手術中から、また外傷や内科疾患では初期より装着を開始し、少なくとも十分な歩行が可能となるまでは装着する。
- 臥床中は終日装着し、歩行が可能となってからも下肢の筋力が十分に回復するまでは安静臥床時は装着を続ける。
- 下腿を中心に圧迫するカーフポンプ・タイプと足部を圧迫するフットポンプ・タイプが使用されることが多いが、効果の差は明らかではなく、手術の種類など目的により使い分けられる。
- サイズの合ったものを使用する。小さいサイズを使用することで、圧迫しているときに外れてしまうことがあるので注意する。
- 装着部分はビニール製のため、長時間使用すると蒸れるので、定期的に外し、皮膚の清潔を保つようにする。

4．予防的薬剤投与

- ERASの主要項目としての肺血栓塞栓症の予防では、未分画ヘパリンまたは低分子ヘパリンの皮下注射が推奨されている。
- 少なくとも十分な歩行が可能となるまでは継続する。
- ワルファリンカリウム（ワーファリン）や未分画ヘパリン（ヘパリンナトリウムなど）が予防的薬物投与として推奨されていたが、2007～2008年にかけて抗凝固薬注射剤であるエノキサパリンナトリウム（クレキサン®）およびフォンダパリヌクスナトリウム（アリクストラ®）が保険適用となった。さらに、2011年に新しい経口抗凝固薬であるエドキサバントシル酸塩水和物（リクシアナ®）が保険適用となった。
- 予防的薬剤投与をする場合、合併症として出血に注意が必要である。
  - **出血リスク**：大出血の既往、高度腎不全、抗血小板薬・抗凝固薬使用例、血小板減少（7.5万/μL以下）、肝硬変などの事例で使用する場合は注意が必要。
  - **腎機能低下**：薬剤の半減期が延長し、体内に薬剤が蓄積することで抗凝固作用が強くなるため注意が必要。
  - **併用薬剤**：他の抗凝固薬（ダビガトランエテキシラートメタンスルホン酸塩〈プラザキサ®〉、リバーロキサバン〈イグザレルト®〉、アピキサバン〈エリキュース®〉など）が投与されている場合は、VTE予防薬剤の併用は出血のリスクが高くなるため、原則的に併用はしない。また、抗血小板薬（アスピリン〈バイアスピリン®〉、クロピドグレル硫酸塩〈プラビックス®〉など）との併用にも注意が必要である。

- 未分画ヘパリン（ヘパリンナトリウムなど）の出血以外の合併症として、**ヘパリン起因性血小板減少症（HIT）**などがある。HITは、以下の2タイプに分類される。
  - ・HIT Ⅰ型：未分画ヘパリンの血小板直接刺激により一過性の血小板数減少が引き起こされる。
  - ・HIT Ⅱ型：ヘパリン依存性自己抗体（抗ヘパリン－血小板第4因子複合体抗体：HIT抗体）が血小板を活性化するために血小板数減少をきたす。
- 出血を予防するために硬膜外麻酔を避けることで起こる、疼痛コントロールへの影響を考慮することが必要である。

5. 患者指導

- 医療従事者のみでDVTの予防活動をするのではなく、患者や家族に対して予防の必要性を説明し、理解してもらうことが重要である。
- 患者や家族がDVTの危険性を理解し納得することで、弾性ストッキングや間欠的空気圧迫装置の装着、下肢の運動などの予防活動への参加・協力は得られやすい。
- 下肢の自動運動（図6）を指導し、実施してもらう。
- 脱水予防のために、経口摂取ができる場合は、患者に説明して飲水をすすめる。
- 出血傾向から消化管出血を生じる場合があるため、便の性状の観察について指導する。
- 転倒や打撲に注意するよう説明し、皮膚に内出血が生じていないか観察するよう指導する。
- ワルファリンカリウム（ワーファリン）内服中は、納豆やクロレラなどビタミンKが多く含まれる食品を摂取しないように指導する。

（木村　禎）

文献

1. 呂彩子：病態. 瀬尾憲正, 古家仁編, 周術期深部静脈血栓/肺血栓塞栓症, 克誠堂出版, 東京, 2013：10-19.
2. Anderson FA Jr, Wheeler HB, Goldberg RJ, et al. The prevalence of risk factors for venous thromboembolism among hospital patients. Arch Intern Med 1992；152：1660-1664.
3. 日本循環器学会, 日本医学放射線学会, 日本胸部外科学会, 他：循環器病の診断と治療に関するガイドライン（2008年度合同研究班報告）肺血栓塞栓症および深部静脈血栓症の診断, 治療, 予防に関するガイドライン（2009年改訂版）. 日本循環器学会, 東京, 2009：1-68.
4. 肺血栓塞栓症/深部静脈血栓症（静脈血栓塞栓症）予防ガイドライン作成委員会：肺血栓塞栓症/深部静脈血栓症（静脈血栓塞栓症）予防ガイドライン. メディカルフロント インターナショナル リミテッド, 東京, 2004.
5. Wells PS, Anderson DR, Rodger M, et al. Evaluation of D-dimer in the diagnosis of suspected deep-vein thrombosis. N Engl J Med 2003；349：1227-1235.
6. 國崎主税, 牧野洋知, 高川亮, 他：周術期静脈血栓症対策. 牧野永城, 阿部令彦, 武藤輝一, 他編, ERAS時代の周術期管理マニュアル, 臨床外科 2014；69(11増刊)：28-32.
7. 医療情報科学研究所編：病気がみえる Vol.2 循環器 第3版. メディックメディア, 東京, 2010：274-277.
8. 大谷秀晴, 中西宣文：静脈血栓症. 友池仁暢, 国立循環器病センター病院看護部監修, Nursing Selection③循環器疾患, 学研メディカル秀潤社, 東京, 2003：223-228.
9. 柴田宗一：1病態・予防・治療. ハートナーシング 2012；25(4)：404-412.
10. 眞島任史：あなたのケアで防げる！とことんわかりやすい！ 深部静脈血栓症のすべて第1特集③深部静脈血栓症の予防法, 理学療法. 整形外科看護 2014；19(7)：691-694.
11. 阿部靖之：あなたのケアで防げる！とことんわかりやすい！ 深部静脈血栓症のすべて, 深部静脈血栓症の予防法, 薬物的予防法. 整形外科看護 2014；19(7)：695-699.
12. 小野清美：ナースが行う予防と看護のポイント. ハートナーシング 2012；25(4)：413-417.
13. 北口勝康：症状, 検査, 診断. 瀬尾憲正, 古家仁編, 周術期深部静脈血栓/肺血栓塞栓症, 克誠堂出版, 東京, 2013：21-34.
14. 厚生労働省：厚生労働省生活支援ニュース第4号, 2011. http://www.mhlw.go.jp/stf/houdou/2r98520000014uzs-img/2r9852000001acmv.pdf（2016.3.31アクセス）

Word：●HIT／heparin-induced thrombocytopenia、ヘパリン起因性血小板減少症.

Part 1　術後ケア
第5章　その他の術後合併症予防

早期離床

> **ナースがおさえたいポイント**
>
> ❶術後の早期離床は、呼吸器合併症や廃用症候群、DVT などの予防・改善につながるため、介入が強く推奨される。
> ❷離床時の体位変換では、起立性低血圧や嘔気、疼痛、呼吸・循環動態などに注意し、バイタルサインや自覚症状を確認しながらゆっくりと進める。
> ❸早期離床実施の際は、疼痛管理、環境整備、嘔吐・誤嚥の予防などをチェックして安全に行う。

早期離床の目的

- 周術期では、術創部やドレーン挿入部の疼痛、気道分泌物の増加、臥床、飲水制限などによる不良な水分バランス、その他の全身管理などの影響を受けて、呼吸器合併症を併発しやすくなる。
- 術後の過度な安静は、抗重力筋を主とした骨格筋や呼吸筋の筋力低下、関節可動域制限、心肺機能の低下、起立性低血圧を招き、せん妄などの精神的不安定の助長などの廃用症候群も引き起こす。
- 周術期における早期離床の目的は、呼吸器合併症や廃用症候群の予防・改善であり、周術期リハビリテーションのガイドラインでもその介入は強く推奨されている[1]。

早期離床の影響

1. 呼吸器に対する影響

- 離床の促進は、臥床に伴う内臓臓器の圧迫による横隔膜運動制限や肺実質の重量による下側肺の換気低下の軽減につながり、肺容量の増大や呼吸仕事量の軽減、**機能的残気量**の増大による酸素化の改善効果がある。
- 術後の離床は、肺容量の増大に加え、咳嗽力の増大や、気管支に存在する線毛運動を亢進させ、気道クリアランスを改善させる。
- 離床や身体活動の促進は、身体の酸素需要を増加させ、換気量増大による肺内での換気血流比を是正させる。

2. 中枢、精神・心理機能に対する影響

- 手術による侵襲や疼痛により、患者は過度の不安や精神的ストレスにさらされ、術直後には不

Word　●**機能的残気量**／安定して呼吸をしている状態で、呼気終末に肺内に残っている肺容積のこと。予備呼気量と残気量の和となる。

穏・せん妄などを併発しやすい。これらに対し、早期離床による環境変化は精神機能の安定効果や過度のストレスからの回避が期待できる。
- 近年発表された集中治療室における成人重症患者に対する痛み・不穏・せん妄管理のための臨床ガイドラインにて、せん妄予防に対する早期からの離床や運動療法（early mobilization）の介入が強く推奨されている[2]。

3. 循環器に対する影響

- 離床の促進により、起立性低血圧の改善、心拍出量の増加、末梢組織による酸素抽出能の増加などの効果がある。
- 周術期の水分管理や術前低心機能の影響で、術後に肺うっ血を認める場合がある。離床による**静脈還流量**低下は肺血管内静水圧を減少させ、肺うっ血、酸素化および呼吸困難感の改善につながる。
- 周術期は深部静脈血栓症（DVT）のリスクが非常に高い時期であり、早期離床による静脈還流の停滞を予防することでDVTを予防する効果も期待される（p.123「深部静脈血栓症」参照）。

4. 消化器に対する影響

- 術後に消化管運動が回復するまでには時間を要するため、離床による蠕動運動の促進を図ることで、術後イレウスなどの予防を図る。
- 座位や30°以上のベッドアップ位にて経口および経管栄養の摂取を実施することは、誤嚥性肺炎併発の軽減につながる。

5. 運動器に対する影響

- 周術期では術後早期に上下肢筋力、バランス機能、運動耐容能などの身体機能低下が生じる[3]。
- 早期離床の実施により、骨格筋・骨格筋持久力、バランス機能、および運動耐容能などの低下予防および改善効果が期待され、身体機能低下を予防することで、ADLの早期回復も同時に促すことが重要である。

早期離床の適応・開始基準

- 呼吸器合併症や廃用症候群の予防を目的とした早期離床は、周術期の標準的な治療介入である。
- 高齢、胸部・上腹部・大動脈瘤手術、慢性閉塞性肺疾患（COPD）やうっ血性心不全の既往、低栄養、喫煙、高 ASA-PS 分類、緊急手術などに該当する患者では呼吸器合併症併発のリスクが高いため、早期離床はより重要な介入となる[4]。
- 離床開始前に、診療録や看護記録から呼吸・循環動態の安定、創部などに問題がないこと、ドレーンの排液量や性状、術前後でのin/outバランス、バイタルサインなどを確認する。また、画像所見や血液・生化学検査値などの情報も取得し、医師と離床開始および注意点について協議する。
- 患者は多様な病態・手術背景を有するため、一律に開始基準を設けることは難しい。**表1**には当院で用いられる周術期の離床開始基準を示す。

Word
- 静脈還流量／静脈系から右心系に戻ってくる血液量のこと。左室からの心拍出量の決定要因の1つである。

Note
- early mobilization／ベッド上の四肢の運動や、寝返り、起き上がり、座位、立位、歩行などの身体を動かすことを総称してmobilizationという。early mobilizationとは、急性期において、可及的早期からモビライゼーションを開始することをいい、近年注目されている治療法である。
- ASA-PS分類／米国麻酔科学会における術前全身状態の分類のこと。全身状態を6クラスに分類し、クラスが高いほど全身状態が不良となる。手術後の予後と相関することが報告され、臨床で汎用される分類法である（クラス分類の詳細はp.53「呼吸」Note参照）。

表1　当院の術後離床開始基準

① 安定した意識レベル（進行する意識状態、または原因不明の意識障害がない）
② 安静時心拍数（HR）が40〜50bpm以上、または120〜130bpm以下
③ 安静時収縮期血圧（SBP）が80mmHg以上
④ 安静時拡張期血圧（SBP）が200mmHg以下、かつ安静時拡張期血圧（DBP）が120mmHg以下
⑤ 許容できるカテコラミン用量（ノルアドレナリンの投与がない、ドパミン塩酸塩5γ〈μg/kg/分〉以下）
⑥ ショック徴候（皮膚蒼白、精神的虚脱、冷感、脈拍減弱、呼吸不全）がない
⑦ コントロール不良な不整脈がない（Lown分類Ⅳb以上、頻脈性不整脈140bpm以上を認めない）
⑧ P/F比が200以上、あるいは安静時SpO_2が88〜90％以上
⑨ 呼吸数（RR）が40bpm以下、異常呼吸パターンや過度の努力様呼吸を認めない
⑩ 血液生化学検査値における臓器障害が改善傾向にあること
⑪ 出血傾向、および著明な貧血の進行を認めない（Hb 7.0g/dL以上）
⑫ 播種性血管内凝固症候群（DIC）の進行を認めない
⑬ コントロールされていない深部静脈血栓症（DVT）がない
　（超音波検査による器質化の有無の確認、血栓溶解療法または抗凝固療法の開始）
⑭ 強い倦怠感を伴う38.0℃以上の発熱を認めない
⑮ 良好な疼痛コントロール
⑯ しびれ、感覚障害、運動麻痺などの神経症状の進行を認めない
⑰ 安全なルートやドレーン管理が可能
⑱ 創部の安定（糖尿病、ベーチェット病などによる創部離開などを認めない）

図1　段階的離床場面

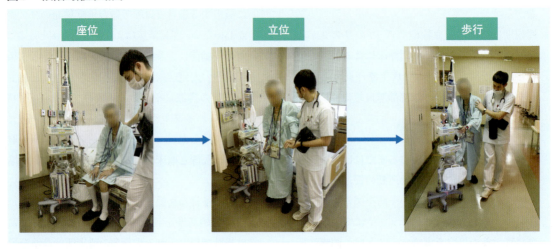

座位 → 立位 → 歩行

早期離床の進め方

- 離床は、臥位からベッドアップ、座位、立位、歩行と段階的に実施する（**図1**）。
- 離床時の体位変換に伴い、起立性低血圧や嘔気の出現、疼痛の増強、呼吸・循環動態の破綻などを生じる可能性がある。そのため、各体位にてバイタルサインや自覚症状の有無を確認しながらゆっくりと進める。
- 離床実施時には、肺容量の増大および肺内含気の改善による無気肺の予防・改善目的に深呼吸練習や**インセンティブ・スパイロメトリ**などを

> **Note**
> ● インセンティブ・スパイロメトリ／肺拡張法の1つ。吸気流速を用いる「流量型」と、吸気流量を用いる「容量型」の2種類があり、周術期では吸気時に生じる疼痛の影響が少ない容量型の使用が推奨されている。

図2　疼痛に配慮した起居動作指導

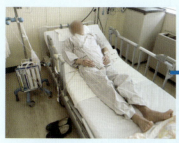
❶ギャッジアップ機能を活用

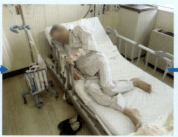
❷側臥位へ

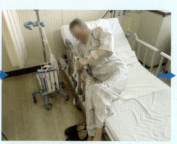
❸両上肢を使用し体を起こす

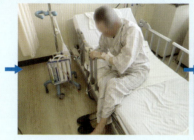
❹手すりなどを活用しながら
　さらに体を起こす

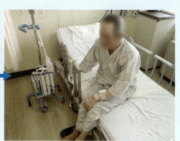
❺端座位へ

用いた肺拡張法を併用することが望ましい。
● 人工呼吸器の装着は離床の制限にはならない。人工呼吸器装着下であっても前述した離床開始基準を満たせば、気管チューブなどの事故抜去に注意しながら離床を実施する。

1．座位（端座位・車椅子）

● ベッドアップから下肢を下垂する座位への体位変換により、下肢血流が増加することで、血圧低下や心拍数の上昇などが起こることも少なくない。そのため、自覚症状や他覚的所見の変動をモニタリングすることが必須である。
● 起居動作時には、術創部に強い疼痛を伴う場合がある。特に胸腹部の手術の場合では創部を保護し、疼痛を増強させないような離床方法を指導・実施することが必要となる（**図2**）。
● 座位実施時には足底接地を行い、足部に荷重をかけることでの感覚受容器への刺激入力や、体幹を中心とした抗重力筋の活動を促すことを意識する。

2．立位・歩行

● 座位から立位への体位変換により、下肢血流量はさらに増加する。そのため、座位開始時と同様に継続した自覚症状やバイタルサインの確認が必須である。
● 静止立位は、筋収縮が少なく起立性低血圧を助長しやすいため、術後間もない時期は短時間にとどめる。
● 歩行能力は筋力やバランス機能、平衡感覚などさまざまな要因の影響を受ける。術後患者では、全身麻酔や硬膜外麻酔の影響、疼痛などの影響により、身体機能の低下を認める症例も多い。そのため、立位で足踏みによるバランス機能、屈伸運動による下肢支持性や呼吸循環反応の評価を行い、その安定を確認したあとに歩行を開始することで転倒予防につながる。

表2　離床実施時のチェックポイント

項目	チェックポイント
中枢神経・精神機能	● 意識レベル・覚醒水準の変動 ● 不安・不穏・興奮・せん妄の出現
循環器	● 血圧の変動 　（SBP30mmHg 以上の変動、MBP60〜65mmHg 以下または 20mmHg 以上の変動） ● 心拍数の変動（140bpm 以上の頻脈または 40〜50bpm 以下の徐脈の出現） ● 心電図変化（不整脈・虚血の出現）、冷汗の出現 ● スワンガンツカテーテル（SvO_2、CI の変動）、末梢循環障害の出現
呼吸器	● 呼吸数・換気量の変動（呼吸数 40bpm 以上の増加、著明な過換気・低換気の出現） ● SpO_2 の変動（85%以下へ低下）、著明な喘鳴の聴取 ● 呼吸パターンの増悪（努力様呼吸、異常呼吸パターンの出現）、発汗・チアノーゼの出現
消化器	● 悪心・嘔吐、誤嚥の有無
運動器	● 姿勢保持能力の確認（座位・車椅子・立位など） ● 動作能力の確認（起居動作・立ち上がり・移乗・歩行など）
自覚症状	● 呼吸困難感の増悪、全身疲労感・倦怠感の増悪、めまいの出現 ● 胸痛・創部痛などの疼痛の増悪
創部・ドレーン・ルート類	● 創部の状況（創部離開などの不安定性の有無） ● 挿入部の固定・安定性 ● ドレーン・ルート類の長さ・配置の確認

早期離床実施時のチェックポイント

● 離床実施時には、前述した呼吸循環反応を中心にさまざまな指標が変動するため、患者の状態を多角的にアセスメントしながら進める必要がある。表2に示す離床実施時のチェックポイントに加え、後述するチェックポイントを確認しながら離床を進める。

1. 疼痛管理

● 周術期患者では、疼痛が早期離床や気道クリアランスを中心としたさまざまな介入の阻害因子となる。そのため、適切な疼痛管理を行ったうえで早期離床を実施できるかは重要なポイントとなる。

● 疼痛管理について、現在使用している**薬剤の種類や投与時間**、離床にあわせて使用可能な追加薬剤の有無などの情報を確認し、離床実施時に適切な疼痛管理がなされるような配慮をする。

● 近年では、**患者管理硬膜外鎮痛法（PCEA）**の使用により、患者が疼痛にあわせて自分で鎮痛薬投与を行うことができ、呼吸器合併症やせん妄発生率の低下、疼痛による苦痛緩和までの時間や ICU 在室日数、歩行開始日、および術後入院期間が短縮すると報告されている[5]。

2. 環境整備（図3）

● 周術期では点滴やドレーン・カテーテル、場合によっては人工呼吸器管理に伴う気管チューブ

> **Word**
> ● PCEA／patient-controlled epidural analgesia、患者管理硬膜外鎮痛法。

> **Note**
> ● 離床時に考慮したい効果発現時間／鎮痛薬の種類や投与方法により、適切な鎮痛効果が得られるまでの時間が異なる。PCEA や経静脈投与では比較的早期（15〜30 分程度）に、経口や経肛門投与ではやや遅れて（30 分以上後に）効果が出現するため、その違いを理解することが重要である。

図3 離床に必要な環境整備のポイント

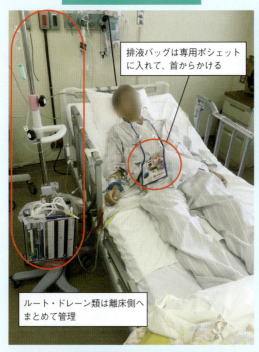

離床しやすい配置の工夫
- 排液バッグは専用ポシェットに入れて、首からかける
- ルート・ドレーン類は離床側へまとめて管理

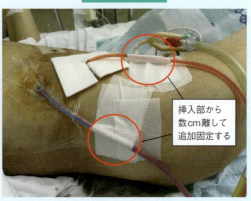

追加固定の例
- 挿入部から数cm離して追加固定する

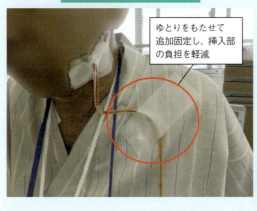

ドレーン・ルート固定の例
- ゆとりをもたせて追加固定し、挿入部の負担を軽減

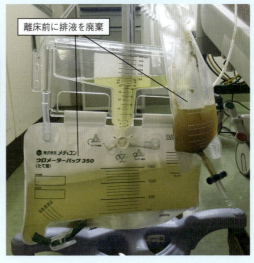

排液量に注意
- 離床前に排液を廃棄

などさまざまなルートがあり、これらの挿入部位を確認し、離床しやすいように配置することが安全な離床の促進に重要である。
- ドレーン挿入部に負担がかからないように、挿入部から数cmの場所での追加固定や、離床開始前に排液を廃棄するなどの配慮をし、離床時の事故抜去予防に努める。

第5章 その他の術後合併症予防

早期離床 139

3. 嘔吐・誤嚥の予防

- 術直後は消化管運動の回復遅延、鎮痛薬の使用によって消化管運動が低下し、嘔吐・誤嚥が生じやすい環境にある。
- 離床開始前に腹部画像所見の確認、腸蠕動音の聴診、経鼻胃管の逆流の程度や排ガス・排便の有無の確認などを行い、消化管運動の把握をすることが重要である。
- 経腸栄養剤投与や食事摂取直後の激しい体位交換は避け、30分~1時間程度の間隔をあけて離床を実施する。
- 胃切除後患者では、特にダンピング症状に注意が必要である。

早期離床時のその他の留意点

1. 患者への説明とかかわりかた

- 周術期の患者は疼痛や不眠などの影響から、体力的のみならず精神的にも衰弱している場合が多い。早期離床の実践には患者の協力は必須であるため、術前から十分なオリエンテーションを行い、患者との信頼関係を構築することが術後の円滑な離床開始に重要となる。
- 術後の離床実施時には、"どこまで・どのように・どのくらいの時間"離床を行うかを患者に前もって説明し、離床プランを患者と計画し実践することが離床促進につながる。

- 介入中または介入後には適宜頑張りを認め、離床に対するモチベーションの維持、向上に努めることが術後離床の定着につながる。

2. 多職種連携

- 周術期では看護ケア、鎮痛薬投与や食事(経腸栄養含む)のタイミング、検査などの影響を受け、離床を実践するタイミングが見つけられないことも多い。そのため、あらかじめ医師、看護師、理学療法士、臨床工学士などの多職種間でその日の患者の離床プランを協議したうえで実践することが望ましい。
- 初期離床時にはバイタルサインの確認やさまざまなドレーンなどをはじめとするルート類の管理、運動機能の補助などが必要であるため、マンパワーを確保することが重要である。

(渡邉陽介、横山仁志)

文献
1. Brooks D, Crowe J, Kelsey CJ, et al. A clinical practice guideline of peri-operative cardiorespiratory physical therapy. *physiotherapy Canada* 2001;53:9-25.
2. Barr J, Fraser GL, Puntillo K, et al. Clinical practice guideline for the management of pain, agitation, and delirium in adult patients in the intensive care unit. *Crit Care Med* 2013;41:263-306.
3. 渡邉陽介,横山仁志,石阪姿子,他:胸腹部外科患者の周術期における身体機能の推移.理学療法 技術と研究 2014;42:35-40.
4. Arozullah AM, Daley J, Henderson WG, et al. Multifactorial risk index for predicting postoperative respiratory failure in men after major noncardiac surgery. The National Veterans Administration Surgical Quality Improvement Program. *Ann Surg* 2000;232:242-253.
5. Saeki H, Ishimura H, Higashi H, et al. Postoperative management using intensive patient-controlled epidural analgesia and early rehabilitation after an esophagectomy. *Surg Today* 2009;39:476-480.

Note
- ダンピング症状/胃切除後患者で、食物が胃内に貯留されず、すぐに小腸に流れ込むことで生じる。食後5~30分に冷汗や動悸、眩暈、嘔吐、腹部膨満などの症状を主とする「早期ダンピング症状」と、食後2~3時間に頭痛や頻脈、眩暈、発汗などの症状を主とする「後期ダンピング症状」がある。

Part 1 術後ケア
第5章 その他の術後合併症予防

摂食・嚥下評価とリハビリテーション

ナースがおさえたいポイント

❶ 手術術式によって障害が予測される場合は、手術前より代償法・訓練の指導を行う。
❷ 高齢者、既往歴に脳血管障害・神経筋疾患を有する患者は、手術前後の摂食・嚥下機能評価が重要であり、絶飲食の判断・食事形態の選択・嚥下訓練が必要になる。
❸ 手術が摂食・嚥下機能に与える影響をふまえ、手術直後より経口摂取に向けたアプローチを開始し、経口摂取開始後も誤嚥を疑う徴候を見逃さず、安全な食事支援をする。

- 摂食・嚥下は、認知した食べ物を口腔内に取り込み（捕食）、咀嚼して飲み込みやすい形状に食塊形成を行い、喉頭を挙上して飲み込み、胃に送り込むまでの機能である。この機能は、生命に必要な栄養・水分を摂取するうえで必要不可欠なものである。また、味覚・食感を通して食べ物を味わい、食事場面でのコミュニケーションを楽しむなど、生活のQOLに欠かせないものでもある。
- 手術は、摂食・嚥下にさまざまな影響を与える。そのため、摂食・嚥下においても先を見越した対応が必要となる。
- 近年、手術を受ける患者の年齢も高齢化しており、よりその対応が重要となっている。

手術と摂食・嚥下機能の関係

1. 手術の術式との関係

- 摂食・嚥下機能は、術式によって大きな影響を受ける。頭頸部がん・食道がん・肺がん・頸椎疾患は、手術によって操作を受ける嚥下関連筋群・神経が支配している機能が失われることによって嚥下障害が生じる。
- 術式によって障害が予測される場合は、手術前より代償法・訓練の指導を行う必要がある。
- 術後は、言語聴覚士の介入、嚥下造影・嚥下内視鏡による評価を行い、適切な訓練・食事形態の選択を行う。

2. 周術期の反回神経麻痺

- 反回神経は、右は鎖骨下動脈の前方で迷走神経から分岐し、その後方を回って上行する。左は大動脈弓の前方において分岐し、動脈管索の位置で後方を回って上行する[1]（図1）。長い走行であり障害を受けやすく、特に左側はより長い走行であるため障害が多いといわれる。
- 全身麻酔下の気管挿管チューブによる間接的な反回神経への圧迫や、頭頸部がん・食道がん・肺がん・胸部大動脈瘤などの手術操作によって反回神経麻痺を生じる。その際、神経の切断がなければ、数か月から6か月程度で自然治癒するといわれている。
- 手術後、反回神経麻痺の症状である嗄声や水分を飲む際のむせの有無に注意する。

手術前のアセスメント

1. 摂食・嚥下機能の評価

- 予定手術で術前まで経口摂取をしている場合は、食事場面を観察する。手術前に摂取している食事形態が、手術後の摂食・嚥下のゴール指標の1つとなる。どんな食事を、どのように摂取しているか、食事・飲水時にむせていないか、義歯はあっているか確認する。
- 脳血管障害、神経筋疾患がある場合は、すでに摂食・嚥下障害を呈している場合がある。また、高齢者は潜在的に摂食・嚥下障害を呈している場合がある。構音・発声・精神状態・日常生活動作の自立度を確認する。
- 高齢者は、入院前まで常食を摂取していても、入院後の評価で著しく摂食・嚥下機能が低下していることが明らかになり、絶飲食を余儀なくされることも少なくない。食事を摂取している場合でも、むせ・痰がらみ・湿性嗄声・流涎などを認めた場合は、食事形態の変更、トロミの調整、言語聴覚士による評価を行う。

2. 摂食・嚥下リハビリテーション

- 手術前に絶飲食を余儀なくされる場合は、廃用症候群を予防するために、後述する間接訓練を選択する。摂食・嚥下障害がある場合や高齢者は摂食・嚥下機能が低下しているため、訓練対象とする必要がある。

3. 口腔ケア

- 平成24年度(2012年)の診療報酬の改定によ

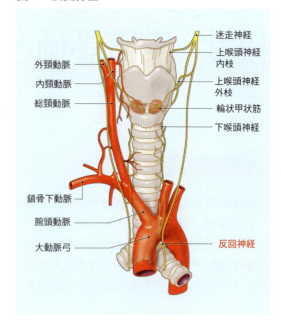

図1 反回神経

り、術後肺炎・誤嚥性肺炎、感染性心内膜炎の合併症予防として、周術期口腔機能管理が新設された。
- 入院後も手術前・後を通して、患者が口腔ケアを継続できるよう指導する必要がある。
- 口腔ケアは、後述する間接訓練の1つにもなる。絶飲食患者は、摂食・嚥下機能の廃用症候群の予防としてもぜひ取り入れるとよい。

手術直後からのアセスメント

- 手術後は、経口摂取の確立にむけて誤嚥性肺炎の予防は重要になる。そのため、手術後に**表1**に示す観察・ケアを行う。

Note

- **反回神経麻痺のスクリーニング**／嗄声がわかりにくくても、水分を飲む際にむせを認めることがある。反回神経が支配している声帯は、飲み込む際に気道防御の目的で声帯閉鎖する。反回神経麻痺により声帯閉鎖不全が生じることで、特に水分を誤嚥しやすくなるため、気管内挿管管理後のスクリーニングは重要である。長い文章を読むとだんだんと声がかすれるため、スクリーニング前に確認する。
- **高齢者の絶飲食**／加齢により年々、摂食・嚥下機能が低下し、代償的に食事を摂取していたところに、全身機能の悪化が加わることで、加齢による予備力が低下し、さらに機能が低下したことによるものである。場合によっては絶飲食として間接訓練を取り入れ、誤嚥性肺炎を発症させずに手術に臨めるよう対応する。

Best Selection 2019 No.2

SHORINSHA

臨床ですぐに役立つ！
看護の本 ベストセレクション

照林社
エキスパートナース
Expert Nurse
プチナース

ケアが見える！
知識が深まる！

©安斎 かなえ

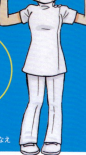

No.1 看護雑誌「エキスパートナース」

エキスパートナースは毎月20日ごろ発売！
定価：1,178円（8%税込）

「エキスパートナース」には"明日から役立つ"情報が満載。わかりやすく実践的な内容で毎日の業務をサポートします！

「エキナス」を読めば…
1. 業務の「なぜ？」の根拠が**わかる**
2. 「あれなんだっけ？」が確認**できる**
3. 最新情報が手軽に**読める**

エキスパートナースのホームページができました！
お得なキャンペーンやお役立ち情報、web限定の連載もあります！ぜひアクセスを！

ナースに役立つ月刊誌 No.1
エキスパートナース Web

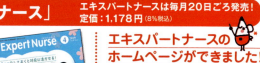

おすすめ Pick Up!

本当に大切なことが1冊でわかる 循環器

編著◉新東京病院 看護部
定価：本体 3,400円＋税　オールカラー
本編 B5判／392頁・別冊文庫判／128頁
ISBN978-4-7965-2459-9

看護師向けサイトの「看護roo!（カンゴルー）」と共同し、2000人の看護師へアンケートやヒヤリングを実施した、「本当に看護に使える循環器」の決定版。しっかり勉強するための一冊（本編）＋病棟で携帯する知識（別冊付録）の二部構成

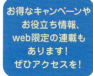

先輩ナース60人が書いた 看護のトリセツ

編著◉久保 健太郎、濱中 秀人、徳野 実和、倉岡 賢治
医学監修◉西口 幸雄
定価：本体 3,200円＋税
B5判／384頁／ISBN978-4-7965-2460-5　オールカラー

先輩ナースが経験をもとにつくった"看護大百科"。基本だけれど、解釈が難しいこと、自信がもてないこと、疑問に感じること、マニュアルがないこと等々、13テーマ・115項目を網羅し、看護に必要な臨床力がこの1冊で確実に身につく。新人はもちろん、日々の業務を見直したいベテランナースにもおすすめ

解剖生理ポイントブック 第2版

著◉内田 陽子
医学監修◉宇城 啓至
定価：本体 1,500円＋税　オールカラー
B6判／160頁／ISBN978-4-7965-2453-7

医療者が、「これだけは知っておきたい」人体の知識について、簡潔な文章とリアルなイラストでわかりやすく解説。検査、関連する疾患、症状、ケアなど、患者さんをみるときに役立つ関連知識を豊富に盛り込んだ改訂版

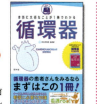

緩和ケア はじめの一歩

編著◉林 ゑり子
医学監修◉上村 恵一
定価：本体 2,100円＋税　オールカラー
B5判／192頁／ISBN978-4-7965-2451-3

がんでも非がんでも、治療期でも終末期でも、あらゆる場面で役立つ知識を簡潔にまとめた1冊。エビデンスに基づくスタンダードなケア、エキスパートの臨床知や最新知見を豊富に取り入れ、今日からすぐに使える

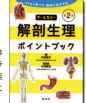
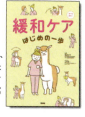

SHORINSHA Best Selection 2019 (No.2)

イラストいっぱいで楽しくわかりやすく！『ナースが書いた 看護に活かせるノートシリーズ』
オールカラー

ナースが書いた 看護に活かせる
PCIノート
著◉ 鈴木 まどか
医学監修◉ 小西 宏和
定価：本体2,000円＋税
B5判／128頁／ISBN978-4-7965-2456-8

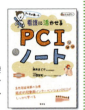

心筋梗塞、狭心症などの急性冠症候群の治療法であるPCI（経皮的冠動脈インターベンション）について、医学的知識を軸に、病棟・カテーテル室での看護をていねいに解説

ナースが書いた 看護に活かせる
心電図ノート
著◉ 鈴木 まどか
定価：本体1,800円＋税
B5判／120頁／ISBN978-4-7965-2364-6

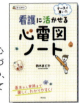

ナースが現場で得た経験をもとにまとめた心電図の解説書。心臓の動きと心電図を関連づけ、波形変化を見て、何が起こっているのか、ナースは何をすればよいのか、根拠をもって対応できる

ナースが書いた 看護に活かせる
心臓ペースメーカー CRT・ICDノート
著◉ 鈴木 まどか　医学監修◉ 林 英守
定価：本体2,000円＋税
B5判／120頁／ISBN978-4-7965-2403-2

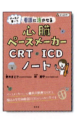

ペースメーカーと心臓再同期療法（CRT）、植込み型除細動器（ICD）がしっかり学べる。機器の解説書ではなく、機器を装着した患者さんの看護について解説した循環器ナースの必携書

ナースが書いた 看護に活かせる
輸液ノート
著◉ 渡辺 朔太郎
定価：本体1,800円＋税
B5判／120頁／ISBN978-4-7965-2404-9

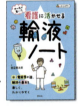

水・電解質の話や電解質輸液の種類、輸液管理のポイントについて、正しく、楽しく理解できるようにイラストを多用しわかりやすく解説。日々行う業務の"看護に必要な知識"と"臨床力"が身につく

どこから読んでも面白いほどよくわかる！『まるごと図解シリーズ』
オールカラー

まるごと図解
呼吸の見かた
著◉ 長尾 大志
定価：本体2,100円＋税
AB判／144頁
ISBN978-4-7965-2397-4

まるごと図解
循環器疾患
著◉ 大八木 秀和
定価：本体2,400円＋税
AB判／176頁
ISBN978-4-7965-2306-6

まるごと図解
消化器内視鏡ケア
編著◉ 中村 美也子
医学監修◉ 布袋屋 修
定価：本体2,300円＋税
AB判／136頁／ISBN978-4-7965-2457-5

消化器の解剖と関連づけて解説し、症例写真も豊富に取りあげ「内視鏡室で行われていること」「疾患と内視鏡画像がどのように対応しているか」「病棟・外来ではどのようなケアを提供すればよいのか」をひと目でわかるように構成

まるごと図解
ケアにつながる 脳の見かた
編著◉ 波多野 武人
定価：本体2,400円＋税
AB判／192頁
ISBN978-4-7965-2373-8

まるごと図解
神経の見かた
著◉ 山口 博
定価：本体2,400円＋税
AB判／176頁
ISBN978-4-7965-2422-3

まるごと図解
腎臓病と透析
監修◉ 小林 修三
編集◉ 日髙 寿美
定価：本体2,200円＋税
AB判／128頁
ISBN978-4-7965-2410-0

まるごと図解
摂食嚥下ケア
編著◉ 青山 寿昭
定価：本体2,400円＋税
AB判／176頁
ISBN978-4-7965-2416-2

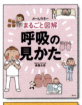

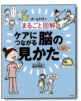
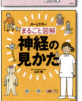
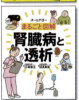

手術後、経口摂取を開始する前の評価・アセスメント

- 手術後に飲水を開始する前には、手術前の評価・手術の影響（術式・気管内挿管時間）をふまえたうえで下記の評価を行う。
- 手術後、気管内挿管管理が長期化した場合は、反回神経麻痺・喉頭挙上の低下・咳嗽力低下を認めやすいことを念頭に置く。
- 義歯の装着を忘れずに行い、不適合を評価して経口摂取につなげる。
- 術後せん妄を呈する場合も少なくない。せん妄は、経口摂取の確立を遅らせるため、昼夜のリズムを整え、薬剤を調整するなど早期対応を行う。

1. スクリーニングで摂食・嚥下機能を評価する

- 代表的なスクリーニングテストを表2に示す。スクリーニングの結果から、トロミ調整剤の使用と経口摂取の開始、食事形態の決定を行う。

2. より詳しい嚥下検査

- 下記の場合、嚥下造影検査や嚥下内視鏡検査を行い、嚥下の各器官の構造や動き、食塊の動きを目視で確認し、嚥下障害の病態を明らかにする。同時に、適切な食事形態、食べかた、訓練方法を判断する。
  ・術式により、摂食・嚥下障害を合併しやすい場合。
  ・スクリーニング時に問題ありと判断されたり、判断に迷った場合。

摂食・嚥下リハビリテーション

1. 間接訓練（表3）

- 間接訓練は、食物を使わない訓練として誤嚥のリスクが低く、安全に行える訓練である。
- 洗面や口腔ケア時に行い、摂食・嚥下機能の廃用症候群の予防につなげる。
- 訓練の際、味覚刺激を活用すると口唇や舌の自発運動の誘発に有効であり、味覚を楽しめ、唾液分泌も促し空嚥下の誘発にも効果的である。認知機能に応じて、飴・ガムを取り入れる。
- 会話や歌を歌うことも、構音訓練になる。指示動作が困難な認知障害をもつ患者に対しても効果的である。
- 手術後、絶飲食が長期化するときは間接訓練を行い、摂食・嚥下機能の廃用症候群を予防する。特に高齢者は、手術後に摂食・嚥下障害が遷延して、栄養経路を変更せざる負えないことも多い。そのため、早期より言語聴覚士と評価を行い、摂食・嚥下機能の予後を見通した間接訓練の選択を行い、退院後の地域連携につなげる。

2. 直接訓練

- 直接訓練では、食物を使用するため誤嚥のリスクを生じる。
- 嚥下の協調運動を引き出せるため、効果的な訓練である。摂食・嚥下障害患者にとって、食事そのものが訓練になる。

表1 手術後に行いたい観察・ケア

意識レベルの観察	● 意識レベルが低下していることで、唾液嚥下・咳嗽・喀痰の自己喀出が不十分となり、誤嚥性肺炎を発症しやすくなる
呼吸状態、痰がらみの有無、痰の自己喀出、咳嗽力の観察	● 手術直後、経鼻胃管が留置された場合、チューブによるのどの違和感から痰がからみやすく、痰の自己喀出・唾液嚥下も不十分になりやすい ● 適宜吸引を行い、誤嚥を予防する
吸引、体位ドレナージ	● 痰の量、自己喀出の程度に応じて実施する
口腔内環境の調整	● 挿管による損傷、痰の貯留、酸素投与による乾燥など、術後は口腔内が汚染されやすい

表2 主な摂食・嚥下機能スクリーニングテスト

◆反復唾液嚥下テスト（RSST）

①人差し指で舌骨を、中指で甲状軟骨を触知し、30秒間に何回嚥下できるかをみる。
- 陽性：3回/30秒未満
- 嚥下障害では、嚥下の繰り返し間隔が延長すると報告されている。

◆水飲みテスト（窪田の方法）

手技
①常温の水30mLを注いだ薬杯を、座位の状態にある患者の健手に渡し、"この水をいつものように飲んでください"という。
②水を飲み終えるまでの時間を測定、プロフィール、エピソードを観察し、評価する。

プロフィール

1	1回でむせることなく飲むことができる
2	2回以上に分けるが、むせることなく飲むことができる
3	1回で飲むことができるが、むせることがある
4	2回以上に分けて飲むにもかかわらず、むせることがある
5	むせることがしばしばで、全量飲むことが困難である

◆改訂水飲みテスト（MWST）

手技
①冷水3mLを口腔底に注ぎ、嚥下を指示する。
②嚥下後、反復嚥下を2回行ってもらう。
③評価基準が4点以上なら最大2施行繰り返す。
④最低点を評点とする。

評価基準

1	嚥下なし、むせる and/or 呼吸切迫
2	嚥下あり、呼吸切迫（不顕性誤嚥の疑い）
3	嚥下あり、呼吸良好、むせる and/or 湿性嗄声
4	嚥下あり、呼吸良好、むせない
5	4に加え、反復嚥下が30秒以内に2回可能

◆フードテスト（FT）

手技
①プリン茶さじ1杯（約4g）を舌背前部に置き、嚥下を指示する。
②嚥下後、反復嚥下を2回行ってもらう。
③評価基準が4点以上なら最大2施行繰り返す。
④最低点を評点とする。

評価基準

1	嚥下なし、むせる and/or 呼吸切迫
2	嚥下あり、呼吸切迫（不顕性誤嚥の疑い）
3	嚥下あり、呼吸良好、むせる and/or 湿性嗄声、口腔内残留中等度
4	嚥下あり、呼吸良好、むせない、口腔内残留ほぼなし
5	4に加え、反復嚥下が30秒以内に2回可能

戸原玄：スクリーニングの意義・検査の意義．才藤栄一，向井美惠監修，摂食・嚥下リハビリテーション 第2版，医歯薬出版，東京，2007：137-139．より引用

- 摂食・嚥下機能に応じた嚥下食を選択し、段階的に食事形態を選択する。直接訓練を開始する際は、パルスオキシメータで誤嚥を示唆する経皮的動脈血酸素飽和度（SpO_2）の値を確認し、誤嚥・窒息を生じた際に吸引器ですぐに対応できるように準備する。
- 手術後は、前述した影響で一時的に摂食・嚥下機能が低下することが多く、特に高齢者では機能低下が現れやすい。また、反回神経麻痺の影響で、スクリーニングテストで水むせを認めることがある。
- 術式による筋・神経の切除や損傷がなければ、数日～数週間で手術前の食事形態に戻ることが多い。食べている食事形態をむせ込み・疲労感

表3　間接訓練

観察	種類	方法
●流涎がある ●頬の内側に食物残渣がある ●口唇音が弱い	口唇の運動	口唇を、開口・閉口・「ウ」と尖らし・「イ」と引く動きをする
	構音訓練	「パ」（口唇音）の発声を促す
	ブローイング	巻き笛、風車、ティッシュを吹く（鼻咽腔閉鎖不全、呼吸訓練にもなる）
	頬の運動	口を閉じて、頬を膨らます・頬を凹ませる
●舌上に食物残渣がある ●舌尖音・奥舌音が弱い	舌の動き	挺舌、舌の上下・左右運動（口腔ケア時は、歯ブラシの背や指で舌を下方、左右方向に軽く押し、舌の動きを誘発する）
	構音訓練	「タ」（舌尖音）、「カ」（奥舌音）の発声を促す
●むせがある	空嚥下	口腔ケア時に、唾液嚥下を促す。または、口腔ケアより誘発された唾液嚥下の有無を確認する
	アイスマッサージ	舌根部・軟口蓋・前口蓋弓をアイス棒で刺激して、空嚥下を促す

がなく、30分以内で6〜8割以上摂取できているときは、嚥下食→全粥→常食と段階的に食事形態を変更し、手術前の形態に近づけていく。

安全な経口摂取継続に向けて

1. 誤嚥を疑う徴候を見逃さない

- 24時間ベッドサイドでケアを実践する看護師は、飲水・内服・3食の食事を通して誤嚥を疑う徴候を見逃さないことが重要である。むせ込み、痰の増加、咳込みの有無を観察する。
- 睡眠時や、抗精神病薬・鎮静薬・睡眠導入薬・抗けいれん薬を内服中は、誤嚥のリスクが高まるため注意が必要である。

2. 食事を中止する見きわめと対策

- 経口摂取開始後の誤嚥性肺炎を予防するために、食事を中止する見きわめ（表4）が必要である。しかし、中止＝絶食ではない。中止と判断したとき、その原因についてアセスメントし、食事形態の変更、摂取方法の工夫、覚醒を促して疲労感を軽減するために生活リズムの工夫、

表4　食事を中止する判断基準

- むせが続く（例：3回以上）
- 食事中に咽頭残留（湿性嗄声、痰がらみ）が続く
- 呼吸が速迫する（例：10回以上の増加/分）
- SpO_2が90％以下、食事開始前から3％の低下がある
- 疲労感を訴える
- 食事時間が30〜45分以上かかる
- 食事中に食べる意欲がなくなる

覚醒時間に合わせた食事支援、分割食への変更などの対策を立てる。
- 看護師は生活を支援する職種として、1日3回の食事ごとに安全な経口摂取ができているか否かを見きわめ、生活全体をとらえた支援（訓練）を行いたい。

（大川智恵子）

文献
1. 大谷彰一郎, 藤井洋泉, 倉迫直子, 他：気管内挿管後に反回神経麻痺を来した4症例. 麻酔 1998；47（3）：350-355.
2. 戸原玄：スクリーニングの意義・検査の意義. 才藤栄一, 向井美惠監修, 摂食・嚥下リハビリテーション 第2版, 医歯薬出版, 東京, 2007：136-142.
3. 藤島一郎編著：よくわかる嚥下障害 改訂第3版. 永井書店, 大阪, 2012.
4. 中島純子：術後性の嚥下障害に対する摂食機能療法. J Clin Rehabil 2011；20（2）：133-139.
5. 上藤哲郎：気管内挿管による反回神経麻痺発生についての検討. 日臨麻会誌 1998；18（3）：285-290.

Note　●水むせ時の対応／飲水時の一口量を少なくしたり、水分にトロミ調整剤を使用して対応する。また、3分粥・5分粥では水分量が多く、咽頭通過が早いことから誤嚥のリスクを伴う。食事開始後にむせを認めるときは、適切な嚥下食を選択する。

Part 1 術後ケア
第5章 その他の術後合併症予防

褥瘡予防

ナースがおさえたいポイント

❶ 手術中は骨突出部の体圧分散・ずれ予防のため、ゲルや粘弾性パット、手術室用ウレタンフォームを用いてポジショニングを行う。
❷ 術式・術後合併症、患者個々の褥瘡発生リスク、離床計画にあわせて体圧分散マットレスを選択する。一時的に高機能型エアマットレスの使用も効果的である。
❸ 術後は体位変換を行い、術後の同一体位に伴う褥瘡発生を予防する。また、さまざまな医療関連機器を使用するため、医療関連機器による圧迫創傷を予防する。

褥瘡とは

1. 褥瘡の定義

- 「身体に加わった外力は骨と皮膚表層の間の軟部組織の血流を低下、あるいは停止させる。この状況が一定時間持続されると組織は不可逆的な阻血性障害に陥り褥瘡となる」[1]と、日本褥瘡学会により定義されている。つまり、一定の場所に外力が一定時間加わり続けることにより、局所皮膚の血流が途絶え、皮膚や皮下組織が壊死することである。
- 褥瘡発生を予防するには、①外力をできるだけゼロに近づける、②外力負荷の持続時間を短くすることが重要である。

2. 周術期での褥瘡予防ケアの必要性

- 褥瘡は、高齢者や寝たきりなど慢性期の患者にだけ発生するものではない。
- 手術、疼痛、感染などのストレス侵襲を受けると、生体の恒常性を維持するために、代謝・神経・内分泌系、免疫学的機能に及ぶ全身に生体反応が起こる。
- ストレス侵襲後、2～4日の障害期では代謝が亢進し、安静時エネルギー消費量も亢進するので、集中ケアを受けている患者は、循環動態不良により十分な体位変換ができないこともある。また、全身状態の悪化によって浮腫や黄疸など皮膚が脆弱となることもある[2]。そのため、術中・術直後から褥瘡予防ケアを行っていく必要がある。

3. ガイドラインの表記

- 『褥瘡予防・管理ガイドライン』では、**表1**[3]のように推奨されている。

術中の褥瘡予防

1. 褥瘡発生リスクと予防方法

- 術中は、麻酔薬の影響で体温調節機能の抑制や末梢血管の拡張などが起こり、低体温となり、末梢組織の虚血が起こる。また、全身麻酔下では、意識消失状態で同一体位を余儀なくされる。

表1 褥瘡予防・管理ガイドライン

CQ10.5
周術期にどのような体圧分散マットレスや用具を使用すると褥瘡予防に有効か

- 褥瘡発生リスクがある患者には、手術台に体圧分散マットレスや用具を使用するよう強く勧められる。… 推奨度 A
- 術中に、マットレス以外に踵骨部、肘部等の突出部にゲルまたは粘弾性パットを使用するよう勧められる。… 推奨度 B
- 術中・後に、圧切替型エアマットレスを使用してもよい。… 推奨度 C1
- 大腿骨頸部骨折術を受ける患者には、術中にビーズベッドシステムを使用してもよい。… 推奨度 C1
- 心臓外科手術を受ける患者には、術中に体温動作付粘弾性フォームを使用してもよい。… 推奨度 C1

日本褥瘡学会編：褥瘡予防・管理ガイドライン第4版.
褥瘡会誌 2015；17（4）：497. より引用

図1 手術室用ウレタンフォームの使用
- 手術台の上に手術室用ウレタンフォーム（ピュアフィックス®）を使用。

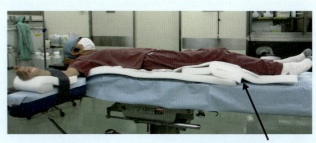

ピュアフィックス®
（hopes）

図2 リモイス®パッド
- 摩擦を低減する高すべり性スキンケアパッド。
- 基材にナイロンニットを採用して高すべり性を実現。粘着部のハイドロコロイド材には、セラミドを配合。

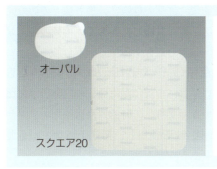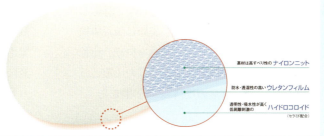

（アルケア株式会社）

さらに、術中は手術操作が安全に行えるよう術野を確保するために、腹臥位や側臥位、座位などの特殊体位を強いられることもある。このような長時間同一体位と特殊体位により、術中は骨突出部に過度な外力が加わり、褥瘡発生のリスクがある。

- 手術中、骨突出部を保護したり、隙間を埋めて接触面積を広げて体圧分散を促すために、ゲルや粘弾性パットを用いてポジショニングを行う。
- 体圧分散、ずれ力予防に、手術室用ウレタンフォームなどを使用する場合もある（**図1**）。
- 2006年度からは、「6時間以上の全身麻酔下による手術」「特殊体位（腹臥位・側臥位・座位）による手術」は褥瘡ハイリスク患者ケア加算の対象になっており、褥瘡ハイリスク要因とされている。

2. 骨突出部のケア

- 骨突出部には、摩擦・ずれ力の予防のために、術前からあらかじめフィルムドレッシング材を貼付する。または、高すべり性スキンケアパッドを使用することもある（**図2**）。

図3 心臓外科手術後に発生したDTI（一例）

a. DTI疑い：10時間仰臥位での心臓外科手術後1日目
●比較的体格がよく、骨突出部以外（殿裂部両側）に暗紫色の色調変化と創周囲の硬結を認めた。
b-①. DTI疑い：術後2日目
●尾骨部から仙骨部の周囲広範囲に、ブヨブヨとした暗紫色の色調変化を認めた。
b-②. 術後6日目
●壊死組織が明らかになってきた。

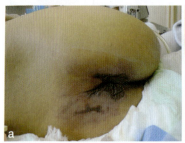 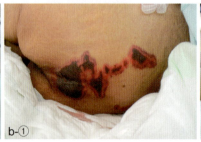 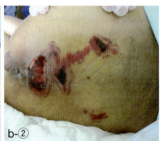

3. DTIについて

- 骨突出がない患者の場合でも、術中の長時間同一体位による外力が原因で、**深部損傷褥瘡(DTI)**が発生する場合もある（**図3**）。
- DTIは、皮膚欠損がなく、外観上は「消退しない発赤」と間違えやすいが、実際は深部組織まですでに損傷が及んでいる状態をいう。比較的体格のよい術後患者に、骨突出部や圧迫とは一致しないような形の皮膚障害を生じたら、DTIを疑う。
- DTIは強い疼痛を伴い、触診するとブヨブヨした感じや硬結、温感の変化（熱感または冷感）を伴うことがある。
- 例えば、長時間の手術後、手術終了時は消退しない発赤であった褥瘡が、数日〜数週間後には、壊死組織が顕在化して深い褥瘡であったと確定できた場合、DTIと判断する。
- 最近では、エコーによる画像診断で、早期にDTIか否かを判定できるようになった[4]。

術後の褥瘡予防

1. 体圧分散マットレスの使用

- 術式、術後合併症の危険性、患者個々の褥瘡発生リスク、離床計画にあわせて、術後の体圧分散マットレスを選択する。
- 集中治療部（ICU）や外科病棟の術後急性期患者においては、術前に褥瘡発生の危険因子を保有していなくても、一時的に高機能型エアマットレス（**図4**）を使用し、褥瘡予防ケアが必要な場合もある。
- 術後数日間は、発熱や創痛、ドレーン類の挿入により、ベッド上で過ごす時間が多くなる。また、硬膜外持続鎮静療法などの鎮静薬使用により、知覚の認知が低下し、同一体位による疼痛を感じにくくなり長時間同一部位に圧迫が加わり、褥瘡が発生してしまう場合もある。
- 高機能型エアマットレスの使用は、体圧分散できるので褥瘡予防に効果的であるが、安定性に欠け離床の妨げになる可能性もある。そのため、離床段階にあわせて、エアマットレスの設定条件を変更する必要がある。

Word ●DTI／deep tissue injury、深部損傷褥瘡。

図4 高機能型エアマットレス

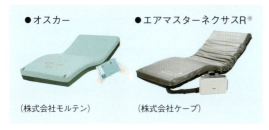

●オスカー（株式会社モルテン）
●エアマスターネクサスR®（株式会社ケープ）

図5 術後の体位変換

●術後、ドレーンなどに注意しながらポジショニングピローを用いた体位変換（左側臥位）を行った例。

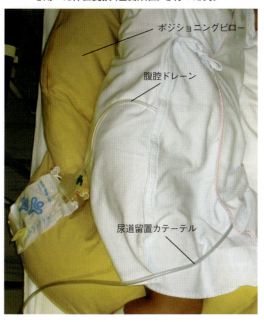

ポジショニングピロー
腹腔ドレーン
尿道留置カテーテル

表2 褥瘡予防・管理ガイドラインにおける体位変換

CQ9.1
ベッド上では、何時間ごとの体位変換が褥瘡予防に有効か
- 基本的に2時間以内の間隔で、体位変換を行うよう勧められる。… 推奨度B

CQ9.2
体圧分散マットレスを使用する場合、何時間ごとの体位変換が褥瘡予防に有効か
- 粘弾性フォームマットレスを使用する場合には、体位変換間隔は4時間以内の間隔で行うよう勧められる。… 推奨度B
- 上敷二層式エアマットレスを使用する場合には、体位変換間隔は4時間以内の間隔で行ってもよい。… 推奨度C1

日本褥瘡学会編：褥瘡予防・管理ガイドライン第4版. 褥瘡会誌 2015；17（4）：496. より引用

●侵襲の少ない手術の場合や、離床が進んだ際は、ウレタンフォームマットレスでも褥瘡予防に効果が得られる場合もある。

2. 体位変換の実施

●術後に体位変換を行うことは、骨突出部の皮膚・組織に加わる外力を軽減できるため、術後の同一体位に伴う褥瘡発生予防の観点からは効果的である（図5）。
●体位変換の目的を以下に示す[5]。
　①同一体位による患者の苦痛を緩和し、関節拘縮・変形、循環障害・神経麻痺、褥瘡を予防する。
　②ADL（食事・排泄など）に必要な体位保持、治療・処置に必要な体位保持を援助する。
●体位変換は、『褥瘡予防・管理ガイドライン』において、表2[6]のように推奨されている。
●基本的に、最低2時間を超えない範囲で体位変換を行う。
●適切な体圧分散マットレス使用環境下では、4時間ごとの体位変換を検討してもよいが、患者の全身状態や皮膚状態を十分にアセスメントし、体圧分散マットレスに頼りきりにならないように注意する。
●同一体位時間が続かないように、仰臥位・左右側臥位が交互になるように体位変換スケジュールを計画する。患者の状態に応じ、麻痺側への側臥位が行えない場合なども考慮する。
●体位変換時は、マットレスと接触し圧迫されていた骨突出部に発赤などが生じていないか確認する。骨突出部に手を当て、骨突出部がマットレスにより圧迫されていないか確認する。
●術後はさまざまなドレーンやカテーテルなどが挿入されているため、体位変換の際は引っ張られたり抜去されないよう十分注意する。
●皮膚に発赤が生じた場合は、その体位の持続時間を短くするとともに、発赤を生じた局所の除

表3 体位変換時の注意点

1. 生命維持への影響	生命維持に影響を与えるような体位変換の実施は控える（循環動態が不安定、不整脈の出現・頻度が増えている、頭蓋内圧亢進のリスクが高いなど）
2. 計画外抜去のリスク	カテーテルやドレーン、人工呼吸器などの計画外抜去のリスクを考慮する
3. 術後創痛の誘発	体位変換で身体を動かすことや、さらに実施した体位により、術後創痛を誘発しないような体位を工夫する

圧に努める。
- 硬膜外持続鎮痛療法などの鎮静薬使用により、知覚の認知が低下し、同一体位による疼痛を感じにくくなり長時間圧迫が加わってしまう場合もある。踵部や外果部などに圧迫が加わっていないか確認する。
- 術後の状態により体位変換が制限されている場合は、仰臥位のまま肩から殿部にかけて看護師の手を挿入した背抜きや、殿部から踵にかけて足抜きを行う。

3. 体位変換の禁忌・合併症

- 体位変換時の注意点について、**表3**[7]にまとめる。
- 何らかの合併症を認めた際は、すみやかに医師に報告する。

医療関連機器圧迫創傷（MDRPU）

1. 医療関連機器圧迫創傷とは

- **医療関連機器圧迫創傷（MDRPU）**は、長期間医療機器を装着する患者や、手術などの侵襲、乾燥、浮腫などで皮膚が脆弱化している患者などに高頻度に発生する。

表4 医療関連機器圧迫創傷（MDRPU）の有病率

施設	MDRPU 有病率（%）	褥瘡のうちMDRPUの占める割合（%）
一般病院	0.25	12.4
療養型病床を有する一般病院	0.14	6.4
大学病院	0.28	20.0
小児専門病院	0.74	50.0
介護老人保健福祉施設	0.02〜0.07	1.8〜5.5
訪問看護ステーション	0.34	12.9

日本褥瘡学会実態調査委員会：第3回（平成24年度）日本褥瘡学会実態調査報告 療養場所別医療関連機器圧迫創傷の有病率、部位、重症度（深さ）、有病者の特徴、発生関連機器．褥瘡会誌 2015；17（2）：143．より引用

表5 一般病院におけるMDRPU発生に関与した医療関連機器

第1位	ギプス・シーネ
第2位	医療用弾性ストッキング
第3位	気管内チューブ
第4位	NPPV（非侵襲的陽圧換気療法）用フェイスマスク

日本褥瘡学会実態調査委員会：第3回（平成24年度）日本褥瘡学会実態調査報告 療養場所別医療関連機器圧迫創傷の有病率、部位、重症度（深さ）、有病者の特徴、発生関連機器．褥瘡会誌 2015；17（2）：151-152．より引用

- 医療関連機器圧迫創傷は、創ができたからといって安易に医療機器の使用を中止することができないため、治癒に難渋することがある。そのため、予防対策が重要になる。
- 褥瘡のうち医療関連機器によってできるものは急性期病院では10〜20％、小児病院では50％と報告されている[8]。
- 術後は、酸素マスクや弾性ストッキングなどの装着、胃管やドレーンの挿入などがあり、定期的に観察しないと医療関連機器圧迫創傷を発生する可能性がある。

Word ● MDRPU／medical device related pressure ulcer、医療関連機器圧迫創傷。

図7 踵部にシーネによる圧迫でMDRPUが発生した例（0歳児）

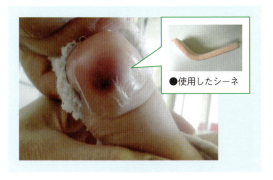

●使用したシーネ

図8 シーネによる圧迫で右外果部にMDRPUが発生した例

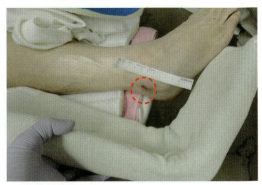

図9 弾性ストッキングによる圧迫

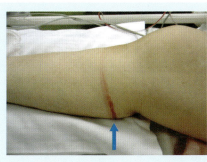
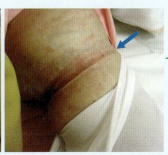

弾性ストッキングがきつすぎたり、しわが寄っていたため、皮膚が圧迫され発赤を生じている

- 発生頻度：平成24年度日本褥瘡学会実態調査委員会報告[8]による、手術に関連した医療関連機器圧迫創傷の発生医療機器は以下の通りであった。
  - 手術用体位固定用具：一般病院：1.6〜2.9％、大学病院9.1％
  - 腹臥位時顔用固定具：一般病院：0.4％、大学病院0％
- 有病率：医療関連機器圧迫創傷の有病率を**表4**[8]に示す。
- 発生原因：一般病院における医療関連機器圧迫創傷の発生に関与した医療関連機器を**表5**[8]に示す。

2. 医療関連機器圧迫創傷の予防

1) ギプス・シーネ（図7、8）

- ギプス・シーネは、皮下組織に直接固定具の辺縁が当たらないように注意する。
- 上下肢の可動により当たりやすい部位には、あらかじめ皮膚を保護するようポリウレタンフォームなどの創傷被覆材を使用し、圧迫やずれを予防する。
- 乾燥などで皮膚が脆弱な場合は、保湿クリームを塗布し、皮膚障害の予防に努める。
- 小児の点滴刺入部のシーネ固定は、可能な限りラインを入れ替え、同一部位のシーネ固定を避ける。事前に皮膚状態を観察し、皮膚障害やルートの圧迫がないように固定する。

2) 弾性ストッキング

- 患者に適したサイズを選択する。具体的には、膝丈/大腿丈や、S/M/Lなど、弾性ストッキングのメーカー各社が提供しているサイズ表を確認し、病状・体格にあわせ適切なサイズを選択する。
- 弾性ストッキングがきつすぎると、圧迫創傷（発赤、びらん、水疱など）の原因や、循環障害が生じ腓骨神経損傷を引き起こす場合もある（**図9**）。弾性ストッキングがゆるすぎると、

図10 酸素マスク・経鼻カニューレによる圧迫

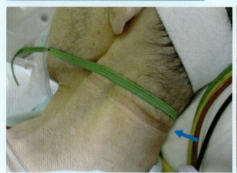

a. 酸素マスクのゴムひもによる圧痕

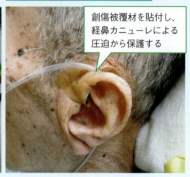

b. 創傷被覆材による保護

創傷被覆材を貼付し、経鼻カニューレによる圧迫から保護する

十分に下肢を保護することができず、静脈貯留や血栓形成を起こす。
- 弾性ストッキングを正しく装着する。特に膝丈の場合は、ストッキングの上端が膝窩から2横指下になるように調整する。つま先、踵、足首が正しい位置にあるか、ストッキングにしわが寄っていないか確認する。
- 1日1～2回は必ず装着部位全体の皮膚を観察し、再装着する。

3）酸素マスク

- 耳介が、酸素マスクのゴムひもやカニューレのストラップで圧迫されそうな場合は、耳介に当たる部分に不織布を巻いたり、創傷被覆材（ポリウレタンフォームなど）を使用し、耳介部へ直接の圧迫を避ける（図10）。
- 酸素マスクに付属するゴムひもは、幅が狭く食い込みやすいため、ゴムを別の素材（伸縮包帯など）へ変更することも考慮する。

4）ドレーン・チューブ類の固定

- ドレーン・チューブ類は、皮膚や粘膜を圧迫しないよう、必ずΩ型に固定する（図11、p.234「ドレーン管理の基本」参照）。
- 固定の際は、ドレーン・チューブ類が引っ張られたり、角度がついた固定になると、ドレーンと接触している皮膚に皮膚障害が生じる可能性

図11 ドレーン・チューブ類のΩ（オメガ）型固定
● 皮膚に医療用粘着テープを貼付し、その上にドレーン・チューブ類を巻くようにテープを貼付する。

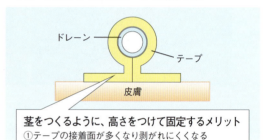

ドレーン
テープ
皮膚

茎をつくるように、高さをつけて固定するメリット
① テープの接着面が多くなり剥がれにくくなる
② ドレーン・チューブ類による皮膚への圧迫も避けられる

があるので、ドレーン・チューブ類が挿入されている方向に対し急な角度がつかないように、余裕をもたせて固定する（図12）。
- 固定の位置は、骨突出部を避ける。骨突出部に固定すると、ドレーン・チューブ類により皮膚が圧迫されやすい（図13）。

（野北陽子）

文献
1. 日本褥瘡学会編：褥瘡ガイドブック 第2版．照林社，東京，2015：8．
2. 日本褥瘡学会編：褥瘡ガイドブック 第2版．照林社，東京，2015：182．
3. 日本褥瘡学会編：褥瘡予防・管理ガイドライン 第4版．褥瘡会誌 2015；17（4）：497．
4. 野北陽子：DRSIGN-R®．エキスパートナース 2015；31（10）：77．
5. 仁和子：系統看護学講座専門分野Ⅰ 基礎看護学3 基礎看護学技術Ⅱ 第16版．医学書院，東京，2015：96．
6. 日本褥瘡学会編：褥瘡予防・管理ガイドライン 第4版．褥瘡会誌

図12　経鼻胃管の固定方法

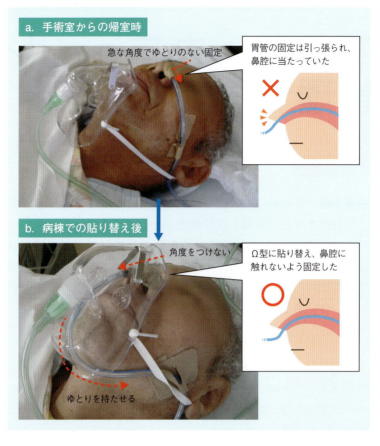

図13　ドレーンや尿道留置カテーテルによる圧迫

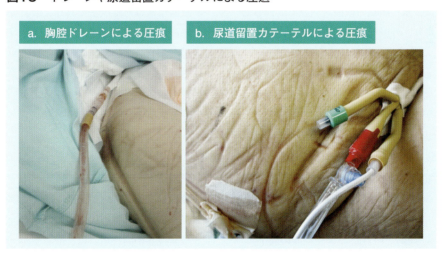

2015；17（4）：496．
7．道又元裕：ポジショニングの複雑状況を解決するには．月刊ナーシング 2013；1（33）：61-62．
8．日本褥瘡学会実態調査委員会：第3回（平成24年度）日本褥瘡学会実態調査報告　療養場所別医療関連機器圧迫創傷の有病率、部位、重症度（深さ）、有病者の特徴、発生関連機器．褥瘡会誌 2015；17（2）：141-158．
9．真田弘美，須釜淳子編：改訂版 実践に基づく最新褥瘡看護技術．照林社，東京，2009．
10．西林直子，木下幸子：機器別予防策と実際のケア．石澤美保子編，医療関連機器圧迫創傷の予防とケア，看護技術 2014；60（4）：24-49．

Part 1　術後ケア

第6章　呼吸管理

酸素マスク・カニューレ装着時の管理

> **ナースがおさえたいポイント**
>
> ❶ 術後の酸素投与の目的を明確にし、酸素の副作用を念頭に置きながら酸素化の改善が確認できれば、可及的すみやかに吸入気酸素濃度を低くする。
> ❷ 酸素投与の方法は、酸素ガスの供給量が患者の1回換気量より多い場合は「高流量」、少ない場合は「低流量」に分けられる。
> ❸ 術後患者は痰の喀出力の低下に加え、脱水傾向にあるため、痰の粘稠化や喀出困難による無気肺を形成しないように、加湿の必要性を十分にアセスメントする。

酸素療法の目的と適応

- 酸素療法の主な目的は、吸入気酸素濃度（F_IO_2）を増加させて、組織に十分な酸素を供給することである（図1）。
- 酸素療法は、末梢組織の低酸素状態を改善させることであり、呼吸仕事量や心仕事量の軽減につながる。
- 酸素療法は、酸素の取り込み（外呼吸）や酸素運搬（循環）に支障をきたした場合、酸素供給量より酸素消費量が上回った場合に適応となる。
- 主に術後では、以下の場合に適応となる。
  ① 手術侵襲による横隔膜機能の低下や肺切除による換気面積の減少、疼痛による換気抑制、麻酔からの覚醒不良による換気障害（換気量の低下）
  ② 侵襲に伴う肺のうっ血（ガス交換能の低下）
  ③ 術中出血による貧血状態や循環血液量の低下（酸素運搬能の低下）
  ④ 術後発熱（酸素消費量の増加）
- 一般的な適応を以下に示す[1]。
  ① $PaO_2 < 60$ Torr（$SpO_2 < 90\%$）の低酸素血症
  ② 著しい貧血
  ③ ショック状態などの循環不全
  ④ 敗血症・肝不全・発熱・けいれんなどの組織代謝の亢進状態
  ⑤ $PaO_2 < 40$ Torr の慢性呼吸不全
- 酸素療法は対症療法であり、酸素投与によって原疾患が治癒するものではない。したがって、患者が行っている酸素療法の目的や適応を理解し、低酸素となった原因へのアプローチをあわせて行う必要がある（p.155 コラム「術後における低酸素」参照）。

酸素療法の副作用

- 酸素は生体にとって必要不可欠なものであるが、肺にとって有害なものである。
- 酸素投与の副作用には、酸素中毒、吸収性無気肺、CO_2 ナルコーシスがある。
- 高濃度酸素を長期にわたり吸入すると、副作用の出現する可能性が高くなるが、その程度は明らかとなっていない。

図1　ワッサーマンの歯車

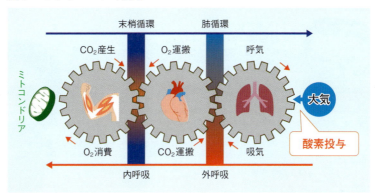

- 酸素化の改善が確認できれば、可及的すみやかに吸入気酸素濃度を低くする必要がある。

酸素投与の方法

- 酸素投与の方法は、「低流量システム」と「高流量システム」に分類できる。
- 酸素ガスの供給量が患者の1回換気量（吸気流量）より多いか少ないかによって、低流量と高流量に分けられる。
- 基本的に、投与方法は医師の指示のもとに選択されるが、術後患者の場合は"常に安定した吸入気酸素濃度の供給を必要とするか否か"が選択基準の1つとなる。慢性呼吸不全や肺切除術後の肺換気面積が減少している患者は要注意である。

1. 低流量システム

- 低流量システムは、臨床で最も使用され酸素ガスの供給量が患者の1回換気量（吸気流量）より少ない投与方法である（図2）。つまり、酸素ガスの供給量が30L/分以下場合、低流量デバイスとなる。
- 通常の酸素流量計は15L/分が上限であり、不足分は室内の大気を吸入している。例えば、図2の患者は30L/分で酸素を吸っている。配管からの100%酸素3L/分では不十分なため、大気から27L/分吸い込んでいることになる。

> **Note**
> - 吸気流量／健常な成人は、1回の呼吸で約500mLの空気を約1秒で吸入している。500mL/秒の単位を○mL/分に直すと3,000mL/分となり、30L/分となる。つまり、健常な成人の吸気流量は30L/分となる。

column

術後における低酸素

- 「術後1日目の患者が、経鼻カニューレ1L/分で酸素を投与されていた。SpO₂が97%前後であるのに、酸素を中止するとSpO₂が90%前後と低下してしまう」このような経験はないだろうか？ 対応として、そのまま酸素を再開することでよいか？ また、その原因には何が考えられるだろうか？
- 酸素化が低下した原因の1つに、換気量の低下（＝吸気流量の低下）が考えられる。低流量酸素投与のため、換気量の低下により高濃度酸素を吸入し、吸入気酸素濃度が上昇していた可能性がある。
- ベストプラクティスは、換気量を低下させた原因を検索し、対応することである。
- 術後に換気量を低下させる原因として、手術侵襲による横隔膜機能の低下、無気肺、疼痛などが考えられる。
- 酸素を継続するだけでなく、鎮痛薬の使用や離床援助を組み合わせることで、換気量が増大し、酸素化の改善が期待できる。

（増居洋介）

図2 低流量システムにおける吸入気酸素濃度の変化

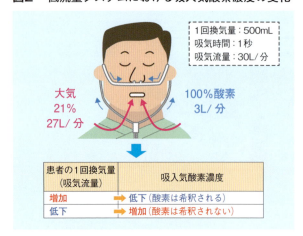

図3 経鼻カニューレ

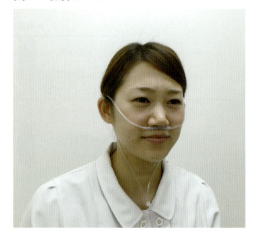

表1 低流量システムにおける酸素流量と吸入気酸素濃度（F_IO_2）

酸素流量(L/分)		1	2	3	4	5	6	7	8	9	10
吸入気酸素濃度(%)	経鼻カニューレ	24	28	32	36	40	▶ 6L/分以上では使用しない				
	酸素マスク	4L/分以下では使用しない ◀				40	50	60			
	リザーバー付き酸素マスク	5L/分以下では使用しない ◀					60	70	80	90	90+α

- 患者の換気状態や呼吸パターンで、酸素の希釈率が変化する。
- 吸入気酸素濃度が変動するため、吸入気酸素濃度を設定できないことが低流量システムの特徴である。

1）経鼻カニューレ（図3）

- 鼻腔から酸素を投与するデバイスである。
- 酸素流量0.5～5L/分で用いられる（表1）。6L/分以上では、鼻腔内の乾燥や痛みなどの不快感が強くなり使用できない。
- 酸素濃度の上昇は期待できない。酸素流量が1L/分増すごとに酸素濃度は4％増加する（大気20％＋4×○L/分）。
- 違和感や圧迫感が少なく食事ができるため、使用頻度が最も高い。
- 口呼吸の患者には適さない。口呼吸時には、顎元に当てて口周囲の酸素濃度を高めるか、デバイスの変更を検討する。決して、口腔内へ投与してはいけない。口腔内がリザーバーとなり、高濃度酸素を吸入することになる。

2）酸素マスク（図4）

- 鼻と口を覆い、酸素を投与するデバイスである。
- 酸素5～8L/分で用いられる（表1）。
- 患者の換気量が少ないとマスク内の呼気CO_2を再吸入するため、5L/分以上で使用する。
- CO_2上昇の心配のない患者に使用する（Ⅱ型呼吸不全の患者は要注意である）。
- 酸素マスクで管理中に酸素流量が減量となった場合、4L/分以下で経鼻カニューレに変更する。
- マスクの特徴として、側面に小さな穴が多数ある（図4）。
- 装着時には、マスクの鼻元に付属の金具をつまみ、密着するように調整をする。
- 呼気の熱がマスク内に停滞し、不快を生じることがある。

図4 酸素マスク

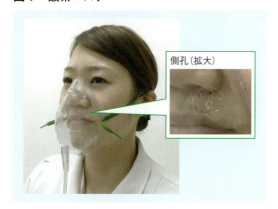

図5 換気状態の確認

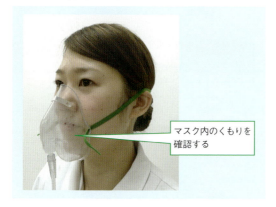

- マスクを装着したままでは、食事や内服が困難である。
- マスク内のくもりを観察することで、換気状態を確認することができる（図5）。

3）リザーバー付き酸素マスク（図6）
- 高濃度の酸素投与が必要なときに使用されるデバイスである。
- マスクとリザーバーバッグとの間、マスクの両側面に一方弁がついている。
- 吸気時には、マスクの一方弁（図6-a）が閉じ、リザーバーバッグ側の一方弁（図6-b）が開いてバッグ内の純酸素を吸入できる。
- 呼気時には、マスクの一方弁が開いて呼気が排出され、リザーバーバッグ側の一方弁が閉じてバック内に酸素を貯めている。
- 使用時には、リザーバーバッグが十分膨らんで

図6 リザーバー付き酸素マスク

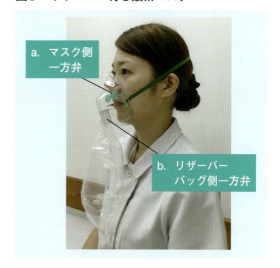

図7 マスク装着時の注意ポイント

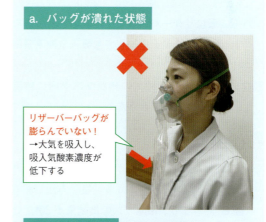

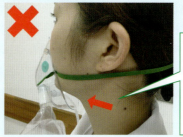

いること、一方弁が付いていること、マスクが顔に密着していることの確認が必要である（図7）。
- 必ず6L/分以上の酸素流量が必要となる。

図8　高流量システムにおける吸入気酸素濃度の変化

〈設定〉6L35%の場合

患者の1回換気量（吸気流量）	吸入気酸素濃度
増加	➡ 混合酸素の流量を超えなければ一定
低下	➡ 一定

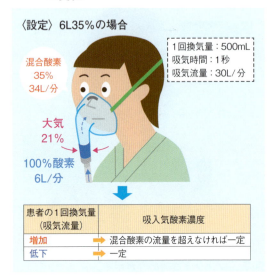

- 呼吸ごとにリザーバーバッグの収縮と膨張がなければ、酸素流量を増加しても吸入気酸素濃度の上昇は見込めない。
- マスクの圧迫感や呼気の熱がマスク内に停滞し、不快を生じることがある。

2. 高流量システム

- 高流量システムは、酸素ガスの供給量が患者の1回換気量（吸気流量）より多い投与方法である（**図8**）。つまり、酸素ガスの供給量が30L/分以上で高流量デバイスとなる。
- 患者の換気状態や呼吸パターンの影響を受けず、吸入気酸素濃度が一定になる。そのため、慢性呼吸不全でCO_2の蓄積を伴う患者や、呼吸器疾患の術後などで、酸素濃度を規定した投与が必要な患者に適している。

図9　マルチベントマスク

●マスクの特徴として、側面に大きな穴がある。

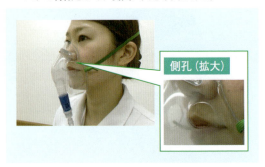

図10　マルチベントマスクの酸素流量と設定酸素濃度

酸素流量（L/分）	設定酸素濃度（%）
3	24
4	28
6	31
6	35
8	40
12	50

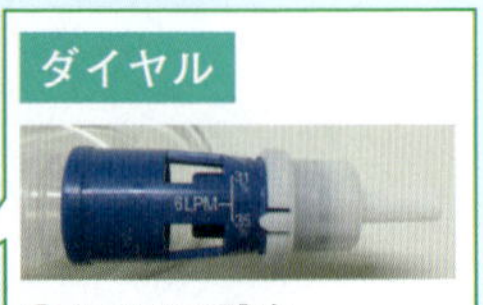

●6L35%の設定

- 吸入気酸素濃度を設定できることが高流量システムの特徴である。

1）マルチベントマスク（ベンチュリーマスク）（図9）

- ダイヤルを回すことで、酸素濃度を24〜50%の範囲に調節できる。設定酸素濃度に応じて規定された酸素流量にする（**図10**）。
- 高速で流れる気体がまわりの気体を引き込む効果（ベンチュリー効果）を利用し、30L/分以上の高流量をつくり出している（**図11**）。室内の大気を引き込むことで、配管からの純酸素を

column

「1回換気量に占める配管からの酸素の割合が少ない」とは

- まず、低流量システムについて見直してみたい。一般成人の吸気流量は30L/分である。配管からの100%酸素が3L/分で投与されていたとすると、残りの27L/分は外気を取り込んでいることになる。3L/分に対し十分な加湿をしても、患者の吸気流量30L/分からすると割合が少なく、効率的な加湿とはならない。そのような場合は、外気へのアプローチを考えて、室温を上げ、洗濯物を干すなどして室内の湿度を高める。

（増居洋介）

図11 ベンチュリー効果とトータルフロー

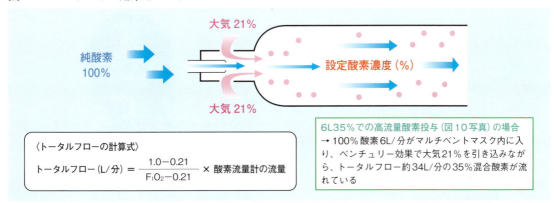

〈トータルフローの計算式〉

$$\text{トータルフロー}(L/分) = \frac{1.0 - 0.21}{F_iO_2 - 0.21} \times 酸素流量計の流量$$

6L35%での高流量酸素投与（図10写真）の場合
→100％酸素6L/分がマルチベントマスク内に入り、ベンチュリー効果で大気21％を引き込みながら、トータルフロー約34L/分の35％混合酸素が流れている

図12 インスピロン® イージーウォーター ネブライザーシステム

（日本メディカルネクスト株式会社）

表2 高流量システムのトータルフロー（総流量）早見表

酸素流量(L/分)	4	5	6	7	8	9	10	11	12	13	14	15
35%	22.6	28.2	33.9	39.5	45.1	50.8	56.4	62.1	67.7	73.4	79.0	84.6
40%	16.6	20.8	24.9	29.1	33.3	37.4	41.6	45.7	49.9	54.1	58.2	62.4
50%	10.9	13.6	16.3	19.1	21.8	24.5	27.2	30.0	32.7	35.4	38.1	40.9
70%	6.4	8.1	9.7	11.3	12.9	14.5	16.1	17.7	19.3	21.0	22.6	24.2
100%	4.0	5.0	6.0	7.0	8.0	9.0	10.0	11.0	12.0	13.0	14.0	15.0

（左端列：酸素濃度ダイアル）

日本メディカルネクスト株式会社資料より引用

希釈して設定の酸素濃度になる。
- 患者の1回換気量（吸気流量）30L/分より酸素ガスの供給量が約34L/分と多いため、患者の換気状態に左右されずに安定した酸素濃度で供給される。
- マスクを顔に密着させる必要性は低く、顔との隙間はある程度許容される。

2) インスピロン® イージーウォーター ネブライザーシステム（図12）

- マルチベントマスクに加温加湿（ネブライザー）機能を備えたものである。
- 滅菌精製水をヒーターで加温している。
- 人工気道を有した患者や気管分泌物が粘稠な患者に使用される。
- 設定したい酸素濃度にダイヤルをあわせ、総流量が30L/分以上になるように酸素流量を調節する（表2）。
- 酸素濃度35〜50％の間で調節が可能である。
- ヒーターの温度を上げるとより加湿される。しかし、回路内で酸素ガスの温度が低下し、結露が多量に付着するため、加湿の効果には限界がある。
- マスクの圧迫感に加え、熱や結露がマスク内に停滞し不快を生じることがある。
- 結露水の除去時には、感染対策が必要である。

3) ハイフローセラピー（ネーザルハイフロー）（図13）

- 酸素混合器（表3）を用いて、酸素濃度と酸素流量が調節できる。

図13 ネーザルハイフローシステム

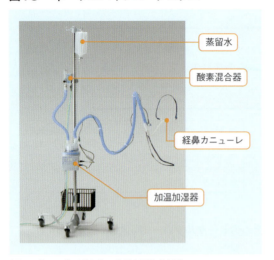

(フィッシャー＆パイケル ヘルスケア株式会社)

図14 経鼻カニューレ装着時の様子

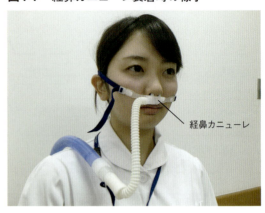

表3 酸素混合器の種類

国内販売元	イノメディックス	フィッシャー＆パイケル ヘルスケア	
酸素療法デバイス	MaxVenturi™ R211P03-020	酸素ブレンダーセット FP-OA2060	AIRVO™2 加温加湿器搭載型 フロージェネレーター
外観			
インターフェイス	●経鼻カニューレ ●気管切開用コネクター	●経鼻カニューレ ●気管切開用コネクター ●マスク用コネクター	●経鼻カニューレ ●気管切開用コネクター ●マスク用コネクター
対象	成人	成人	小児（3,000g以上） 成人
酸素流量（L/分）	20～50	6～60	2～25（小児）、10～60（成人）
酸素濃度（%）	32～100	21～100	21～99
酸素供給装置	酸素混合器（ベンチュリー）	酸素混合器（ブレンダー）	酸素流量計
酸素供給源	酸素	酸素・空気	酸素
酸素供給設備	ボンベ・パイピング	パイピング	ボンベ・パイピング
酸素濃度の変動性	酸素濃度のふらつきあり	安定した酸素濃度	安定した酸素濃度
使用場所	酸素だけで使用でき、病棟や処置室など場所を選ばない	酸素の配管・空気の配管が必要	酸素だけで使用でき、病棟や処置室など場所を選ばない
酸素濃度設定	酸素濃度を32%以下にすることはできないが、酸素濃度を実測値でモニタリング可能	酸素濃度設定を目盛り通り設定できるが、モニター機能なし	F_iO_2 をモニタリング可能
備考	●キャリブレーションが必要 ●音が大きい ●アラーム機能が少ない ●Sサイズは使用不可	●アラーム機能が少ない ●新生児〜小児用製品あり	●1患者ごとに熱消毒が必要 ●保守点検は不要

- これまでの高流量デバイスの欠点（50％以上の濃度にできない）を補い、最大100％濃度の酸素投与や高流量（最大60L/分）の酸素投与が可能である。
- 高濃度の酸素投与が必要な場合に使用される。
- 高流量投与により、PEEP（終末呼気陽圧）効果を認め、患者の呼吸仕事量や心仕事量が軽減する。
- 経鼻カニューレのため、患者の不快感が少なく、食事や飲水が可能である（**図14**）。
- 適切な加温加湿により、気道クリアランスが最適化される。

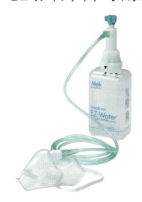

図15 インスピロン®イージーウォーターヒュミディファイヤーシステム

（日本メディカルネクスト株式会社）

加湿

- 配管や酸素ボンベからの酸素は乾燥している。よって、酸素流量が多くなるほど、酸素を加湿する必要性が増す。
- 術後の患者は脱水傾向にあるため、痰が粘稠化しやすい。また、咳嗽力が低下して、痰の喀出が困難となることで無気肺を形成しやすい状況にあるため、より加湿の必要性をアセスメントする必要がある。
- 経鼻カニューレでは3L/分まで、ベンチュリーマスクでは酸素流量に関係なく酸素濃度40％までは、あえて酸素を加湿する必要はない[2]。
- 加湿不要の理由として、下記が挙げられる。
  ① 天然の加湿器である鼻腔を介している。
  ② 1回換気量に占める配管からの酸素の割合が少ない（p.158コラム参照）。
  ③ 酸素を加湿しないことにより、気道から失われる水分量はきわめて少ない。
  ④ 室温で使用する加湿器の加湿能力は低い。
  ⑤ 酸素加湿の有無で自覚症状に差がない。
- あえて酸素を加湿する必要がないのであって、「加湿をしてはいけない」ということではない。つまり、患者の状態に合わせて加湿の必要性を検討すべきである。
- 気管挿管や気管切開で上気道がバイパスされている場合は、生体の加湿機能を欠くため加湿が必要となる。
- 感染面を考慮し、ディスポーザブルの滅菌精製水（**図15**）の使用が望ましい。

安全管理

1）酸素療法前

- 酸素投与の開始前には、酸素吹き出し口を指で閉鎖して酸素を流し、接続部の漏れを確認する（酸素流量計のリークテスト）。
- 患者に適した酸素投与のデバイスを検討する。

2）酸素療法中

- **パルスオキシメトリー**を実施するとともに、換気回数や呼吸パターンの観察を行い、酸素療法における副作用の出現に注意を払う。
- 勤務交代時には、酸素流量や流量計の接続部のゆるみを確認する。

> **Note**
> ●パルスオキシメトリー／パルスオキシメータのプローブを指先や耳に装着をして、経皮的動脈血酸素飽和度（SpO_2）を測定すること。測定時には、脈波が感知できているか確認する必要がある。

表4 酸素ボンベの残量確認

手順
① 酸素ボンベの内容量を確認する
・ボンベの側面に「V」と刻印がある
② 圧力計の単位（「MPa」か「kg/cm^2」）＊を確認する
③ 酸素の使用可能量を計算する（注意：圧力計の単位によって異なる）
・「MPa」の場合：ボンベ内容量×圧力計の値（MPa）× 10 × 0.8（安全係数）
・「kg/cm^2」の場合：ボンベ内容量×圧力計の値（kg/cm^2）× 0.8（安全係数）
④ 患者の酸素投与量から使用時間を計算する

> 【例】ボンベの内容量「3.4L」、圧力計の単位「MPa」、圧力計の値「10」で、指示投与量「5L/分」のとき
> ● 使用可能量（L）＝ 3.4 × 10 × 10 × 0.8 ＝ 272
> ● 使用可能時間（分）＝ 272（L）÷ 5（L/分）＝ 54.4
> → 酸素 5L/分投与下で約 54 分使用可能

＊1MPa ≒ 10.2 kgf/cm^2（1999 年 10 月より、圧力の単位は国際単位であるパスカル（Pa）に統一）

表5 酸素ボンベの残量早見表（ボンベの容積 3.4L、ガス容量 500L の場合）

内容積＝3.4L		ボンベの圧力（充填圧＝ 14.7 MPa、150kg/cm^2）										
	kg/cm^2	140	130	120	110	100	90	80	70	60	50	40	30
	MPa	14	13	12	11	10	9	8	7	6	5	4	3
酸素流量（L/分）	0.5	762	707	653	598	544	490	435	381	326	272	218	163
	1	381	354	326	299	272	245	218	190	163	136	109	82
	2	190	177	163	150	136	122	109	95	82	68	54	41
	3	127	118	109	100	91	82	73	63	54	45	36	27
	4	95	88	82	75	68	61	54	48	41	34	27	20
	5	76	71	65	60	54	49	44	38	33	27	22	16
	6	63	59	54	50	45	41	36	32	27	23	18	14
	7	54	51	47	43	39	35	31	27	23	19	16	12
	8	48	44	41	37	34	31	27	24	20	17	14	10
	9	42	39	36	33	30	27	24	21	18	15	12	9
	10	38	35	33	30	27	24	22	19	16	14	11	8

＊安全係数（0.8）をかけた値（分）
使用可能時間 60 分以上 、 使用可能時間 46 〜 59 分以下 、 使用可能時間 30 〜 45 分以下、 使用不可：交換 30 分未満

- 加湿を行っている場合は、滅菌精製水の残量を確認する。
- 加温加湿中は、マスク内や回路内の結露を確認し、加湿の程度を評価する。
- SpO$_2$ の値が目標値内であるか確認する。SpO$_2$ の目標値を下回る場合は、安易に酸素を増量するだけではなく、酸素化を悪化させている原因検索をあわせて行う。

3）移動中の酸素投与

- 酸素療法中の患者が、検査やリハビリテーションなどでベッドから移動する際には、酸素ボンベを使用する。
- 使用開始前に、酸素ボンベの残量を計算し、移動中に患者が投与されている酸素流量で安全に継続できるか確認する（**表4、5**）。

図16 酸素マスクのゴムひもと耳介の干渉

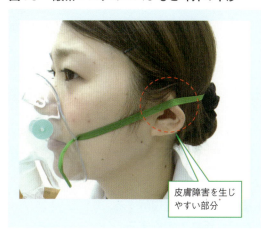

皮膚障害を生じやすい部分

図17 皮膚障害を予防するケア

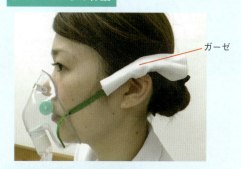

a. ガーゼによる保護

ガーゼ

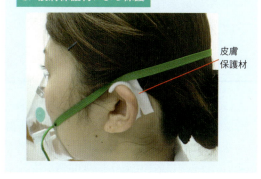

b. 皮膚保護材による保護

皮膚保護材

- 例えば、経鼻カニューレを用いて酸素3L/分で投与されている患者がCT検査に行く場合、CT室までの片道所要時間は約5分、検査台への移動や撮影時間を含めて約5分と想定すると、最低でも15分間は酸素投与が必要である。酸素ボンベの内容量「3.4L」として、圧力計の表示は「5MPa」であったとき、**表5**を用いて酸素残量の確認をすると45分間使用可能であり、この酸素ボンベは使用可能である。
- **表5**のなかで、「使用可能時間30〜45分以下」は要注意である。患者の病態が安定し、短時間での確実な移動には使用可能であるが、患者の病態が変化しやすくエレベーターを使用するなど使用時間が確実でない場合は、新しい酸素ボンベをもう1本持参すると安全である。
- 酸素ボンベ内の酸素は有限である。特に酸素流量が多い場合は、検査室内の配管から供給される酸素を使用し、酸素ボンベの消費量を最小限とすることで、移動中の酸素投与がより安全となる。

皮膚障害

- 浮腫やるいそうで皮膚が脆弱な患者が、長期にわたり酸素投与を受けていると、マスクのゴムひもと耳介が干渉し、皮膚障害が発生しやすい（**図16**）。
- 酸素マスクのゴムひもと耳介との間にガーゼを挟む（**図17-a**）、耳介部への皮膚保護材の貼付（**図17-b**）、ゴムひもを弾性包帯に変更するなど工夫する（p.146「褥瘡予防」参照）。

（増居洋介）

文献
1. 松木恵里：人工呼吸と酸素療法．道又元裕編，人工呼吸ケア「なぜ・何」大百科，照林社，東京，2005：160-170．
2. 日本呼吸器学会 肺生理専門委員会，日本呼吸管理学会酸素療法ガイドライン作成委員会編：酸素吸入に関する基礎知識．酸素療法ガイドライン，メディカルレビュー社，大阪，2006：26-28．

Part 1 術後ケア
第6章 呼吸管理

気道ケア①
吸引法（抜管後）

ナースがおさえたいポイント

❶ 吸引は、盲目的で患者にとって侵襲度の高い手技であることを理解する。
❷ 吸引の必要性・適応をアセスメントし、根拠に基づく手技で実施する。
❸ 排痰援助を併用し、できる限り侵襲の少ない方法を選択する。

- 吸引とは、体腔内、管腔臓器内あるいは創部などに、何らかの原因で貯留した滲出液・血液・分泌物・喀痰・ガスなどを、陰圧を用いて排出する方法である。
- 吸引には必要に応じて行う「一時的吸引法」と、一定期間持続的に行う「持続吸引法」があり、本稿では一時的吸引法である抜管後の吸引法について述べる。

吸引の目的

- 抜管後は麻酔の影響から意識レベルが清明でないことや、術後疼痛により、深呼吸や咳嗽が抑制され、分泌物（喀痰）の自己喀出が困難となりやすい。そのため、気道に貯留した喀痰や異物を、吸引カテーテルを用いて取り除くことが必要となる。
- 気道がふさがることなく開放された状態に保つこと、すなわち、気道の開存により呼吸困難感や努力呼吸を軽減させる目的で行われる。

吸引の種類

- 吸引には、「鼻腔内吸引」「口腔内吸引」「気管内吸引」があり、一般的に口腔内吸引は口腔から咽頭まで、鼻腔内吸引は鼻腔から咽頭までにある分泌物を吸引する方法である。
- 抜管後は、主に口腔内吸引と鼻腔内吸引を行う。

気道の解剖（図1）

- 気道とは、鼻腔および口腔から咽頭までを「上気道」、気管より肺胞までを「下気道」という。
- 口腔より咽頭までの長さは10〜12cm、鼻腔より咽頭までの長さは15〜20cmであり、気管の長さは10〜12cmである。
- **抜管後の吸引**では、主に上気道にある分泌物の除去を目的として行う。

Note
- **抜管後の気管内吸引**／抜管後の気管内吸引は盲目的で、難しい手技である。咽頭反射の誘発や気管壁の損傷、口腔・鼻腔粘膜の損傷などの合併を引き起こす可能性が高く、原則として行わない。そのため、患者に咳嗽を促し、ネブライザーによる加湿や排痰法（表1、およびp.168「気道クリアランス法」参照）などを併用しながら、咽頭部付近まで分泌物を移動させてから吸引する。

図1　気道の解剖

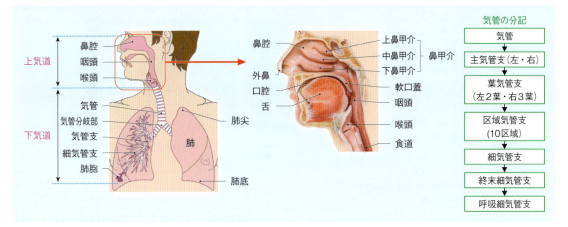

吸引の適応

- 吸引を行う必要があるかどうかを適切にアセスメントし、実施することが重要である。
- 吸引の適応について以下に述べる。
  ①気道に喀痰が存在し、患者自身で喀痰が出せない状態にある。
  ②患者自身の咳嗽や排痰法（**表1**）などを行ったが、自力で喀痰の喀出が困難な状態にある。
  ③喀痰の貯留が原因で、低酸素血症や努力性呼吸の増強が認められる。
  ④聴診や触診により気管分岐部より上部に喀痰が存在する可能性が示唆される。
- 1～2時間ごとなど、時間を決めてルーチンに行う吸引は推奨しない。
- 不必要な吸引は患者に苦痛を与え、合併症の出現を高める。

表1　主な排痰法

ハフィング	声を出さずに勢いよく息を吐くことで分泌物を喀出する
自己排痰法	「①安静呼吸→②深呼吸→③ハフィング→④咳」を実施し、分泌物の移動・喀出を促進する
体位排痰法	分泌物の貯留している部位を上にして、重力によって分泌物を移動させる

吸引の疼痛マネジメント

- 術後疼痛は、生体機能のさまざまな面に弊害を及ぼす。呼吸器系についても、疼痛により深呼吸や咳嗽が抑制され、喀痰の自己喀出が困難となり無気肺や肺炎合併の原因となる。そのため、術直後から適切な疼痛コントロールが重要となる。
- 抜管後においても、吸引自体が疼痛を増強させる手技であることに加えて、患者に咳嗽を促す場合や排痰法を実施する場合においても疼痛増強をきたしやすい。
- 吸引や排痰法などを実施する前に、**患者自己調節鎮痛法（PCA）**、**経静脈的患者自己調節鎮痛法（IV-PCA）**の併用や、鎮痛薬の先行投与および持続静注鎮痛薬のボーラス投与を考慮する必要がある。

吸引による合併症

- 吸引は、患者にとって必要なケアであるが、侵襲かつ盲目的な手技である。

Word
- PCA／patient-controlled analgesia、患者自己調節鎮痛法。
- IV-PCA／intravenous patient-controlled analgesia、経静脈的患者自己調節鎮痛法。

表2 吸引による合併症

呼吸器系	気道粘膜損傷 低酸素血症 高二酸化炭素血症 肺胞虚脱・無気肺 気管支攣縮 気胸
循環器系	徐脈・頻脈・不整脈 血圧変動・循環不全 冠血管攣縮
その他	不快感・疼痛 エネルギー消費 悪心・嘔吐 頭蓋内圧亢進 感染

図2 吸引カテーテルの種類（一例）

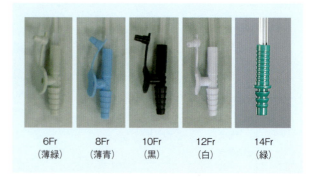

6Fr（薄緑）　8Fr（薄青）　10Fr（黒）　12Fr（白）　14Fr（緑）

- 吸引によって引き起こされる合併症（表2）についても、理解が必要である。
- 合併症の原因として、吸引カテーテルが気道粘膜に接触する機械的刺激、咳嗽による気道内圧の上昇、交感神経や副交感神経の反射、気道内酸素濃度の低下などがあり、呼吸状態だけでなく全身状態もあわせて注意深く観察する。
- 抜管直後は、麻酔薬の影響による自律神経系のアンバランスから循環器系の合併症を起こす可能性が高くなる。また、意識レベルが清明でないこともあり、誤嚥のリスクも考慮する必要がある。

適切なカテーテルサイズの選択

- 吸引カテーテルのサイズは、色によっても識別でき、吸引の種類や用途、患者の体格などを考慮し選択する（図2）。
- 気管挿管されている患者に対する吸引カテーテルのサイズは「気管チューブ内径の1/2」が推奨される。
- 口腔内吸引（めやす）：12Fr（白）～14Fr（緑）を選択する。
- 鼻腔内吸引（めやす）：鼻出血を起こす可能性を考慮し、口腔内吸引よりやや細めの10Fr（黒）～12Fr（白）を選択する。
- 小児の場合：体格に合わせ、6Fr（薄緑）～10Fr（黒）を選択する。
- カテーテル先端の形状（図3）によって吸引操作が異なるため、自施設がどのタイプの吸引カテーテルを使用しているかあらかじめ確認しておく。

カテーテル挿入時のポイント

- 陰圧：気管挿管中の患者では陰圧をかけたまま吸引カテーテルを挿入するが、口腔・鼻腔内吸引の場合では挿入途中で粘膜に吸着し、粘膜損傷を起こす可能性があるため、吸引圧をかけずに挿入する。
- 体位の調整：咽頭部に機械的刺激が加わると咽頭反射を起こし、嘔吐を誘発する場合がある。吐物による窒息や誤嚥を予防するため、ファーラー位や顔を横向きにして実施する。

Note
- 機械的刺激による喉頭浮腫／喉頭浮腫は、抜管後の気道狭窄・閉塞の原因として、最も頻度の高い病態である。吸引操作による機械的刺激により、咽頭浮腫を助長する可能性がある。吸引の適応をアセスメントし、適切な手技で実施する。
- 鼻腔内吸引による鼻出血／吸引自体が侵襲かつ盲目的な手技に加え、鼻腔内吸引はさらに難易度の高い手技である。加えて、鼻の入口部は粘膜が薄く、動脈系の毛細血管に富む部位（キーゼルバッハ部位）があるため、機械的刺激により鼻出血を起こしやすい。出血を誤嚥する可能性もあり、鼻腔内吸引を行う際には十分に注意が必要である。

図3 吸引カテーテル先端の形状

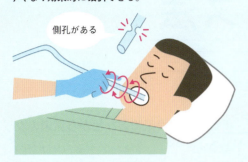

多孔式
● 側面に孔があると吸引圧は側面にかかりやすいため、吸引カテーテルを回転させることで痰と孔が接触しやすくなり効果的に吸引できる。

側孔がある

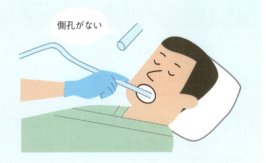

単孔式
● 孔は先端のみであり、吸引カテーテルを回転させる必要はない。

側孔がない

- **挿入のめやす**：口腔内吸引では10～12cm、鼻腔内吸引15～20cmとする。
- 前述したように、口腔・鼻腔を介した気管内吸引は実施しないことが原則である。気管に存在する喀痰が原因で排痰法を併用しても効果的に吸引できず、また、進行する低酸素血症および努力様呼吸の増強を認める場合には気管内吸引を考慮する。

吸引の手順

● **口腔・鼻腔内吸引の手順**を**表3**に示す。

吸引後の評価

- 酸素化の改善や吸引の効果を評価する。
- 聴診や触診を行い、貯留した喀痰が除去されたか、喀痰の貯留が原因で出現していた低酸素血症や努力性呼吸が改善したかどうか観察する。具体的な観察項目を以下に示す。
① 喀痰の性状、量

表3 吸引の手順

① 吸引圧を100～150mmHgで設定する
② 吸引圧をかけずに、吸引カテーテルを挿入する（前述）
③ 10秒以内で吸引する
④ 吸引圧をかけずに吸引カテーテルを引き抜く
⑤ 繰り返し吸引を行う場合には、呼吸状態や循環動態を十分に観察したあと、吸引カテーテルをアルコール綿で拭き取り、水道水で通水し再吸引する
⑥ 合併症の有無、呼吸状態の変化など吸引の効果を評価する

② 呼吸音、副雑音（湿性ラ音）
③ SpO_2
④ 自覚症状
⑤ 呼吸数や心拍数などのバイタルサインなど

（前田省悟）

文献
1. 道又元裕：正しく・うまく・安全に 気管吸引・排痰法. 南江堂, 東京, 2012.
2. 露木菜緒：気道ケア. 道又元裕編, 新 人工呼吸器ケアのすべてがわかる本, 照林社, 東京, 2014：162-169.
3. 布宮伸, 茂呂悦子：見てわかる医療スタッフのための痰の吸引 基礎と技術. 学研メディカル秀潤社, 東京, 2010：8-44.
4. 日本呼吸療法医学会気管吸引ガイドライン改訂ワーキンググループ：気管吸引ガイドライン2013（成人で人工気道を有する患者のための）. 人工呼吸 2013；30(1)：75-91.

Note
● **リスクを防ぐ吸引方法**／低酸素血症および無気肺などを予防するため、推奨される吸引圧は最大でも150mmHgである。1回の吸引で挿入から終了までの時間は15秒以内とし、できる限り最短の時間で実施する。明らかに吸引できない痰が存在する場合においても吸引圧や吸引時間は超過しない。いったん間隔をとり、患者の状態を観察して再吸引する。

Part 1 術後ケア
第6章 呼吸管理

気道ケア②
気道クリアランス法

ナースがおさえたいポイント

❶ 術後は、気管支の線毛運動や咳嗽反射の抑制、疼痛による換気障害などから気道のクリアランスが阻害され、呼吸器合併症のリスクがある。
❷ 喀痰の状態、排痰能力のほか、疼痛の部位と強さをスケールで評価し、鎮痛薬の使用時間などに配慮したうえで気道クリアランス法を実施する。
❸ 数ある気道クリアランス法のなかから、各患者にあった方法を選択・組み合わせて実施する。

気道クリアランス法の定義

- 気道クリアランス法とは、肺・気道内に貯留する分泌物の移動や喀出を促す気道管理方法であり、酸素化の改善、無気肺の解除、換気量の増加、呼吸仕事量の低下などの効果がある。
- 術後患者は、気管支の線毛運動や咳嗽反射の抑制に加え、疼痛による換気障害を呈するため、気道のクリアランス（清浄化）が阻害される。よって、術後の呼吸器合併症を予防するには適切な気道クリアランス法の実施がきわめて重要となる。
- 気道クリアランス法は、①呼吸法を用いた方法、②重力を用いた方法、③徒手的な介助を用いた方法、④器具や機械を用いた方法に大別される（表1）。

気道クリアランス法を行う前に

- 気道クリアランス法を実施する前に、疼痛、分泌物（量・色・性状・においなど）および患者の排痰能力を評価しなければならない。
- 疼痛の存在は、気道クリアランスの成否に強く影響を及ぼす。そのため、疼痛の部位と強さを **NRS** や **VAS** などを用いて評価を行い、薬物療法やその使用時間などに配慮したうえで気道クリアランス法を実施する。
- 術後は、鼻呼吸より口呼吸が優位になる患者も少なくなく、不感蒸泄の増加や酸素投与などの影響により口腔内の乾燥や分泌物の粘稠度が高まりやすくなるため、気道クリアランスが阻害されやすい。全身状態をみながら飲水、含嗽、口腔ケアの実施、ネブライザーや加温・加湿器

Word
- NRS／numerical rating scale、痛みを0〜10の11段階に分け、痛みがまったくない：「0」〜考えられるなかで最悪の痛み：「10」として、痛みを点数で問う方法である（p.198「疼痛アセスメント」、図9参照）。
- VAS／visual analogue scale、100mmの直線の左端：「痛みなし」、右端：「最悪の痛み」とした場合、痛みの程度を表すところに印を付けてもらう。左端から何mmのところに印が付いているかを測定し、痛みの強さを評価する方法である（p.198「疼痛アセスメント」、図9参照）。

- の工夫などを患者の状態にあわせて実施し、分泌物の粘稠度を低下させる必要がある。
- 患者の排痰能力は、咳嗽反射の有無や咳嗽力の強さで評価する。咳嗽力の強さを客観的に評価する際には、咳嗽時の**最大呼気流速（CPF）**を用いる。

呼吸法を用いた気道クリアランス法（周術期の標準的な方法）

- 術後患者は、予備力の温存や疼痛の助長を避けるために、気道クリアランス法のなかでも比較的負担や不快感の少ない呼吸法を用いた方法から選択する。
- 周術期の気道クリアランス法は、深呼吸などでエアエントリーを改善させ、早期離床を促し、分泌物を末梢気道から喀出しやすい中枢側・上気道に移動させる。その後、咳嗽にて口腔内へ喀出させることが通常である。
- 末梢気道にある分泌物を中枢気道へ移動させるには、深呼吸を促すとともに「**ハフィング**」が有効である。また、咳嗽のみでは分泌物を口腔内に喀出することが困難な症例に対しては「**ガーグリング**」を用いて喀出を試みる。

表1　気道クリアランス法の種類

呼吸法を用いた方法	・深呼吸 ・咳嗽 ・ハフィング ・ガーグリング ・自動周期呼吸法（ACBT） ・自律性排痰法（autogenic drainage）
重力を用いた方法	・体位ドレナージ（体位排痰法）
徒手的な介助を用いた方法	・徒手的咳嗽介助 ・軽打法 ・振動法 ・スクィージング ・徒手的肺過膨張法 　（加圧用バックによる加圧換気）
器具や機械を用いた方法	・インセンティブスパイロメトリによる肺拡張 ・振動型・呼気陽圧療法 　（アカペラなど） ・Mechanical In-Exsufllator 　（カフアシストなど） ・二相性体外式人工呼吸器（RTX レスピレータなど） ・肺内パーカッション療法

Word
- **CPF**／cough peak flow、最大呼気流速。
- **ハフィング**／声帯を開いたまま強制的に呼気を行うこと。息を吸ったあと「は〜〜、はっ、はっ」と声を出しながら空気を絞り出す。
- **ガーグリング**／咽頭と声帯を軽く閉鎖し、「がーっ」と痰を切るように呼出すること。

column

CPFを用いた咳嗽力の評価

- CPFの評価は、ピークフローメータにフェイスマスクを接続し、咳をさせ最大の呼気流速を測定する（**図**）。
- CPFが240L/分を上回る患者は自己排痰が可能な場合が多く、一方CPFが100L/分を下回る患者は自己排痰が不可能な場合が多く定期的な気管内吸引が必要となる[1]。

（松嶋真哉、横山仁志）

図　CPFの測定

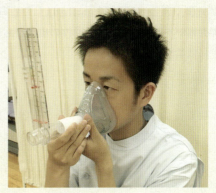

- 安静呼吸、深呼吸による胸郭拡張および強制呼出手技（ハフィング、咳嗽、ガーグリング）を周期的に実施する**自己周期呼吸法（ACBT）**（図1）も気道クリアランスに効果的な呼吸法である[2]。
- これらの方法は、術直後より患者本人が実施できるよう術前から十分に指導しておかなければならない。

重力を用いた気道クリアランス法（体位ドレナージ）

1. 定義

- 体位ドレナージとは、体の向きを変えることで重力を利用して分泌物の喀出を促す方法である。分泌物が貯留している部位を高くして、口側を低くする体位をとることで、末梢にある分泌物を中枢の気管支に移動させる。
- 体位ドレナージは、気道のクリアランス効果のほかにも、健常な肺が血流の多い下側になった体位をとるため酸素化改善にも効果が望める。

2. 適応

- 標準的な方法のみでは気道クリアランスに難渋する患者が適応となり、特に末梢の限局した肺区域に分泌物が貯留している場合や、無気肺を生じている患者、意識レベルの低下した患者、認知機能が低下し従命に従えない患者、および咳嗽反射の減弱した患者に有効である。
- 頭部外傷や頭蓋内圧が20mmHg以上の患者、循環動態が不安定な患者、活動性の出血がある患者には禁忌である。

3. 体位ドレナージの実施

- 分泌物貯留部位別の体位ドレナージを図2に示す。分泌物が貯留している部位と姿勢の選択

図1　自己周期呼吸法（ACBT）の呼吸サイクル

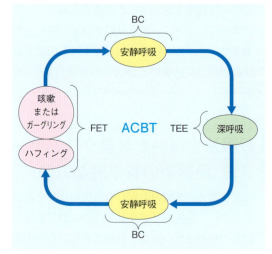

BC：breathing control、呼吸コントロール
TEE：thoracic expansion exercise、胸郭拡張練習
FET：forced expiration technique、強制呼出手技
＊呼吸サイクルは、患者の状況にあわせて組み合わせや順番を変更することが可能

は、X線やCTといった画像評価と呼吸音や呼吸パターンといったフィジカルアセスメントを統合し判断する。
- 実施時間に決まったルールはなく、患者の状態や気道クリアランスの状況をみて判断するが、15分〜2時間程度が一般的である。そのまま同一体位をとり続けると、移動した分泌物が反対側の気管支へ移動してしまう恐れがあるため、定期的な評価や気管内吸引が必要である。
- 体位変換の際には、バイタルサインの変動や点滴ルートなどの事故抜去に注意しながら実施する。

徒手的な介助を用いた気道クリアランス法

- 徒手的な介助を用いる方法には、「徒手的咳嗽介助」「徒手的呼吸介助」「徒手的肺過膨張法」などがある。

Word　●ACBT／active cycle of breathing techniques、自己周期呼吸法。

図2　分泌物貯留部位別の体位ドレナージ

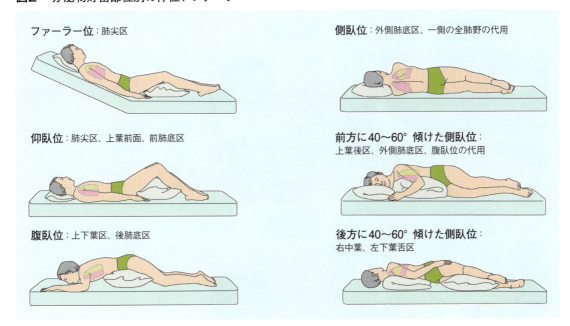

図3　徒手的咳嗽介助と創部保護の方法

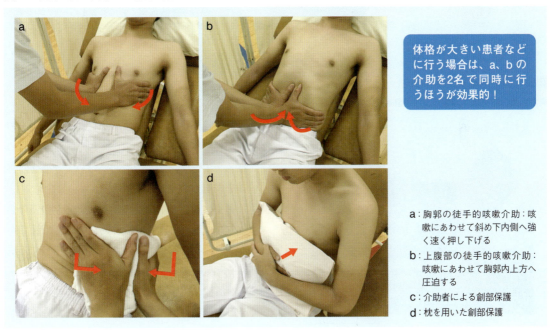

体格が大きい患者などに行う場合は、a、bの介助を2名で同時に行うほうが効果的！

a：胸郭の徒手的咳嗽介助：咳嗽にあわせて斜め下内側へ強く速く押し下げる
b：上腹部の徒手的咳嗽介助：咳嗽にあわせて胸郭内上方へ圧迫する
c：介助者による創部保護
d：枕を用いた創部保護

1. 徒手的咳嗽介助

- 低下した患者の咳嗽にあわせて、介助者が徒手的に胸部または腹部を固定し、咳嗽を補助して咳嗽力を高める方法である（図3-a、b）。
- 創部の状態を確認したあとに、介助者がタオルを用いて創部を寄せて保護をすることや患者自身に枕を用いて創部保護、圧迫を行うことも咳

図4　スクィージングの方法

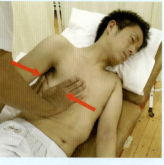

上葉：第4肋骨より上部
中葉：前方では第4肋骨と第6肋骨に挟まれた部位、後方では肩甲骨の下角部

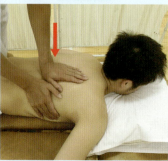

下葉：中腋窩線と第8肋骨の交点より上部
後肺底区：第10肋骨より上部と中腋窩線と第8肋骨の交点より上部

図5　徒手的肺過膨張の方法
●右上葉の無気肺に対する徒手的肺過膨張の例

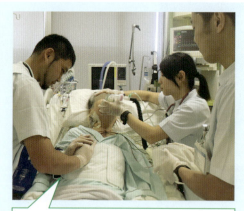

スタッフ①（左）：呼気時にスクィージングの実施
スタッフ②（右奥）：（エアリーク防止のため）マスク固定
スタッフ③（右手前）：加圧バッグを用いて吸気時に送気

嗽力を高めることにつながる（図3-c、d）。

2. 徒手的呼吸介助

- 軽打法、振動法、スクィージングがある。そのなかでも疼痛の誘発が少なく、呼気流速を高めるスクィージングが周術期において分泌物の移送を促進しやすい。
- スクィージングとは、体位ドレナージの姿勢をとりながら徒手的な呼吸介助を加える方法である。分泌物が貯留している肺区域に相当する胸郭を呼気終末にかけて圧迫を加え、吸気時に圧迫を解放する手技である（図4）。体位ドレナージと同様に、末梢の限局した肺区域に分泌物がある患者が適応となる。

3. 徒手的肺過膨張法

- 加圧バッグを使用して、他動的に肺拡張を補助またはエアエントリーを改善させ、貯留した分泌物を移動させる手技である。体位ドレナージ

図6 気道クリアランスに用いる器具・機械（一例）

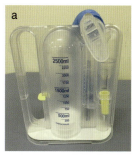
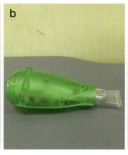
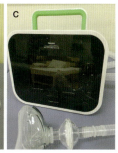

a：インセンティブ・スパイロメトリ（レスピフロー VS2500）
b：振動型・呼気陽圧療法（アカペラ）
c：MI-E（カフアシスト E70）

やスクィージングと併用することでより有効であるが、実施にはマンパワーが必要となる（図5）。

- この手技は、効果が大きい反面、気胸、胸腔内圧上昇に伴う血圧低下、頭蓋内圧亢進および気管支攣縮などのリスクがあるため、担当医師と相談のうえ、手技を適応するかを判断する。

器具・機械を用いた気道クリアランス法

- 器具を用いた気道クリアランス法には、インセンティブ・スパイロメトリ（図6-a）や振動型・呼気陽圧療法（図6-b）などがある。
- インセンティブ・スパイロメトリは、主に術前後の呼吸訓練に用いられる器具である。視覚的に吸気量を確認できるため、術後に深呼吸が不十分な症例には気道クリアランス法としても有用である。
- 振動型・呼気陽圧療法は、患者自身の呼気を治療器具へ吹き込むことで呼気に振動を伴った陽圧を生じさせる。このメカニズムにより、気道閉塞を防ぎ、気道分泌物の移動を促す。
- 近年、機械を用いた気道クリアランス法が汎用されつつある。機械を用いた気道クリアランス法は、手技の熟練度に影響を受けず誰もが統一した介入が可能である。その1つに mechanical insufflation-exsufflation（MI-E）（図6-c）が挙げられる。
- MI-Eは、マスクや気管挿管チューブを介して吸気にあわせて気道に陽圧を加え深呼吸を補助したあとに、呼気にあわせて急激な陰圧を加えて咳嗽を補助する機器である。神経筋疾患、脊髄損傷、周術期の患者など咳嗽力が低い患者が適応となる。

（松嶋真哉、横山仁志）

文献
1. 山川梨絵, 横山仁志, 渡邉陽介, 他：排痰能力を判別する cough peak flow の水準 中高齢患者における検討. 人工呼吸 2010；27(2)：260-266.
2. 千住秀明, 眞渕敏, 宮川哲夫監修：呼吸理学療法標準手技. 医学書院, 東京, 2008：46-49.
3. 横山仁志：非侵襲的な気道クリアランス法. 日本呼吸療法医学会気管吸引ガイドライン作成ワーキンググループ編, 気管吸引のガイドライン完全準拠 わかる！できる！気管吸引あんしん教育ガイド, メディカ出版, 大阪, 2011：94-103.

column

早期離床と気道クリアランス

- 体を起して座位になることや車椅子乗車を行うことは、機能的残気量を増大させ気管粘膜の線毛運動を活性化させるため、分泌物を末梢から中枢へと移動させる効果がある。したがって、気道クリアランス法のみで分泌物の移動や喀出を促すのではなく、早期離床や運動療法を併用することが重要である[3]。

（松嶋真哉、横山仁志）

Part 1 術後ケア
第6章 呼吸管理

人工呼吸器関連肺炎（VAP）の予防

> **ナースがおさえたいポイント**
>
> ❶ 人工呼吸開始48時間以降に新たに発生した肺炎を「人工呼吸器関連肺炎（VAP）」という。
> ❷ VAP発生率を下げるには、挿管人工呼吸を可及的に回避すること、導入した場合には早期に離脱することが重要である。
> ❸ 日本では、日本集中治療医学会より人工呼吸器関連肺炎（VAP）バンドルが2010年に提唱された。

人工呼吸器関連肺炎とは

1. 定義と機序

- 各種治療中の入院患者、とりわけ集中治療を必要とする大手術後（心臓、大血管、食道、固形臓器移植後）の患者には、合併症としての肺炎が生じうる。なかでも人工呼吸を受ける患者は肺炎発生率が高く、またその予後も不良である。そこで、人工呼吸開始48時間以降に新たに発生した肺炎を**人工呼吸器関連肺炎（VAP）**と定義している[1]。
- これまで人工呼吸開始48〜96時間に発生したVAPを早期VAP、96時間を超えて発生したVAPを晩期VAPと区別してきたが、この分類の意義は薄れてきている。
- VAPを併発した場合、死亡率が13％程度上乗せで増加すると報告されている[2]。**厚生労働省院内感染対策サーベイランス事業（JANIS）**による日本のICU VAPサーベイランスでは、VAP患者の実死亡率は20.5％で、背景重症度を調整した死亡率は未発症者の1.3倍であり[3]、予後不良な合併症であることがわかる。人工呼吸期間が1日延びると、VAP発生率は1％ずつ上昇する[1]。したがって、適切な予防策の適用により、これを回避することが重要である。

2. VAP発生のメカニズム

- 人工呼吸開始時の気管挿管という手技や、気管挿管チューブあるいは人工呼吸回路の存在により病原微生物の下気道侵入が生じる（**図1**）。特に気管挿管チューブは、①その存在自体が声門の閉鎖あるいは気管粘膜の線毛運動による生体防御機構を阻害し、②表面に微生物がバイオフィルムを形成し、③刺激に対する患者不快感を和らげるための鎮静により咳嗽反射が抑制さ

Word
- VAP／ventilator-associated pneumonia、人工呼吸器関連肺炎。
- JANIS／the Japanese Nosocomial Infection Surveillance、厚生労働省院内感染対策サーベイランス事業。

図1 VAPに関与する因子
● さまざまな因子がVAPの原因となる。最も重要なのはカフを介した誤嚥であり、呼吸器回路内の汚染や気管挿管チューブへの病原菌定着なども関与する。

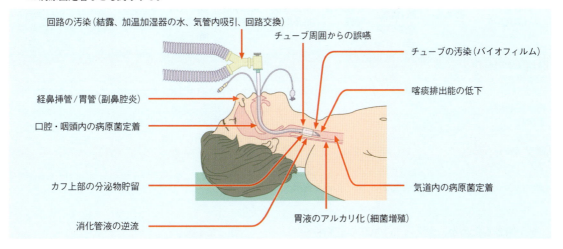

れる、などの理由から肺炎リスクを高めている。
● 人工呼吸を必要とする急性期重症患者の多くは、背景にある基礎疾患や原疾患治療のために宿主免疫機能が低下しており、これが肺炎発症に関連している。
● 上記より、挿管人工呼吸を可及的に回避すること、もしも導入した場合には早期に離脱することが、VAP発生率低下の重要な因子である。

日本集中治療医学会のVAPバンドル

● 可能性のある複数のVAP予防策をまとめて適応し、発生率を下げようとする考えがある。これを"バンドル（束）アプローチ"と呼ぶ。
● バンドルの個々の要素は、有効性だけでなく、侵襲性、汎用性、簡便性、適用可能性、コストに加え、個々の施設でのVAP発生状況を考慮して決められる[4]。最新の体系的レビューでは、バンドルアプローチによりVAP発生率はおおむね半減するとされている[5]。ただし、バンドルの要素は国や研究によりまちまちで定まったものはない（表1）。したがって、個々の現場にあったVAP予防バンドルを考案して適用することが求められる。

● 日本には、2010年に提唱された日本集中治療医学会の人工呼吸器関連肺炎（VAP）バンドル[6]（表1）がある。このバンドルの各要素、およびバンドルには含まれないがVAP予防に有用であると考えられる手法について、以下に概説する。

1. 手指衛生を確実に実施する

● 手洗いは、すべての医療施設関連感染症を減じるための基本的手技である。コストや害が少なく、簡便に適用できる。
● 患者診療区域に立ち入る前後、患者や人工呼吸回路・気管挿管チューブへの接触前後には必ず手洗いを行う。
● アルコール基剤の即乾性手指消毒薬をベッドサイド、人工呼吸器近傍に、あるいは個人持ちとして配備する。

2. 人工呼吸回路を頻回に交換しない

● 人工呼吸回路内に発生する水滴は、水を好む緑膿菌などのブドウ糖非発酵系グラム陰性桿菌群増殖の温床となりうる。
● 回路内に水滴貯留を見つけたとき、および一定時間（2～4時間）ごとに水滴を除去する。ただし、頻回に回路交換を行うと、回路内の汚染確

表1　バンドアプローチとその要素

報告者名（年度）	頭高位	毎日の鎮静薬の中断（鎮痛/鎮静の評価）	早期抜管推進	消化性潰瘍予防	深部静脈血栓予防	呼吸回路の汚染防止（非交換）	手洗い、手指衛生	クロルヘキシジン口腔ケア	厳密な感染制御プログラム（教育/スタッフ）
米国医療の質改善研究所	○	○	○	○	○			○	
日本集中治療医学会	○（仰臥位にしない）	○	○			○	○		
欧州VAPケアバンドル		④	④			①	②	⑤	③

＊欧州VAPケアバンドルは、推奨度順に①～⑤のみを表記

率が増えるためか、かえってVAPの危険性が増えるとされる。呼吸回路の交換は、患者ごとか汚染や破損のあるときに行う[7]。

3. 適切な鎮痛・鎮静を図る、特に過鎮静を避ける

- 人工呼吸患者において、適切な鎮痛・鎮静は不可欠である。しかし、鎮痛薬・鎮静薬の過剰投与は、気道防御反射の抑制のみならず、意識や自発呼吸回復ひいては抜管を遅らせ、VAPのリスクを上げる。
- 1日1回持続鎮静薬を中断し、患者を覚醒させる方法[8]や、鎮静レベルの評価に基づき看護師が鎮静薬を調節する鎮静プロトコルを用いると挿管期間が短縮でき[9]、VAP発生率低下に寄与しうる。

4. 人工呼吸器からの離脱ができるかどうか、毎日評価する

- 早期の抜管を推進するには、適切な鎮痛・鎮静に加えて、人工呼吸の離脱手法を工夫することが重要である。
- 早期の抜管には、自発呼吸トライアルを取り入れた人工呼吸離脱プロトコルの適用が有効である。ただし、早すぎる抜管による抜管失敗/再挿管や、自己抜管は、下気道への誤嚥を促進し、VAP発症の危険率を増やす危険性があること

も知っておく。

5. 人工呼吸中の患者を仰臥位で管理しない

- 仰臥位は、胃内容物の咽頭への逆流を促し、誤嚥につながる。
- 患者の頭部を挙上した体位（半座位）で管理すると、消化液の逆流防止や無気肺形成予防から肺炎が回避できるかもしれない[10]。しかし、半座位の保持は現実的には容易ではなく、褥瘡発生、循環変動、患者ストレス増大などの危険性もあるうえ、重力により気道の分泌物排出能はむしろ悪化する危険性がある[11]。
- 気道クリアランスの観点からは、側臥位や腹臥位も有利な可能性があり、標準的体位管理は確立していない。少なくとも現時点では、ずっと仰臥位に放置しない管理をめざすのが理にかなっており、現場での工夫が重要である。

その他の有用な予防策

1. 口腔ケア

- 消毒薬であるクロルヘキシジングルコン酸塩を用いた口腔内殺菌（口腔内洗浄液やゲル塗布）が、VAP発生率を有意に減少させることは、海外での複数研究およびこれらを統合したメタ

図2 カフ上部気管吸引孔付き気管挿管チューブ（一例）

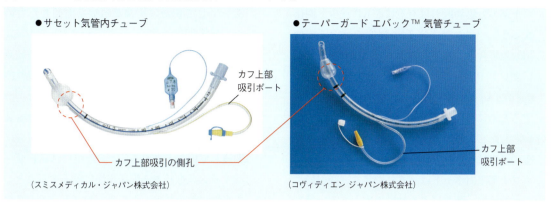

●サセット気管内チューブ　　　●テーパーガード エバック™ 気管チューブ
（スミスメディカル・ジャパン株式会社）　（コヴィディエン ジャパン株式会社）

解析により示されている[12]。特に、心臓手術の術前に、クロルヘキシジングルコン酸塩含有の口腔リンスにより、術後のVAPを含む肺炎を低下させるとする報告が複数ある。代表的なRCTでは、入院より手術までの間、クロルヘキシジングルコン酸塩（0.12％）10mLによる口腔うがいを1日4回行う[13]、と記載されている。しかし、海外研究で使用されている高濃度（0.12～2％）クロルヘキシジングルコン酸塩の粘膜面への使用は、日本ではアナフィラキシーショックへの懸念から認められていない。

- 上記に加えて、クロルヘキシジングルコン酸塩口腔内殺菌は、VAP発生率を下げるかもしれないが死亡率はかえって増加させる懸念もある[14]。なお、ポビドンヨードによる口腔内殺菌にVAP軽減効果はない[15]。これら口腔内殺菌の問題点は、使用した消毒薬の下気道誤嚥による肺障害の懸念である。
- 日本でよく行われている機械的清掃（歯磨き）については、過去の文献からはVAP軽減効果は示されていない[16]。機械的清掃の適切な実践は難しく、海外と日本での手法や適切性に解離があることも指摘されており、今後口腔ケア先進国である日本からの知見創出が必要な領域である。歯科医が口腔衛生プログラムを確立し、

心臓手術前患者に口腔衛生手法を教育し、加えてクロルヘキシジングルコン酸塩（0.12％）によるうがいを推奨したところ、術後肺炎が減少したとの報告もある[17]。

- 上記をまとめると、"術前から""歯科医あるいは歯科衛生士の積極的介入による専門性の高い口腔衛生プログラム"の適用が有益な可能性が示唆される。このプログラムに看護師が適切に協働することが重要といえる。

2. 選択的消化管殺菌

- 消化管における病原微生物の殺菌により、病原菌の誤嚥を抑え、VAP発生を減らそうとする試みが**選択的消化管殺菌（SDD）**である。
- SDDは、VAP予防効果とともに死亡率減少効果を示す唯一の予防策であるが[18]、手間やコストがかかること、耐性菌の発生リスクが危惧されることなどから、日本ではあまり適用されていない。

3. カフ上部吸引孔付き気管挿管チューブ

- カフ上部に吸引孔が付き、カフ上部の分泌物の吸引が可能な機能をもつ気管挿管チューブ（カフ上部気管吸引孔付き気管挿管チューブ、**図2**）がある。

Word　●SDD／selective digestive decontamination、選択的消化管殺菌。

- 近年の体系的レビューによるメタ解析から、カフ上部の分泌物吸引は有意にVAP減少と関係する[19,20]。VAP発生率14%程度の状況下で使用した場合、VAP予防のオッズ比は0.43［95%信頼区間0.34-0.55］で、治療必要数（number needed to treat：NNT、一例のVAPを予防するために予防策を適用とする症例数）は少ない。しかし、カフ上部の分泌物吸引による死亡率の減少は示されていない。
- カフ上部吸引ポートは詰まりやすく、吸引による粘膜障害、剛質による粘膜障害、あるいは高いコストなどの問題もあるため、総合的判断のもとに適用する必要がある。

VAEサーベイランス

- VAP予防策の効果を評価するには、サーベイランスによるVAP発生率評価が不可欠である。しかし、このVAP評価基準には問題があり、X線画像検査は医師による読影を必要するうえ、専門医師であっても観察者間一致率が低い[21]。喀痰の量や性状、呼吸状態の評価も主観的なものである。結果として、VAPの発生率が評価者により異なる危険性がある。
- 近年、サーベイランスの対象をVAPに限定せず、広く人工呼吸中の呼吸状態の悪化（**人工呼吸器関連事象：VAE**）として捉えようとする動きがあり、米国疾病管理予防センター（CDC）は2013年よりこの新しいVAEサーベイランスを導入している[22,23]。
- 過去3日安定あるいは減少していた呼気終末陽圧換気（PEEP）が3cmH$_2$O上昇した、あるいは、吸入器酸素分画（F$_I$O$_2$）が>20%上昇したものを酸素化の悪化と捉え、**人工呼吸器関連状態（VAC）**とする。
- VACに加えて、体温異常または白血球数の異常を呈して新たに抗菌薬治療を開始したものを、**感染関連人工呼吸器関連合併症（IVAC）**と定義し、さらに、微生物学的検査などの結果から肺炎の可能性があるものを**VAP可能性例（PVAP）**と定義する（図3）。
- 海外報告では、VACは死亡率、人工呼吸器装着日数、ICU在室日数の延長など重要転帰に関連しているとされる[24〜26]。ただし、VAEサーベイランスを日本の臨床現場に導入することの妥当性については、さらなる検証と議論が必要な状況である。

（志馬伸朗）

文献
1. American Thoracic Society, Infectious Diseases Society of America. Guidelines for the management of adults with hospital-acquired, ventilator-associated, and healthcare-associated pneumonia. Am J Respir Crit Care Med 2005；171：388-416.
2. Melsen WG, Rovers MM, Groenwold RH, et al. Attributable mortality of ventilator-associated pneumonia：a metaanalysis of individual patient data from randomised prevention studies. Lancet Infect Dis 2013；13：665-671.
3. Suka M, Yoshida K, Takezawa J. Epidemiological approach to nosocomial infection surveillance data：the Japanese Nosocomial Infection Surveillance System. Environ Health Prev Med 2008；13：30-35.
4. Kollef MH. Ventilator-associated Pneumonia Prevention. Is It Worth It?. Am J Respir Crit Care Med 2015；192：5-7.
5. Chahoud J, Semaan A, Almoosa KF. Ventilator-associated events prevention, learning lessons from the past：A systematic review. Heart Lung 2015；44：251-259.
6. 日本集中治療医学会ICU機能評価委員会：人工呼吸関連肺炎予防バンドル2010改訂版（略：VAPバンドル）. 日本集中治療医学会, 2010.
http://www.jsicm.org/pdf/2010VAP.pdf（2016. 3. 31. アクセス）
7. Branson RD. The ventilator circuit and ventilator-associated pneumonia. Respir Care 2005；50：774-785.
8. Girard TD, Kress JP, Fuchs BD, et al. Efficacy and safety of a paired sedation and ventilator weaning protocol for mechanically ventilated patients in intensive care (Awakening and Breathing Controlled trial)：a randomised controlled trial. Lancet 2008；371：126-134.
9. Quenot JP, Ladoire S, Devoucoux F, et al. Effect of a nurse-implemented sedation protocol on the incidence of ventilator-associated pneumonia. Crit Care Med 2007；35：2031-2036.
10. Drakulovic MB, Torres A, Bauer TT, et al. Supine body position as a risk factor for nosocomial pneumonia in mechanically ventilated patients：a randomised trial. Lancet 1999；354：1851-1858.

Word
- **VAE**／ventilator-associated events、人工呼吸器関連事象。
- **VAC**／ventilator-associated condition、人工呼吸器関連状態。
- **IVAC**／infection-related ventilator-associated complication、感染関連人工呼吸器関連合併症。
- **PVAP**／possible ventilator-associated pneumonia、VAP可能性例。

図3　人工呼吸器関連事象（VAE）：診断のアルゴリズム

- VAEの各イベントは階層化されており、当てはまる最も高い階層を採用する。
  → VACおよびIVACを満たすが、VAPを満たさない場合は「IVAC」とする。

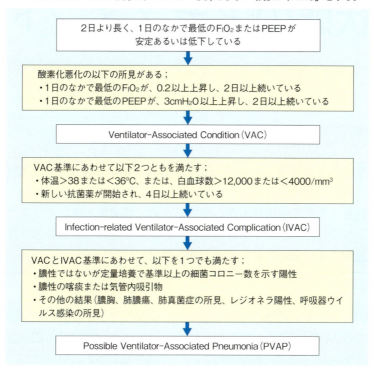

11. van Nieuwenhoven CA, Vandenbroucke-Grauls C, van Tiel FH, et al. Feasibility and effects of the semirecumbent position to prevent ventilator-associated pneumonia : a randomized study. Crit Care Med 2006 ; 34 : 396-402.
12. Chan EY, Ruest A, Meade MO, et al. Oral decontamination for prevention of pneumonia in mechanically ventilated adults : systematic review and meta-analysis. BMJ 2007 ; 334 : 889.
13. Segers P, Speekenbrink RG, Ubbink DT, et al. Prevention of nosocomial infection in cardiac surgery by decontamination of the nasopharynx and oropharynx with chlorhexidine gluconate : a randomized controlled trial. JAMA 2006 ; 296 : 2460-2466.
14. Klompas M, Speck K, Howell MD, et al. Reappraisal of routine oral care with chlorhexidine gluconate for patients receiving mechanical ventilation : systematic review and meta-analysis. JAMA Intern Med 2014 ; 174 : 751-761.
15. Seguin P, Laviolle B, Dahyot-Fizelier C, et al. Effect of oropharyngeal povidone-iodine preventive oral care on ventilator-associated pneumonia in severely brain-injured or cerebral hemorrhage patients : a multicenter, randomized controlled trial. Crit Care Med 2014 ; 42 : 1-8.
16. Alhazzani W, Smith O, Muscedere J, et al. Toothbrushing for critically ill mechanically ventilated patients : a systematic review and meta-analysis of randomized trials evaluating ventilator-associated pneumonia. Crit Care Med 2013 ; 41 : 646-655.
17. Bergan EH, Tura BR, Lamas CC. Impact of improvement in preoperative oral health on nosocomial pneumonia in a group of cardiac surgery patients : a single arm prospective intervention study. Intensive Care Med 2014 ; 40 : 23-31.
18. Roquilly A, Marret E, Abraham E, et al. Pneumonia prevention to decrease mortality in intensive care unit : a systematic review and meta-analysis. Clin Infect Dis 2015 ; 60 : 64-75.
19. Wang F, Bo L, Tang L, et al. Subglottic secretion drainage for preventing ventilator-associated pneumonia : an updated meta-analysis of randomized controlled trials. J Trauma Acute Care Surg 2012 ; 72 : 1276-1285.
20. Muscedere J, Rewa O, McKechnie K, et al. Subglottic secretion drainage for the prevention of ventilator-associated pneumonia : a systematic review and meta-analysis. Crit Care Med 2011 ; 39 : 1985-1991.
21. Klompas M. Interobserver variability in ventilator-associated pneumonia surveillance. Am J Infect Control 2010 ; 38 : 237-239.
22. 森兼啓太訳：急性期医療環境における、CDC/NHSNの医療関連感染に対するサーベイランス定義と、感染の特異的種類に対する判定基準, 2013.
http://www.medica.co.jp/up/cms/news/1618_1_20130710113329.pdf（2016. 3. 31. アクセス）
23. CDC：Ventilator-Associated Event（VAE）For use in adult locations only, 2016.
http://www.cdc.gov/nhsn/PDFs/pscManual/10-VAE_FINAL.pdf（2016. 3. 31. アクセス）
24. Klompas M, Khan Y, Kleinman K, et al. Multicenter evaluation of a novel surveillance paradigm for complications of mechanical ventilation. PLoS One 2011 ; 6 : e18062.
25. Hayashi Y, Morisawa K, Klompas M, et al. Toward improved surveillance : the impact of ventilator-associated complications on length of stay and antibiotic use in patients in intensive care units. Clin Infect Dis 2013 ; 56 : 471-477.
26. Muscedere J, Sinuff T, Heyland DK, et al. The clinical impact and preventability of ventilator-associated conditions in critically Ill patients who are mechanically ventilated. CHEST 2013 ; 144 : 1453-1460.

Part 1 術後ケア
第 7 章 栄養・疼痛・精神症状

栄養状態のアセスメント

ナースがおさえたいポイント

1. 手術前は、栄養状態の評価が必要不可欠であり、主観的包括的栄養評価（SGA）と客観的栄養評価（ODA）を行う。
2. 手術前後は顕著に消化器症状が出現しやすいため、低栄養・脱水のリスクが高まる。
3. スクリーニング項目とあわせて、毎日のケアのなかで観察できる身体所見から栄養障害のサインを見逃さず、適切な栄養療法へつなげる。

近年、栄養管理は、手術後の合併症を予防し、早期に回復するために必要不可欠なものとなっている。体重減少や血清アルブミン値の低下により、術後合併症の発生が増加するといわれている。

手術前には**予後栄養指数（PNI）**などを用いて、総合的な栄養評価を行う。

手術後においては、早期経腸栄養が効果的とされ、無意味な絶食期間をなくし、早期栄養管理を開始することが一般的になってきている。さらに、近年では腹腔鏡手術の普及とともに**ERAS**が注目され、術後の早期経口栄養が推奨されるようになっている。早期に経口摂取を開始することで、腸管蠕動運動の促進、吻合部の創傷治癒を促進すると注目されている。

看護師はERASで推奨されている術後の疼痛管理を行い、早期離床を支援し、**術後悪心・嘔吐（PONV）**の対策を行い、経口摂取が効果的に開始できるよう介入する必要がある。また、イレウス・腹膜炎など腹部所見の観察、よく噛み時間をかけて摂取するなどの指導も大切である。

本稿では、手術前後における栄養アセスメントと看護師の役割について紹介する。

栄養アセスメントの意義

栄養アセスメントの意義は、①栄養障害の有無、その程度、栄養療法の適応の判断、②栄養管理法の選択、③栄養療法の効果判定、④定期的あるいは反復して栄養評価を行うことによる栄養管理法の修正や適正化、⑤手術症例の予後の推測がある[1]。

栄養アセスメントには、代表的なものに**主観的包括的栄養評価（SGA）**と**客観的栄養評価（ODA）**がある。

Word
- PNI／prognostic nutritional index、予後栄養指数。
- ERAS／enhanced recovery after surgery（p.5「早期回復のための周術期管理：ERASプロトコル」参照）。
- PONV／postoperative nausea and vomiting、術後悪心・嘔吐。
- SGA／subjective global assessment、主観的包括的栄養評価。
- ODA／objective data assessment、客観的栄養評価。

表1 栄養状態の主観的包括的評価（日本静脈経腸栄養学会）

SGA of nutritional state（栄養状態の主観的包括的評価）

日本静脈経腸栄養学会NSTプロジェクト

患者氏名：_____ （F・M） ____歳　評価者氏名：_____　評価年月日：____年____月____日

1：Rough Screening　→明らかに栄養不良なしと判定した場合、2：Detailed Screening以下は不要
- □明らかに栄養不良なし
- □栄養不良の可能性あり

2：Detailed Screening

a）病歴
1. 体重の変化
   - 通常の体重　___kg
   - 現在の体重　___kg
   - 増加・減少　___kg　いつから（　　　　　　）
2. 食物摂取量の変化（通常との比較）
   - 変化　□無
   - 　　　□有　いつから（　　　　　　）
   - 現在食べられるもの（食べられない・水分のみ・流動食・おかゆ・並食）
3. 消化器症状
   - 症状　□無
   - 　　　□有
   - 　　　□嘔気　いつから（　　　　　　）
   - 　　　□嘔吐　いつから（　　　　　　）
   - 　　　□下痢　いつから（　　　　　　）
4. 機能性
   - 機能障害　□無
   - 　　　　　□有　いつから（　　　　　　）
   - 労　働：（せいぜい身の回りのこと・家事程度・肉体労働）
   - 歩　行：（1人・援助：杖・歩行器・いざり歩き）
   - 寝たきり：いつから（　　　　　　　　　）
   - 排　尿：（トイレ・オムツ）　　排　便：（トイレ・オムツ）
5. 疾患および疾患と栄養必要量の関係
   - 基礎疾患：_____
   - 既往歴：_____
   - 内服・治療薬：_____
   - 熱：____℃　呼吸：（整・頻）　脈：（整・頻）
   - 代謝動態：ストレス（無・軽度・中等度・高度）

b）身体状態
- 体型　肥満・普通・るいそう（軽度・重度）
- 浮腫　□無
- 　　　□有　部位（_____）
- 褥瘡　□無
- 　　　□有　部位（_____）
- 腹水　□無
- 　　　□有

3. Judgment
- A：栄養状態良好　　（栄養学的に問題ありません。）
- B：軽度の栄養不良　（現在のところNST対象症例ではありません。但し、今後摂取カロリーの減少や感染、手術などの侵襲が加わったり、臓器障害等合併する場合にはC、Dへの移行が考えられますので注意が必要です。）
- C：中等度の栄養不良（NST対象症例です。経過・病態に応じて栄養療法導入が必要です。Dに移行するリスクあり要注意です。）
- D：高度の栄養不良　（NST対象症例です。直ちに栄養療法が必要で、NSTによるアセスメントが必要です。）

吉田祥子：栄養療法の開始、効果、中止の判定基準．東口髙志編，NST完全ガイド 経腸栄養・静脈栄養の基礎と実践 改訂版，照林社，東京，2009：38．より引用

図1　体重の変化をアセスメントするポイント
- 普段のサイズの変化や、家族からの指摘などを尋ねる。
- 清拭などのケアの際に、背骨や肩甲骨の突出・浮腫の有無などをみて身体アセスメントを行う。

声かけ例
「最近、靴やベルトがゆるくなったことはありませんでしたか？」
「ご家族からやせたといわれませんか？」

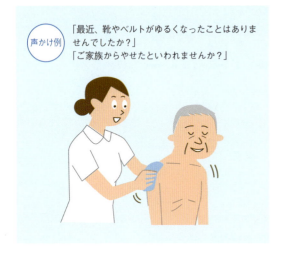

図2　食事摂取量の変化をアセスメントするポイント
- 手術前後は、食欲不振が続く場合がある。特に手術後は、全身状態が不良となり、サッパリした味を好むなど、嗜好が変わることもある。
- 嗜好・補助食品・分割食など、病態をアセスメントしながら管理栄養士と連携する。
- 病状の出現に対する不安が摂取量の減少を招いていることもあるため、多方面からアセスメントを行う。

声かけ例
「食事はどのくらい食べられていますか？」
「食べやすい食事は何ですか？」
「最近、食事の量や食べ方が変わりましたか？」

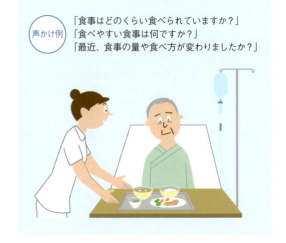

栄養スクリーニング

- 入院患者の約30%が栄養障害を認めるといわれている。その栄養障害患者を見落とさないために、全入院患者を対象に栄養スクリーニング（主観的包括的栄養評価〈SGA〉）を実施する。SGAは、病歴の問診と身体検査で評価する（表1）。全患者をふるいにかけ、栄養障害に陥ることが予測される患者を抽出し、適切な栄養管理につなげていく。
- 手術後も栄養評価として観察が必要な項目であるため、各項目と栄養評価の関係を述べる。

1. 体重の変化（図1）

- 体重は、栄養状態・水分出納の指標、必要栄養量の算出に必要になる。手術前後で、栄養管理の指標となるため、必ず測定する。
- 手術前は原疾患による症状や、食欲不振・嘔吐などにより、また、手術後は手術侵襲の異化亢進により消費エネルギー量が多く、体重減少をきたしやすい。
- 消化器の手術では、消化吸収機能が低下するため、顕著に現れる。低栄養になりやすく、術式に応じて胸水・腹水を伴うこともあり、水分貯留による体重増加をきたす場合もある。体重の増減の原因を理解したうえで、経時変化をアセスメントする。

2. 食物摂取量の変化（図2）

- 食物摂取量の変化は、どれだけ栄養が摂取できているかの指標になる。
- 手術前は、症状の出現により摂取量が減少していることが多い。普段の食事でどのようなものを、どのくらいの量摂取できているか、いつごろから生じているか、具体的に確認する。それにより、消化器症状や摂食・嚥下機能の問題がみえてくる。
- 食べられていない期間、摂取量の減少を確認することで、栄養管理を開始するうえでの**リフィーディング症候群**を回避するための重要な情報になる。また、嗜好を聴取しておくことで、手術後の栄養管理につながる。

3. 消化器症状

- 消化器症状は、消化吸収障害の指標になる。15日以上継続して消化器症状が認められる場合は、栄養摂取が不十分、またはそのリスクが高い状態といわれる。
- 手術前後は顕著に消化器症状が出現しやすく、低栄養・脱水のリスクが高まる。薬剤師と協働して、薬剤の調整も必要になる。

4. 機能性

- 栄養障害により、倦怠感の出現や体力が減少して身体の機能は低下する。身体の機能障害があると活動量は低下する。
- 活動量は必要エネルギー量の算出に必要な情報であるため、日ごろの活動量を確認する。
- 手術後は、侵襲の影響で身体機能は著しく低下するが、離床経過で段階的に活動量は増える。摂取エネルギーと消費エネルギーのバランスをアセスメントして、体力・筋力の回復につなげる。

5. 疾患および疾患と栄養必要量の関係

- 感染症や原疾患の急性増悪などは、代謝が亢進してエネルギー消費が高まる。その反応はバイタルサインにも反映され、これは必要エネルギーの算出に必要な情報となる。
- 手術後も、前述した異化亢進状態であることをふまえてアセスメントを行う必要がある。

6. 身体状態

- **体型**：栄養状態が反映される。
- **浮腫・腹水**：低栄養と水分貯留が存在する。
- **創部・褥瘡**：滲出液を伴うことで低栄養を引き起こしやすい。
- 上記のように、手術前後ともに栄養障害が存在する身体所見を抽出する。

表2　客観的栄養評価（ODA）

静的栄養評価指標	動的栄養評価指標
体重の変化 ・％体重変化 ・％健常時体重 ・％理想体重	RTP (rapid turnover protein) ・トランスフェリン（Tf） ・レチノール結合タンパク（RBP） ・トランスサイレチン（プレアルブミン）（TTR） ・ヘパプラスチンテスト
身体測定値 ・肥厚：上腕三頭筋皮下脂肪厚（TSF） ・筋囲：上腕筋囲（AMC）、上腕筋面積（AMA）	タンパク代謝動態 ・窒素平衡　など アミノ酸代謝動態 ・フィッシャー比　など
生化学検査値 ・血清総タンパク（TP） ・アルブミン（Alb） ・コレステロール（T-CHO） ・末梢血総リンパ球数	間接熱量測定値 ・安静時エネルギー消費量（REE） ・呼吸商　など

身体計測・半減期の長い検査値から、**長期的な栄養状態**をみる

半減期が短い検査値・代謝動態の評価・消費熱量の計測から、**リアルタイムの栄養状態**をみる

栄養アセスメント

- 主観的包括的栄養評価（SGA）において栄養不良と判定された場合、客観的栄養評価（ODA）を行う。手術前は、栄養状態の評価が必要不可欠であり、最初から客観的栄養評価も行う。
- ODAには、「静的栄養評価指標」と「動的栄養評価指標」がある（**表2**）。ODAによって明らかに栄養障害を伴う、もしくはそのリスクがある場合は、術前後問わず、**栄養サポートチーム（NST）** を活用したい。

Word
- **リフィーディング症候群**／refeeding syndrome、飢餓・低栄養状態にあった患者への急速な水分・栄養補給がもたらす、呼吸不全・循環不全・意識障害などの病態。
- **NST**／nutritional support team、栄養サポートチーム。

図3 皮膚の緊張度（ツルゴールテスト）
- 手の甲を軽くつまんで、皮膚の戻りを確認する。
  → 2秒以内で戻らない場合は脱水を疑う。

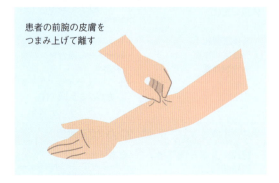

患者の前腕の皮膚を
つまみ上げて離す

図4 毛細血管再充満時間（CRT）
- 親指の爪を押さえて、パッと放して赤みが戻るまでの時間を計る。
  → 3秒以上かかる場合は、皮膚の血流の減少から脱水を疑う。極度の貧血や塞栓時も遅延するため注意する。

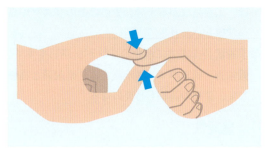

栄養アセスメントに活用する観察点

- 術後は循環動態の変化や異化亢進により、低栄養をきたしやすい。バイタルサインの変化、ドレーン排液の量・性状、水分出納、胸水・腹水の有無を確認する。
- 皮膚の浮腫・乾燥を呈しやすく、褥瘡形成のリスクも伴う。
- 麻酔による消化管運動の減退や、術式によって術操作による腸管露出、乾燥、機械的圧迫などがあり、それに伴った消化器症状が出現することがある。排便・排ガスの有無、腸蠕動音、腹痛、嘔気、腹部膨満を観察する。
- 栄養障害は、身体所見に現れる。以下に、身体所見から予測される栄養障害を紹介する。
- 前述したスクリーニング項目と含め、日々のケアのなかで観察できる内容である。これらの栄養障害のサインを見逃さず、適切な栄養療法へつなげたい。

1. 皮膚

- パラフィン様：タンパク質欠乏
- 魚鱗様：必須脂肪酸、タンパク質、熱量、ビタミン、亜鉛の欠乏
- 乾燥：脱水（ツルゴール、腋窩の乾燥を確認）（図3）
- 発疹：ビタミン、亜鉛、必須脂肪酸の欠乏
- 白い顔色：貧血（鉄・銅・葉酸・ビタミンB_{12}の欠乏）
- 紫斑：ビタミンC・K、必須脂肪酸の欠乏
- 浮腫：タンパク質不足、塩分過剰、腎・心機能の低下

2. 爪

- 脱水：**毛細血管再充満時間（CRT）**（図4）

3. 口腔内

- 口唇・口腔内乾燥：脱水
- 舌炎、口角症：ビタミン欠乏、カンジダ症

4. 尿

- 量：正常1〜1.5L/日（1mL/時間/BWkg）、乏尿0.4L/日以下、多尿2.5L/日以上
- 色：正常は淡黄色で透明。赤み（出血・ビリルビン尿）、白濁・浮遊物（感染）、泡（タンパク尿）がないか確認する

Word　● **CRT**／capillary refill time、毛細血管再充満時間。

図5 ブリストル便形状スケール

消化管の通過時間	タイプ		形状	
非常に遅い（約100時間）↑↓非常に早い（約10時間）	1	便秘	コロコロ便	硬くコロコロした便（ウサギの糞のような便） 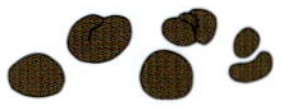
	2		硬い便	短く固まった硬い便 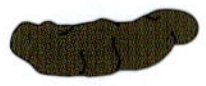
	3		やや硬い便	水分が少なく、ひび割れている便 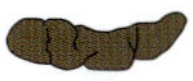
	4	正常	普通便	表面がなめらかで適度な軟らかさの便 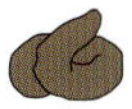
	5		やや軟らかい便	水分が多く、やや軟らかい便 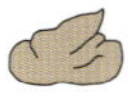
	6	下痢	泥状便	形のない泥のような便 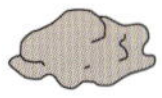
	7		水様便	固まりのない水のような便 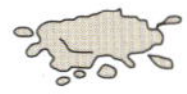

- におい：においが強い（感染）、甘酸っぱい（尿糖）

5. 便（図5）

- 正常便：水分が70〜80％の有形便
- 下痢便：水分が80％以上
- 便秘：水分が70％以下（便秘の定義：排便回数が3回/週未満）

　　　　　　　　　　＊

- 清拭をしながら看護師間で「最近、肌ツヤがよくなったね」、患者と会話をしながら「最近、いい声が出るようになりましたね」などと話すことはないだろうか。
- 看護師は、24時間ベッドサイドでケアを実践するなかで、清潔ケアを通じて皮膚・頭皮・爪の観察、四肢に触れて筋肉・脂肪の観察、口腔ケアを通じて口腔内の観察、排泄介助を通じて尿・便の観察ができる。食事摂取量・体重測定・バイタルサインも含め、スクリーニングであり、栄養管理のモニタリングになる。1つひとつのケアが、栄養管理につながると意識して実践したい。

（大川智恵子）

文献

1. 東口髙志，五嶋博道，根本明喜，他：栄養アセスメントとは．栄養アセスメント，メディカル・テクノロジー 2002；30（8）：906-911．
2. 吉田祥子：栄養療法の開始、効果、中止の判定基準．東口髙志編，NST完全ガイド 経腸栄養・静脈栄養の基礎と実践 改訂版，照林社，東京，2009：36-40．
3. 日本静脈経腸栄養学会編：日本静脈経腸栄養学会 静脈経腸栄養ハンドブック．南江堂，東京，2011．

Part 1 術後ケア
第7章 栄養・疼痛・精神症状

栄養管理の実際：栄養投与量の決定・投与方法の選択と実際・栄養モニタリング

ナースがおさえたいポイント

❶ 栄養状態を適確に評価し、不足しているエネルギー量や栄養素を見きわめ、栄養投与が可能であれば消化管を利用して充足に努める。栄養管理には栄養サポートチーム（NST）と協力して取り組むことが有用である。
❷ 低栄養は手術成績や術後経過に悪影響を及ぼすため、可能な限り術前に栄養状態の改善を行う。
❸ 手術後は侵襲の程度やそれに伴う炎症反応の状況に応じて、適切な栄養管理を行い、退院後も栄養状態の定期的なモニタリングを継続する。

周術期の栄養管理

- 栄養状態は創傷治癒、免疫、動作能力に大きく影響するため、栄養管理は手術後の患者の回復に最も重要な医療の1つである。
- 栄養管理とは、症例個々の栄養状態を的確に評価し、それに病態や病状さらに治療目的を加味して、適切なエネルギー量や各種栄養素の投与を計画するとともに、これを安全かつ効果的に実行する一連の医療行為のことである。**図1**[1]に日本における**栄養サポートチーム（NST）**の栄養管理手順を示すが、定期的に再評価を行い、必要に応じて修正を加えていくことが必要である。
- 術前の低栄養状態の改善、術直後の栄養投与量の決定や栄養投与ルート、長期的な栄養状態の維持など、栄養管理を適切に行うためには、臨床栄養に精通した専門的な知識や技術が必要であるため、NSTと協力して取り組むことが肝要である。

栄養投与量の決定

- 個々の症例の投与栄養量は、①水分、②必要エネルギー、③タンパク質（アミノ酸）、④脂質、⑤糖質（炭水化物）、⑥ビタミン・微量元素の順に、1日の投与量を決定する。

1．水分

- 水分は経口的に摂取する飲水や食物、および栄養素の代謝によって生じる代謝水として得ら

Word
- **NST**／nutrition support team、栄養サポートチーム。
- **不感蒸泄**／発汗以外の皮膚および呼気からの水分喪失。発熱、熱傷、過換気状態などで増加する。

図1 NSTの栄養管理手順

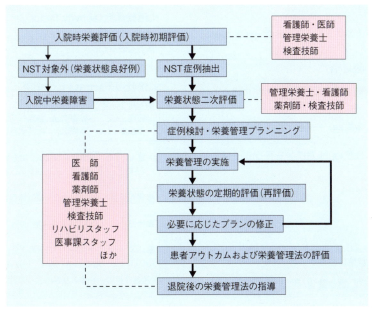

二村昭彦, 東口髙志, 伊藤彰博：NSTの活動内容とフローチャート. 東口髙志編, NSTハンドブック疾患・病態別の栄養管理 理論と実践, 医薬ジャーナル社, 大阪, 2008：106. より引用

れ、尿や糞便および不感蒸泄として排泄される。
糞便中に排泄される水分量と生体内で合成される代謝水はほぼ同量であるので、尿量と不感蒸泄量の和が1日の水分必要量となる。計算式を用いて求めるほか、年齢や性別から簡便に決める方法がある（**表1**）[2]。

2. 1日投与エネルギー

1日投与エネルギー量は、性別・体重・身長・年齢に応じ、ハリス・ベネディクト（Harris-Benedict）の式を用いて基礎エネルギー消費量を計算し、これに活動係数（activity factor）および侵襲因子（stress factor）を掛け合わせて算出する（**表2**）[3]。

活動係数は身体活動の程度によって異なり、寝たきり状態（安静）を1.0として活動の状況に応じて設定する（**図2**）[4]。

侵襲因子は、手術・外傷・炎症などによって生じる負荷（＝ストレス）を数値化したもので、重症度、術後病期、全身状態に応じて変化し、「術後1日目」「38℃の発熱」のように、複数のス

表1 1日の水分投与量の求めかた

● **1日の水分投与量（計算式）**

1日の水分投与量（mL）＝尿（1000〜1500mL）＋不感蒸泄（500mL）＋糞便（200mL）－代謝水（200mL）
＝1500〜2000mL

（約35mL/kg体重）

● **体重から決める**

1日の水分投与量（mL）＝体重（kg）×30〜40（35）（mL）

● **年齢や性別から決める**

若年男性	2500mL/日
成人男性・若年女性	2000mL/日
成人女性	1800mL/日
高齢者	1500mL/日
超高齢者	1200mL/日

（肝障害、循環障害、腎障害などの患者は1段階下げる）

東口髙志責任編集：NSTの運営と栄養療法 栄養管理の基本とチーム連携, 医学芸術社, 東京, 2006：72. より引用

トレスが存在するときは、最も大きな数値に設定する（**図2**）。

集中治療部（ICU）などでは、詳細な侵襲の程度の把握とそれに対応したリアルタイムの消費

表2　1日の投与栄養量

1. 投与水分量

1日必要量＝尿＋不感蒸泄＋糞便中水分量－代謝水≒35mL/kg体重

2. 投与エネルギー量（kcal/日）

基礎エネルギー消費量（BEE*）× activity factor × stress factor

男性：66 ＋（13.7 ×体重 kg）＋（5.0 ×身長 cm）－（6.8 ×年齢）
女性：655 ＋（9.6 ×体重 kg）＋（1.7 ×身長 cm）－（4.7 ×年齢）

activity factor ＝ 1.0〜1.8
安静→ 1.0
歩行可能→ 1.2
労働→ 1.4〜1.8
stress factor ＝ 1.0〜2.0
重症度・術後病期・状態に応じて

3. アミノ酸（タンパク質）投与量（g/日）

1日投与量＝体重（kg）× stress factor

4. 脂肪投与量（g/日）

1日投与量＝総投与カロリーの 20〜25%（0.5〜1.0g/kg体重）

5. 糖投与量（g/日）

1日投与量＝（総投与カロリー）－（アミノ酸投与量）－（脂肪投与量）

＊BEE：ハリス・ベネディクトの式より算出。
東口髙志：消化器外科周術期の代謝栄養学. 外科治療 2009：100（2）；196. より引用

図2　活動係数と侵襲因子

＜活動係数（activity factor）＞

安静　　→1.0
歩行可能→1.2
労働　　→1.4〜1.8（軽度：1.4、中等度：1.6、重度：1.8）

＜侵襲因子（stress factor）＞

● 術後3日間
　軽度：1.2　→胆嚢摘除、総胆管切開、乳房切除など
　中等度：1.4→胆管切除、幽門側胃切除、大腸切除など
　重度：1.6　→噴門側胃切除、胃全摘など
　超重度：1.8→膵頭十二指腸切除、肝切除、食道切除など
● 臓器障害　→1.2＋0.2×臓器障害数（4臓器以上は2.0）
● 熱傷　　　→1.0＋熱傷範囲10%ごとに0.2ずつup（Maxは2.0）
● 体温　　　→1.0＋1.0℃上昇ごとに0.2ずつup
　（37℃：1.2、38℃：1.4、39℃：1.6、40℃以上：1.8）

＊活動の状況や身体の状態によって設定は異なる。

エネルギーが必要とされることがある。その際には間接熱量計による計測が有用である。

3. タンパク質（アミノ酸）

- タンパク質（アミノ酸）1gから得られるエネルギーは、4kcalである。
- 1日のタンパク質投与量は、体重に侵襲因子（stress factor、**図2**）を掛け合わせて得られる（**表2**）。
- タンパク質は20種類のアミノ酸で構成され、体内で合成できない必須アミノ酸と、合成できる非必須アミノ酸に分類できる。必須アミノ酸のうちロイシン・イソロイシン・バリンは分岐鎖アミノ酸と呼ばれ、タンパク合成を促進し、タンパク崩壊を抑制するため、侵襲下にある術後早期や肝障害、腎障害症例においては、分岐鎖アミノ酸を多く含む製剤の投与が有用である。

4. 脂質

- 脂質1gから得られるエネルギーは9kcalで、タンパク質（アミノ酸）や糖質の2倍以上であり、効率のよいエネルギー源になる。
- 脂質は、体内で合成できない必須脂肪酸（リノール酸、αリノレン酸、アラキドン酸など）と合成可能な非必須脂肪酸に分類される。必須脂肪酸の摂取不足は、成長障害や皮膚乾燥、脱毛などの症状につながるため、中心静脈栄養施行時には脂肪乳剤の投与が必要である。
- 健康人における脂質摂取量は、総投与エネルギー（カロリー）の20〜30%とされているが、

Word　● BEE／basal energy expenditure、基礎エネルギー消費量。

糖質を十分に投与できないケースなど、病態に応じて20～50％の投与を行う（**表2**）。

5. 糖質（炭水化物）

- 糖質1gから得られるエネルギーは、4kcalである。
- 1日の糖質投与量は、総投与エネルギーからタンパク質（アミノ酸）および脂肪投与によるエネルギー量を差し引いて計算する（**表2**）。したがって栄養管理に際しては、①タンパク質（アミノ酸）→②脂質→③糖質の順にプランニングを進めていくことが、グローバルスタンダードになっている。

6. ビタミン・微量元素

- ビタミンは、水に溶ける水溶性ビタミン（9種類）と脂肪に溶ける脂溶性ビタミン（4種類）に大別される。過剰に摂取した場合、水溶性ビタミンは尿中に排泄されるのに対して、脂溶性ビタミンは体内に蓄積されるため、過剰症状の発現にも注意する必要がある。
- 微量元素はミネラル（無機質）の一部で、人体1gあたり100μg未満のものを指す。ヒトに必要なものは、鉄、亜鉛、銅、マンガン、コバルト、クロム、ヨウ素、モリブデン、セレンの9種類である。
- ビタミンや微量元素は種々の代謝に関与する重要な役割を担っており、その投与量は「日本人の食事摂取基準」を参考にして決定する。

を設定するが、消化管閉塞などにより長期間、栄養摂取できていなかった高度の低栄養症例では、いきなり通常の設定量を投与すると、**リフィーディング症候群**に陥るリスクがあり、注意が必要である。

- 術前に腫瘍による消化管の通過障害がある場合、高カロリー輸液による栄養状態の改善が必要となることも多い。水分が摂取できる症例では、半消化態栄養剤や**GFO**の摂取の可能性も考慮し、腸管機能の維持を可及的に検討する。
- 十分な術前栄養管理をする時間がない低栄養症例の手術リスクは高く、術式の選択にも影響を与えるため、可能な限り術前に栄養状態の改善を行い手術に望めるようにNSTと連携し、栄養サポートを行う。
- 手術侵襲が加わると、それを乗り切るために生体内ではさまざまな代謝の変化が起こるため、投与した栄養素が有効に代謝できず、高血糖などの有害事象を生じることも少なくない。一般的に代謝の変化は、全身の炎症反応と密接に関連し、炎症反応が軽度な術後の状態では、十分な栄養投与を行っても有効な同化が期待できるが、侵襲の大きな手術後や術後合併症により高度の炎症反応がみられる際は、栄養投与量をNSTに相談し加減する必要がある。
- 術前の栄養状態が良好であれば、数日間、十分な栄養が投与されなくても支障はないため、過剰な投与（**オーバーフィーディング**）による弊害を生じないように留意する。

周術期の栄養投与量

- 術前に低栄養症例に対し栄養管理を行う際は、前述の栄養投与量の決定方法に準じて、栄養量

投与方法の選択と実際

- 栄養の投与経路は、「経腸」と「経静脈」の2つに大別される。

Word
- **リフィーディング症候群**／飢餓状態にある低栄養患者が、栄養を急に摂取することで水、電解質分布の異常を引き起こす病態。心停止を含む重篤な致死的合併症を起こすことがある。
- **GFO**／グルタミン（glutamin：G）、ファイバー（fiber：F）、オリゴ糖（oligosaccharide：O）の頭文字をとった語で、これらを投与する栄養療法。
- **オーバーフィーディング**／必要栄養量よりも、過量な栄養量を投与すること。

図3 栄養投与ルートの選択

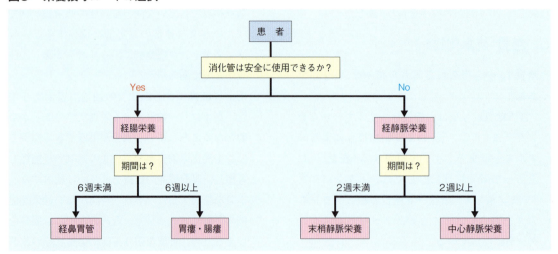

日本静脈経腸栄養学会NSTプロジェクト実行委員会，東口髙志編：NSTプロジェクト・ガイドライン．医歯薬出版，東京，2001：49．より引用

- 消化管が安全に使用できる場合は、原則として経腸栄養を行い、その際は、可及的に上部の消化管からの投与を検討する（経口的に投与できれば、経口的に投与する）。
- 一般的な栄養管理法の選択における原則的なフローチャートを図3[5]に示す。

1．経腸栄養

- 6週間未満と予想される場合：経鼻胃管から栄養投与を行う。
- 6週以上と予想される場合：**胃瘻（PEG）**あるいは腸瘻を造設してアクセスルートを確保する。
- 通過障害のある食道がん患者の術前栄養管理：細径の経鼻胃管を用いて、がんによる狭窄部を通過させ、先端を胃まで進め、経腸栄養を行うことがある。
- 術後、長期にわたり経腸栄養が必要と予想される場合：術中に経腸栄養チューブを上部消化管に留置し、術直後から経腸栄養を開始することも多い。

2．経静脈栄養

- 消化管が利用できない/消化管から十分な栄養摂取が行えない場合：静脈栄養を行う。
- 2週未満の場合：末梢静脈栄養を選択する。
- 2週以上に及ぶ場合：中心静脈栄養を選択する。**中心静脈カテーテル（CVC）**や埋め込み式カテーテル、末梢静脈挿入タイプ（**末梢挿入式中心静脈カテーテル、PICC**）などを、治療期間や用途に応じて選択する。

3．術後における栄養管理方法の選択

- 術後は、早期から経腸栄養を開始して、無意味な絶食を避けるように心がける。消化管が利用できない場合も飲水が可能であれば、GFOなどのプレバイオティクスを投与し、消化管の機能維持を行う。

Word
- PEG／percutaneous endoscopic gastrostomy、経皮内視鏡的胃瘻造設術。
- CVC／central venous catheter、中心静脈カテーテル。
- PICC／peripherally inserted central catheter、末梢挿入式中心静脈カテーテル。挿入時の合併症が少なく、長期留置にも適しており、今後、中心静脈栄養の中心的なルートとなると予想されている。

- 経腸栄養によって、消化吸収をはじめとする腸管機能や腸管免疫が維持されるが、逆に長期の絶食状態は消化吸収能の障害や消化管の粘膜上皮の萎縮のみならず、免疫能の減衰をもたらす。また、小腸の粘膜上皮には感染の防御にあたるバリア機能が存在するが、粘膜上皮の萎縮や細菌叢の変化によりこの機能が破綻すると、**バクテリアル・トランスロケーション**を惹起しやすくなるため、可及的に消化管の利用を行うように心掛ける。

栄養のモニタリング

- 適切な栄養管理が行われているかを判断し、必要に応じてプランの修正を行うためには、栄養状態のモニタリングによる定期的な再評価が重要である。
- 特に、胃切除や膵頭十二指腸切除術などの上部消化管手術後は、退院後、十分な経口摂取ができず、大きく体重を減少させる症例も少なくなく、高齢者では容易に**サルコペニア**に陥る。
- いったん減少した体タンパク量、筋肉量を回復させることは容易ではないため、定期的に摂取栄養量や栄養状態のモニタリングを行い、栄養状態が悪化する前に適切な栄養サポートを開始する。

ERASとは

- ERASとは Enhanced Recovery After Surgery の略語で、欧州静脈経腸栄養学会を中心に提唱された「手術侵襲を最小限にし、迅速かつ安全な術後回復をめざす周術期管理プログラム」[6]である。当初は大腸がんの周術期管理がターゲットであったが、現在では、さまざまな手術にそのコンセプトが応用されている(p.5「早期回復のための周術期管理:ERASプロトコル」参照)。
- 科学的根拠に基づいたプログラムやチーム医療により、手術侵襲の軽減、合併症の予防、回復促進を達成するコンセプトは、「fast-track surgery」をはじめ、世界中でさまざまな呼称で呼ばれ、日本発のものとして日本外科代謝栄養学会から「ESSENSE」の名称で提唱されている。

(森 直治、東口髙志、伊藤彰博)

文献
1. 二村昭彦, 東口髙志, 伊藤彰博:NSTの活動内容とフローチャート. 東口髙志編, NSTハンドブック 疾患・病態別の栄養管理─理論と実践─, 医薬ジャーナル社, 大阪, 2008:102-109.
2. 東口髙志責任編集:NSTの運営と栄養療法栄養管理の基本とチーム連携. 医学芸術社, 東京, 2006:72.
3. 東口髙志:消化器外科周術期の代謝栄養学. 外科治療 2009;100(2):192-202.
4. 東口髙志:NST実践マニュアル. 医歯薬出版, 東京, 2005:60-61.
5. 日本静脈経腸栄養学会NSTプロジェクト実行委員会, 東口髙志編:NSTプロジェクト・ガイドライン. 医歯薬出版, 東京, 2001:49.
6. 小山諭, 森直治, Olle Ljungqvist:周術期の栄養管理. 静脈経腸栄養 2011;26(2):723-735.

Note
- **バクテリアル・トランスロケーション**/腸内細菌やエンドトキシンが、腸管内腔から血中や腸間膜リンパ節に移行して敗血症や菌血症に陥る病態。

Word
- **サルコペニア**/骨格筋・筋肉が減少した状態。狭義では加齢に伴う筋肉量の低下をさし、広義では種々の原因により筋肉量が減少した状態をさす。

Part 1　術後ケア
第7章　栄養・疼痛・精神症状

疼痛対策①
疼痛アセスメント

ナースがおさえたいポイント

❶術後疼痛が遷延すると、痛みの悪循環、慢性痛へと移行する可能性があるほか、生体にとって呼吸器、循環器系などにさまざまな影響を与える。
❷疼痛を主観的に評価するスケールとして「NRS」「VAS」、客観的に評価するスケールとして「BPS」「CPOT」がある。
❸疼痛の原因にあわせて、患者の身体面および精神面へのケアを行い、疼痛管理の認識を高め、医療スタッフ間で情報を共有する体制づくりが重要である。

術後疼痛とは

- 疼痛は、損傷組織などから発痛物質（ブラジキニン・プロスタグランジンなど）が遊離し、組織の侵害受容器を刺激して脊髄後角に入力され、主に脊髄視床路ニューロンに痛みの情報を伝達する。この刺激が視床から大脳知覚野に伝えられることで、疼痛と認識される[1]（**図1**）。
- 術後管理中の患者はクリティカルな状態にあり、疾患や手術など侵襲による痛みのほかに、安静時でも精神的な痛みを経験していることが明らかにされている[2〜4]。注意深く循環動態を観察し、状態や覚醒段階に応じた疼痛のアセスメントが重要である。看護師が介入できる疼痛管理について提案し、ケア実践にあたる必要がある。
- **国際疼痛学会（IASP）** の痛みの定義では、痛みとは「実際の組織損傷や潜在的な組織損傷に伴う、あるいはそのような損傷の際の言葉として表現される、不快な感覚かつ感情体験」[5] とされている。つまり、身体的なものに限らず、精神的な痛みもあるということである。
- 疼痛には、全人的な苦痛（トータルペイン）という考え方があり、術後疼痛であっても身体的、精神的、社会的、霊的な苦痛の視点でとらえることは重要である（**図2**）。
- 手術、麻酔、術中の諸操作に起因した、手術後に患者が体験するすべての痛みが術後疼痛に含まれる。術後疼痛の発生しやすい箇所とその機序について**図3**に示す。
- 術後疼痛の生体への影響を**表1**に示す。

痛み発生原因による分類

- 痛みは、発生原因によっていくつかの分類がある（**図4**）。それぞれの疼痛について、以下に解説する。

Word
- IASP／International Association for the Study of Pain、国際疼痛学会。

図1　疼痛の機序

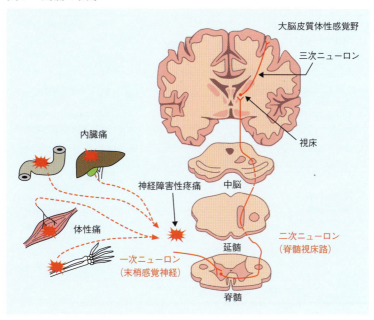

図2　疼痛を構成する4つの因子

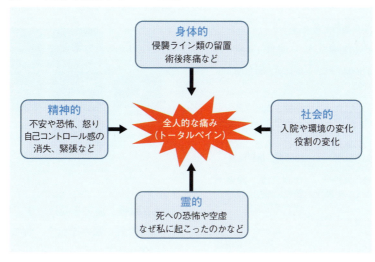

1. 侵害受容性疼痛

- 健常な組織が傷害を受けた場合、あるいは強い侵害刺激が加わった場合に生じるものであり、侵害受容器を介した痛みである。
- 侵害受容器とは、痛み刺激を受容する部分である。「自由神経終末」と呼ばれ、生理的には、機械的刺激に反応する「機械受容器」と、機械的刺激以外にも化学的刺激や熱刺激などにも反応する「ポリモーダル受容器」に分類されている（図5、6）。

1）体性痛

- 体性痛は、「表在痛」と「深部痛」に分けることができる。

図3 術後疼痛の発生箇所と機序

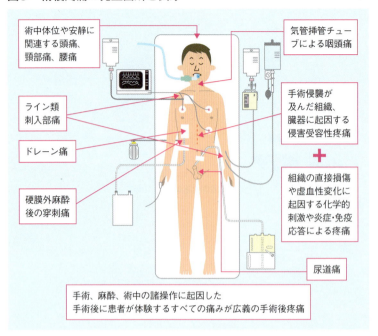

表1　術後疼痛の生体への影響

術後疼痛の生体侵襲		
	生体への影響	症状・病態
呼吸器	咳嗽反射抑制・深呼吸抑制	低換気、無気肺、肺炎
循環器	交感神経の緊張	頻脈、血圧上昇、心筋虚血、心筋梗塞
消化器	交感神経の緊張→腸管の動き抑制	悪心・嘔吐、麻痺性腸閉塞、排尿障害
内分泌	交感神経の緊張→カテコラミンや異化ホルモンの遊離、タンパク質異化亢進	代謝亢進、酸素消費量の増加、体力回復遅延
精神面	精神的ストレス	不安・恐怖、回復意欲の欠如、医療側に対する不信感の引き金
体動抑制	筋肉痛、背部痛、血栓症	早期離床困難

a. 表在痛
- 皮膚や粘膜の痛みであり、外因性の痛み刺激を「Aδ（デルタ）線維」と「C線維」が伝える。

図4　痛みの分類

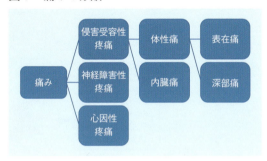

- Aδ線維：傷害を受けてすぐに発生する、刺すような鋭い痛みを伝え、刺激を止めるとただちに消失する。
- C線維：ほとんどはポリモーダル受容器であり、やや遅れて発生する鈍い痛みを伝え、灼けつくような痛みで、局在がはっきりせず、刺激を止めたあとも続く。

b. 深部痛
- 骨膜、靱帯、関節包、腱、骨格筋、筋膜などから起こる痛みであり、外因性あるいは内因性の刺激によって生じる。速い痛みと遅い痛みの区別は明確ではなく、疼くような痛みである。

図5　侵害受容器

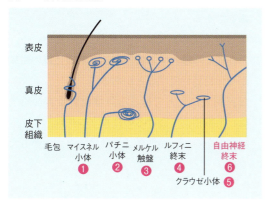

感覚	受容器	神経線維（図5）
触覚・振動	マイスネル小体（❶）	Aβ
触・圧覚・振動	パチニ小体（❷）	Aβ
触・圧覚	メルケル触盤（❸）	Aβ
触・圧・温覚	ルフィニ終末（❹）	Aδ、(C)
触・圧・冷覚	クラウゼ小体（❺）	Aδ、(C)
痛覚	自由神経終末（❻） 高閾値機械受容器	Aδ
	ポリモーダル受容器	C
痒覚	痒み受容器	C

図6　一次求心性神経（一次知覚神経）線維を構成する線維の模式図

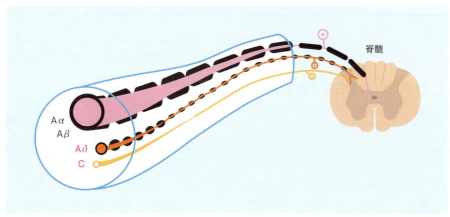

- 最も多い痛みの訴えは筋痛（筋膜からの痛み）であり、Aδ線維とC線維が伝え、筋にはC線維が多く分布している。

2）内臓痛

- 各種内臓器官の痛みであり、その反応が関連する神経を介して特定の体表面に知覚過敏や圧痛として現れる「関連痛」を生じることもある。肝・腎など実質臓器および内臓の実質や消化管は、切る、刺すなどの機械的刺激による痛みを誘発しない。しかし管腔臓器の内圧変化や伸展、内腔狭窄などでは、強い内臓痛を誘発する。
- 内臓痛には、交感神経と副交感神経が関与しており、悪心・嘔吐、発汗、顔面蒼白などの随伴症状を認める場合がある。
- 内臓からの侵害受容線維は、大部分がC線維であり、速い痛みと遅い痛みの区別や痛みの部位が明確でなく、締めつけられるような痛み、特有な不快感を伴う痛みが多い。

2. 神経障害性疼痛

- 「体性感覚神経系の病変あるいは疾患によって生ずる疼痛」と定義されている。
- 慢性疼痛疾患のなかでも重症度が高く、QOLの低下も著しい。

- 侵害受容器が侵害刺激を受けていないにもかかわらず、末梢神経あるいは痛みの伝導路ニューロンの興奮が引き金となって生じる痛みである。
- 末梢性のものには神経線維自体の損傷や帯状疱疹後神経痛などが含まれ、中枢性のものには脊髄損傷、脳卒中後痛、多発性硬化症などが含まれる。

3. 心因性疼痛

- 痛みの情動的評価を行う島皮質や前部帯状回など脳の部位に、環境やそれに反応した身体の情報が収束し体験される「心理社会的ストレスに反応した機能的痛み」や「社会的痛み」と呼ぶこともできる。
- 体の異常によるものでなく、心理的な原因に由来する痛みである。

痛みの発現する時間(期間)による分類

1. 急性痛

- 侵害受容性疼痛であり、侵襲、年齢などにより個人差はあるが、一般に麻酔覚醒後4〜9時間ほどは痛みが強く、1〜3日程度で落ち着いてくるといわれる。
- 生体警告系という重要な役割を担う。
- 症状は、交感神経系の活動が優位となる。心機能亢進、血圧上昇、瞳孔散大、手掌発汗、過換気などがみられる。組織損傷後や炎症時には、痛覚過敏が生じる。
- やがて慢性痛に移行することもある。

2. 慢性痛とは

- IASPの慢性痛分類によると、「治療に要すると期待される時間の枠組みを超えて持続する痛みあるいは、進行性の非がん性疾患に関する痛み」である。
- 痛みの持続時間は特に指定されていない。
- 急性痛から移行する慢性痛と、組織損傷の徴候がない自発性慢性痛とがある。
- 侵害刺激によって起こる急性侵害受容性疼痛は、組織損傷を避けるのに役立つ生理的な適応反応であるが、慢性痛は生理学的な意義をもたない。

痛みの分類の意義

- 痛みが認知されると、交感神経系を介して副腎髄質からアドレナリンが分泌され、血管が収縮し、局所の乏血を生じる。そのうえ、筋肉の攣縮によりさらに乏血が進行する。その結果、局所組織の酸素不足が進行して、さまざまな内因性発痛物質が生じる。そのような状態になると疼痛刺激が消失しても、内因性発痛物質が侵害受容器を刺激して疼痛を感じる「**痛みの悪循環**」(**図7**)を引き起こしていく。この痛みの悪循環をどこかで断ち切ることが、痛み治療の1つとなる。
- 痛みが長期間にわたって持続してくると、"侵害受容性・心因性・神経障害性疼痛が1つになってしまう"ために痛みの治療が著しく困難となる(**図8**)。そのため、痛みには早期対応が必要である。

疼痛の評価

1. 痛みの共通認識をもつ重要性

- 患者の痛みにあわせた疼痛治療では、痛みの評価は重要である。痛みは、あくまで"個人的な主観、体験"であるため、患者と医療従事者が

Word ● QOL／quality of life、生命の質、生活の質。

図7 痛みの悪循環

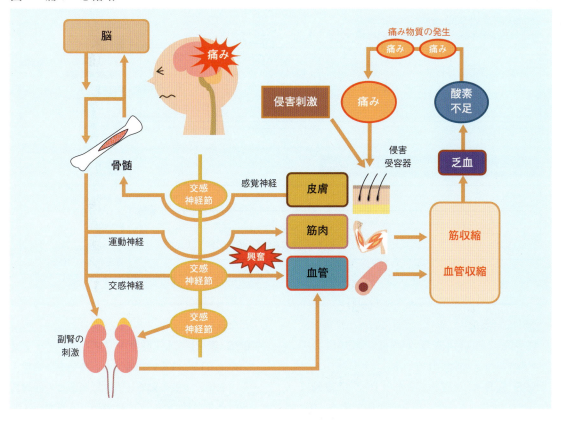

共有できる評価軸が必要である。
● 疼痛評価スケール（ペインスケール）で評価し、画像検査所見、血液検査所見などを組み合わせ、総合的に痛みを評価・診断する。患者と医療従事者に痛みの共通認識が築くことができれば、的確で副作用の少ない治療を受けられる可能性が高まる。
● 疼痛評価スケールにはさまざまな方法があるが、主観的に評価できるスケールとして**数値的評価尺度（NRS）**、**視覚的評価尺度（VAS）**が挙げられる（図9）。人工呼吸器の装着や、意識がない患者は、体動、表情、姿勢などの行動と、心拍数、血圧、呼吸数などの生理学的パラメータを通して客観的に疼痛レベルを評価し、

図8 痛みの臨床的分類

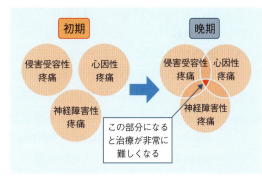

鎮痛薬の効果をこれらの指標の変化で評価する[6]必要がある。最も妥当性・信頼性が示されているスケールとして**疼痛行動評価尺度**

Word
● **NRS**／numerical rating scale、数値的評価尺度。
● **VAS**／visual analogue scale、視覚的評価尺度。

図9　疼痛評価スケール（NRS・VAS）

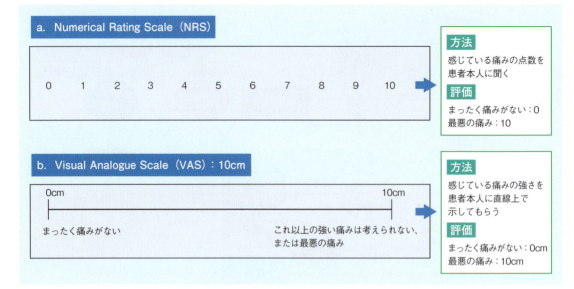

(BPS)（表2）と集中治療室における疼痛の観察手段（CPOT）（表3）があり、JPADガイドラインでも推奨されている。

- NRS（図9-a）：痛みを0から10の11段階に分けて表す。まったく痛みがない状態を「0」、自分が考え想像しうる最悪の痛みを「10」として、感じている痛みの点数を聞く方法である。「3未満」での管理が望ましく「4以上」で介入が必要となる。
- VAS（図9-b）：10cmの直線を引き、まったく痛みを感じない状態を「0cm」（左端）の位置、考え想像しうる最悪の痛みを「10cm」（右端）の位置と設定する。その条件で、患者自身が感じている痛みの強さに近い位置を、直線の上に印をつけてもらう方法である。「3cm未満」での管理が望ましく「4cm以上」で介入が必要となる。
- BPS（表2）：人工呼吸中でコミュニケーションを十分にとれない患者でも、疼痛を評価できる。表情、上肢の動き、人工呼吸器との同調性という3項目について、それぞれ4点ずつスコアをつけて、満点が「12点」になる。合計点が高いほど疼痛の程度は大きいと判断され、「5点未満」での管理が望ましく「6点以上」で介入が必要となる。
- CPOT（表3）：表情・体動・上肢の緊張・人工呼吸器との同調性、または発語で評価する。合計点数は「0～8点」で、「2点未満」での管理が望ましく「3点以上」で介入が必要となる。
- 上記より、NRS＝4点・VAS＝4cm・BPS＝5点・CPOT＝3点以上で、患者に有意な痛みの存在が考えられる。

Word
- JPADガイドライン／Japan Pain Agitation Delirium、日本語版・集中治療室における成人重症患者に対する痛み・不穏・せん妄管理のための臨床ガイドライン。

Note
- BPS／behavioral pain scale、疼痛行動評価尺度。患者を観察することで疼痛評価できるため、"意識のない患者"にも使用できる。
- CPOT／critical-care pain observation tool、急性・重症患者ケアにおける疼痛の観察手段。意思疎通が図れるようであれば、主観的評価スケールも用いることを勧め、バイタルサインもあわせて疼痛評価を行うことが最善と思われる疼痛評価方法である。

表2　Behavioral Pain Scale（BPS）

- 自己申告不能な患者に対して、下記の3項目をそれぞれ1～4点にスコア化したものである。
- 合計点数は「3」～「12」の範囲で、点数が大きいほど痛み刺激が強いことになる。

項目	説明	スコア
表情	穏やかな	1
	一部硬い（例：眉が下がっている）	2
	まったく硬い（例：まぶたを閉じている）	3
	しかめ面	4
上肢	まったく動かない	1
	一部曲げている	2
	指を曲げて完全に曲げている	3
	ずっと引っ込めている	4
呼吸器との同調性	同調している	1
	ときに咳嗽、大部分は呼吸器に同調している	2
	呼吸器とファイティング	3
	呼吸器の調整がきかない	4

方法
看護者が「3項目」のスコアをつける

評価
「BPSスコア≧6以上」で、患者に有意な痛みの存在が考えられるため、何らかの介入が必要

（Payen JFから日本語訳についての承諾済み）
日本集中治療医学会：日本版・集中治療室における成人重症患者に対する痛み・不穏・せん妄管理のための臨床ガイドライン．日本集中治療医学会，東京，2015：14．より引用

NRS：4点 ＝ VAS：4cm ≒ BPS：6点 ≒ CPOT：3点

2. 疼痛評価のポイント

- まずは「痛みがあるのか？」を確認すること、疼痛スケールの説明と同意を行うことが必要である。ただし、痛みが増強して苦しんでいるときに、煩わしいスケールの説明は不要である。それよりも先に鎮痛管理を行ってから、スケールの説明・同意・評価をするなど柔軟な対応が必要である。
- 疼痛スケールは患者のそばで最も長時間観察している看護者が、バイタルサイン測定ごとや看護ケア・リハビリテーション介入など身体を動かすタイミング、鎮痛薬の使用後などで適宜評価していく。
- 疼痛スケールの選択としては、意思疎通が図れるようであればNRSまたはVASを使用する。人工呼吸器装着中や、意識がない患者はBPSまたはCPOTを使用し、意思疎通が図れるようであればNRSまたはVASも併用し、バイタルサインや末梢の冷感など身体面や精神面もあわせて疼痛評価を行うことが重要である。

術後疼痛の修飾因子・患者因子

- 患者の性格、社会性、痛みの経験の有無、術前の不安、恐怖など、術前から心理面での声掛けなどの援助や投薬による不安除去が重要である。
- 看護師の疼痛緩和・管理のための知識や技術が不足している場合は、患者の精神的・身体的苦痛や疲労、回復の遅延、看護師に対する不信感、治療に対する意欲の低下にもつながってしまう可能性が生じる。
- 術後の疼痛管理は看護師がメインとなって実施することが多い現状にある。看護師は疼痛に関する効果的な管理の知識や技術が必要であり、疼痛の原因にあわせて、患者の身体面および精神面へのケアを行うことや、疼痛管理に対する認識を高めること、医師と協働し、情報の共有体制をつくり日々の業務にあたることが、疼痛管理のための認識として必要である。

表3 Critical-Care Pain Observation Tool（CPOT）

- CPOTは、BPSの「表情」「四肢の動き」「人工呼吸器との同調性」に加え、「筋肉の緊張状態」の計4項目を評価する。
- 抜管後または気管挿管してない患者に使用する場合、「人工呼吸器との同調性」の代わりに「発声」を評価することができる。
- それぞれ0、1、2点にスコア化したもので、点数は「0〜8」の範囲で点数が大きいほど痛み刺激が強いことになる。
- COPTの特徴として、看護師が主体で作成され、それぞれのスコアの説明がより詳しくなっている。

指標	状態	説明	点
表情	筋の緊張がまったくない	リラックスした状態	0
	しかめ面・眉が下がる・眼球の固定、まぶたや口角の筋肉が萎縮する	緊張状態	1
	上記の顔の動きと眼をぎゅっとするに加え固く閉じる	顔をゆがめている状態	2
身体運動	まったく動かない（必ずしも無痛を意味していない）	動きの欠如	0
	緩慢かつ慎重な運動・疼痛部位を触ったりさすったりする動作・体動時注意を払う	保護	1
	チューブを引っ張る・起き上がろうとする・手足を動かす/ばたつく・指示に従わない・医療スタッフを叩く・ベッドから出ようとする	落ち着かない状態	2
筋緊張（上肢の他動的屈曲と伸展による評価）	他動運動に対する抵抗がない	リラックスした	0
	他動運動に対する抵抗がある	緊張状態・硬直状態	1
	他動運動に対する強い抵抗があり、最後まで行うことができない	極度の緊張状態あるいは硬直状態	2
人工呼吸器の順応性（挿管患者）または発声（抜管された患者）	アラームの作動がなく、人工呼吸器と同調した状態	人工呼吸器または運動に許容している	0
	アラームが自然に止まる	咳きこむが許容している	1
	非同調性：人工呼吸の妨げ、頻回にアラームが作動する	人工呼吸器に抵抗している	2
	普通の調子で話すか、無音	普通の声で話すか、無音	0
	ため息・うめき声	ため息・うめき声	1
	泣き叫ぶ・すすり泣く	泣き叫ぶ・すすり泣く	2

方法
看護者が「4項目」のスコアをつける

評価
「CPOT≧3」で患者に有意な痛みの存在が考えられるため、何らかの介入が必要

（Gélinas C 日本語訳についての許諾を得た，名古屋大学大学院医学系研究科博士課程後期課程看護学専攻，山田章子氏のご好意による。これは信頼性・妥当性を検証中の暫定版である）
日本集中治療医学会：日本版・集中治療室における成人重症患者に対する痛み・不穏・せん妄管理のための臨床ガイドライン．日本集中治療医学会，東京，2015：14．より引用

（岡 啓太）

文献

1. 北條美能留，冨安志郎：がん疼痛の分類・機序・症候群．日本緩和医療学会緩和医療ガイドライン委員会編，がん疼痛の薬物療法に関するガイドライン2014年版．金原出版，東京，2014：20.
2. Chanques G, Sebbane M, Barbotte E, et al. A prospective study of pain at rest: incidence and characteristics of an unrecognized symptom in surgical and trauma versus medical intensive care unit patients. Anesthesiology 2007; 107: 858-860.
3. Stanik-Hutt JA, Soeken KL, Belcher AE, et al. Pain experiences of traumatically injured patients in a critical care setting. Am J Crit Care 2001; 10: 252-259.
4. Gélinas C. Management of pain in cardiac surgery ICU patients: have we improved over time?. Intensive Crit Care Nurs 2007; 23: 298-303.
5. Pain terms: a list with definitions and notes on usage. Recommended by the IASP Subcommittee on Taxonomy. Pain 1979; 6: 249.
6. Jacobi J, Fraser GL, Coursin DB, et al. Clinical practice guidelines for the sustained use of sedatives and analgesics in the critically ill adult. Crit Care Med 2002; 30: 119-141.
7. Payen JF, Bru O, Bosson JL, et al. Assessing pain in critically ill sedated patients by using a behavioral pain scale. Crit Care Med 2001; 29: 2258-2263.
8. Gélinas C, Johnston C. Pain assessment in the critically ill ventilated adult: validation of the Critical-Care Pain Observation Tool and physiologic indicators. Clin J Pain 2007; 23: 497-505.

Part 1 術後ケア
第7章 栄養・疼痛・精神症状

疼痛対策②
疼痛管理

ナースがおさえたいポイント

❶ 術後疼痛を的確に行うことで、術後の合併症の減少や早期離床、早期退院を促進できる。
❷ 手術侵襲の程度、麻酔法、患者の状態、術後管理法などによって、「鎮痛薬」「硬膜外鎮痛」「IV-PCA」「末梢神経ブロック法」による疼痛管理を使い分け、組み合わせる。
❸ 患者に施行されている鎮痛方法の長所・短所を把握し、患者の痛みに対する反応を観察する。

術後に起こる疼痛とは

- 手術操作によるさまざまな侵害侵襲による侵害刺激が、組織から末梢神経の求心性経路を通って脊髄後角に入り、高次中枢である脳で「痛み」として認知される。
- 術後疼痛は、体性痛と内臓痛によって構成される。
- 体性痛とは、皮膚、筋・筋膜、骨・関節などが侵襲を受けたときに起こり、体表面手術の術後疼痛は軽度であるが、深部組織の骨・関節の手術では創部の痛みと神経損傷や筋肉の虚血といった痛みも重なってくるため、より強い痛みとなる。
- 内臓痛とは、腹膜・胸膜、内臓の炎症や虚血、腸管運動の亢進などで起こる痛みである。開胸・開腹手術などでは、創部の体性痛とドレーンによる胸膜・腹膜への刺激や臓器損傷による内臓痛が重なり、複雑な痛みをもたらす。

術後疼痛管理の必要性

- 術後疼痛は、生体機能にとって悪影響となることが非常に多い。術後の呼吸、喀痰の排出などの呼吸器系、頻脈や高血圧といった循環器系、消化器系、血液凝固機能系、精神面などに影響を及ぼす。このため、術後疼痛を的確に行うことは、術後の合併症の減少や早期離床、早期退院を促進できるために必要である。
- 最近では、2001年に**欧州静脈経腸栄養学会（ESPEN）**において手術早期からの体力回復を促すために提唱された**「ERAS（術後回復力の強化プログラム）」**（p.5「早期回復のための周術期管理：ERASプロトコル」参照）にそった周術期管理がなされており、術後疼痛管理は必要となる。

Word
- ESPEN／the European Society for Clinical Nutrition and Metabolism、欧州静脈経腸栄養学会。
- ERAS／enhanced recovery after surgery、術後回復力の強化プログラム。

表1　主な術後鎮痛法

方法	長所	短所
a. 鎮痛薬を静脈内、筋肉内、皮下、経口または直腸内に投与する方法	●経静脈的な場合は、効果発現が速い ●特別な装置を必要としない ●投与方法が簡易 ●すべての患者に使用できる	●すべての患者の痛みに対応できない ●投与間隔が長くなる
b. 硬膜外鎮痛法	●体動時痛を和らげる ●術後呼吸器合併症を減らす ●術後消化機能の回復が速い	●投与手技に訓練が必要 ●知覚や運動麻痺のリスク ●血圧低下のリスク ●血液凝固機能異常患者に禁忌
c. IV-PCA	●すべての患者に適応できる ●投与経路の確立が容易 ●投与方法が簡易 ●鎮痛薬の必要量を調節できる	●体動時痛に弱い ●専用機器を必要とする
d. 神経ブロック	●体動時の鎮痛効果を認める ●必要最低限の神経遮断で行える	●投与に技術を要する ●鎮痛域が限局的 ●局所麻酔薬中毒の危険がある

術後鎮痛法の変遷

- 1980年代～2000年代前半までは、硬膜外鎮痛法が中心であった。硬膜外鎮痛法を行わない場合は、疼痛を訴えたときに鎮痛薬を投与する方法が一般的であった。
- 2000年代半ばになると、欧米で普及していたIV-PCA（オピオイドによる経静脈的患者自己調節鎮痛法）が行われるようになり、近年では、末梢神経ブロックによる術後鎮痛も行われるようになった。

現在の術後鎮痛法

- 現在は以下の方法を、手術侵襲の程度、麻酔法、患者の状態、術後管理法などによって使い分けたり、組み合わせたりしている（複合的鎮痛法）。
  ①患者が痛みを訴えたときに、鎮痛薬を静脈内、筋肉内、皮下、経口または直腸内に投与する方法（表1-a）。
  ②患者の痛みの訴えに関係なく、定時投与を静脈内、筋肉内、皮下、経口または直腸内に投与するか、静脈内、皮下に持続投与する方法（表1-a）。
  ③硬膜外持続投与に、患者自己調節鎮痛法を組み合わせた方法（PCEA）（表1-b）。
  ④オピオイドによる経静脈的患者自己調節鎮痛法（IV-PCA）（表1-c）。
  ⑤末梢神経ブロック法、および浸潤麻酔法（表1-d）。

鎮痛薬による疼痛管理

- 種類によっては、作用機序や作用時間などが異なるために、各術後疼痛にあわせて選択することが必要である。
- 代表的な①オピオイド系鎮痛薬、②**非ステロイド抗炎症薬（NSAIDs）**、③アセトアミノフェンについて説明する。

> **Word**
> ●IV-PCA／intravenous patient-controlled analgesia、経静脈的患者自己調節鎮痛法。
> ●PCEA／patient-controlled epidural analgesia、患者自己調節硬膜外鎮痛法。
> ●NSAIDs／non-steroidal anti-Inflammatory drugs、非ステロイド抗炎症薬。

表2　オピオイド受容体の分類

オピオイド		受容体		
		μ	κ	δ
アヘンアルカロイド	モルヒネ	◎	○	○
合成オピオイド	フェンタニル	◎		
拮抗性鎮痛薬	ブプレノルフィン	△		
	ペンタゾシン	△	◎	×

表3　主なオピオイド系鎮痛薬の作用時間

種類	薬品名	作用時間	効果発現時間（分）
麻薬	フェンタニル	30〜60分	1〜2
	モルヒネ	4〜5時間	10〜20
麻薬拮抗性鎮痛薬	ブプレノルフィン	6〜9時間	20〜30
	ペンタゾシン	3〜4時間	15〜30

1. オピオイド系鎮痛薬

- オピオイドとは、オピオイド受容体に結合する物質である。オピオイド受容体には、μ受容体、δ受容体、κ受容体の3種類が存在し、いずれの受容体も鎮痛に関係している（**表2**、**3**）。
- 一般的な副作用は、悪心・嘔吐、便秘、眠気、瘙痒感、めまい・ふらつきがある。ほかには、尿閉といった排尿障害も認められる。

1）モルヒネ塩酸塩水和物

- 古くから使用されているアヘンアルカイドの鎮痛薬である。すべてのオピオイド受容体に親和性を示す。
- 水溶性が高く、ゆっくりと効果発現し、静注後の半減期は2〜3時間と長い。また、皮下注入可能なため、持続皮下注による鎮痛方法としても使用されている。
- モルヒネにはヒスタミン遊離作用が強いために、喘息患者には使用しにくい。

2）フェンタニルクエン酸塩

- 1960年代に開発された合成オピオイドの鎮痛薬である。μ受容体への選択性が高く、鎮痛効果はモルヒネの100〜300倍と高い。
- モルヒネと比較して、副作用の発現が少ない。脂溶性が高く、中枢神経系への移行が速く、静注後数分以内に効果発現し、作用時間は30〜60分程度と短い。

3）ブプレノルフィン塩酸塩

- 1966年に英国で合成され、1987年から欧州で使用された半合成オピオイド系鎮痛薬である。オピオイド受容体の拮抗作用をもつために、拮抗性オピオイド系鎮痛薬とも呼ばれている。
- 鎮痛効果は、モルヒネの25〜50倍である。注射剤と坐剤が術後疼痛に使用可能であり、貼付剤は使用可能ではない。筋注・静注ともに半減期は約2〜3時間で、作用時間は6時間以上とされている。

4）ペンタゾシン

- 1958年に米国で合成された合成オピオイド系鎮痛薬である。ブプレノルフィンと同様にオピオイド受容体の拮抗作用をもつために、拮抗性オピオイド系鎮痛薬と呼ばれている。
- 鎮痛効果は、モルヒネの1/3〜1/5倍とされている。注射剤が術後疼痛に使用可能である。

2. 非ステロイド抗炎症薬（NSAIDs）

- 発痛物質（痛みの物質）であるプロスタグランジンの合成酵素である**シクロオキシナーゼ（COX）**の作用を抑制することで鎮痛作用を示す。

Word ● **COX**／cyclooxygenase、シクロオキシナーゼ。

- COXには、COX-1およびCOX-2が存在する。COX-1は組織に存在し、胃粘膜では、プロスタグランジンは粘液や重炭酸の分泌、胃粘膜血流維持を図っている。COX-2は脳、脊髄で常に存在するが、通常は炎症刺激や白血球由来のサイトカインで誘導され、これを抑制することで鎮痛作用を抑制する（**図1**）。
- NSAIDsの種類によって阻害するCOXが異なる（**表4**）。短期間の使用では問題とならないが、プロスタグランジン合成抑制による胃腸障害・腎機能障害・出血傾向などが副作用として挙げられる。

1）フルルビプロフェンアキセチル（ロピオン®）
- 日本で唯一承認されている静注用NSAIDsであり、強力な鎮痛作用を示す。COX-1選択性が高い。
- オピオイドや硬膜外持続鎮痛などと組み合わせて使用されることが多い。

2）ジクロフェナクナトリウム（ボルタレン®）
- 坐剤があり、内服不可能な場合に使用される。即効性があり、鎮痛作用も強力である。
- 妊婦に使用すると、胎児に動脈管収縮、動脈管閉鎖、徐脈、羊水過少が起こり、胎児の発育不全の原因となる。

3）ロキソプロフェンナトリウム水和物（ロキソニン®）
- 内服可能症例において、国内で最も使用されているNSAIDsである。
- ジクロフェナクナトリウムよりもCOX選択性に劣るものの、プロドラッグのため肝臓の障害が少なければ胃腸障害のリスクは少ない。

図1　非ステロイド抗炎症薬の機序

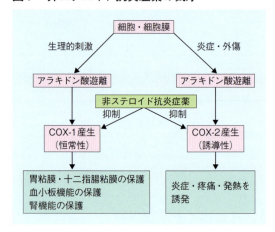

表4　NSAIDsのCOX選択性による分類

COX-2選択性	セレコキシブ
	ジクロフェナク
COX-1選択性	フルルビプロフェン

4）セレコキシブ（セレコックス®）
- COX-2選択性は高いため、胃腸障害は非常に少ないと考えられている。
- **VIGOR**の研究[1]では、セレコキシブを含むコキシブ系薬物の心血管関係合併症の増加の危険性が報告されているが、**CLASS**の研究[2]では、心血管系合併症は増加しないと報告されている。いずれにせよ、長期服用時には、心血管系の合併症に注意が必要と考えられる。

3．アセトアミノフェン

- NSAIDsとは異なり、抗炎症作用はほとんどない。
- 正常な服用量では、胃腸合併症、血液凝固抑制作用、腎機能障害などの副作用は少ない。ただし、鎮痛効果の作用機序は、十分には解明され

Word
- **VIGOR** / Vioxx Gastrointestinal Outcomes Research.
- **CLASS** / Celecoxib Long-term Arthritis Safety Study.

- ていない。
- 現在は、静注薬（アセリオ®）が発売されている。また、2011年1月から医療保険上の最大使用量が1日4gまでに引き上げられ、アセトアミノフェンの術後疼痛への対処としての役割が増加した。
- 副作用としては、肝機能障害が挙げられるが、腎機能障害への影響がNSAIDsと比べると少ないため、高齢者の鎮痛薬として有用である。

硬膜外鎮痛による疼痛管理

- 硬膜外鎮痛法は、硬膜外腔に局所麻酔薬やオピオイドを注入する方法である。硬膜外腔にカテーテルを留置することで、長時間の鎮痛効果を得られることが可能となる（p.385「硬膜外カテーテル」参照）。
- 頸部から会陰部に至る幅広い範囲の術後疼痛管理に使用されているが、体動時痛がひどく、内臓痛も関与しているような胸部や上腹部の術後鎮痛に適している。
- 硬膜外鎮痛によって、オピオイドの全身投与量を減量できたり、術後肺炎の発生率を低下させたり、虚血性心血管合併症の発生を減少させるという報告がある。
- 凝固能異常や抗凝固薬の内服中の患者においては、出血リスクや神経障害リスクが高まるために禁忌となっている。
- 硬膜外鎮痛法の副作用として、血圧低下、運動神経遮断、悪心・嘔吐、瘙痒感がある。血圧低下は、硬膜外腔へ投与された局所麻酔薬により交感神経が遮断され、血管拡張作用が出現するために引き起こされる。運動神経遮断は、創部に一致しない局所麻酔薬の過量投与により引き起こされる。特に、腰部硬膜外鎮痛では下肢の運動神経遮断が生じ、早期離床の妨げになる。症状が発現したときには、局所麻酔薬の投与を中断して経過観察を行う。
- 悪心・嘔吐は、硬膜外オピオイド投与により引き起こされる。これは、硬膜外腔に投与されたオピオイドが脳脊髄液内を移動して延髄を刺激し、嘔吐中枢に作用することで起こる。瘙痒感も硬膜外腔のオピオイド投与により引き起こされるが、はっきりとした発生機序は解明されていない。

オピオイドによる経静脈的患者自己調節鎮痛法（IV-PCA）

- 患者自己調節鎮痛法（PCA）とは、患者が痛みを自己で調節するもので、各個人で痛みの感じ方が違うためにそれに対応した鎮痛方法である。薬剤の投与を静脈内に限ったものを、IV-PCAと呼んでいる。
- 使用薬物は、オピオイドのフェンタニルやモルヒネが使用されており、副作用である嘔気に対して、ドロペリドールを併用している施設も多い。持続投与においては、単純にシリンジポンプを使用したり、細かな設定を行える機械式ポンプやディスポーザブル式ポンプが使用されている。
- PCAの除外症例は、本人の拒否、理解力不足、神経筋疾患、高度肥満に伴う睡眠時無呼吸といった場合である。
- 副作用には、オピオイドを使用するために悪心・嘔吐のほか、過量投与になった場合の過鎮静や無呼吸などがあり、IV-PCAを施行している症例においては注意が必要である。

末梢神経ブロック法

- 超音波ガイド下末梢神経ブロック（図2）が、急速に普及し、従来の方法と比べ安全性と成功率の向上が期待され、汎用されるようになってきた。また、術後肺塞栓予防のための抗凝固療

Word ●PCA／patient-controlled analgesia、患者自己調節鎮痛法。

図2 エコーを使用した腹横筋膜面ブロック（TAPブロック）の様子

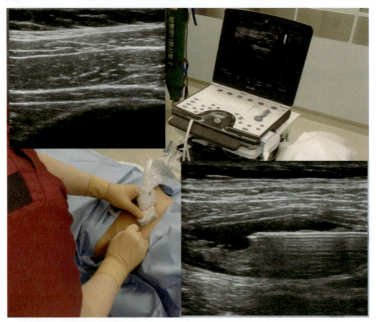

- 左上部エコー画像：腹横筋の様子。
- 右下部エコー画像：ブロック針から腹横筋膜面に局所麻酔薬が注入された様子。

法の増加により、硬膜外鎮痛法の代わりに末梢神経ブロックの有用性が再評価されてきている。
- 長時間作用するロピバカイン（アナペイン®）やレボブピバカイン（ポプスカイン®）などの長時間作用型局所麻酔薬が出現し、局所麻酔薬中毒のリスクが軽減し、安全に施行することが可能となった。ただし、各手術において、さまざまな末梢神経ブロックの組み合わせを行わなければ、適切な鎮痛が行えない。

*

- 患者個人の痛みに対する感じ方が異なるために、適切な鎮痛方法が選択される必要がある。また、安静時痛、体動時痛でも選択する鎮痛方法は異なってくる。
- 長期にわたる疼痛の持続は、術後の不穏・せん妄を引き起こし、さらには早期のリハビリテーションの施行にも影響を及ぼす。すでに鎮痛を行っていても、鎮痛方法や鎮痛薬の投与量に問題がないか考える必要もある。すなわち、患者に施行されている鎮痛方法の長所と短所をしっかりと把握し、患者の痛みに対する反応をよく観察する必要がある。

（竹田健太）

文献
1. Bombardier C, Laine L, Reicin A, et al. Comparison of upper gastrointestinal toxicity of rofecoxib and naproxen in patients with rheumatoid arthritis. N Engl J Med 2000；343：1520-1528.
2. Silverstein FE, Faich G, Goldstein JL, et al. Gastrointestinal toxicity with celecoxib vs nonsteroidal anti-inflammatory drugs for osteoarthritis and rheumatoid arthritis：the CLASS study：A randomized controlled trial. Celecoxib Long-term Arthritis Safety Study. JAMA 2000；284：1247-1255.
3. 川真田樹人編：麻酔科医のための周術期の疼痛管理. 中山書店, 東京, 2014.
4. 日本ペインクリニック学会治療指針検討委員会編：ペインクリニック治療指針改訂第4版. 真興交易医書出版部, 東京, 2013.
5. 西信一編：薬がわかる！ケアにいかせる！ICU・手術室の薬鎮痛・循環器用薬・呼吸器用薬・抗菌薬…はや調べノート. メディカ出版, 大阪, 2014.
6. 佐倉伸一編：周術期超音波ガイド下神経ブロック改訂第2版. 真興交易医書出版部, 東京, 2014.

Part 1 術後ケア
第7章 栄養・疼痛・精神症状

術後の精神症状 せん妄

ナースがおさえたいポイント

❶術後はさまざまな精神症状が発生するが、せん妄は特に重要である。術前からせん妄の準備因子を評価し、せん妄が起こった場合は正しく評価し、対策を講じる。
❷術後せん妄の多くが一過性であるが、遷延することがある。
❸せん妄の原因を取り除くよう努力する。

- 術後にみられる精神症状はさまざまなものがある。手術による精神的ストレスからくるものや、手術そのものによる身体的ストレスから二次的に発生する精神症状もある。
- なかでも多くみられるのは、以下の症状である。
  ①不眠
  ②不安症状
  ③うつ状態
  ④せん妄
- 本稿では、術後せん妄について述べる。

術後に起こるせん妄

- せん妄とは、軽い意識障害に幻覚・妄想などの精神症状を伴った状態である。術後に発生するせん妄は、臨床的に最も重要なせん妄の1つである。
- 術後せん妄は、全身麻酔下で行う手術を受けた全患者の約5〜10％に生じるといわれている。さらに高齢者では、10〜51％に生じるとされ、集中治療部（ICU）管理が必要となるような術後せん妄の発症率は80％にも及ぶ。
- 行われた手術の種類で最も高率に術後せん妄を生じるのは心臓大血管手術で、平均して26〜52％の患者にせん妄が発生する[1]。
- 術後は、身体状況が変化しやすく、それに伴って意識水準も動揺しやすい。典型的なものは、術後1〜5日の意識の問題のない時期を経て、急激な精神運動興奮、幻覚・妄想状態を呈し、安静保持が困難となり、点滴やカテーテルの自己（事故）抜去、昼夜逆転などの病棟管理上問題となる行動を起こす。
- 通常、術後せん妄は一過性であるが、発症すると遷延することがあり、その後身体的にも経済的にも患者にとって大きな負担となることがわかっている。
- せん妄は症候群であり、疾患の単位ではない。術後のみならず、通常の看護でもせん妄の発見率は低く、評価尺度を利用するなど積極的に発見していく努力をしないと見逃されてしまう。

1. せん妄の症状

- せん妄には**表1**に挙げるような特徴的な症状がある。

2. せん妄の原因

- せん妄を引き起こす原因となるものは手術以外にも種々あるが、事前にせん妄の準備因子（**表

表1　せん妄の症状

① 意識の清明度の低下
② 失見当識、近時記憶障害などの認知の障害
③ 幻覚や妄想状態、それに基づく不穏・興奮または活動性の低下
④ 睡眠のリズムの障害
⑤ 急激に発症する、または日内変動がある

表2　せん妄の準備因子

① 60歳以上の高齢
② 認知症、腫瘍などの脳障害
③ せん妄の既往
④ アルコール依存
⑤ 糖尿病
⑥ がんなどの悪性腫瘍
⑦ 盲目、難聴などの知覚障害
⑧ 男性

表3　術後せん妄の準備因子

① 60歳以上の高齢
② 検査データ上の明らかな異常
③ 4時間以上の手術
④ 緊急手術
⑤ ほかの術後合併症の存在
⑥ 術後における5種類以上の服薬
⑦ 術前における死の恐怖
⑧ アルコール依存
⑨ うつ病の既往
⑩ 精神病の家族歴
⑪ 過去のせん妄の既往
⑫ 術前の不眠
⑬ 妄想性人格障害
⑭ 機能性精神病の既往
⑮ 術後精神障害の既往
⑯ 退職に関連した問題

浅川理、平沢秀人：術後せん妄の臨床. 一瀬邦弘編、精神医学レビュー せん妄、ライフ・サイエンス、東京、1998：76. より引用

表4　術後せん妄の直接因子

頭蓋内の原因

① てんかんとその発作後状態
② 頭部外傷
③ 感染：髄膜炎、脳炎
④ 新生物、腫瘍
⑤ 血管障害

頭蓋外の原因

① 薬物（摂取と離脱）：抗コリン薬、抗けいれん薬、降圧薬、抗パーキンソン病薬、抗精神病薬、ジギタリス製剤、H_2-ブロッカー、インスリン、ジスルフィラム（嫌酒薬）、鎮痛薬、睡眠薬、ステロイド
② 毒物：一酸化炭素、重金属やその他の工業用毒物
③ 内分泌障害（機能低下と亢進）：下垂体、膵臓、副腎、副甲状腺、甲状腺
④ 内臓疾患：肝臓（肝性脳症）、腎・泌尿器（尿毒症）、呼吸器（低酸素症、CO_2ナルコーシス）、心臓血管系（心不全、不整脈、低血圧）
⑤ 欠乏症：ビタミンB_1、B_{12}、ニコチン酸、葉酸
⑥ 全身感染症
⑦ 電解質異常
⑧ 術後
⑨ 外傷

表5　せん妄の誘発因子

① **心理的ストレス**：経済的な問題、家庭内の問題、健康問題、環境の変化（転居、退職など）、入退院など
② **身体的ストレス**：疼痛、点滴や留置カテーテルなどの不快感や違和感
③ **不眠**：環境や個々の状態による
④ **感覚遮断**：視覚、聴覚などの障害や遮蔽、個室などへの隔離
⑤ **不動化**：身体抑制、拘束、絶対安静の指示など

2）を評価し、予測して対策を講じることが重要である。

● 高齢は、せん妄の準備因子として重要である。65歳以上の入院している患者の3〜4割にせん妄の既往があり、1〜2割の患者は入院しただけで、せん妄を示すといわれている。施設に入所している75歳以上の高齢者となると、その6割がせん妄を繰り返す。

● 術後せん妄の準備因子を**表3**[2]に示す。

● 手術とともに術後せん妄をひき起こす直接の原因について、**表4**に示す。

● せん妄をひき起こす直接の原因のみならず、せん妄をより発生させやすくする誘発因子の存在も見逃してはならない。せん妄の誘発因子を**表5**に示す。

3. せん妄の診断

● せん妄の診断については、**DSM-5**や**ICD-10**に診断基準が記載されているが、ベッドサイドで今起こっているせん妄を評価するには、簡便で、診断のみならず重症度なども評価できる評価尺度が必要である。

● 種々のせん妄評価尺度は一長一短であるが、それぞれの問題点を理解しつつ、積極的に使用すべきである。常にベッドサイドで患者をみている看護師がせん妄の評価尺度を使用しないと、CAM-ICU でせん妄と診断された患者のうち、3 割程度しかせん妄と診断できていないという報告もある[3]。

1) MMSE
● 特徴：MMSE は認知症やせん妄といった、器質的精神疾患の認知障害の程度を評価するのによく使用されるテストである。
● 評価方法：テスト所要時間は 5～10 分程度である。配点は 0～30 点で、24～30 点であれば「障害なし」、18～23 点であれば「軽度の障害」、0～17 点であれば「重度の障害」と評価される。
● 使用上のポイント：主に認知機能に重点をおいたテストであるため、せん妄特有の知覚障害や思考障害などは評価項目に含まれておらず、その意味ではせん妄を見つけるテストとしては不向きである。

2) DRS、DRS-R-98、DRS-J
● 特徴：DRS は Trzepacz らによるもので、せん妄を発見し、その重症度を評価するための尺度である。現在使用されている評価尺度のなかでは、最も信頼性が高い。
● 評価方法：患者との面接、他の心理検査の結果、看護師の観察、家族からの報告などを複合して 24 時間単位で評価する。総得点は 0～32 点で、せん妄かどうかのカットオフ値は 12 点とされている。
● 使用上のポイント：せん妄の過活動型（興奮型）と低活動型（不活発型）との区別ができないのが欠点であったが、DRS の 1998 年改訂版である DRS-R-98 は、両者が区別できるようになった。DRS-J は、DRS とそれをもとにつくられた Levenson らによる nurse delirium rating scale (NDRS) を日本語に訳し、日本の医療スタッフ向けに修正されたせん妄評価尺度である。身体疾患患者に発生したせん妄を他の精神疾患から区別することにより、スタッフはせん妄の患者を見出しやすくすることができる。日常的に使用する評価尺度としてやや煩雑ではあるが、せん妄診断のトレーニングになる。

3) MDAS
● 特徴：MDAS はせん妄の重症度をすばやく連続的に評価できるが、診断に関する項目がない。認知機能と行動的症状を評価するものである。
● 評価方法：所要時間は 10 分程度である。配点は 0～30 点で、せん妄のカットオフ値は 13 点とされている。
● 使用上のポイント：せん妄かどうかの鑑別とともに、中等度と重度のせん妄を区別することが可能である。

4) NEECHAM Confusion Scale
● 特徴：看護師が、患者のせん妄や混乱・錯乱状態を見つけやすくするために開発されたツールである。
● 評価方法：評価項目は 9 項目（認知・情報処理、行動、生理学的コントロール各 3 項目）。所要時間は 10 分程度である。30 点満点中の合計点から、「中等度～重度」「軽度または発症初期」「発症の危険性が高い」「正常」の 4 つに分類する。
● 使用上のポイント：患者をせん妄や混乱・錯乱状態の発生しやすいグループと、そうでないグ

Word
- DSM-5／diagnostic statistical manual of mental disorders fifth edition、米国精神医学会精神疾患の診断・統計マニュアル。
- ICD-10／international classification of diseases-10、国際疾病分類 -10。
- MMSE／mini-mental state examination、簡易精神状態検査。
- DRS／delirium rating scale、せん妄評価尺度。
- MDAS／memorial derilium assessment scale、せん妄アセスメントスケール。

ループに分けることが可能であり、早期の段階で徴候を把握できるとされている。

5）CAM-ICU
- **特徴**：**CAM-ICU** は ICU でのせん妄の診断に用いる。ICU や冠疾患集中治療部（CCU）にいる患者は言語的なコミュニケーションをとりにくく、せん妄状態になっても正確に診断することが難しいため、つくられたツールである。
- **評価方法**：所要時間は 2～3 分とされる。
- **使用上のポイント**：頻用されているが、特異度は高いものの、見逃しの多さが指摘されている。

せん妄と鑑別すべき疾患

1．認知症との鑑別
- せん妄は、意識障害をベースとする精神症状であるので、認知症とは異なる状態である。
- せん妄が突然発症するのに対して、認知症は通常月単位、年単位で進行する。両者にも認知障害は存在するが、せん妄は日内変動があることが多く、認知症の場合には1日のなかで変動することは少ない。基本的には、認知症には意識障害はないが、何らかの原因で意識が混濁し、せん妄状態になることがある。この場合は重複診断となる。
- 認知症患者は非認知症患者に比べ、せん妄になりやすい傾向にある。症状からのみならず、両者の鑑別には脳波検査が有用である。せん妄状態の脳波は、全般的に徐波化しているが、認知症の患者では正常か軽度の徐波化のみである。

2．統合失調症との鑑別
- 統合失調症の患者は、時にせん妄と区別しにくい著しくまとまらない行動をとることがある。しかし、一般的には統合失調症の患者の幻覚は変動することなく、妄想も体系化されていることが多い。
- 統合失調症患者には意識水準の低下や見当識の障害はないのが普通である。
- 認知症同様、脳波で鑑別も可能である。
- せん妄が若年者にみられることがまれであるのと同様、統合失調症が高齢者で初発することもまれである。

3．躁病との鑑別
- 躁状態の激しい興奮や攻撃性は、過活動型せん妄と区別しにくいことがある。しかし、躁状態の興奮や攻撃性は、基本的には気分の高揚を伴い、妄想もそれに基づくものであり、気分の状態を考えれば理解可能な内容であることが多い。
- 躁状態に浮動性は乏しく、基本的に不眠・不休といわれるように昼夜を問わず続く。

4．うつ病との鑑別
- 躁状態とは反対に、うつ状態は低活動型せん妄と区別困難の場合がある。脳波が両者を鑑別するのに有用であることが多い。

5．その他の精神疾患との鑑別
- 短期精神病性障害、解離性障害、虚偽性障害などの患者は、せん妄様の症状を呈することがある。しかし、注意深く観察することによって、せん妄の症状とは一致しない点があったり、脳波で鑑別することができる。

術後せん妄への対策

1．予防
- せん妄の起こる可能性を正しく評価し、必要な事態を予測する。
- 薬物によらないせん妄予防を試みる（**表6**）。

Word ●**CAM-ICU**／confusion assessment method for the intensive care unit、ICU におけるせん妄評価ツール。

表6 薬物によらないせん妄予防介入

認知維持	●看護者の名前と日常スケジュールを掲示 ●状況の見当識を維持・再建するための会話 ●最近の出来事についての会話 ●回想 ●言葉を使ったゲーム
睡眠補助	●就寝時に温かい飲み物 　（ミルクまたはハーブティー） ●リラクセーションテープまたは音楽 ●背中のマッサージ ●病棟の騒音を減らす ●服薬や処置の時刻と調整
運動	●1日3回歩行または関節可動域拡大訓練 ●身体拘束をできるだけ避ける
視力補正	●眼鏡や拡大鏡を使用 ●大きな文字の本や器具
聴力補正	●補聴器を使用 ●耳垢の清掃 ●必要によりその他のコミュニケーション方法
脱水補正	●早期発見と治療

岸泰宏：術後せん妄の診断と対応. Cardiovasc Anesth 2013；17（1）：9-16. より引用

2. 治療

1）非薬物療法

●表6に挙げた方法を高齢者に行うことで、せん妄の発症率を4割程度減少させる可能性があるといわれている。また、せん妄予防の専属チームなどを組織して、せん妄の準備因子の評価や早期発見、治療に介入することは医療経済的に考えても、負担の増加にはならないとされている。こうした非薬物療法は、特に消化器外科術後や大腿骨頭手術後にて効果が高いことが知られている。

●夜間も完全な暗闇にしない、家族との接触時間を多くする、などの介入も効果的である。

2）薬物療法

●医師と相談して、薬物療法を試みる。
●現在日本では、せん妄の治療に保険で認められている薬剤は条件付きでチアプリド塩酸塩のみであるが、ハロペリドールや非定型抗精神病薬の使用が推奨されており、事実上保険で認められているものもある。こうした薬物によりせん妄の予防効果が認められるという報告もあるが、全例に対して予防的薬物療法を行うのは現実的ではない。

●せん妄発症時に、鎮静作用を期待して抗コリン作用の強い抗ヒスタミン剤（ヒドロキシジン、プロメタジンなど）を使用することは、ベンゾジアゼピン系の薬剤と同様、せん妄を悪化させることが知られており、少なくとも単剤で使用することは避けたい。

3. 看護者の対応

●術後せん妄に限らず、せん妄の患者は意識障害がベースにあることを忘れてはならない。訴えをよく聞くことは看護上重要なことであるが、意識が悪い状態で長く話をさせたり、聞き続けることは、患者にとっても負担になる。

●暴言や心ない発言に対しても、議論したり、感情的にならないように努めたい。安易に服従のための力や拘束を用いないことは重要だが、看護者にとって無用な危険を避けるため、対応は医師も含めて複数で行い、暴力行為、危険行為などに対しては必要に応じて警備の専門員にも協力を求めるべきである。

●2014年にはJPADガイドラインと呼ばれる「日本版・集中治療室における成人重症患者に対する痛み・不穏・せん妄管理のための臨床ガイドライン」が日本集中治療医学会より策定された。このガイドラインでも、せん妄となった患者をいかに鎮静するかではなく、まず正しくせん妄を評価し、予防に努めることの重要性が述べられている。

（丸田智子）

文献
1. Fricchione GL, Nejad SH, Esses JA, et al. Postoperative delirium. Am J Psychiatry 2008；165：803-812.
2. 浅川理, 平沢秀人：術後せん妄の臨床. 一瀬邦弘編, 精神医学レビュー No.26 せん妄, ライフ・サイエンス, 東京, 1998：73-81.
3. Mistarz R, Eliott S, Whitfield A, et al. Bedside nurse-patient interactions do not reliably detect delirium：an observational study. Aust Crit Care 2011；24：126-132.
4. Inouye SK, Bogardus ST Jr., Leo-Summers L, et al. A multicomponent targeted intervention to prevent delirium hospitalized older patients. N Engl J Med 1999；340：669-676.

Part 1 術後ケア
第7章 栄養・疼痛・精神症状

術後の睡眠障害への対応

ナースがおさえたいポイント

① 術後の睡眠障害により、交感神経亢進から心血管系・免疫系に変化が生じ、術後の予期せぬ急変やせん妄を引き起こす可能性がある。

② 薬剤でもたらされる睡眠は、自発的で自然な睡眠とは睡眠の質が異なり、必ずしも患者の主観的な睡眠感を改善するとは限らない。

③ "眠れない＝睡眠導入薬で眠らせる"ことから、"睡眠障害の誘因に対処し自然な睡眠を促す"ことへ発想の転換が必要である。

術後患者の睡眠障害の現状

1. 客観的な睡眠

1) 睡眠ステージの変化（p.213 コラム参照）

- 術後の睡眠障害は、総睡眠時間の減少、**レム睡眠（REM）** の激減もしくは消失、深い睡眠であるノンレム睡眠（non-REM）Stage3、4（**徐波睡眠〈SWS〉**）の減少、浅い睡眠であるノンレム睡眠Stage1、2の増加に特徴づけられる[1]。
- この変化が術後3〜4日続いたのち、レム睡眠が一気に増加するレムリバウンドという状態が生じ、一週間程度で術前のレベルに戻る（**図1**）[1]。

2) 睡眠―覚醒サイクルの変化：サーカディアンリズムが乱れる（p.215 コラム参照）

- 睡眠―覚醒サイクルは、しばしばメラトニンを指標として調査される。術当日夜のメラトニン分泌は手術前夜に比べ減少し、断眠が増え、主観的睡眠の質が低下する[2]ことから、術後は睡眠ステージだけでなく、サーカディアンリズムも乱れている可能性がある。

図1 レム睡眠の術前〜術後の変化

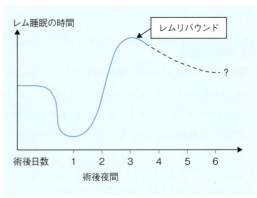

Rosenberg-Adamsen S, Kehlet H, Dodds C, et al. Postoperative sleep disturbances : mechanisms and clinical implications. *Br J Anaesth* 1996 ; 76 : 552-559.

Word
- **REM**／rapid eye movement sleep、レム睡眠。
- **SWS**／slow wave sleep、徐波睡眠。

2. 主観的な睡眠

- 整形外科、心臓血管外科、一般外科術後患者の42％が睡眠障害を訴え、そのうち23％の患者は術後4日目にも睡眠障害が残っている[3]。
- 患者の自覚症状は、総睡眠時間の減少、浅い眠り、頻回の中途覚醒、中途覚醒後の再入眠困難に特徴づけられ、レムリバウンドの時期と一致して、苦痛と悪夢を自覚することが多い[1]。

3. 睡眠評価と患者の自覚は一致しない

- 集中治療部（ICU）入室した術後患者の術当日夜の睡眠の自覚と、看護師の観察による睡眠評価との一致度は44％と低値であり、看護師が患者の睡眠を過大評価（眠れていると評価）していた[4]。
- アクチグラフによる客観的な睡眠測定と、質問紙での主観的睡眠の同時調査では、両者は解離し、主観的な睡眠の質は1年生存率を予測するが、客観的な睡眠の評価はこれを予測しなかった[5]。つまり睡眠においては、患者の主観的な評価がより重要であるといえる。

術後の睡眠障害が及ぼす影響

- 睡眠障害は、苦痛であるだけでなく、術後の生体にさまざまな悪影響を及ぼす[6]（図2）。
- 特に、術後のレムリバウンドは、深刻な交感神経の活性化から、一過性の低酸素、それに伴う心筋虚血のリスクとなり、術後の予期せぬ急変への関与が指摘されている[1]。
- レム睡眠の減少とせん妄との関連が示唆されており[7]、またせん妄の初期症状としても睡眠障害がみられる。
- 睡眠障害は日中の活力低下、眠気、疲労感、気分障害を引き起こし、術後の離床遅延、日中の睡眠→睡眠─覚醒サイクルの乱れの助長という悪循環につながり、術後の回復過程を遅延させる可能性がある。実際、術後患者の睡眠の質の低さは長期入院と相関するとの報告もある[8]。

術後の睡眠障害の誘因と対策

- 外科的侵襲と生体反応は大きな誘因であるが、環境的因子、個人的素因などさまざまな因子が

---

column

正常な睡眠

- ヒトの睡眠は、レム睡眠とノンレム睡眠という質的に異なる2つの睡眠段階に分類される（図）。
- ノンレム睡眠は睡眠の深さ（脳の活動性）によってStage1～4（浅い～深い）の4段階に分けられ、Stage3、4は徐波睡眠（SWS）と呼ばれる。
- 睡眠の約75％はノンレム睡眠であり、残りの25％はレム睡眠である。健康な睡眠ではレム睡眠とノンレム睡眠をおよそ90分ごとに繰りかえす。
- ノンレム睡眠は、大脳を鎮静化しその機能を回復させる眠りであり、特にSWSは記憶の固定や整理に重要な働きをする。レム睡眠は、ノンレム睡眠から大脳を覚醒に向けて活性化するための眠りである。レム睡眠の最も重要な役割は、意識水準や体温を下げてしまうノンレム睡眠と、その逆の性格をもつ覚醒との間にうまく橋渡しをすることである。ヒトには睡眠全体だけでなくレム睡眠の恒常性を維持しようとする機構もある。

（瀧口千枝）

文献
1. 櫻井武：睡眠の科学 なぜ眠るのか なぜ目覚めるのか. 講談社, 東京, 2010.

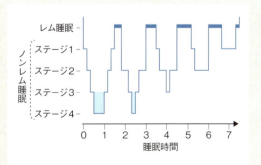

図2　睡眠障害が生体に与える影響

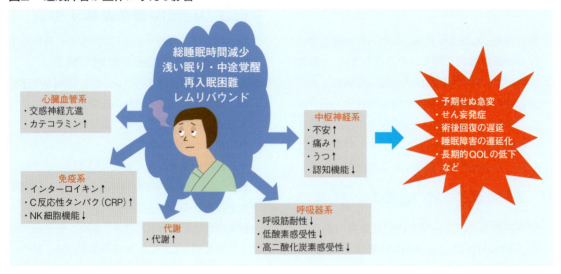

図3　術後の睡眠障害の誘因

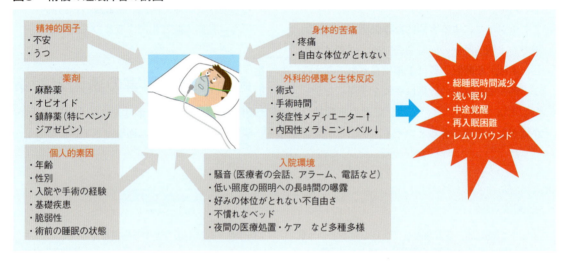

影響して術後の睡眠障害を引き起こす[1]（図3）。
- 退院後も持続する睡眠障害では、不安と抑うつ[9]、急性疼痛の慢性化[3]が関連している。
- 多角的に査定し、誘因を除去する必要がある。

1. 外科的侵襲

- **侵襲度**：外科的侵襲が大きいほど睡眠障害を併発しやすい。ヘルニアより胃切除で[1]、腹腔鏡より開腹で[10]、手術時間が長いほど[1]、睡眠障害を引き起こしやすく、また遷延しやすい。
- **麻酔**：麻酔方法が全身麻酔か局所麻酔かによる、術後の睡眠障害の違いはさほどない[1]。
- **ストレス反応**：外科的外傷へのストレス反応が、術後の睡眠障害に影響をする[1,3]。侵襲に対する生体反応としてのカテコラミンの増加は覚醒を促進し、コルチゾル、炎症性サイトカインであるインターロイキン（IL）-1、IL-6は、ともにレム睡眠とSWSを減少、ノンレム睡眠Stage1、2を増加させる[1]。
- **心臓血管外科手術**：それ以外の術後より睡眠障害が遷延するリスクが高く、理由として脳視床下部の一過性の循環の低下が挙げられる[11]。

● 対策：高侵襲の術式や心臓血管外科手術では、睡眠障害と同時にせん妄発症のハイリスク状態でもある。主観的・客観的睡眠状況とあわせて、患者の言動の変化も注意深く観察する。

2. 個人的素因

● 高齢者：加齢による神経の変化で睡眠効率が悪化、特にSWSが減少しており、高齢では若者に比べて、睡眠が術前のレベルに回復するまで約1ヵ月遅れる[9]。
● 女性：ホルモンのバランスの影響から、男性よりも睡眠障害を生じやすい[9]。
● 睡眠障害・抑うつ：入院前からの慢性的な睡眠障害、抑うつ的な思考は入院、手術、痛みに対して脆弱にし、術後の睡眠障害の程度や持続期間に影響する[3]。術前から睡眠障害がある患者は、術後の身体症状、身体関連QOLが低い[12]。
● 対策：同じ術式・環境でも、睡眠障害の有無や程度には差がある。個別にリスクを査定する。

3. 薬理学的要因

● 麻酔薬：薬剤で差はあるが、レム睡眠、ノンレム睡眠に影響を与え、5日目までに回復する[13]。
● 鎮痛薬：オピオイドは、睡眠に重要な中枢神経のコリン作動性伝達物質に影響を与える[3]。オピオイドは、SWSとレム睡眠、睡眠―覚醒リズムに影響を与える[3]。痛み→オピオイド→睡眠障害→痛みへの感受性上昇、という悪循環があることにも注意が必要である[3,14]。
● 睡眠導入薬・鎮静薬：特にベンゾジアゼピンはレム睡眠を減少させてせん妄を惹起し、急な中断によりレムリバウンドを生じることが指摘されている[7]。
● 対策：睡眠障害の誘因となりうる薬剤を使用している場合、得られる効果・悪影響を考慮し、必要時は薬剤の中止または他剤への変更について医療チームで話し合う。

4. 入院環境

● 患者の自覚する術後の睡眠障害の誘因上位25％は、快適な体位がとれない、夜間の医療処置、慣れないベッド、看護ケアによる睡眠妨害、騒音、光など、環境的要因が占めている[9]。
● 対策：術後は処置・ケアが多いが、"眠れない→睡眠導入薬投与"の前に、ケアをまとめて行うことや、環境的要因を見直す（**表1**）。

眠らせる薬剤の限界

● 睡眠導入薬や鎮静薬の使用により、総睡眠時間が増加、断眠が減少し、一定の疲労回復効果が得られる。しかし、これらの薬剤は睡眠ステージを修復せず、自然な睡眠（自発的でリズムを持ち周期性がある睡眠）とはまったく異なる。
● 術後患者の主観的睡眠は、睡眠導入薬または鎮静薬の使用患者よりも不使用患者のほうが良好と報告[15]がある。「眠ったように見えている時間」つまり睡眠の「量」だけでなく、睡眠の「質」を考えると、薬剤で得られる睡眠は自然な睡眠に及ぶことはない。状況に応じて薬剤を使用しても、並行して自然な睡眠を得るためのケアを行う必要がある。

---

column

サーカディアンリズムとメラトニン

● サーカディアンリズムとは、約24時間の周期をもつ内因性の生体リズムのことである。睡眠―覚醒、血圧、脈拍、深部体温、代謝など、生理学的過程にはすべてサーカディアンリズムがみられる。
● 内因性に形成されるが外界からの刺激によって修正される。最も強力な外界の刺激は光（明暗周期）といわれている。
● メラトニンは、脳の松果体から生産されるホルモンで、サーカディアンリズムの最も安定したマーカーとして位置づけられている。

（瀧口千枝）

自然な睡眠─覚醒リズムを取り戻す、光を利用したケア

- 術後患者への日中の光照射により昼寝の回数が減少し、主観的睡眠感である起床時眠気、夢み、疲労回復が改善すること[16]、術後せん妄予防、早期離床への効果が報告されている[17]。
- 従来、光を用いたケアでは2,500 lux以上の光源が必要とされてきたが、最近の研究で、日中なら300 luxで1～2時間、夜間では120luxで6.5時間の曝露でメラトニン分泌を抑制すること、日中の光曝露量を増やすことで夜間の光に対する感受性を低下させる[18]ことがわかってきた。
- 蛍光灯照明の室内は約500 luxあるため、特別な光装置を使用しなくても、日中は太陽光を取り込む、外気浴をする、夜間の照度を極力下げるなど、メリハリのある光の調節により自然な睡眠を取り戻せる可能性がある。
- 日常性を高め、生体が本来もつ自然な睡眠を促すという点で看護ケアの可能性は大きい。

（瀧口千枝）

表1　睡眠障害を減らすためのケア

分類	ケア例
音対策	●モニターアラーム値の適切な設定 ●アラームとPHSの連動化 ●電話・ナースコールの呼び出し音量調節 ●スタッフ間の会話への意識づけ（雑談は患者には不快音） ●耳栓・サウンドマスキング（BGMで環境音をまぎらわす）の利用
光対策	●太陽光の取り込みや外気浴の実施 ●日中は明るく夜間は暗く、メリハリをつける ●夜間はモニターのバックライトの照度調節 ●モニターや照明の向きの調節 ●アイマスクの利用
体位調整	●ドレーン・点滴ライン類・装着機器の適切位置での確実な固定 ●体動可能な範囲を患者に伝える
昼夜のリズム	●夜間の医療処置・ケアは最小限にする ●ケアや処置はなるべくまとめて実施 ●早期離床

文献

1. Rosenberg-Adamsen S, Kehlet H, Dodds C, et al. Postoperative sleepdisturbances: mechanisms and clinical implications. Br J Anaesth 1996; 76: 552-559.
2. Kärkelä J, Vakkuri O, Kaukinen S, et al. The influence of anaesthesia and surgery on the circadian rhythm of melatonin. Acta Anaesthesiol Scand 2002; 46: 30-36.
3. Chouchou F, Khoury S, Chauny JM, et al. Postoperative sleep disruptions: a potential catalyst of acute pain? Sleep Med Rev 2014; 18: 273-282.
4. Nicolás A, Aizpitarte E, Iruarrizaga A, et al. Perception of night-time sleep by surgical patients in an intensive care unit. Nurs Crit Care 2008; 13: 25-33.
5. Martin JL, Fiorentino L, Jouldjian S, et al. Poor self-reported sleep quality predicts mortality within one year of inpatient post-acute rehabilitation among older adults. Sleep 2011; 34: 1715-1721.
6. Delaney LJ, Van Haren F, Lopez V. Sleeping on a problem: the impact of sleep disturbance on intensive care patients-a clinical review. Ann Intensive Care 2015; 5: 3.
7. Trompeo AC, Vidi Y, Locane MD, et al. Sleep disturbances in the critically ill patients: role of delirium and sedative agents. Minerva Anaesthesiol 2011; 77: 604-612.
8. Kjølhede P, Langström P, Nilsson P, et al. The impact of quality of sleep on recovery from fast-track abdominal hysterectomy. J Clin Sleep Med 2012; 8: 395-402.
9. Liao WC, Huang CY, Huang TY, et al. A systematic review of sleep patterns and factors that disturb sleep after heart surgery. J Nurs Res 2011; 19: 275-288.
10. Gögenur I, Rosenberg-Adamsen S, Kiil C, et al. Laparoscopic cholecystectomy causes less sleep disturbance than open abdominal surgery. Surg Endosc 2001; 15: 1452-1455.
11. Yilmaz H, Iskesen I. Follow-up with objective and subjective tests of the sleep characteristics of patients after cardiac surgery. Circ J 2007; 71: 1506-1510.
12. Poole L, Kidd T, Leigh E, et al. Preoperative sleep complaints are associated with poor physical recovery in the months following cardiac surgery. Ann Behav Med 2014; 47: 347-357.
13. 櫛方哲也, 吉田仁, 安田忠伸, 他. 麻酔と睡眠 第2部：麻酔と睡眠の関連について. 麻酔 2007; 56(10): 1148-1154.
14. Cronin AJ, Keifer JC, Davies MF, et al. Postoperative sleep disturbance: influences of opioids and pain in humans. Sleep 2001; 24: 39-44.
15. Frisk U, Nordström G. Patients' sleep in an intensive care unit — patients' and nurses' perception. Intensive Crit Care Nurs 2003; 19: 342-349.
16. 石光芙美子：術後せん妄発症予防のための光を活用した看護介入無作為化比較試験. お茶の水看誌 2013; 8(1): 16-27.
17. Taguchi T, Yano M, Kido Y. Influence of bright light therapy on postoperative patients: a pilot study. Intensive Crit Care Nurs 2007; 23: 289-297.
18. 樋口重和：光とヒトのメラトニン抑制. 時間生物学 2008; 14(1): 13-20.

Part 2
ドレーン・カテーテル管理

◆第1章　総論
◆第2章　手術時に使用されるドレーン管理の実際
◆第3章　治療目的で使用されるドレーン・カテーテル管理の実際
◆第4章　術後や集中治療で使用されるチューブ・カテーテル管理の実際
◆第5章　輸液・注入目的のチューブ・カテーテル管理の実際

ドレーン・カテーテル・チューブの用途による分類

a. **排液（排気）が目的のもの**
　①手術時に挿入するもの（腹腔・胸腔ドレーン、皮下ドレーン）：情報ドレーン（術後出血や胆汁漏などの情報を得る）、予防的ドレーン（縫合不全発症時のため、肺手術におけるエアリーク対策など）、治療的ドレーン（穿孔性腹膜炎など）。
　②治療目的で穿刺や切開にて挿入するもの：超音波やCTガイド下に穿刺挿入する経皮的膿瘍ドレナージや経皮経肝胆囊ドレナージ（PTGBD）。経皮的気管穿刺キット、気胸に対する胸腔ドレーンなど。
　③減圧ならびに正常の流れを回復させる目的のもの：閉塞性黄疸時の内視鏡的に挿入する胆管ドレナージカテーテル、尿管閉塞時の腎内瘻カテーテル（ダブルJステント）、水頭症に対する脳室ドレナージカテーテルなど。
　④術後や意識障害例などで自力での排出が困難な場合に用いるもの：尿道留置カテーテル、喀痰吸引のための気管内吸引カテーテル（非留置）など。

b. **点滴・注入が目的のもの**
　①血管留置カテーテル（末梢・中心静脈）
　②除痛目的の硬膜外カテーテル
　③経管栄養目的の腸瘻や胃瘻カテーテル（経皮内視鏡的胃瘻造設〈PEG〉など）

c. **その他（気道確保、モニタリングなど）**
　①気管挿管チューブ
　②気管切開チューブ
　③血中酸素飽和度、圧などのモニタリング目的のカテーテル（動脈ラインカテーテル、スワンガンツカテーテルなど）

（竹末芳生）

Part 2 ドレーン・カテーテル管理

第1章 総論

ドレーンの種類と用途

> **ナースがおさえたいポイント**
>
> ❶ ドレナージは、目的によって「治療的ドレナージ」「予防的ドレナージ」「情報ドレナージ」に分けられる。
> ❷ 予防的ドレナージの必要性は、利点(縫合不全時の再手術回避など)と欠点(逆行性感染など)をふまえ、今後さらに検討が必要である。
> ❸ 逆行性感染のリスクや患者の苦痛を考慮し、ドレナージはできる限り早期抜去を心がける。

ドレナージとは

- ドレナージとは、血液・膿・滲出液・消化液などを患者の体外に排出させることである。ドレナージのために挿入する管をドレーンという。
- 多くの診療科でさまざまなドレーンが利用されている。ドレーン1本の入れかた、管理のしかたにより患者の命が決まることも少なくない。したがってドレーンの取り扱いは非常に重要といえる。
- ドレーンは挿入方法、使用目的・部位・方法、原理、チューブの種類など、数多くの分類が可能であるが、本稿では目的から分類し、その用途について概説する。

ドレナージの目的

- 感染のコントロールや減圧を主な目的としている。目的から「治療的ドレナージ」「予防的ドレナージ」「情報ドレナージ」の3つに分類される(**表1**)。

1. 治療的ドレナージ

- 治療的ドレナージは、脳脊髄液、空気、胆汁などを体外へ排出させ、臓器障害が進行しないようにドレーンを用いて治療する。
- 体液などを一時的に体外に排泄させることで、病状を進行させないことがドレーンの第一目標であるが、時に病態の原因が解除され、治癒まで至ることもある。気胸に対する胸腔ドレナージや、腸閉塞に対するイレウスチューブは、その代表である。
- 気胸に対して、ドレーンを胸腔内に入れ胸腔内の陰圧が維持され、肺が膨張することで肺の穴が胸膜同士癒着して気胸が治癒すること、あるいは腸閉塞に対してイレウスチューブを挿入し、腸液を排出するだけで腸管の狭窄部位の浮腫が軽減し、再び排ガス、排便が認められ、腸閉塞が解除されることなどは、日常の臨床上よく経験されるものと思われる。
- 病態の原因が簡単に解除されないこともまた多くあり、その際にはドレーンにより臓器障害が進行しないよう安定させたあとで、原因に対す

表1 ドレナージの目的による分類

種類	目的	主なドレナージ
治療的ドレナージ	ドレーンを用いて体液・空気を体外へ排出させ、臓器障害が進行しないように治療する	● 脳室ドレナージ（水頭症） ● 胸腔ドレナージ（気胸） ● PTCD・ENBD（閉塞性黄疸） ● イレウスチューブ（腸閉塞） ● 腎瘻ドレナージ（水腎症）
予防的ドレナージ	術後管理として予防的に挿入	● 縦隔ドレナージ（心臓手術） ● 胸腔ドレナージ（気胸）
情報ドレナージ	術後出血、縫合不全の早期発見のために挿入	● 右横隔膜下ドレナージ（肝切除術） ● ウィンスロー孔ドレナージ（胃切除術） ● ダグラス窩ドレナージ（S状結腸切除術）

る手術などの治療を追加することが必要になる。
- 要約すると、治療的ドレナージは体液などを一時的に体外に排出するものであるが、引き続き手術などの根本的治療が必要な場合と不要な場合がある。

2. 予防的ドレナージ

- 予防的ドレナージは、手術で吻合、縫合したところがうまく治れば必要のないものであるが、ひとたび縫合不全などが起これば治療的ドレナージとなる。

3. 情報ドレナージ

- 情報ドレナージは予防的ドレナージと重複する部分が多いが、術後の出血や縫合不全を早期に発見することを目的としている。

ドレーンチューブの種類

- ドレーンチューブには「フィルム型」「チューブ型」「サンプ型」「マルチスリット（ブレイク）型」などの種類がある（**表2**）。
- **フィルム型**：ペンローズドレーンが代表的である。開放式ドレーンとして使用される。やわらかいので患者への物理的な圧迫は少ないが、粘稠な排液では内腔がつぶれやすく、洗浄しにくいという欠点がある。
- **チューブ型**：プリーツ型やデュープル型などの種類があり、溝をつけることで毛細管現象を利用する形状となっている。洗浄・入れ替えが容易な形状である。
- **サンプ型**：ダブルあるいはトリプルルーメンになっていて、持続洗浄が可能な構造となっている。
- **マルチスリット（ブレイク）型**：内腔をもたないため、詰まりにくいとされている。

ドレナージの方法

- ドレナージには、「閉鎖式」「開放式」「半閉鎖式」のものがある（**表3**）。

1. 閉鎖式ドレナージ

- **利点**：感染が起こりにくく、ドレナージ圧を調整しやすい、排液量を計測しやすい、排液の採取が容易などがある。
- **欠点**：詰まりやすい、患者が動きにくい。

Word
- **PTCD**／percutaneous transhepatic cholangio drainage、経皮経肝胆管ドレナージ。
- **ENBD**／endoscopic naso-biliary drainage、内視鏡的経鼻胆管ドレナージ。

表2　ドレーンチューブの種類

フィルム型ドレーン（開放式として使用）	名前	ペンローズ（Aタイプ）	ペンローズ（Fタイプ）
	形状・断面	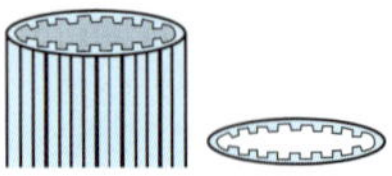	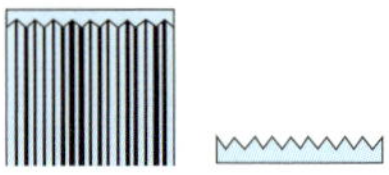
チューブ型ドレーン（閉鎖式として使用、洗浄や入れ替えが容易）	名前	シンプル	ネラトン
	形状・断面	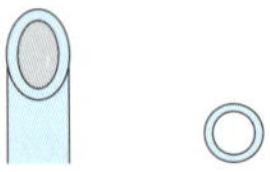	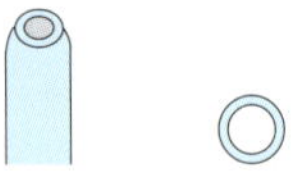
	名前	デュープル	プリーツ
	形状・断面	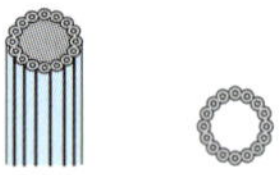	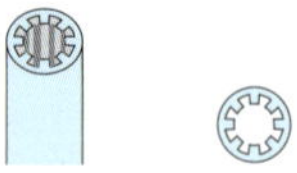
サンプ型ドレーン（閉鎖式として使用、持続洗浄が可能）	名前	ダブルルーメン（2腔型）	トリプルルーメン（3腔型）
	形状・断面	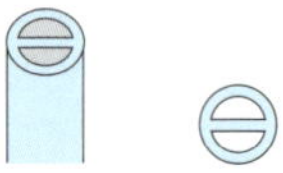	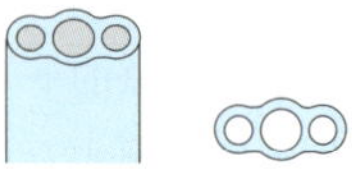
マルチスリット（ブレイク）型ドレーン（閉鎖式として使用、ドレナージ効率が高く、詰まりにくい）	名前	ラウンド	フラット
	形状・断面	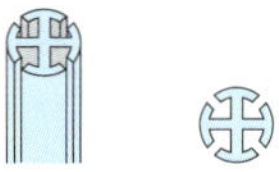	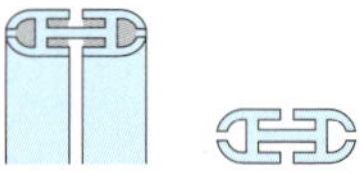

表3　ドレナージの方法

種類		方法	利点	欠点
閉鎖式	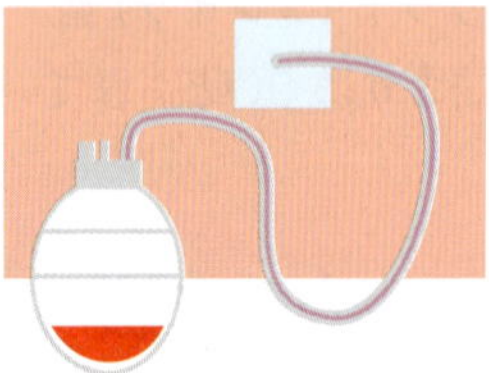	●ドレーンの一端を貯留用の排液バッグにつないで陰圧をかけて排液を促す（能動的）	●感染が起こりにくい ●ドレナージ圧を調整しやすい ●排液量を計測しやすい ●排液の採取が容易である	●ドレーンの詰まり、折り曲げ、固定に注意が必要 ●患者が動きにくい
開放式	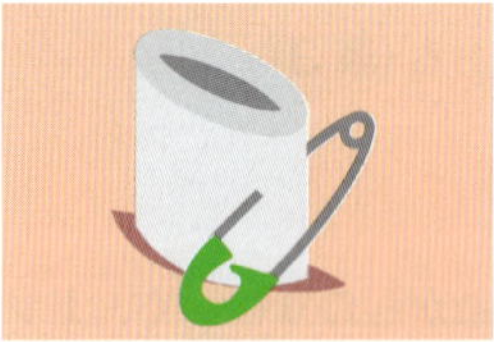	●ドレーンの一端は切離開放。フィルム型ドレーンを使用（受動的）	●ドレナージがよく効く	●感染が起こりやすい
半閉鎖式	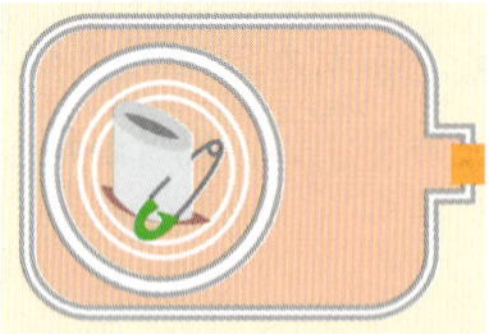	●開放式ドレーンにパウチを装着（受動的）	●ドレナージがよく効く ●感染が起こりにくい	●パウチのコストが高価 ●パウチ剥離時に皮膚トラブルのリスクがある

- 排液バッグとドレーンをつなぐ連結管が必要となり、ドレーンの確実な固定が重要となる。
- 看護においては、詰まっていないか、チューブが折れ曲がっていないか、固定はしっかりしているか、観察が必要となる。

2. 開放式ドレナージ

- 利点：ドレナージがよく効く。
- 欠点：感染が起こりやすい。

3. 半閉鎖式ドレナージ

- 利点：ドレナージがよく効き、感染しにくい。
- 欠点：パウチのコストが高価である。
- 開放式ドレーンにパウチを装着し、ドレナージを行う。

ドレーンの挿入方法

- ドレーンは「手術的」に入れるものと「経皮的・内視鏡的」に入れるものの2つの方法がある。
- ドレーンは手術時に入れる、あるいはドレーンを入れるために手術を行うということが多いが、最近ではIVRや内視鏡の技術が進み、ドレーンを経皮的に穿刺して挿入したり、内視鏡を用いて低侵襲にドレナージが可能となっている。

1. 手術時に挿入するドレーン

- 予防的あるいは情報ドレーンとして使用することがほとんどと考えられる。
- 体腔内を観察しながら挿入できるので、挿入に関して大きな合併症が生じることは少ない。

2. 経皮的・内視鏡的に挿入するドレーン

- 画像装置の種類により、X線透視下穿刺、超音波ガイド下穿刺、CTガイド下穿刺などに分類できる。また一部の病院では、MRIガイド下穿刺が可能となっている。
- 多くの場合、治療的ドレーンとして使用する。
- 経皮的に行うため、患者に対する負担（侵襲）は手術時に挿入するドレーンに比べて少ない。しかし、挿入時に他の臓器を傷つける恐れがあるため、画像装置により慎重に穿刺ルートを選択する必要があり、ドレナージ後の管理においても他臓器の損傷が起こっていないか注意を払わなければならない。

表4 ドレーンの使用部位

種類・使用部位	適応
脳室ドレーン	頭蓋内圧亢進に対する治療、水頭症の治療
胸腔ドレーン	気胸、血胸、肺切除術後
心嚢ドレーン	心タンポナーデの治療、心臓手術後
胆管ドレーン	閉塞性黄疸、胆道手術後
膵管ドレーン	膵手術後
腹腔ドレーン（横隔膜下、ウィンスロー孔、ダグラス窩）	腹部手術の術後
腎瘻ドレーン	水腎症

ドレーンの使用部位

- ドレーンの使用部位は、全身に多岐にわたる（表4）。

ドレナージの原理

- ドレナージの原理は「受動的」と「能動的」に分類される（表5）。

1. 受動的ドレナージ

- 外部から力を与えなくても、管の中を液体が移動するしくみを利用する。

Word
- IVR／interventional radiology、侵襲的放射線療法。X線透視・超音波ガイド下でのカテーテルとガイドワイヤーによる治療。

表5 ドレナージの原理

分類	原理	解説
受動的	重力	●液面の高低による圧差を利用 ●閉鎖式ドレーン、PTCD など
	毛細管現象	●細い管の内側を液体の表面張力によって浸透する現象 ●ペンローズドレーン、ガーゼドレーンなど
	サイフォンの原理	●高低差のある液面に液体を満たした管の両端を入れると、高いほうの液面（出発点）から低いほうの液面へ液体が移動する ●管の途中に出発点より高い位置があっても、大気圧・重力の影響で、液体は高いほうから低いほうへ移動する ●脳ドレナージなど
能動的	機械的な方法	●機械を利用して、間欠的・持続的に陰圧をかける ●胸腔ドレナージなど
	バネの復元力	●バネが戻ろうとする力を利用して、持続的に陰圧をかける ●J-VAC® ドレナージシステム、デイボール CWS400PVC セットなど
	風船の収縮力	●膨らませた風船がしぼむ力を利用して、持続的に陰圧をかける ●SB バック、デイボール リリアバックなど

- 毛細管現象の利用：細い管の内側を液体が上昇する現象を利用する方法。
- サイフォンの原理の利用：隙間のない管を利用して、液体を移動させるしくみを利用してドレーンの効果が増加する。

2. 能動的ドレナージ

- 吸引器に接続して陰圧をかけることにより、強制的に排液する方法である。
- 排液が多く貯留すると吸引圧が低下するので、排液を随時除去するよう注意が必要である。
- 機械的な方法：胸腔ドレナージに用いる持続吸引器。
- バネ（スプリング）の復元力の利用：J-VAC® ドレナージシステムなど。
- 風船（バルーン）の収縮力の利用：SB バックなど。

予防的ドレナージの必要性

1. 日本の現状

- 多くの外科手術では、ルーチンでドレナージが用いられており、しかも長期に留置されているのが日本の現状であると思われる。CDC の**手術部位感染（SSI）**予防のガイドラインでは、ドレーンはできるだけ入れないほうがよく、ドレーンを入れた際にはできるだけ早期に抜去することが示されている[1]。今後、ドレーンを入れない手術と入れる手術をどのようにして決定するのか、早期とは何日目であるのかといった問題を解決しなければならない（p.228「ドレーンの適正使用」参照）。
- ドレーンを入れる・入れないかを決定する際や、いつ抜去するかを検証する際には、ドレナージの利点と欠点について整理する必要がある。利点と欠点について表にまとめたが、外科医が利

Word
- SSI／surgical site infection、手術部位感染（p.2「手術部位感染（SSI）」、p.109「SSI 予防の実際」参照）。
- RCT／randomized controlled trial、無作為化比較試験。

点として大きく考えているのは、「縫合不全の際に、再手術を回避できるのではないか」という点と思われる。
- 現時点で日本において、ドレナージの有無でどのような結果になるかという科学的な臨床研究は存在せず、科学的には本当の意味で証明されていない。また欠点のなかで、SSIに関連する最も大きな問題として、逆行性感染が挙げられる。見落とされがちな問題として、ケアが増加することやコストがかかることは、医療費抑制が求められている昨今では大きな問題であると考えられる。

2. 予防的ドレナージのエビデンス

- 予防的なドレーン留置の必要性に関する**無作為化比較試験（RCT）**は、海外でいくつか行われており、消化器外科手術のメタアナリシスについても報告された[2]。
- 肝切除術、胆嚢摘出術、結腸直腸切除術、虫垂切除術（感染の程度を問わない）では、ルーチンのドレーン挿入は否定された。食道手術、胃全摘術に関しては、まだ良質なデザインのRCTがなく、未解決であるとされた。
- この他にも膵切除術[3]、胃がんのD2郭清手術[4]においてRCTがあり、ドレナージの有用性は認めていない。すなわち、縫合不全の際に再手術を回避できるのではないかというドレナージの利点は証明されていない。逆に、肝切除術においてはドレーン挿入が独立した危険因子であるとしている[2]。
- このような研究結果が海外で発表されても、すぐに医療現場でドレーンを省略することは困難であると推測されるため、科学的な検証が日本でも必要であると思われる。

3. 手術の完成度から必要性を考える

- 予防的ドレナージの必要性は、外科手術の完成度に大きく依存するものと推測される。つまり、手術の完成度が非常に高いものでは、予防的ドレナージの必要性はドレナージの欠点が無視できなくなり不要と判断されると考えられる。
- 手術の完成度が低く、縫合不全の発生頻度が多いものでは、予防的ドレナージは多くの場合、治療的ドレナージになることが想定される。したがって、そのような手術では患者の生命を守るという意味で、予防的ドレナージが必要と判定されると考えられる。つまり、予防的ドレナージの必要性は、手術の完成度に大きく関係するものであると考えられる。

ドレーンは役割を終えればできるだけ早期に抜く！

- 治療的ドレナージであれ、予防的ドレナージであれ、皮膚刺入部、ドレーンと延長チューブ、延長チューブと排液バッグの接続部、排液バッグの排液口などの部位は、細菌が混入する危険性が常にあると考えられる。これらの部位から体腔内に細菌が入り込んだ結果として、ドレナージの逆行性感染が起こる可能性がある。
- ドレナージの役割がいつ終わるのかについては慎重に判断するべきだが、いつまでも抜去を先送りにして患者が苦しむことのないように注意したいものである。ドレーンの抜去時期については、チーム医療の一環として担当医に確認し、早期抜去を心がけることが重要である。

（清水潤三）

文献
1. Mangram AJ, Horan TC, Pearson ML, et al. Guideline for prevention of surgical site infection, 1999. Hospital Infection Control Practices Advisory Committee. *Infect Control Hosp Epidemiol* 1999 ; 20 : 250-278.
2. Petrowsky H, Demartines N, Rousson V, et al. Evidence-based value of prophylactic drainage in gastrointestinal surgery : a systematic review and meta-analyses. *Ann Surg* 2004 ; 240 : 1074-1084.
3. Conlon KC, Labow D, Leung D, et al. Prospective randomized clinical trial of the value of intraperitoneal drainage after pancreatic resection. *Ann Surg* 2001 ; 234 : 487-494.
4. Kim J, Lee J, Hyung WJ, et al. Gastric cancer surgery without drains : a prospective randomized trial. *J Gastrointest Surg* 2004 ; 8 : 727-732.

Part 2 ドレーン・カテーテル管理
第1章 総論

カテーテルの種類と用途

ナースがおさえたいポイント

1. カテーテル留置は、患者にとって異物感や行動制限を強いられるため、患者が安全かつ安楽に過ごせるよう総合的にアセスメントを行いケアする。
2. 感染を防ぐため挿入部位の清潔を保持し、挿入部位周囲の皮膚発赤や腫脹などの有無を観察するとともに、早期抜去を考慮する。
3. カテーテルは脱落・迷入・埋没しやすいため、先端が動かないように十分固定する。

カテーテルとは

- カテーテルとは、体内に挿入して、検査や治療などを行うための細くて軟らかい管であり、用途により太さや材質はさまざまである。
- カテーテルを挿入する目的には、①薬剤投与や栄養剤などの注入、②血液や体液の採取・排出、③圧・流量測定、④検査や治療などがある。
- 体内に挿入された1本のカテーテルをさまざまな目的で使い分けることも多い。術後などの集中治療が必要な患者では、複数のカテーテルやドレーン・チューブ類が挿入・留置されるため、それぞれの目的と挿入・留置部位の観察、解剖学的知識を理解し、患者の状況を総合的にアセスメントし、ケアすることが重要である（**図1**）。

注入用カテーテル

- 術後に挿入される注入用カテーテルには、静脈カテーテル、消化管チューブ、硬膜外カテーテル、動脈カテーテルなどがある。

1. 静脈カテーテル

- 静脈カテーテルは静脈路を確保するために留置され、輸液、薬剤、輸血などの投与経路として用いられる。

1）末梢静脈カテーテル

- 末梢静脈カテーテル（**図1-a**）は、四肢の表在静脈の確保に用いられるカテーテルである。
- 外套と呼ばれるカテーテルとその管腔内の穿刺針、血液の逆流を確認するチャンバーからなり、穿刺後に穿刺針を抜去してカテーテルを静脈内に留置する。
- 一般的に、成人には18G～22Gが用いられる。

2）中心静脈カテーテル（CVカテーテル）

- 中心静脈カテーテル（**図1-b**）は、中心静脈と呼ばれる上大静脈、下大静脈に留置するカテーテルである。
- 一般的に、中心静脈を意味するcentral veinを略して"CVカテーテル"と呼ばれている。
- 中心静脈は、末梢静脈と比べて血管径が太く、血流も多いため、末梢静脈路の確保が困難な場合、長期的な静脈路確保が必要な場合、経口摂取や経腸栄養ができない場合の高カロリー輸液の投与の際に挿入・留置される。
- 中心静脈圧測定が必要となる際も適応となる。

2. 消化管チューブ

- 消化管チューブには、経鼻経口胃管、経鼻経腸栄養チューブ、腸瘻・胃瘻（経皮内視鏡的胃瘻造設：PEG）カテーテルなどがある。
- 経管栄養や薬剤投与のほかに、胃や十二指腸の内容物の吸引、洗浄、減圧などに用いられる。注入に比べて、減圧や洗浄を目的とする場合は太いチューブが用いられる。

1）経鼻経口胃管（NGチューブ）

- 胃管（図1-c）は、チューブによる違和感の軽減のため、鼻から挿入され"**NGチューブ**"として呼ばれることが多い。
- 患者の状態によって、経口的に挿入することもある。

2）経鼻経腸栄養チューブ（EDチューブ）

- 経鼻経腸栄養チューブは、**成分栄養剤**を注入する際に使用されたことから、"EDチューブ"と呼ばれる。
- 成分栄養の注入のほかに、胃食道逆流現象が強い場合や持続経管栄養の注入に用いられる。
- 経鼻経口胃管に比べて径が細く、長期留置による苦痛が少ない。

3）その他

- 腸瘻カテーテル（図1-d）や胃瘻カテーテルは、経鼻・経管栄養が長期となる場合に、経皮的にカテーテルを挿入し、薬剤や栄養剤の注入に用いられる。
- 瘻孔部は感染、胃液の漏れ、皮膚障害（潰瘍、不良肉芽）などがないか観察する。
- 硬膜外カテーテルは硬膜外腔に挿入され、硬膜外麻酔の導入、持続的な鎮痛薬投与による疼痛管理、髄液採取などに用いられる。

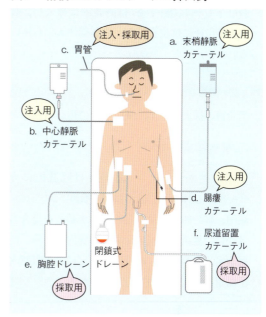

図1　術後におけるカテーテル挿入例

- 重症膵炎やがん化学療法などでは、臓器を栄養する血管に動脈カテーテルを留置し、薬剤を注入する場合もある。

採取用カテーテル

- 採取用カテーテルは、血管内や各臓器にカテーテルを挿入し、血液、尿、滲出液、消化液、髄液、膿などを採取・排出するものである。
- 検査や治療などの目的により薬剤注入、造影検査、洗浄など、さまざまな用途でカテーテルやドレーンを使い分ける。

1. 動脈カテーテル（Aライン）

- 主に、継続的な圧測定や頻回の動脈血液採取が必要な患者に対して挿入される。
- 一般的に動脈を意味するartery lineを略して"Aライン"と呼ばれている。

Word
- **NGチューブ**／nasogastoric tube、経鼻胃管。
- **成分栄養剤**／elemental diet.

2. 胸腔ドレーン（トロッカーカテーテル）

- 胸腔ドレーン（図1-e）は胸腔内に挿入し、胸水の排出後に抗生物質などの薬剤注入にも用いられる。

3. 胃管、イレウスチューブ

- 消化液の採取、排出、減圧などに用いられる。

4. 尿道留置カテーテル

- 尿道留置カテーテル（図1-f）は膀胱内にカテーテルを挿入し、尿の排出を促す。
- 尿閉、経時的な尿量測定、安静が必要な場合のほかに、無菌的な尿の採取、膀胱内の洗浄、残尿測定、薬剤注入、膀胱内圧測定による腹腔内圧測定法などの目的でも用いられる。

圧・流量測定用カテーテル

- 圧・流量を測定する目的で挿入されるカテーテルで、動脈カテーテル、中心静脈カテーテル、肺動脈カテーテルなどがある。

1. 動脈カテーテル

- 連続的に観血的動脈圧を測定する目的で、主に四肢の動脈に挿入される。
- 頻回に動脈血採血が必要な場合は、動脈に留置されたカテーテルを用いて動脈血の採取を行うことで、穿刺による患者の苦痛を軽減することができる。

2. 中心静脈カテーテル

- カテーテルの先端が、右心房に近い上大静脈・下大静脈（右心房との接合部から3～5cmの範囲内）に適切に留置されている場合は、外部の圧トランスデューサーに接続することで**中心静脈圧（CVP）**を測定できる。
- CVオキシメトリーカテーテルを留置し、動脈ラインにフロートラックセンサーを接続することによって、連続的動脈圧心拍測定システムとして心拍出量や体血管抵抗などの計測が可能となる。

3. 肺動脈カテーテル（スワンガンツカテーテル）

- 肺動脈カテーテルは、大静脈から右心房、左心室を通って肺動脈に留置される（図2）。このカテーテルの開発者2名の名前から"スワンガンツカテーテル"とも呼ばれている。
- 肺動脈のカテーテル留置により、肺動脈圧、**肺動脈楔入圧（PCWP）**、中心静脈圧や**混合静脈血酸素飽和度（SvO_2）**、心拍出量の測定などさまざまなパラメータの計測が可能となる（図3）。

検査・治療用カテーテル

- 検査や治療用のカテーテルには、血管造影用カテーテル、血管内治療用カテーテル、心臓電気生理学的検査用などがある。
- 目的とする臓器や血管、治療にあわせて、それぞれ特殊な形状や材質からできている。

カテーテル・ドレーン管理のポイント

- カテーテルやドレーンの挿入にあたっては、医療者のみならず、患者自身や家族がその目的や重要性を十分に理解し、主体的に治療に参加できるように、インフォームドコンセントを行う。
- カテーテルやドレーン挿入中の患者は、違和感や異物感、拘束感や行動制限を強いられることがある。医療者は、患者が安全かつ安楽に過ごせるよう、状況を総合的にアセスメントしケアする必要がある。

Word
- **CVP** / central venous pressure、中心静脈圧。
- **PCWP** / pulmonary capillary wedge pressure、肺動脈楔入圧。
- **SvO_2** / mixed venous oxygen saturation、混合静脈血酸素飽和度。

図2 スワンガンツカテーテル

● ❶内頸静脈、❷鎖骨下静脈、❸大腿静脈のいずれか（主に❶❷）で穿刺し、右心房、右心室を経由して肺動脈に留置する。

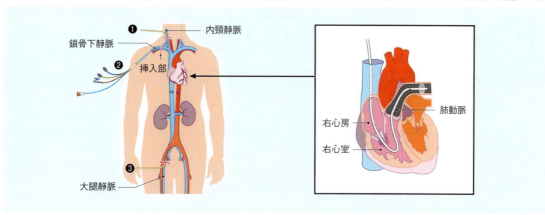

図3 スワンガンツカテーテルの先端部位と圧波形

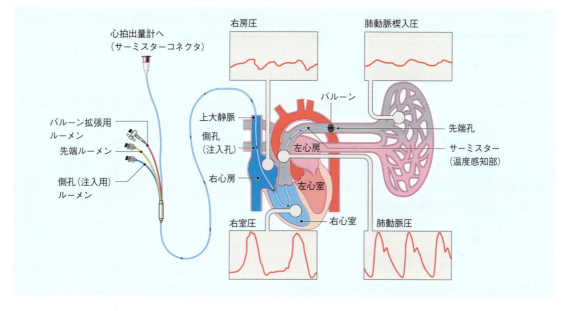

- カテーテルやドレーン類は、体内と体外の通路となるため感染の原因となりえる。挿入部位の清潔を保持し、挿入部位周囲の皮膚発赤や腫脹などの有無を観察する。目的を達したなら早期に抜去を考慮する。
- カテーテルやドレーン類は、脱落や迷入、埋没しやすい。カテーテルやドレーンの先端が動かないように固定することが重要である。

（山下将志）

文献

1. 小山寛介, 他：ドレーン・チューブ管理の基礎知識. 永井秀雄, 中村美鈴編, 臨床に活かせるドレーン＆チューブ管理マニュアル, 学研メディカル秀潤社, 東京, 2011：7-21.
2. 浜田美佳：循環モニタリング. 神戸市立医療センター中央市民病院 G-ICU 編著, ICU 患者のモニタリング異変のサインを逃さない, メディカ出版, 大阪, 2014：17-19.

Part 2　ドレーン・カテーテル管理
第1章｜総論

ドレーンの適正使用

ナースがおさえたいポイント

❶現在、どの術式においても閉鎖式ドレーンを用いる場合がほとんどである。
❷結腸手術では約5割弱の外科医はドレーンを挿入しない。
❸結腸、肝切除術では、術後4日目に抜去する場合が多く（約7割弱）、直腸、膵切除術では約1日留置期間が延長する傾向がある。
❹腹腔ドレーン抜去のめやすとして、排液の性状・量のほか、大腸手術では経口摂取開始のタイミング、肝切除では胆汁漏、膵切除では膵液瘻の有無などが指標となる。

- 1999年のCDCガイドライン[1]では、"①もしドレーンが必要なら、②閉鎖式ドレーンを使用し、③できるだけ早期に抜去する"ことを推奨した。当時はこれを遵守する施設は日本ではまれであったが、②に関しては改善され、開放式ドレーンを使用する外科医はまれとなった。

腹腔ドレーン留置の目的

- 待機的手術における腹腔ドレーン留置の目的として、①情報ドレナージ、②予防的ドレナージ、③治療的ドレナージがある。

1. 情報ドレナージ

- 出血や縫合不全などの合併症を早期に発見することを目的にドレナージする。

2. 予防的ドレナージ

- 腹水、血液、胆汁、リンパ液、膵液などの腹腔内貯留液や腸液をドレナージする。これらの貯留液は感染を惹起する可能性があり、胆汁や膵液は隣接組織に刺激を与え、悪影響を及ぼす。

- 欧米では古くから、吻合部に隣接する貯留液の感染が縫合不全の引き金となり、これらをドレナージすることにより「縫合不全を予防する」という考え方がある。

3. 治療的ドレナージ

- 一般的に、消化管穿孔性腹膜炎手術時に挿入するドレーンなどであるが、待機手術後の縫合不全発症例では、予防的に留置したドレーンが「治療的役割」を果たす。

- 縫合不全に関しては、予防と治療的役割の両者がドレーンに期待されているが、日本と欧米でその比重が異なる。日本のように後者にとらわれると、ドレーンは縫合不全が発症する時期まで留置が必要で長期使用となる。一方、欧米のように前者に比重が置かれると初期に貯留する腹水をドレナージする目的であり、早期抜去の方針もうなずける。その場合、縫合不全が発症すれば、あらためてCTガイド下にて膿瘍腔に穿刺ドレナージを行う。

表1　腹腔ドレーンの使用方法

項目	手術臓器	回答
ドレーン非使用	大腸 肝 膵	右結腸切除 45.2%（腹腔鏡 47.3%）、低位前方切除 1.0%（1.7%） 前区域切除 2.6%、肝左葉切除 3.2% 膵頭十二指腸切除 0%
使用する本数	大腸 肝 膵	右結腸切除：1本 95.1%（腹腔鏡 98.1%）、低位前方切除：1本 91.5%（95.5%） 肝前区域：1本 50.3%、2本 44.5%、肝左葉：1本 68.7%、2本 26.8% 膵頭十二指腸切除：2本 57.0%、3本以上 33.6%
種類	大腸 肝 膵	閉鎖式（サクション型）70.1%、閉鎖式（自然圧）24.5%、開放式 5.4% 閉鎖式（サクション型）81.0%、閉鎖式（自然圧）14.1%、開放式 4.9% 閉鎖式（サクション型）76.1%、閉鎖式（自然圧）17.9%、開放式 6.0%
抜去時期	大腸 肝 膵	第4病日まで結腸 65.1%、直腸 43.7% 第4病日まで 68.1% 第4病日まで 46.4%

竹末芳生：消化器手術における創閉鎖法と腹腔内ドレーン使用法の標準化．日外感染症会誌 2014；11（2）：95．より引用

図1　肝切除術におけるドレーン留置部位

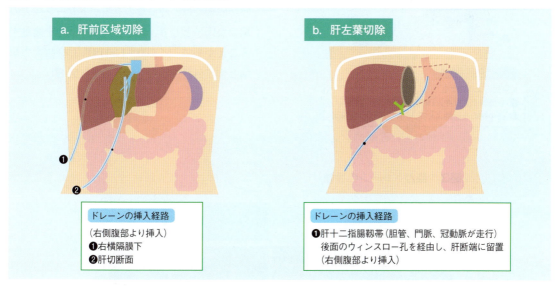

日本における腹腔ドレーン使用状況

- 2013年に行った全国調査（356施設、634名の外科医へのアンケート調査）[2]の結果を示す。

1. 使用法（表1）[2]

- 結腸手術では、約半数の外科医はドレーンを使用しない方針であった。しかし直腸手術（低位前方切除術）や肝切除術では、ほとんどの外科医はドレーンを必要と考えており、膵頭十二指腸切除術では全員が使用すると回答した。
- 使用するドレーンの本数は結腸直腸手術では1本、肝切除術では1〜2本、膵頭十二指腸切除術では2〜3本であった（図1、2）。
- ドレーンの種類は、いずれの手術でも閉鎖式（サクション型〈低圧持続吸引システム〉、図3-a）が最も多く、次いで閉鎖式（自然圧）であり、開放式（図3-b）は5%前後であった。

- 抜去時期に関しては、結腸、肝切除において同様なタイミングで抜去しており、4日目が約7割弱を占めた。一方、直腸、膵切除術では約1日留置期間が延長する傾向がみられた（**図4、5**）[2]。

2. ドレーン抜去の指標

- 大腸手術では排液の性状、排液量を参考とするが、タイミングとしては経口摂取開始後が約半数を占めた。これは経口投与後炎症所見の上昇がなく、縫合不全がないことを確認したあとにドレーン抜去をする意図が推察される（**図6**）[2]。
- 肝切除術では、胆汁漏の有無がドレーン抜去の重要な因子となる。胆汁漏の定義は、肝切除後3日目以降の滲出液の総ビリルビン値が血清ビリルビン値の3倍以上としている。抜去の基準として、胆汁様排液の有無だけでなく排液ビリルビン値を測定する外科医が約4割で、その場合3.0mg/dL以下を抜去の基準とする外科医が最も多かった[2]（**図7**）。
- 膵切除術では、膵液瘻の有無がドレーン抜去の重要な因子となり、腹水アミラーゼ値を測定することが多い。＜500〜1,000 IU/Lを抜去の基準とする外科医が最も多かった[2]（**図8**）。

図2　膵頭十二指腸切除術におけるドレーン留置部位

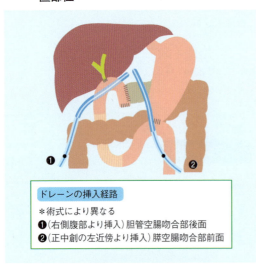

ドレーンの挿入経路
＊術式により異なる
❶（右側腹部より挿入）胆管空腸吻合部後面
❷（正中創の左近傍より挿入）膵空腸吻合部前面

図3　腹腔ドレーンの種類

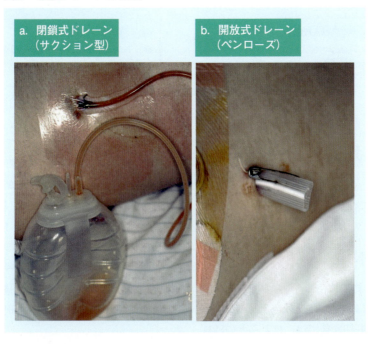

a. 閉鎖式ドレーン（サクション型）
b. 開放式ドレーン（ペンローズ）

図4 大腸手術における腹腔ドレーン抜去時期

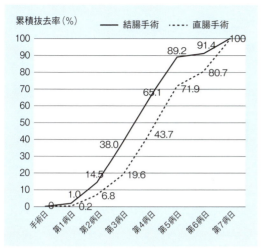

竹末芳生:消化器手術における創閉鎖法と腹腔内ドレーン使用法の標準化. 日外感染症会誌 2014;11(2):96. より引用

図5 肝臓、膵臓手術における腹腔ドレーン抜去時期

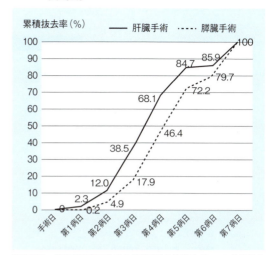

竹末芳生:消化器手術における創閉鎖法と腹腔内ドレーン使用法の標準化. 日外感染症会誌 2014;11(2):96. より引用

各術式における腹腔ドレーン適正使用に関するエビデンス

- 下記に示すように、腹腔内ドレーンの適応と留置期間に関しては、前述した日本での現状と欧米のエビデンスの間にいまだかなりの隔たりが認められる。

1. 大腸手術

- 結腸手術において、ルーチンの腹腔ドレーン使用は推奨されていない。結腸・直腸手術におけるドレーン使用の有無で、死亡率、縫合不全、創感染、再手術、腹部以外の合併症で、いずれも差を認めていない[3]。
- ドレーンの機械的損傷による合併症も報告されており、縫合不全は、ドレーンなしを対照とし、半閉鎖式のサンプ型ドレーンのオッズ比は9.1で、独立したリスク因子となっていた[4]。
- 日本におけるアンケート調査で、2008年では結腸手術でのドレーン非使用が33.3%であったが[5]、2013年に行った全国調査[2]では45.2%(腹腔鏡47.3%)と約半数となった。しかし直腸手術ではほとんどの外科医がドレーンを使用していた。

図6 大腸手術におけるドレーン抜去の判断基準

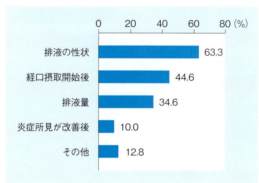

竹末芳生:消化器手術における創閉鎖法と腹腔内ドレーン使用法の標準化. 日外感染症会誌 2014;11(2):96. より改変引用

- 直腸手術において、縫合不全は結腸手術よりも高率であり、ドレーン使用率は高い。縫合不全のリスク因子として、直腸の低位での吻合[6]に加え、術前放射線治療の報告[7]が多く、このような症例は骨盤内ドレーン使用の適応となる。術前放射線化学療法例に対し、26.4%で回腸人工肛門を造設することにより縫合不全予防効果が認められたとの報告もある[8]。
- ドレーンを使用した場合でも、排液量が少なければ術後48時間で抜去(感染の原因となる血液などドレナージ目的)することが推奨されて

図7 肝切除術におけるドレーン抜去の判断基準

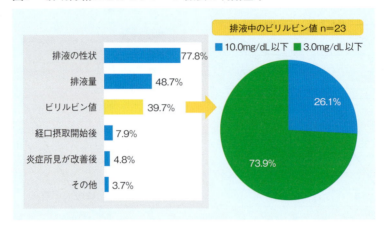

図8 膵切除（膵頭十二指腸切除）におけるドレーン抜去の判断基準

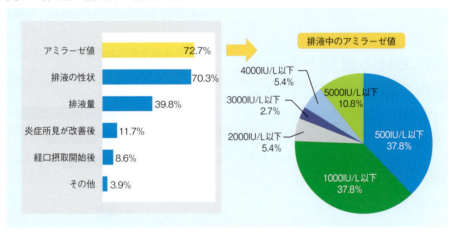

いる。縫合不全発症時にはドレーンはすでに抜去されているが、CT ガイド下ドレナージで対応する[9]。

● 2013 年の全国アンケート調査[2] の結果では、第 2 病日に抜去する外科医はまれであったが、結腸手術では第 4 病日までに約 7 割の外科医が抜去しており、以前より短縮化されていた。しかし直腸手術では、第 4 病日での抜去は約 4 割にとどまった。

2. 肝切除術

● 肝切除術における腹腔ドレーンの必要性に関して、死亡率、再手術が必要な腹腔内液貯留、感染性液貯留、創感染、腹水の漏れ、入院期間で差を認めておらず、ルーチンの使用は勧められていない[10]。肝切除術においては、ルーチンのドレーン留置はむしろ悪影響を及ぼすことも報告されており、腹腔ドレーン使用は術後合併症の独立したリスク因子[11] であり、また創合併症や横隔膜下の合併症がドレーン群で高率となったとの報告もある[12]。

● 日本からの報告では、予防的ドレナージが必要との報告も多い。肝切除術において 8.7％で胆汁漏を認めたが、70％の症例において腹腔ドレーンからのドレナージのみで治療可能であり、それ以外の症例ではドレーンの入れ替え

7.2％、経皮的穿刺ドレナージ9.9％、再手術12.6％が行われた[13]。しかし発熱などの有症状の場合は、ドレーン単独での治療は困難で、入れ替え31％、経皮的穿刺38％、再手術31％であった。

- 拡大肝切除、大きなグリソン鞘を露出する高リスク肝切除、術中胆汁の漏れ、肝細胞がん、門脈血栓合併例ではドレーンの使用が必須となる[14]。

3. 膵切除術

- 膵切除術においては、手術早期における膵液の漏れや合併症が起きたときの重症度から、ルーチンのドレーン留置が行われる。
- 膵切除後に留置するドレーンは、第4病日に抜去することが推奨されている。膵切除術では、ドレーン長期留置により膵液瘻が感染し難治化する原因となり、長期入院の原因となる。
- 早期抜去（3〜4日）は晩期抜去（≧5日）と比較し、膵液瘻（オッズ比0.13）、腹腔内液貯留（0.08）、腹腔内膿瘍（0.26）は有意に低率で、入院期間も2.6日短縮していた[15]。膵頭十二指腸切除の検討[16]では、第4病日抜去と第8病日抜去で比較し、膵液瘻は早期抜去で有意に低率となり、抜去したドレーンの培養陽性率においても早期3.7％、晩期30.8％と有意差を認めた。
- 日本では、腹水中アミラーゼ値で膵液の漏れを評価し、抜去の指標に用いる施設が多く、第4病日での抜去を遵守している外科医は半数以下にとどまった[2]。

（竹末芳生）

文献

1. Mangram AJ, Horan TC, Pearson ML, et al. Guideline for prevention of surgical site infection, 1999. Hospital Infection Control Practices Advisory Committee. *Infect Control Hosp Epidemiol* 1999；20：250-280.
2. 竹末芳生：消化器手術における創閉鎖法と腹腔内ドレーン使用法の標準化. 日外感染症会誌 2014；11(2)：93-101.
3. Jesus EC, Karliczek A, Matos D, et al. Prophylactic anastomotic drainage for colorectal surgery. *Conchrane Database Syst Rev* 2004；(4)：CD002100.
4. Yeh CY, Changchien CR, Wang J-Y, et al. Pelvic drainage and other risk factors for leakage after elective anterior resection in rectal cancer patients. *Ann Surg* 2005；241：9-13.
5. 小林美奈子, 竹末芳生, 北川雄光, 他：下部消化器手術における周術期管理の現状 全国アンケート調査結果. 日外感染症会誌 2009；6(6)：587-594.
6. Buchs NC, Gervaz P, Secic M, et al. Incidence, consequences, and risk factors for anastomotic dehiscence after colorectal surgery：a prospective monocentric study. *Int J Colorectal Dis* 2008；23：265-270.
7. Buie WD, MacLean AR, Attard JA, et al. Neoadjuvant chemoradiation increases the risk of pelvic sepsis after radical excision of rectal cancer. *Dis Colon Rectum* 2005；48：1868-1874.
8. Martel G, Al-Suhaibani Y, Moloo H, et al. Neoadjuvant therapy and anastomotic leak after tumor-specific mesorectal excision for rectal cancer. *Dis Colon Rectum* 2008；51：1195-1201.
9. Khurrum Baig M, Hua Zhao R, Batista O, et al. Percutaneous postoperative intra-abdominal abscess drainage after elective colorectal surgery. *Tech Coloproctol* 2002；6：159-164.
10. Grusamy KS, Samraj K, Davidson BR. Routine abdominal drainage for uncomplicated liver resection. *Cochrane Database Syst Rev* 2007；3：CD006232.
11. Liu CL, Fan ST, Lo CM, et al. Abdominal drainage after hepatic resection is contraindicated in patients with chronic liver diseases. *Ann Surg* 2004；239：194-201.
12. Lu L, Sun HC, Qin LX, et al. Abdominal drainage was unnecessary after hepatectomy using the conventional clamp crushing technique. *J Gastrointest Surg* 2006；10：302-308.
13. Kyoden Y, Imamura H, Sano K, et al. Value of prophylactic abdominal drainage in 1269 consecutive cases of elective liver resection. *J Hepatobilliary Pancreat Sci* 2010；17：186-192.
14. Hirokawa F, Hayashi M, Miyamoto Y, et al. Re-evaluation of the necessity of prophylactic drainage after liver resection. *Am Surg* 2011；77：539-544.
15. Diener MK, Tadjalli-Mehr K, Wente MN, et al. Risk-benefit assessment of closed intra-abdominal drains after pancreatic surgery：a systematic review and meta-analysis assessing the current state of evidence. *Langenbecks Arch Surg* 2011；396：41-52.
16. Kawai M, Tani M, Terasawa H, et al. Early removal of prophylactic drains reduces the risk of intra-abdominal infections in patients with pancreatic head resection：prospective study for 104 consecutive patients. *Ann Surg* 2006；244：1-7.

Part 2 ドレーン・カテーテル管理
第1章 総論

ドレーン管理の基本：固定・排液管理・患者管理・感染対策

> **ナースがおさえたいポイント**
>
> ❶ 異常の早期発見のため、排液の経時的な変化を見逃さず、変化がみられた際は排液の量・性状の変化、検査データやバイタルサインの変化とあわせた状態アセスメントを行う。
> ❷ ドレーン固定を確実かつ有効に実施し、適正な挿入位置の管理と抜去や感染などのトラブル予防につなげる。
> ❸ ドレーン挿入に伴う疼痛は感染徴候の可能性もあるため、痛みの質に注意しながら患者の自覚症状を確認する。固定状況の変更、体位変換、鎮痛薬の使用など、苦痛を緩和するケアに努める。

ドレーン管理・観察の目的

- ドレナージには目的・必要性があり、治療や合併症予防、異常の早期発見などのさまざまな理由で挿入されている。ドレーン管理を行うためには、まずドレーンの挿入目的と挿入部位を理解しておくことが必要である。適切な観察やアセスメントに必須となるドレナージの目的と部位を確認し、排液状況を確認しながら、ドレーン管理と観察を行っていく（図1）。
- ドレナージにはさまざまな方法があるため、そのしくみを把握しておくことも安全にドレーン管理を行うためには必要である。
- 複数のドレーンが挿入されている場合には、排液バッグにテープなどでドレーンの種類や挿入部位などを記入して、整理して管理する（図2）。
- ドレーンからの排液や量を確認することで、患者の体内で起こっている状況を察知できる。排液の一般的な性状や量を知っておくことで、異常の早期発見につなげる。
- 看護師による適切なドレーン管理は、合併症予防、異常の早期発見などから患者の早期回復につながる。一方、不適切なドレーン管理は、治療の遅延、回復の遅延につながる。

固定方法

- 固定は、ドレーンが適切な位置への留置維持のために重要な役割を果たす。固定を確実かつ有効に実施し、挿入位置の適正な位置管理のためにも、固定状況の確認は大切である（図3）。

1. ドレーン挿入部の固定

- 固定には、安全ピン、縫合糸、テープなどを用いた固定が一般的である。
- 安全ピンは、開放式ドレーンのペンローズドレーンなどの固定に用いられ、体内への埋没リスクを防止するために用いられる（図4）。
- 縫合糸は、ドレーンの刺入部を固定する場合に用いられる。
- 挿入部をフィルムドレッシング材やガーゼなどで固定し、同時に皮膚にもテープによる固定を

図1　ドレーンの挿入部位

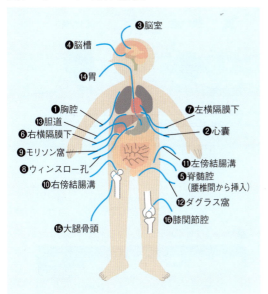

- ❶胸腔
- ❷心嚢
- ❸脳室
- ❹脳槽
- ❺脊髄腔（腰椎間から挿入）
- ❻右横隔膜下
- ❼左横隔膜下
- ❽ウィンスロー孔
- ❾モリソン窩
- ❿右傍結腸溝
- ⓫左傍結腸溝
- ⓬ダグラス窩
- ⓭胆道
- ⓮胃
- ⓯大腿骨頭
- ⓰膝関節腔

図2　複数にわたるドレーンの管理

- ●ドレーンや排液バッグは、テープなどを貼り、各ドレーンの種類を記入するなどして、常に整理整頓できるように工夫する。

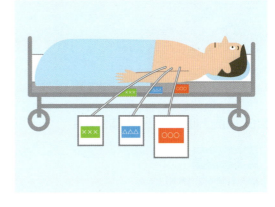

図3　ドレーンの固定方法と注意ポイント

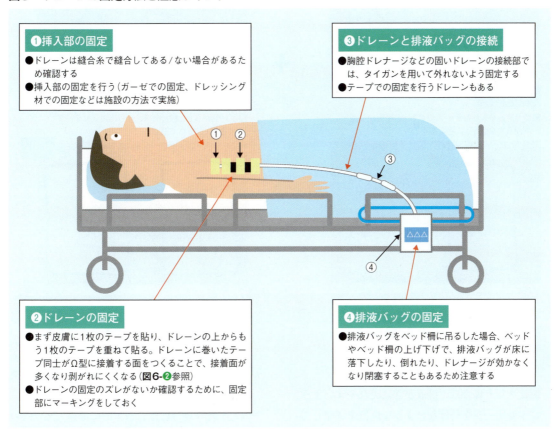

❶挿入部の固定
- ●ドレーンは縫合糸で縫合してある／ない場合があるため確認する
- ●挿入部の固定を行う（ガーゼでの固定、ドレッシング材での固定などは施設の方法で実施）

❷ドレーンの固定
- ●まず皮膚に1枚のテープを貼り、ドレーンの上からもう1枚のテープを重ねて貼る。ドレーンに巻いたテープ同士がΩ型に接着する面をつくることで、接着面が多くなり剥がれにくくなる（図6-❷参照）
- ●ドレーンの固定のズレがないか確認するために、固定部にマーキングをしておく

❸ドレーンと排液バッグの接続
- ●胸腔ドレナージなどの固いドレーンの接続部では、タイガンを用いて外れないよう固定する
- ●テープでの固定を行うドレーンもある

❹排液バッグの固定
- ●排液バッグをベッド柵に吊るした場合、ベッドやベッド柵の上げ下げで、排液バッグが床に落下したり、倒れたり、ドレナージが効かなくなり閉塞することもあるため注意する

図4 安全ピンを用いたペンローズドレーンの固定方法

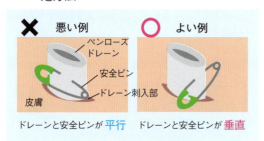

図5 ドレーンの基本的な固定方法

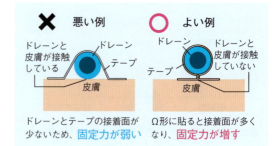

図6 固定を強化するための固定方法

基本の固定

❶皮膚にテープ（1枚目）を貼る

❷ドレーンを巻くように、テープ（2枚目）をΩ型に貼る

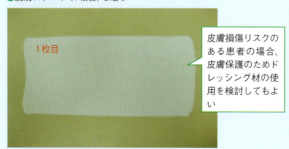

> 皮膚損傷リスクのある患者の場合、皮膚保護のためドレッシング材の使用を検討してもよい

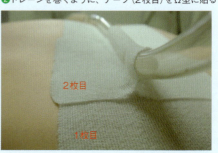

追加の固定

❸切り込みを入れたテープ（3枚目）を片側から差し込み、下からすくうように固定する

❹反対側からも、❸と同様に切り込み入りテープ（4枚目）を重ねて貼る

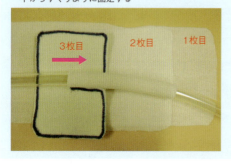

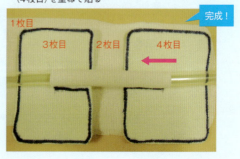

完成！

行う方法が多く用いられる（**図5**、**6**）。

2. 排液バッグの固定

- 固定を行う場合は、排液が常に流れやすいようにドレナージを妨げないような位置を考慮して固定する。固定位置や方法は、患者のADLや患者の動きも考慮し、行動・体動を妨げない位置を考慮して固定することが必要である。
- ドレーン固定時に注意する点として、ドレーン全体の必要なチェック項目（**図7**）を体位変換や移動などのケアごとに確認する。
- 固定を行う場合には、基本的には挿入部以外の1か所以上をテープなどで固定し、もし伸展した場合にも直接挿入部に力が加わらないように

図7　ドレーン全体のチェックポイント

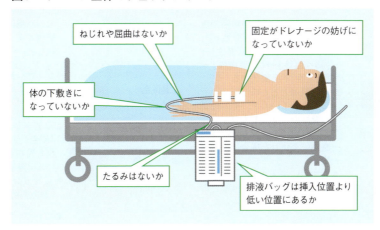

する（抜去防止）（**図3**参照）。
- ドレーンは伸張しすぎず、あそびを作って固定する。
- 患者観察の際に、固定部の確認を実施し、活動のある患者では必要に応じて適宜観察を行う。
- 固定においては、ドレーンと患者を固定するだけでなく、ドレーンと排液バッグなどの接続も重要になる。

排液管理

- 排液の観察を行う際に重要なのは、経時的な変化を見逃さないことである。
- 経時的に持続していた排液が突然流下しなくなった場合は、ドレーンの閉塞や屈曲、抜去や接続の外れを疑う。
- 急激に排液量が増加した場合は出血や体液漏出を疑い、排液が血性になった場合には出血を疑う。異常の早期発見には、経時的に性状、量を確認していくことが重要となる。
- ドレーンの排液に変化がみられた場合には、排液の性状や変化、検査データの変化、バイタルサインの変化をあわせた状態アセスメントを行う。

1. アセスメントにおける観察ポイント

1）排液量
- 排液は、ドレーン留置部位や患者の病態、術式などによって異なる。
- 観察時は、留置部位や患者の病態、術式により、どの程度の排液量が予測できるか、正常・異常を判断する基準を知っておく必要がある。
- 短時間で急激に排液量が増加した場合は、生体変化のサインであり、他のバイタルサインなどとあわせた観察とアセスメントを行い、必要に応じて医師に報告する。

2）性状（表1）
- 排液はドレーン留置部位や患者の病態、術式などによって予測される。
- 短時間で急激に排液の性状が変化した場合は、注意が必要である。
- 通常は淡血性から漿液性に変化していく排液が、血性となった場合には出血の可能性がある。出血が疑われた場合には、他のバイタルサイン

> **Note**
> **出血を疑うポイント**
> - 術後出血の場合、帰室後8時間以内に出血することが多く、鮮血50～100mL/時以上の出血が止血術の検討基準になる。心臓血管外科などの術後の場合には、100～200mL/時以上がめやすとなる。
> - 腹部手術において、術部周辺のドレーンから48時間以内に排液が血性に変化したら、不十分な止血による活動性の出血を疑う。術後10日以降の出血の場合は、縫合不全などを疑う。

表1　排液の性状　　　　　　　　　　　　　　　　　　　　　　　　●：正常、●：注意

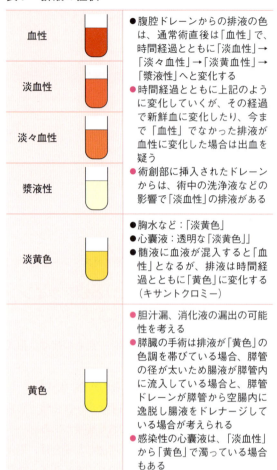

血性		● 腹腔ドレーンからの排液の色は、通常術直後は「血性」で、時間経過とともに「淡血性」→「淡々血性」→「淡黄血性」→「漿液性」へと変化する
淡血性		
淡々血性		● 時間経過とともに上記のように変化していくが、その経過で新鮮血に変化したり、今まで「血性」でなかった排液が血性に変化した場合は出血を疑う
漿液性		● 術創部に挿入されたドレーンからは、術中の洗浄液などの影響で「淡血性」の排液がある
淡黄色		● 胸水など：「淡黄色」 ● 心嚢液：透明な「淡黄色」 ● 髄液に血液が混入すると「血性」となるが、排液は時間経過とともに「黄色」に変化する（キサントクロミー）
黄色		● 胆汁漏、消化液の漏出の可能性を考える ● 膵臓の手術は排液が「黄色」の色調を帯びている場合、膵管の径が太いため腸液が膵管内に流入している場合と、膵管ドレーンが膵管から空腸内に逸脱し腸液をドレナージしている場合が考えられる ● 感染性の心嚢液は、「淡血性」から「黄色」で濁っている場合もある
乳び様		● リンパ損傷による「白濁」の可能性を考える（胸部食道切除後など）
濃黄色		● がん性心嚢液は透明な「黄色」で正常よりやや濃い
赤ワイン色		● 膵管ドレーンからの排液が「褐色」から「赤ワイン色」「粘稠な黄白色」に変化した場合には膵液瘻の可能性を疑う ● 膵管ドレーンからの排液は「無色透明」
濃緑色		● 胆汁は「黄褐色」だが、ドレナージされた排液は時間経過で酸化によって「緑色」に変化する ● 感染を生じている場合は「緑色の混濁した胆汁」が排泄される
その他		● 排液の白濁・浮遊物などの場合は縫合不全や感染を疑う

実際の排液（例）
● 左：ダグラス窩からの排液：黄色（消化液漏出の可能性）
● 右：右横隔膜下からの排液：淡血性（正常）

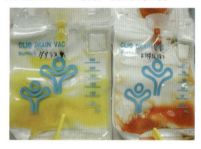

などとあわせた観察とアセスメントを行い、必要に応じて医師に報告する。
● 感染の徴候の視点から、混濁や浮遊物の有無を観察する。

3）粘性
● 通常、排液の粘度（粘稠度）は挿入後経過とともに低下する。

4）におい
● 排液のにおいは感染のサインとなりうる。
● 腹部からの排液で便臭がする場合には、下部消化管の縫合不全などの可能性がある。
● 排液変化時には、患者の自覚症状とともに、発熱や炎症所見、検査データを観察する。
● 敗血症への移行の可能性も視野に入れて、患者の変化に注意が必要である。

5）位置・扱い
● 排液が逆流することで、感染の原因となるだけでなく、有効なドレナージができないため、排液バッグはドレーン挿入部より高く持ち上げない（図8）。
● 移動時や体位変換時にドレーンを持ち上げる必要が生じた場合には、一時的に鉗子などで**クランプ**し、再び低位置に戻したあと、すみやかに

図8 感染防止と有効なドレナージのための排液バッグの位置

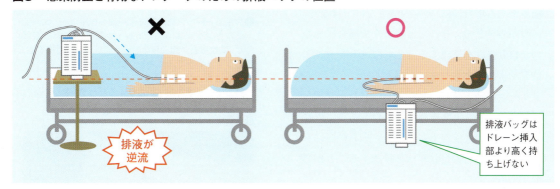

排液が逆流

排液バッグはドレーン挿入部より高く持ち上げない

クランプ解除を行う。この操作を行ったあとは、正常なドレナージの状況にあるか必ず確認する。
- 排液を停滞させないように、排液ルート部分をたわませないことが重要である。
- 排液バッグや排液ルートが汚染されないよう、排液バッグを床につけないように固定する。

2. ミルキング（図9）

- ミルキングとは、ドレーンをしごいて排液を促進させることである。
- ドレーンの閉塞やうっ滞は、たまった排液が培地として感染を起こす要因になるため、ミルキングを行う。
- 排液が血性であったり、排液中に凝血塊・フィブリンなどがみられる、粘稠度が高い場合には、特に閉塞が起こりやすいため、頻回なミルキングを必要とする。
- ミルキングにはミルキング用のローラー鉗子を使う方法と、指で行う用手ミルキング法があり、ドレーンの素材や形状によって方法を選択する（表2）。
- ドレナージの種類や病態によっては、ミルキングが禁忌のものもあるため注意する。

3. 排液の処理方法

- 排液の貯留によりドレナージ効果が低下するものもあるため、必要に応じて排液する。
- ドレーンの排液バックは、頻回に開放しないことが望ましい。
- 回収容器で回収する場合には患者ごとに交換する。
- 廃棄を行う場合、排液口には接しないように注意するとともに、排液（血液や体液）の飛散にも注意する。排液後は排液口をアルコール綿で消毒して戻す。
- ドレーン排液を廃棄処理する際には、スタンダードプリコーションに従い、廃棄後は手洗いを行う。

患者管理

1. 苦痛緩和

- 患者によって疼痛の感じ方は異なるため、疼痛の緩和対策、苦痛緩和対策は必要である。

Note　ドレーンのクランプ
- クランプを行うドレーンは、排液バッグの位置によって吸引圧が変化するサイフォンの原理など、受動的ドレナージの場合である。低圧持続吸引システムなど能動的ドレナージの場合には、排液バッグの位置による圧の変化は起こらないためクランプの必要はない。
- エアリークのある胸腔ドレーンなどは、ドレーンをクランプしてはいけない場合もあるため、クランプの可否を見きわめる必要がある。

1）アセスメントのポイント

- 痛みがある場合には、痛みの強さだけではなく、いつから・どのように・どのような場合に痛むのか自覚症状を確認するとともに、ドレーンの位置や排液なども一緒に観察する。
- ドレーンが挿入されている患者はドレーン挿入に伴う違和感、疼痛を感じる場合もある。疼痛は感染徴候の可能性もあるため、痛みの質にも注意して、患者の自覚症状を確認することが必要である。
- 痛みの把握のために、疼痛評価スケールを用いて、痛みの程度を数字で選択する方法などを活用する（スケールはp.198「疼痛アセスメント」、図9参照）。
- 鎮静中や、自身の状況を表現できない患者においては、表情変化とともに血圧上昇や頻脈などのバイタルサインにも注目する（BPSなどの評価スケールを活用する、p.199「疼痛アセスメント」、表2参照）。

2）ケアのポイント

- ドレーンが挿入されていることで活動が制限される場合もあり、苦痛を強いられることもある。ドレーンなどの異物が挿入されることに恐怖心をもつ患者もいるため、どのような点に注意をしたらいいのか、どのような行動や活動が可能であるのかを具体的に指導する。
- 患者の苦痛は、可能な限り緩和するように努める。必要に応じて固定状況の変更、体位変換、鎮痛薬の使用などを状況にあわせて選択する。

2．皮膚保護（医療関連機器圧迫創傷）

- ドレーン挿入により、ドレーンによる圧迫やテープ固定による外力によって皮膚損傷を起こす可能性がある。このような状況で生じる創傷は、**医療関連機器圧迫創傷（MDRPU）**といわれ、近年注目されている。
- 予防方法を表3に示す。

図9　ミルキングの方法

1. 片手でドレーン挿入部に近いほうを持つ。このとき、ミルキングによる力でドレーン挿入部に力が加わり、事故抜去が起こらないようにしっかり把持する。
2. もう一方の手でミルキングローラーを持ち、ドレーンをはさみ込んで手前に引いたあと、ドレーンを持っていた手を離す。こうすることで、ドレーン内腔の復元力により貯留物の排出が促される。
3. これをくり返す。

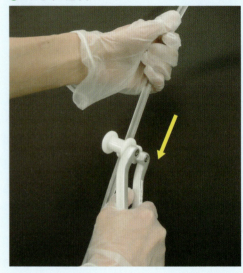

表2　ミルキング法による違い

項目	ローラー鉗子	用手的
適応	硬い素材のドレーン	やわらかい素材のドレーン
ドレーン	シンプル型やプリーツ型ドレーンなど	マルチスリット型ドレーンなど
方法	ローラー鉗子でしごく	アルコール綿などを用いて指先でしごく

3．自己（事故）抜去の防止

- 自己（事故）抜去が起こることで、治癒の遅延、感染リスク、患者の負担の増大となるため防止に努める。
- 患者には、ドレーンがどこに、どのように挿入されているかを説明する。説明だけでは状況をイメージしにくい場合は、患者自身で見る・触れることで認識してもらうことも効果的である。

表3　医療関連機器圧迫創傷の予防

- ドレーンによる圧迫を起こさないよう、固定用テープはΩ型で固定し、過剰な皮膚への圧迫を避ける。
- テープを貼っている部分の皮膚は浸軟状態にあり刺激に弱くなるため、汚染時はすみやかに交換し、汚染がない場合も定期的に交換する。
- テープ交換時は皮膚の状況を観察する。
- 皮膚に負担がかからないように、剥がれにくい固定を工夫する。
- 発生リスクの高い部位などには、透明ドレッシングフィルム材などの創傷被膜・保護材を用い、その上に固定用のテープを貼るなどの保護を行う。

- 患者の手の動きでドレーンを引っかけてしまわないように、ドレーンの配置に注意を払う。
- 理解が困難で危険な場合には、ドレーンが見えない位置になるように工夫する（例：寝衣のなかを通す、つなぎの寝衣などを用いる）。
- せん妄による自己（事故）抜去の可能性もあるため、せん妄リスクのアセスメントを行い、リスクの高い患者に対しては、あらかじめ抜去予防に努める。
- 苦痛が強いこともせん妄発症の要因になること、苦痛から抜去に至る可能性もあるため、疼痛コントロールをおろそかにしない。
- 不要なドレーンが長期留置にならないように、排液状況を確認して適切に医師に報告し、不要なドレーンはできる限り早期に抜去する。

感染対策

1. 感染徴候の観察

- 感染徴候として、ドレーン挿入部の発赤・腫脹・熱感を観察する。そのほか、疼痛や滲出液、排液の性状や色、におい（悪臭）、発熱炎症データの上昇なども感染の徴候である。

表4　ドレーン挿入部消毒のポイント

- 挿入部から同心円を描くように、挿入部を中心として周辺に向かって消毒する。
- 創部の消毒とドレーンの消毒は、それぞれ別の消毒綿球を用いて実施する。
- 滅菌されたフィルムで固定する場合には、隙間ができないように固定する。

2. 創部・ドレーン挿入部の清潔管理

- **手術切開創**に対しては、術後48時間以内は徹底した滅菌管理が必要である。48時間以降の創部管理については、必ずしも消毒・被覆は必要ではない。
- 術後創部に対する消毒については、クロルヘキシジングルコン酸塩（ヒビテン®、マスキン®）およびポビドンヨード（イソジン®）を用いる。
- ドレーン挿入部に関しては、汚染されたフィルムドレッシング材を剥がし、排液が接触した皮膚は清浄化し、必要時挿入部を消毒する（**表4**）。

3. ドレーンの早期抜去

- ドレーンは必要性を常に検討し、すみやかに抜去することが望ましい。感染症防止、患者による自己（事故）抜去の防止のためにも、不要なドレーンの挿入は好ましくない。
- 抜去の判断には看護師の継続的な観察が重要となるため、記録への観察項目記載は重要である。

（福澤知子）

文献

1. 多田昌代：排液・ドレーン管理の基本．武末芳生，藤野智子編，術後ケアとドレーン管理，照林社，東京，2009：252-263.
2. 濱本実也，深野利恵子，水上由美子：ドレーン管理に必要な基礎知識．露木菜緒編，重症患者のドレーン管理，総合医学社，東京，2013：744-770.
3. 藤野智子，福澤知子編：看るべきところがよくわかる ドレーン管理．南江堂，東京，2014.
4. CDCガイドライン．http://hica.jp/cdcguideline/archives.htm （2016.3.31．アクセス）

Word
- **MDRPU**／medical device related pressure ulcer、医療関連機器圧迫創傷（詳細はp.150「褥瘡予防」、本文参照）。

Note
- **切開創の手術部位感染（SSI）**／手術後48時間までは、血糖値が高いとSSIの危険性が増大する。そのため、6〜8時間後に血糖測定を実施し、200mg/dL以下の維持をめざす（SSIについては、p.109「SSI予防の実際」参照）。

甲状腺手術

ナースがおさえたいポイント

❶ 甲状腺手術では、手術操作による出血、リンパ液などが貯留しやすい。
❷ 頸部手術の場合は、術後出血が発生すると致死的合併症のリスクがある。特に術後3～5時間、経口摂取開始の術後24時間は注意が必要である。
❸ 低圧持続吸引システムを適切に使用し、排液の観察だけでなく、頸部全体を観察することが重要である。

- 甲状腺は、内分泌臓器であるために血流が豊富である。大きな結節性腫瘍やバセドウ病などの手術においては、臓器よりの出血が多くなることも考慮する必要がある。

頸部ドレナージとは

- ドレーンを留置して陰圧で持続吸引を行い、術後の血液やリンパ液などを体外へ排出する。
- 術後出血時の早期発見となるものである。
- リンパ節郭清術後リンパ漏の早期発見となる。

頸部ドレナージの種類

- 「開放式」と「閉鎖式」がある。
- 以前は、ペンローズドレーンに代表される開放式ドレーンを用いてドレナージを行うことがあったが、排液が多い場合には頻回のガーゼ交換が必要であることや、ドレーンからの逆行性感染のリスクがあり、最近は使用が減っている。
- 近年は、多くの施設で閉鎖式ドレーンが用いられることが多い。閉鎖式ドレーンは排液量の計測が可能であり、逆行性感染のリスクを軽減できる。しかし、頸部に固定が必要であることやドレーンの管理が必要となる。

表1　甲状腺手術の種類とドレーンの有無

手術の種類	疾患	ドレーンの有無
甲状腺部分切除術	良性腫瘍	なし
甲状腺片葉切除術	良性腫瘍、がん	症例による
甲状腺亜全摘出術	良性腫瘍、がん、バセドウ病	あり
甲状腺全摘出術	良性腫瘍、がん、バセドウ病	あり

甲状腺手術の種類と疾患および特徴

- 甲状腺手術の種類および適応となる疾患、ドレーンの有無について**表1**に示す。
- このほか、頸部リンパ節郭清術がある。
- 甲状腺の手術は主に頸部操作が中心であり、周囲の重要臓器（総頸動脈、内頸静脈、気管、反回神経、迷走神経、リンパ節、静脈角など）がかかわってくる部位である（**図1**）。

図1　頸部・甲状腺の解剖

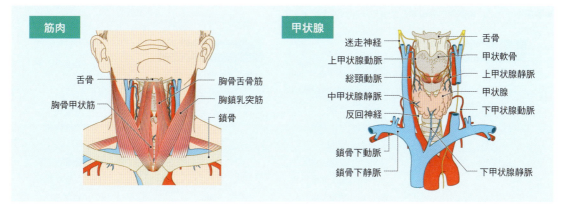

- 動静脈の走行が多く、リンパ管も多く存在するために、手術操作に伴う出血やリンパ液などが貯留しやすい。
- 近年はさまざまなサージカルデバイスが使用されることがあり、術中出血が減少傾向にあるため、術後の排液量も減っている傾向にある（**図2**）。

甲状腺手術時のドレーン留置の実際

- 一般には、片葉切除術、亜全摘出術、全摘出術および頸部リンパ節郭清時において、閉鎖式ドレーンを1～2本留置する。挿入部位は切開創の外側、または外側下から留置する。ドレーンは縫合糸で固定する。
- ドレーン留置の位置は、それぞれの外科医により若干違いはあると思われるが、ここでは当科での方法を示す（**図3**）。

ドレーン管理の実際

1. 低圧持続吸引システムの適正使用

- 閉鎖式ドレーンは陰圧がかかることで吸引が可能となっており、陰圧をかけ忘れないことが重要である。当科で使用しているJ-VAC®ドレナージシステムでは、下方にあるフラップ部分を折ると、吸引開始する（陰圧がかかる）システムとなっている。

図2　左甲状腺がんに対する甲状腺左葉切除術＋中心部頸部リンパ節郭清術

- サージカルデバイスを用いて切除しており、術中出血は少なく、術野はドライである。
- 左側のリンパ節郭清術後は、術中出血が少量であっても乳びなどの合併症発生の可能性があるためにドレーンを留置する。一方、リンパ節郭清術を未施行の場合にはドレーンは留置せずに閉創し、終了することもある。
- ドレーン留置がない場合、術後頸部観察においては頸部腫脹の有無などを慎重に行うことが重要であり、術後出血などの早期発見につなげる。

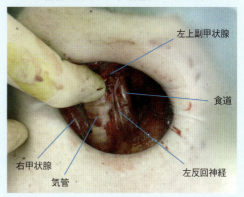

- リザーバー（排液容器）内に貯留した体液を排出したあとに、再度フラップアップすることを忘れてしまうことがときどき発生するため、ドレーン管理をする場合には陰圧の有無を必ず確認することが大切である。
- ドレーン内に貯留した液体が血性であると、凝固し詰まることが考えられる。しかし、シリコ

図3　甲状腺手術時のドレーン挿入位置
●陰圧をかけて、創部内に貯留する血液やリンパ液を排出する。

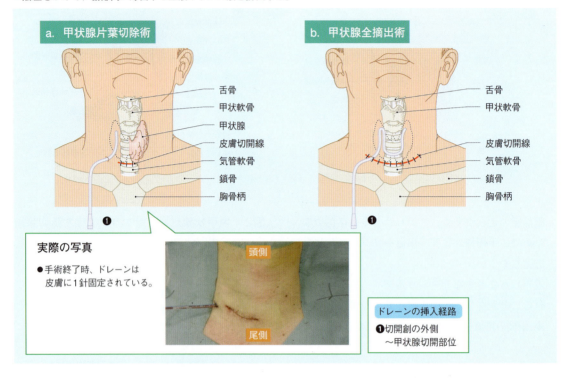

ンドレーンはミルキングローラーを用いるとドレーン内が傷つくことがあるため、ローラーは使用せず、指でやさしくミルキングすることをすすめる。

2. 排液の観察（術後3〜5時間）

- ドレーンからの排液量を適時測定することは重要である。特に、術後3〜5時間および経口摂取が開始となる24時間目は、術後出血の発生する可能性が高い時間帯である。
- 頸部手術の場合は、術後出血が発生すると気管の圧迫だけではなく、気道周囲臓器の浮腫をきたすことが考えられる。つまり声帯浮腫などを発生する可能性があり、緊急的な呼吸障害や窒息を併発する可能性がある。よって、術後出血を絶対に見逃してはいけない。そのためにも、出血のインフォメーションとなるドレーン管理は非常に重要である。

3. 乳び瘻の観察（術翌日の経口摂取後）

- 左側の甲状腺切除および頸部リンパ節郭清術を行う際には、解剖学的特徴として静脈角の存在をおさえておきたい（図4）。
- 静脈角には胸管が流入しており、リンパ節郭清時に損傷する可能性がある。術中に気がつくことができれば、すぐに処置することが可能であるが、目視できることは非常に困難であり、術翌日からの経口摂取開始後からドレーン内の排液が乳白色調に変化して、はじめて発見されることが多い。

ドレーン抜去のタイミング

- 甲状腺手術の場合には、多くの施設で術後第2病日あたりでの抜去が平均的と考える。
- 施設により差があると思われるが、当科では前日からの排液が約50mL以下で抜去すること

が多い。術後出血やリンパ漏は第1病日以内に発生することが多いため、第2病日で抜去する施設が多いと考える。

ドレーン管理のポイント

1. 予防的ドレナージの意義

- 甲状腺手術におけるドレーンには、術後出血やリンパ漏などのインフォメーションだけではなく、排液を効果的に行い、気道周囲の合併症を防ぐ予防的意義がある。
- 閉鎖式ドレーンを用いることが多く、そのリザーバーを陰圧に保つことを忘れてはいけない。

2. 頸部全体の観察

- ドレーン内の排液ばかりを観察するだけではなく、頸部全体の観察を行うことが、致死的合併症を未然に防ぐうえでは非常に重要である。頸部手術で特におさえておきたい点は、以下の通りである。
  ・通常の嚥下において創部が動くために、結紮糸がゆるむ可能性がある。
  ・麻酔覚醒後の悪心・嘔吐が起こりやすく、胸腔内圧の上昇による静脈結紮部の破綻による出血リスクがある。
  ・術後出血が多い時間帯は、術後3～5時間と経口摂取が始まる24時間目である。

3. 最近の傾向：ドレーン留置の省略

- 最近は、甲状腺手術後のドレーン留置を省略することも少なくない。部分切除術や片葉切除術で頸部リンパ節郭清を行わない手術においては、術中出血が少ない場合にドレーンを留置せず閉創することが増加している。
- 閉鎖式ドレーンを留置すると陰圧がかかることによる創部の陥没が発生する。そのために前頸部皮膚と筋層や気管との癒着が強くなり、術後前頸部の変形が目立つことがある。この癒着は、

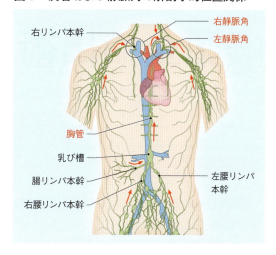

図4　胸管および静脈角の解剖学的位置関係

嚥下時の違和感、引きつれ感の原因ともなりうる。また、ドレーンを留置することにより在院日数の延長が発生するために、近年ではこのような理由からドレーン留置を省略する症例が増加している。

- ドレーン留置を省略した場合も、術後出血の発生リスクを知る必要がある。重要なインフォメーションが減るために、創部観察をしっかり行うことが重要である。

＊

- 甲状腺手術時のドレーン管理は、排液を目的とするだけでなく、術後出血やリンパ漏など合併症の有無のインフォメーションを目的とする。
- ドレーン排液の内容観察に加えて、頸部の解剖を熟知することにより、その特性による致死的合併症を未然に防ぐことが可能である。
- 継続的な出血は、効果的にドレナージされていても、気道周囲の組織に浮腫をきたす可能性がある。そのため、非常に危険な合併症発生の可能性があることを理解する。
- 甲状腺手術時のドレーン管理では、医師だけでなく看護師による細かい観察が重要な役割を担うため、その意義について理解を深めてもらいたい。

（西川　徹）

Part 2 ドレーン・カテーテル管理
第2章 手術時に使用されるドレーン管理の実際

喉頭全摘出術

> **ナースがおさえたいポイント**
>
> ❶喉頭全摘出術は術野の汚染が不可避であり、死腔が生じ滲出液が貯留すると、手術部位感染（SSI）が起こりやすい。
> ❷低圧持続吸引システムによるドレナージで、滲出液の貯留と死腔発生を予防する。
> ❸SSI発生を防ぐために、効果的なミルキングと確実な固定、ドレーン挿入部の観察に努める。

喉頭全摘出術の特徴

1. 術野の汚染が避けられない

- 喉頭全摘出術では、手術中に術野が唾液や痰で汚染されることが避けられない。
- 頸部手術のなかでも、甲状腺や耳下腺の手術は無菌操作で行われる清潔手術であるが、喉頭全摘出術後は、図1のように咽頭および気管が術野に開放される。口腔からの唾液や鼻からの鼻汁が咽頭に貯留するため、咽頭腔を縫合閉鎖するまでの間は、術野が唾液や鼻汁により汚染されることを完全には防ぐことができない。

2. 死腔が生じやすい

- 喉頭がんや咽頭がんに対して喉頭全摘出術が行われる場合には、頸部リンパ節転移の状況に応じて頸部郭清術があわせて行われる。頸部郭清術により、リンパ節を含む脂肪組織が摘出されると、鎖骨や下顎骨のような硬性組織の周囲に段差ができ、死腔が生じやすい。
- 図2のように副神経や頸神経が温存された場合には、その間にも死腔が生じやすくなる。

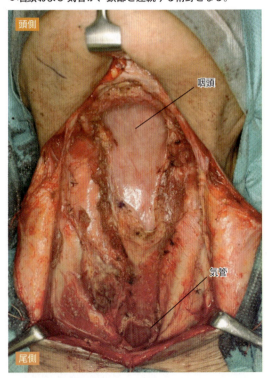

図1　喉頭全摘出術後の術野
●咽頭および気管が、頸部と連続する術野となる。

図2 右頸部郭清術併施例の術野
（咽頭縫合閉鎖後）
- 副神経、頸神経や頸動脈、咽頭などの間を埋めていた脂肪組織が頸部郭清術により摘出されたため、そこに死腔が生じやすくなる。

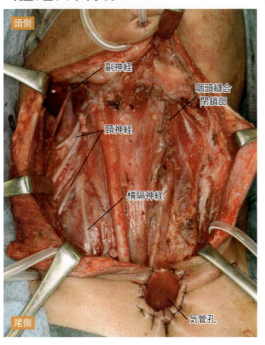

3. 創傷治癒の不良

- 放射線治療や化学放射線療法後の救済手術では、創傷治癒不良となる。
- 喉頭がんや咽頭がんに対しては、音声機能温存をめざして、進行がんに対しても初回治療として化学放射線療法が行われることが増えている。このような治療後の再発例に対する救済手術では、皮膚および皮下組織の線維化による組織血流の低下により、縫合不全が生じやすく、また、軟部組織の柔軟性の低下により死腔が生じやすくなる。
- これらの喉頭全摘出術の特徴から、死腔が生じ滲出液が貯留すると、**手術部位感染（SSI）** が生じることは容易に想像できるであろう。

喉頭全摘出術の際のドレーンの役割

- 喉頭全摘出術の際には、閉鎖式携帯用低圧持続吸引システムが用いられる。頸部には重要な血管・神経が多く存在するため、高圧な陰圧吸引は行われない。また、術翌日から安静制限は必要なく早期離床をすすめるため、携帯用持続吸引装置が用いられる。
- 喉頭全摘出術の際に用いるドレーンの役割は、主に次の2つである。

1. 滲出液貯留の予防

- 頸部には複雑なリンパ管のネットワークがあるため、特に頸部郭清術併施時には、軟部組織の切除断端からの滲出液は必ず生じる。これを確実に排液できなければ、清潔手術でない術野に貯留した液は感染源となりSSIにつながる。

2. 死腔の予防（組織の密着）

- 創傷治癒には、挙上された頸部皮膚と深部組織との間が密着することが重要である。鎖骨や下顎骨のような硬性組織の周囲には段差が生じやすいため、適切な陰圧による持続吸引が必要である。
- 咽頭縫合部と頸部皮膚の間が密着せず死腔が生じると、縫合不全から咽頭皮膚瘻孔の原因となるため、前頸部の皮膚が浮かないようにする必要がある。そのため、放射線治療後の救済手術や頸部郭清術併施時には、顎下部（あごの下）や気管孔周囲、鎖骨上窩の近傍などの皮膚がテント状に浮いてしまいやすい部位を中心に、死腔がコンパートメントとして残らないように複数本のドレーンが留置される（**図3**）。
- 以前は、頸部皮膚と深部組織との間に死腔ができないように、ガーゼによる圧迫が広く行われていたが、現在は植皮などの場合を除いてガー

Word: ● **SSI**／surgical site infection、手術部位感染（p.2「手術部位感染（SSI）」参照）。

図3　右頸部郭清術併施例のドレーン留置
- ❶副神経背側〜鎖骨上窩、❷気管孔周囲、❸前頸部を中心に3本のドレーンが留置されている。

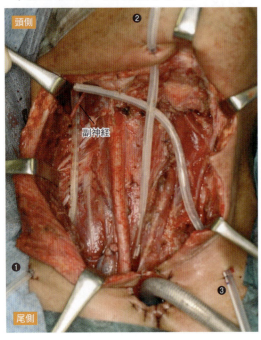

図4　頸部ドレーンのテープ固定
- 挿入部（➡）と少し離れた部位でΩ型にテープ固定すると、ドレーンが引っ張られても挿入部に直接力が加わらず脱落しにくい。

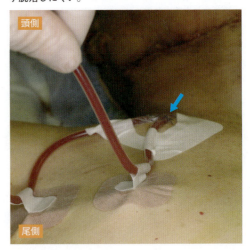

ゼ圧迫は行わない。適切にドレーンを留置して、持続的に低圧で陰圧をかけて吸引を行うことで、死腔予防は可能となっている。
- 頸部郭清術併施時には、ドレーンの排液量や性状がリンパ漏や乳び漏の指標となる。しかしながら、頸部のドレーンに、術後出血や縫合不全、SSIの早期発見の役割は期待しない。術後出血や縫合不全、SSIの早期発見は、創部の腫脹や発赤、圧痛などを直接目で見て判断すべきである。
- 創部の状態を容易に観察可能にするためにも、頸部をガーゼで覆わないほうがよい。

ドレーン管理の実際

- ドレーン管理のうえで、最も重要なことは次の3つである。

1. ドレーン閉塞の予防

- 術直後は血性成分が含まれるため、ドレーンが

詰まる可能性がある。そのため、細いドレーンではなく、径5mm程度の太さのドレーンが用いられることが多い。
- ドレーンには詰まりにくくなるようなさまざまな工夫がされているが、定期的なミルキングは重要である。その際、ドレーン挿入部の管内の血餅を手でつぶすようにしてから、しっかりとミルキングを行うと有効性が高い。

2. ドレーンの脱落・抜去の予防

- 頸部のように可動域が広く、よく動く部位は、自然抜去を防ぐためのドレーン固定は重要である。ドレーン挿入部を縫合糸で固定し、頸部の動きの制限にならないように余裕をもたせた状態で、挿入部と少し離れた部位をΩ型にテープ固定されることが多い（図4）。
- 挿入部固定に縫合糸を用いず、2枚のテープを張り合わせて固定する方法もあるが、喉頭全摘出術後は気管の乾燥を防ぐ目的で蒸気吸入を頻繁に行う必要があるため、湿ってテープ全体が皮膚から脱落する危険性があることを知っておく必要がある。
- 男性では、顎下部から挿入されているドレーンは、ひげが伸びることでテープが剥がれやすく

図5 頸部閉創時

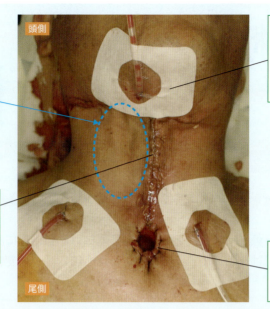

- ドレーン挿入部：容易に観察できるように透明な窓付きフィルムテープでドレッシングを行う（3か所）
- 頸動脈の左右の前頸部皮膚が、ドレーンの陰圧により陥凹し、深部組織と密着している
- 頸部皮膚切開部：皮下縫合と皮膚表面のダーマボンド®固定のみで、ガーゼ被覆は行わない
- 気管孔：気管断端と皮膚をナイロン糸で縫合のみ
- 頭側／尾側

なる。そのため、ドレーン固定部周囲のひげ剃りなどの整容を行うことも大切である。

3. ドレーン挿入部からの感染予防

- ドレーン挿入部からの逆行性感染を予防するため、挿入部の観察は重要である。
- 透明な窓付きフィルムテープをドレッシングに用いることで、容易に観察できる（図5）。
- 術直後や翌日など、血液などで挿入部の汚染がみられる場合には、フィルムテープを適宜交換する。

4. ドレーン抜去のめやす

- ドレーンは、皮膚の生理的バリアを穿破して挿入留置されている異物であるため、可能な限り早期抜去が望ましい。通常、数日で1日排液量が30mL前後となるので、抜去を考慮する。しかしながら、放射線治療後で陰圧をかけて皮膚を深部組織に密着させることで皮下の死腔を予防する目的も兼ねている場合には、排液量がわずかになっても1週間以上留置することもある。

*

- 喉頭全摘出術は、術野が唾液や痰で汚染されることが避けられないため、死腔は容易に感染巣となり、SSIや咽頭皮膚瘻孔が生じるリスクが高くなる。それを予防するのが、ドレーンの重要な役割であり、ドレーンの閉塞や自然抜去・脱落を極力避ける配慮を行わなければならない。

（藤井 隆）

column 術直後にエアリークが生じた場合は？

- 手術直後～翌日ごろまでは、頸部の動きや咳嗽などによりエアリークが生じることは珍しくない。翌日以降には皮膚と深部組織との密着によりエアリークが生じることはほとんどなくなるため、翌日までは適宜加圧対応か低圧持続吸引システムに接続することで対応可能である。

（藤井 隆）

Part 2 ドレーン・カテーテル管理
第2章 手術時に使用されるドレーン管理の実際

肺切除術

> **ナースがおさえたいポイント**
>
> ❶肺切除術後ドレナージは、体液の排出と術中に虚脱した肺の再膨脹を促すため空気の排出を目的とする。
> ❷一般的に、術後から低圧持続吸引を開始し、翌朝には水封管理に変更する。
> ❸エアリークの観察では、エアリーク量の変化とともに、呼吸性変動の有無も確認する。

肺切除術におけるドレナージの役割

- 肺切除術には「部分切除」「区域切除」「葉切除」「肺全摘」と大きく分けて4通りの術式がある。いずれの術式も現在では胸腔鏡下もしくは胸腔鏡補助下に行われることが多い。
- それぞれ肺の切除容積が異なるが、術後は胸腔内に貯留する体液（血液・滲出液）だけでなく、胸腔内に貯留した空気もドレナージする必要がある。一般にドレーンは1本留置されることが多く、その留置部位は、空気を最もドレナージしやすい肺尖部を先端とすることが多い。
- 肺切除術におけるドレナージ（以下、胸腔ドレナージ）の役割は、大きく分けて以下の2つである。
  ①体液のドレナージ：他の手術と同様に、胸腔内に貯留した体液（滲出液、血液、膿など）を持続的に体外に排出する。
  ②空気のドレナージ：胸腔内に貯留した空気を体外に排出し、手術時に虚脱した肺の再膨脹を促す。また、肺から漏れ出た空気を体外に排出し、胸腔内圧を適正に保つ。

肺切除術で用いる胸腔ドレナージの種類

- 肺切除術で用いるドレーンは、大きく分けて3つある（図1）。

胸腔ドレナージの管理

1. ドレーンの接続・吸引圧

- 手術中に留置した胸腔ドレーンは、壁吸引型の据置式持続吸引器（図2-a）もしくは電動式持続吸引器（図2-b）に接続する。最近では、水封部分を器械内に組み込み、エアリークの量をデジタルに計測できる電動式低圧吸引器（Thopaz™、図3）を使用する施設もある。いずれの器械においても、接続部が外れにくいようにタイガンバンドを使用し、しっかりと接続する。
- 手術終了後に低圧（−10cmH$_2$O前後）での持続吸引を開始する。術後より低圧持続吸引を継続し、翌朝には水封（water seal）管理に変更する。
- 水封管理に変更後、十分な肺膨脹が得られない場合や、皮下気腫が出現し増大する場合は、低圧持続吸引の再開を検討する。

図1　肺切除術で用いるドレーン

a. ソラシックドレーン	b. トロッカー	c. ブレイクドレーン
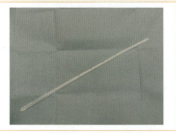	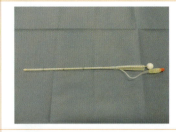	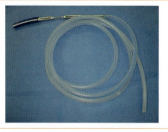
●最も一般的なドレーンである ●ドレーン内腔はウロキナーゼによるコーティングがされており、凝血塊による閉塞を予防する ●「直線」と「曲線」の2種類がある	●胸腔ドレナージの際に使用することが多い ●ダブルルーメンタイプもあり、胸膜癒着術などの胸腔内への薬剤投与や胸腔内洗浄を行う際などに適している ●ソラシックドレーンに比べて、やや硬いことが難点	●ドレーン自体が毛細管現象を有しており、持続的ドレナージが可能 ●ドレーンの性状はとてもやわらかく、さまざまな場所に留置しやすく、体に優しい ●胸腔内への薬剤投与や洗浄を行うには適していない

図2　胸腔ドレナージに使用する吸引装置（一例）

a. 据置式持続吸引器	b. 電動式持続吸引器
●チェスト・ドレーン・バックQ-1タイプ	●メラサキューム
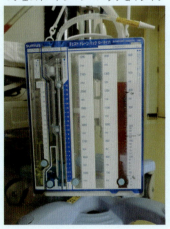	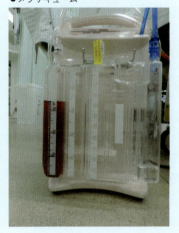

2. ドレーンの固定

● ドレーンの位置ずれがないように、ドレーンは皮膚としっかりテープ固定する必要がある。ドレーン挿入部には清潔ガーゼを被覆することが多いが、最近ではフィルム材を使用することも少なくない。テープかぶれが予想される場合は、あらかじめ皮膚保護材を貼付した上に固定用のテープを貼付する。

胸腔ドレナージの観察項目

1. ドレーン挿入部の観察

● 感染徴候：ドレーン挿入部に発赤や膿の貯留などの感染徴候がないか、観察が必要である。
● 位置のずれ：ドレーンにマーキングを行い、位置のずれ（挿入長の変化）がないか観察する。

図3　Thopaz™ トパーズ電動式低圧吸引器

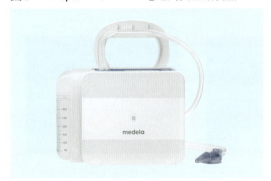

（メデラ株式会社）

図4　皮下気腫のマーキング

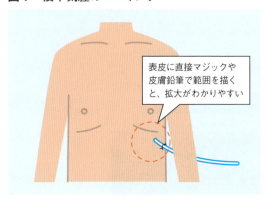

表皮に直接マジックや皮膚鉛筆で範囲を描くと、拡大がわかりやすい

- 横漏れ：ドレーン挿入部から横漏れがある場合、胸腔内と体外が交通している可能性があり、外気胸となりうるだけでなく、感染のリスクが上昇するため医師へ報告する。
- 皮下気腫：ドレーン挿入部に皮下気腫が出現したときは、十分なドレナージができていない可能性がある。皮下気腫の大きさをマーキングし、経時的に拡大しないかどうか観察が必要である。拡大する場合は、医師へ報告する（図4）。

2. ドレーン排液の観察

- 術後は、ドレーン排液の性状と量を観察することが重要である。
- 血性・凝血塊：術直後で、ドレーン排液が200mL/時以上でかつ血性の場合や、凝血塊を認める場合は、出血している可能性があるため医師へ報告する。

図5　白濁したドレーン排液（乳び胸）

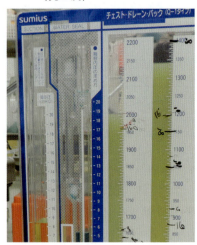

- 混濁：ドレーン排液が混濁した際は、膿胸を併発している可能性があり医師へ報告する。
- 白濁：食事摂取後にドレーン排液が白色に混濁した場合は、乳び胸の存在を示唆するものであり、医師へ報告する（図5）。
- ドレナージ不良：凝血塊やフィブリンなどにより、ドレーンが閉塞しドレナージ不良となっていないか観察が必要である。

3. エアリークの観察

- 定期的にエアリークの有無を観察する。観察する際は、「通常の呼吸」「深呼吸時」「会話時」「咳嗽時」などでエアリークの量がどのように変化するのか観察する。
- エアリークを観察する際には、水封室の水面で呼吸性変動の有無も同時に観察する。呼吸性変動を認めないときは、胸腔ドレナージが胸腔内圧を反映しておらず、十分にドレナージできているといえない状態であり注意が必要である。

4. ドレーンの抜去（図6）

- 胸腔ドレナージにおける抜去の基準は、以下の3点である。
  ①エアリークを認めないこと。
  ②ドレーン排液の性状が血性や乳びでないこと。

図6　胸腔ドレーン抜去までの流れ

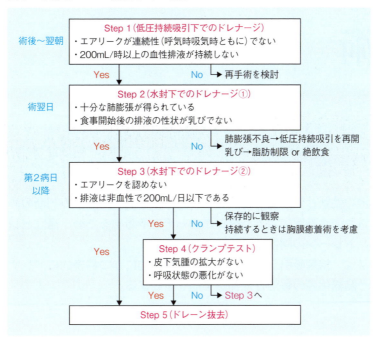

③ドレーン排液の量が200mL/日以下であること。
- 術後にエアリークを認めた症例などでは、抜去前に**クランプテスト**を行う。
- 胸腔ドレナージを抜去して創を閉鎖するまでの間に大きな呼吸をすると、陰圧である胸腔内に空気を吸い込んでしまう可能性があるため、介助する際は患者に息こらえか小さな呼吸をするように説明する。
- ドレーンを抜去したあともしばらくの間、感染徴候の有無や、滲出液の漏出、皮下気腫の出現がないか観察が必要である。

（橋本昌樹）

> **Note**
> ● クランプテスト／胸腔ドレナージをクランプし、ドレーン抜去後と同じ状態にすることで、抜去可能かどうかの判断を行う。通常12〜24時間クランプする。
>
> クランプテストを行った際の観察項目
> - 呼吸苦の有無
> - 皮下気腫の出現の有無、増大の有無
> - SpO_2の低下の有無

column

胸腔ドレナージ、こんなときどうする？

Q1. 急激にエアリークが出現したときや、エアリークの量が増大したときは？
A. 必ずしも肺からのリークとは限らない。回路リークの有無やドレーン刺入部からの吸い込みの有無を確認する。これらが否定された場合は、肺からのリークである可能性が高いため、呼吸状態に注意しながら医師に報告する。

Q2. 胸腔ドレーン事故（自己）抜管したときは？
A. 胸腔内は陰圧であり空気を吸い込んでしまうため、すぐに清潔なガーゼなどで挿入部を圧迫・密閉し、医師に連絡する。患者の呼吸状態・精神状態に注意が必要である。

（橋本昌樹）

Part 2　ドレーン・カテーテル管理
第2章　手術時に使用されるドレーン管理の実際

開心術

ナースがおさえたいポイント

❶ ドレーン排液の性状と時間量を確認して、輸血や再開胸止血術の判断のめやすとする。
❷ 心嚢内の血液や液体貯溜による心タンポナーデを予防するため、適宜ドレーンのミルキングを行い、ドレーンの閉塞を予防する。
❸ ドレーン排液は、持続吸引システムを用いて閉鎖的にかつ持続的にドレナージし、排液の逆流に伴う臓器体腔の難治性深部感染症を予防する。

開心術後のドレナージ（図1）

- 胸骨正中切開下に行われる開心術後のドレナージは、一般的に心嚢内と前縦隔に別々に挿入される[1]。手術中の剥離操作などで開胸になった場合には、胸腔ドレーンが挿入されることがあるが、本稿では心嚢内と前縦隔に挿入されたドレーンについて述べる。

1. 心嚢内ドレナージ

- 心嚢内ドレーン（図1-❶）は、剣状突起のやや尾側の右側から心嚢内心尖部横隔膜面に挿入される。この部位は手術直後の患者体位（セミファーラー位）において、心嚢内で最も低い位置になる。
- 心嚢内ドレーンからの出血は、心臓手術部位からの直接出血を意味することが多く、血行動態に及ぼす影響が大きい。この出血量を経時的に把握することは、輸血の開始や再手術の判断において重要な情報となる。また、心タンポナーデの防止に関して重要なドレーンである。

2. 前縦隔ドレナージ

- 前縦隔ドレーン（図1-❷）は、胸骨正中切開断面や胸骨ワイヤー穿通部、または内胸動脈剥離部などからの出血をドレナージする。胸骨下への貯溜は感染のリスクにもつながり、この部位をドレナージすることも大切である。
- 前縦隔ドレーンも剣状突起のやや尾側の左側から挿入される。
- 筆者らは、シリコン製の24Frフルーテッドラウンドスパイラルドレーン（図2）を使用している。このドレーンは、スリットが"らせん"構造をしているため折れ曲がりにくく、弯曲的に留置せざるを得ない状況でも高いドレナージ能力を発揮するドレーンである。

開心術直後の患者管理

- 開心術後には、呼吸循環動態の厳重な管理目的に集中治療部（ICU）に入室となる。その段階では、一般的には気管内挿管下の人工呼吸管理の状態である。患者には、動脈圧ライン・心電図モニター・カプノメーター・BISモニター・

図1　心囊内ドレーンと前縦隔ドレーン

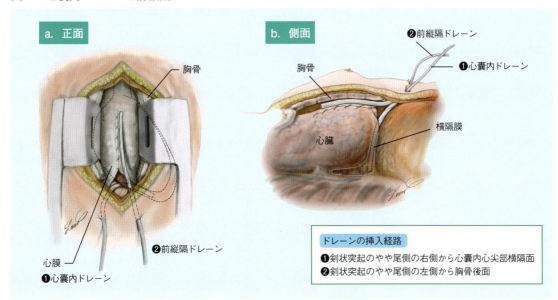

ドレーンの挿入経路
❶剣状突起のやや尾側の右側から心囊内心尖部横隔面
❷剣状突起のやや尾側の左側から胸骨後面

イラストレーション：レオン佐久間（川崎医療福祉大学 医療福祉マネジメント学部 医療福祉デザイン学科教授）

図2　フルーテッド ラウンド スパイラルドレーン

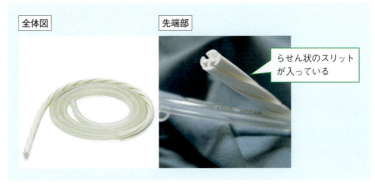

らせん状のスリットが入っている

（泉工医科工業株式会社）

スワンガンツカテーテルなどのさまざまな生体モニター用器機が取り付けられている。さらに中心静脈・末梢静脈に補液用ルート、ドレーン、一時的心臓ペーシングリードワイヤーなどが挿入されている（図3）。

● これらの生命の維持に不可避なものを適切に管理することは、手術の成否にかかわる重大なことである。まずは固定をきちんと行い、整理整頓し、屈曲や誤抜去を起こさないように努める。

開心術後のドレーン管理

● 開心術後のドレーン管理は非常に大切である。項目を分けて説明する。

Word
● **BISモニター**／bispectral index（バイスペクトラルインデックス）モニター。前額部にディスポーザブル電極を取り付け、鎮静度をモニタリングする検査。

図3　開心術後のチューブ・モニター類

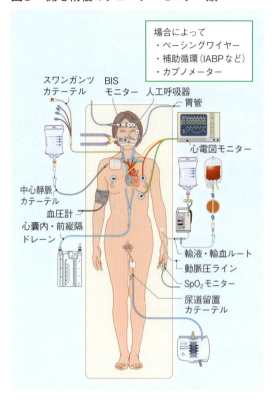

表1　開心術における術後出血点となりやすい部位

心嚢内	1. 冠動脈バイパス 2. 心臓切開線縫合部
前縦隔	1. 胸骨正中切開切離面 2. 胸骨ワイヤー穿通部 3. 内胸動脈剝離部

れることもあり、適宜血液検査を行い貧血の進行や血小板数を把握するだけでなく、**活性化凝固時間（ACT）**を管理することも重要である。

- 排液量が急激に減少した場合も注意が必要である。特に排液が血性である場合は、凝血塊によってドレーンが閉塞している可能性がある。呼吸に伴う可動性や、心拍動と同調した動きの消失で確認をする。心タンポナーデに陥る可能性があるので、バイタルサインとともに医師に早急に報告しなければならない。

1. ドレーンからの排液

- ドレーンは、術後出血点となりやすい部位（**表1**）からの出血の程度を知る目的で、予防的に挿入される。
- ドレーンから血性排液が継続する場合、または排液量が急激に増加した場合、例えば1時間あたり200mL以上の血性排液がみられるときは、血圧・脈拍数・尿量とともに医師に報告をする必要がある。開心術の周術期は、抗血小板薬・抗凝固薬使用や、補助循環・体外循環に伴う血小板や凝固因子の消耗などにより、出血傾向にあるのが一般的である[2]。さらに、補助循環やバイパス開存維持のためヘパリンが持続投与さ

2. ドレーンの固定

- ドレーンの固定は皮膚とドレーンを結紮で固定するが、ドレーンがずれることがある。
- 患者の体動でドレーンが引っ張られていないか、固定テープが剥がれてドレーンが抜けていないか、定期的に観察する必要がある。ドレーンにマーキングをすることも有効である。
- 胸部単純X線写真で、ドレーン先端位置の確認を行うことも必要である。

3. 持続吸引システム

- ドレーンには、市販の持続吸引システム（メラサキュームなど）と接続して、−10〜20cmH$_2$Oの陰圧で吸引をかけている。この持続吸引システムとの接続部分にゆるみがあると漏れが生じるので、接続を密にして、タイガンバンドなどでしっかりと固定する必要がある。

Word　●**ACT**／activated clotting time、活性化凝固時間。ベッドサイドで簡易に実施できる血液が凝固するまでの時間を測定する検査。ヘパリン投与量をコントロールする際に用いる。基準値90〜120秒。

- 排液チューブがたるんでU字に曲がり、チューブ内に排液がたまると、ドレーンに持続吸引陰圧がかからなくなる。チューブ内には排液をためないことが大切である。

4. ドレーンのミルキング

- 心嚢や縦隔は、もともとスペースとして狭い領域であり、少量の液体貯留で容易に心臓を圧迫してしまうため、有効にドレナージを行わないといけない。ドレーンの閉塞を防止するために、ミルキングを適宜行う必要がある。
- 排液が血性の場合や、排液中に凝血塊やフィブリン塊がみられる際には、特に閉塞が生じやすい。ミルキングにより排液を排液バッグに誘導する。ミルキングローラーを使用することも有効である。

5. ドレーンの感染対策

- ドレーンによって心嚢内および前縦隔は体外と交通をすることとなり、ドレーン管理を誤ると感染を惹き起こす可能性がある。感染は心嚢炎や縦隔炎など臓器体腔に波及し、難治性感染症に陥る[3]。
- 発赤・腫張のなどのドレーン挿入部の感染徴候の有無を確認し、ドレーン挿入部や接続部の消毒は無菌操作で行う必要がある。
- 移動時や体位変換時などに、排液バッグをドレーン挿入部より高く持ち上げると、排液が体内に逆流する。排液バッグは常にドレーン挿入部よりも低い位置で、適切に管理することが重要である。

ドレーン抜去

- 術後経過が順調に推移すれば、排液の性状は血性から淡血性、さらに漿液性へと移行していく。さらに排液量も徐々に減少し、1日量が100mL以下となればドレーンを抜去する。術後3日目程度で抜去可能になるのが一般的である。
- ドレーン抜去時には、逆行性感染を予防するためにドレーン抜去孔を縫合閉鎖する必要がある。ドレーン挿入時にあらかじめ閉鎖用の一針をかけておくと有効である。患者に呼気終末での息こらえを指示し、その間に静かに抜去する。抜去孔を縫合閉鎖したのち、密封目的にイソジン®ゲルを塗布する施設もある。

（柚木靖弘、柴田憲明、種本和雄）

文献

1. 伊原美貴、寺岡理恵：開心術後のドレーン管理. ハートナーシング 2001；14(4)：357-362.
2. 西水千恵、井出恵伊子：心臓手術後のドレーン管理における看護上の留意点. 事故防止のためのドレーン管理, 臨床看護2003；29(6)：943-948.
3. Kubota H, Miyata H, Motomura N, et al. Deep sternal wound infection after cardiac surgery. *J Cardiothorac Surg* 2013；8：132.

---

column

エタノールによるドレーン切断リスク

- シリコン製ドレーンにエタノールを塗布すると引張強度が低下し、ミルキングで引っ張ると切れやすくなるというデータがある。現在、院内感染対策の手指衛生として、ベッドサイドで速乾性擦式手指消毒剤（アルコールラビング剤）を使用することが推奨されている。アルコールラビング剤には殺菌作用をもつ高濃度のエタノールが含まれる。つまり、アルコールラビング剤を十分乾燥させずにシリコン製ドレーンのミルキングを行うことは、院内感染対策とドレーン管理の両面から問題がある。

（柚木靖弘、柴田憲明、種本和雄）

Part 2 ドレーン・カテーテル管理
第2章 手術時に使用されるドレーン管理の実際

乳がん手術

> **ナースがおさえたいポイント**
>
> ❶乳がん手術では、術後出血の確認や死腔をなくす目的でドレーンを留置する。
> ❷リンパ節郭清を行った場合は、ドレーンを2本挿入するため、ルートのたわみやコネクター部の閉塞に注意するほか、留置期間が長くなるため感染予防に努める。
> ❸糖尿病や肥満の患者では、ドレーン挿入部・固定部に皮膚トラブルを生じやすく注意する。

- 乳がん手術は現在、乳房全摘である乳房切除術（Bt）あるいは部分切除である乳房温存術（Bpまたは Bq）が標準手術とされる。さらに乳房温存術後は局所放射線照射を追加するのが標準である。時に乳房再建術が行われるが、リンパ節に関しては画像診断所見などを根拠に、センチネルリンパ節生検（SN）あるいは腋窩リンパ節郭清（レベルⅠないしⅡ）が追加される。
- ドレーンは術後出血の確認や死腔をなくし、漿液腫（seroma）をつくらないなどの目的で挿入する。
- 乳がん手術創は清潔手術における一次縫合創となることがほとんどであるが、乳がん切除術後の**手術部位感染（SSI）**発生率には幅があり、**米国疾病管理予防センター（CDC）**の調査[1]ではSSI発生率2%弱であったが、高いBMIや糖尿病合併などでリスク上昇がみられたとしている。またOlsenら[2]は、感染リスク減少を目標とした術後感染対策において、SSIによる費用面を考慮することが重要であると報告している。一般の外科手術と同様、乳がん手術においても易感染宿主（compromised host）や肥満者、糖尿病患者などでは、特に術後感染に注意が必要であることはいうまでもない。
- 上記を考慮して、本稿では特にリンパ節郭清術および再建術を実施した場合の乳がん手術後のドレーン管理を中心に述べたい。

乳房温存術

1. ドレーンの種類・本数

- 乳腺部分切除のみでは通常ドレーン挿入は行わないが、欠損が広い場合や術後出血が危惧される場合には、中腋窩線近傍から乳腺欠損部へ向けて細い陰圧のかかる閉鎖式の低圧持続吸引システム（J-VAC®ドレナージシステム、SBバック、デイボール リリアバックなど）を挿入する。筆者らは通常J-VAC®ドレーン（15Fr）あるいはリリアバック・ドレーン（外径3.2mm）を留

Word
- **SSI**／surgical site infection、手術部位感染（p.2「手術部位感染（SSI）」参照）。
- **CDC**／Centers for Disease Control and Prevention、米国疾病管理予防センター。

図1 乳房温存術とドレーン挿入部位

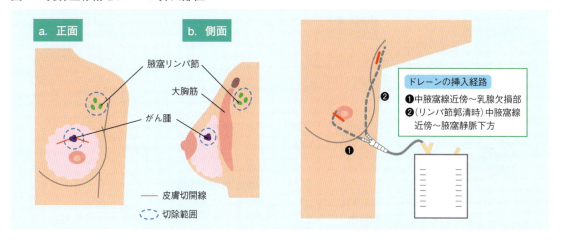

置している。

- リンパ節郭清を行った場合には、もう1本のドレーンを中腋窩線近傍から腋窩静脈下方3～5cmまで挿入する(**図1**)。
- ドレーンには「開放式」と「閉鎖式」があるが、乳がん手術では術後感染をきたさないよう閉鎖式ドレーンを挿入し、陰圧をかけた排液バッグに接続されることが一般的である。
- 乳腺部分切除を含む乳房縮小手術でのドレーン挿入に関する数多くの前向き比較試験が報告され、ドレーン挿入の有無で血腫や創傷治癒遅延、seroma出現など、術後合併症出現頻度に有意差がないとの報告[3]が多数みられる。しかし筆者らは、リンパ節郭清術施行例には基本的にドレーンを挿入することとしている。なお最近は手術創を目立たなくするため、可能な限り内視鏡補助下手術を実施している(**図2**)。

2. 排液の性状・抜去のめやす

- 排液の性状として、術直後は血性～淡血性で、徐々にドレーン内で血漿分離が生じる。しだいに淡黄色の漿液性排液となり、術後出血がみられない場合にはリンパ液流出状況(通常50mL/日以内)により術後数日以内に抜去する。排液量がやや多い場合でも、術後感染を生じさせないよう1週間程度で抜去する。

図2 内視鏡補助下の乳腺部分切除術と切開創
● 術者(手前)がモニター画面を見ながら手術を行っている。

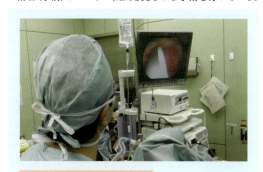

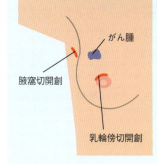

● 内視鏡補助下手術では、乳房温存術・乳房切除術のいずれにおいても腋窩と乳輪外縁での小切開創のみで施行が可能。腫瘍局在部位によっては、腋窩創のみで施行が可能な場合もある。

乳房切除術

- 乳房全切除術として、標準的にはオッケンクロス(Auchincloss)法あるいはペティー(Patey)法による大(小)胸筋温存手術が行われる。そのほか、整容性を考慮した皮膚温存乳房切除術(skin-sparing mastectomy)や乳頭乳輪温存乳房切除術(nipple-sparing mastectomy)、ま

図3 乳房切除術のドレーン挿入部位（腋窩リンパ節郭清あり）

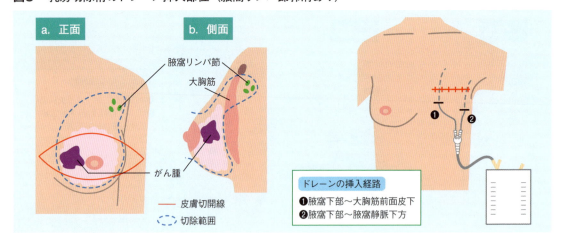

た胸筋浸潤が疑われる場合には、ごくまれにハルステッド（Halsted）法による胸筋合併手術が実施される。

1. ドレーンの種類・本数

- **全切除術のみ**：当科では、ドレーンを挿入しないで複数枚のガーゼと胸帯などにより圧迫を行うか、ドレーン1本のみを腋窩下部から内側方向に向けて挿入する。
- **全切除術＋リンパ節郭清**：J-VAC®ドレーンまたはリリアバック・ドレーン2本を、腋窩下部から内側方向の大胸筋前面皮下および腋窩リンパ節郭清部の腋窩静脈下方に留置し（図3）、胸壁を圧迫する。2本のドレーンはコネクター経由で、1個の排液バッグに接続し、陰圧持続吸引を行う。

2. ドレーン抜去のめやす

- **全切除術のみ**：ドレーン抜去時期は、通常術後2日以内である。
- **全切除術＋リンパ節郭清**：リンパ液流出状況（50mL/日以内）により通常3～5日、最長でも7～10日で抜去する。

乳房再建術

- 乳房再建術は、乳房切除後に同時（一次）あるいは後日（二次）行うが、それには自家移植術（広背筋または腹直筋）と人工物挿入術の2種類が基本である。
- Cochraneデータベースを用いた文献レビュー[4]では、乳房再建術におけるドレーン挿入（有）群と（無）群との比較で、術後合併症発生率に有意差はなく、むしろ在院日数は挿入（無）群で有意な短縮がみられたと報告されている。再建術において、筆者らは当面ドレーン挿入とするが、ドレーン挿入するか否かは今後の課題である。

1. ドレーンの種類・本数

- 人工物挿入は通常、まず**ティッシュ・エキスパンダー**挿入を行い、徐々に拡張後、数か月後にシリコンバックを挿入する（2013年より保険適用）ものであるが、一期的にはティッシュ・エキスパンダー挿入のみを行う。この場合、ティッシュ・エキスパンダーが移動しないように上方から下方に向けての胸壁圧迫を併用しつつ、ドレーンは全切皮下に1本と、胸筋間に挿入したティッシュ・エキスパンダーの上方周囲を腋窩部からまわす形でもう1本挿入する（図4）。

2. ドレーン抜去のめやす

- 術後排液を認めることは少なく、通常は術後1～2日目に抜去する。筆者らはクリニカル・パス上、入院日数9～10日に設定し、ドレー

図4 乳房再建術のドレーン挿入部位
（腋窩リンパ節郭清あり）

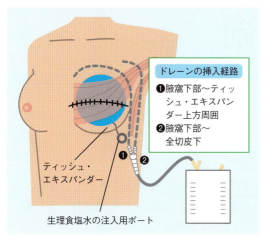

ドレーンの挿入経路
❶腋窩下部〜ティッシュ・エキスパンダー上方周囲
❷腋窩下部〜全切皮下

ンは術後7日までは30mL以下（再建術ではティッシュ・エキスパンダーが移動しないように極力液貯留を少なくするため）、8病日以降は50mL以下でも抜去としている。
- 腋窩リンパ節郭清を伴う場合、ドレーン抜去時期のめやすは乳房切除術後と同様に対応する。

乳がん手術で特に注意すべき点

- **血性排液**：急激な血性排液がみられた場合（≧50mL/時）は、術後出血が生じていることを示唆するため、その性状や排液量の変化を十分に観察し、場合によってはすみやかに担当医に報告し対処する。ただし、ドレーン内あるいは排液バッグ内に凝血塊が含まれている場合は、排液量のみの観察では不十分であり、ドレーン内溶液の可動性やドレーンの吸引性も確認する。
- **固定方法**：挿入したドレーンの自然抜去や体内迷入を防ぐため、一般的には絹糸またはナイロン糸で皮膚固定するが、固定による皮膚の牽引やドレーン屈曲が生じていないか確認する。
- **ルートのたわみ・屈曲・閉塞**：リンパ節郭清を伴う全摘例では通常、腋窩部と大胸筋前面に2本ドレーンを挿入し、コネクター経由で1個の排液バッグにつなげる（図3）。この場合、ドレーン2本のたわみや屈曲が生じてないか、コネクターが凝血によって詰まっていないかなどの確認が重要である。
- **固定・挿入部の皮膚トラブル**：ドレーン固定部用テープ貼付部の皮膚に発赤やびらんなどがないことを確認する。またドレーン挿入部付近の皮下組織に蜂窩織炎様の発赤、腫脹がみられることがあるが、このような場合もすみやかに担当医に報告し、感染したドレーン抜去と抗生剤投与を行う。特に、糖尿病合併患者や肥満患者では注意が必要である。
- **清潔操作**：逆行性感染を防ぐために極力清潔操作を心がける。閉鎖式ドレーンには一般に逆流防止弁が付いているが、長期間のドレーン留置例では感染が生じている可能性があるため排液の観察を継続する。また低圧持続吸引システムのバルーンには天然ゴムが使用されていることが多く、アレルギーの既往や症状の出現にも気を配ることが大切である。

（片岡 健）

文献
1. National Nosocomial Infections Surveillance System. National Nosocomial Infections Surveillance (NNIS) System Report, data summary from January 1992 through June 2004, issued October 2004. Am J Infect Control 2004; 32: 470-485.
2. Olsen MA, Chu-Ongsakul S, Brandt KE, et al. Hospital-associated costs due to surgical site infection after breast surgery. Arch Surg 2008; 143: 53-60.
3. Collis N, McGuiness CM, Batchelor AG. Drainage in breast reduction surgery; a prospective randomized intra-patient trail. Br J Plast Surg 2005; 58: 286-289.
4. Stojkovic CA, Smeulders MJ, Van der Horst CM, et al. Wound drainage after plastic and reconstructive surgery of the breast. Cochrane Database Syst Rev 2013; 3: 1-34.

> **Note**
> - **ティッシュ・エキスパンダー**／乳房再建の方法には主として、自家組織を用いた乳房再建術（身体の一部を移植する方法：筋皮弁法）と人工乳房を用いた乳房再建術（インプラント法）の2種類がある。ティッシュ・エキスパンダーは、インプラントを入れる前に大胸筋下に挿入し、生理食塩水を注入することで、乳房周辺部の皮膚およびその他の組織を拡張・伸展させる組織拡張器である。インプラント法では、約2週間ごとに外来でティッシュ・エキスパンダーに生理食塩水を注入し、3〜6か月かけて徐々に胸の皮膚や筋肉を膨らませ、十分に伸びたところで人工乳房に入れ替えて乳房を形成する。

Part 2　ドレーン・カテーテル管理
第2章　手術時に使用されるドレーン管理の実際

胸部食道全摘出術

> **ナースがおさえたいポイント**
>
> ❶胸部食道全摘出術では、頸部・胸腔・腹腔にそれぞれドレーンを挿入することが多い。
> ❷ドレーン排液の性状を観察し、術後出血や縫合不全のほか、唾液の混入（頸部）、乳び胸（胸腔）、膵液瘻（腹腔）などにも注意する。
> ❸ドレーンの本数が多いため、それぞれの留置位置や排液の観察、自己（事故）抜去を防ぐルート管理などが重要である。

● 胸部食道切除には、開胸によるもの、非開胸によるもの、胸腔鏡・腹腔鏡を用いる場合がある。再建も多くは胃管を用いて頸部吻合を行うが、頸部操作は行わず胸腔内で吻合する場合もある。

● 一般的には、頸部・胸部・腹部の3領域に手術操作が及ぶため、ドレーンは頸部・胸部・腹部に挿入することになる（図1）。

図1　各ドレーンと経腸栄養チューブ
●食道亜全摘、3領域リンパ節郭清、後縦隔経路胃管挙上再建時（右開胸・開腹アプローチ）

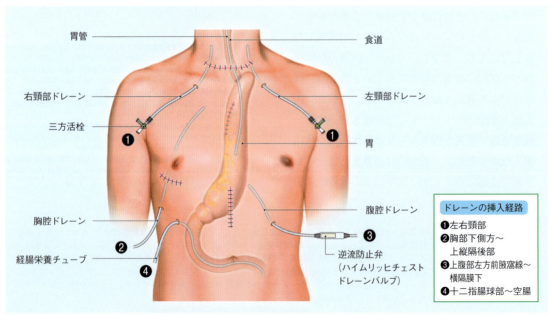

図2　頸部ドレーン：側孔を開けたシリコンドレーン＋三方活栓

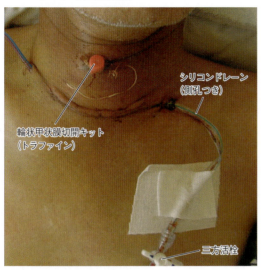

図3　気胸セット

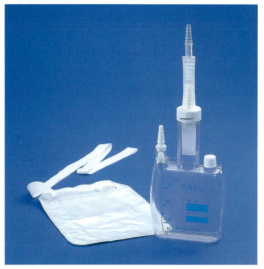

（住友ベークライト株式会社）

頸部ドレナージ（図2）

1. 挿入目的

- 術後出血の確認、滲出液の排出、縫合不全のチェック（吻合部周囲の組織癒合促進）の目的で挿入する。
- 経口摂取開始とともに抜去する。

2. 注意したいポイント

- 閉鎖式でない場合は、胸腔と連続する腔であるので気胸には注意する。また閉鎖式であっても、皮膚固定がルーズな場合は気胸に注意する。閉鎖式にして陰圧をかけることで、組織癒合が促進される。
- 筆者らは、側孔を開けたシリコンドレーンに三方活栓をつけて留置し、1日に2回内容を吸引している。吸引量は1回2〜3mLである。
- ドレーンの先端が吻合部に当たると縫合不全のリスクとなるので、留置位置には注意を払っている。

3. 排液

- 排液の性状は、血性から漿液性へと変わってい

くが、縫合不全が起こると頸部創周囲の発赤とともに、ドレーン内に唾液が混入するので注意する。
- 縫合不全となった場合、創を開き開放式ドレナージにすることで感染と炎症をコントロールする。

胸腔ドレナージ

1. 挿入目的

- 術後出血、滲出液の排出、脱気、縫合不全のチェックの目的で挿入する。
- 1日の排液量が100mL以下になったら抜去する。

2. 注意したいポイント

- 筆者らの施設では、術直後に−12cmH$_2$Oで持続吸引をかけている。術直後では、エアリークの有無は注意ポイントである。術後2日目には、気胸セット（図3）に付け替えて体動を促す。
- 挿入の痛みを軽減するため、以下の点をおさえる。

① 中腋窩線から挿入して、ベッドに当たらないようにする。
② 肺尖胸膜にドレーンが当たる痛みを防ぐため、肺尖より数 cm 尾側に留置する。
③ 肋骨神経に当たる痛みを軽減するために、肋骨上縁から挿入する。
● 管理では、以下の点に注意する。
① 陰圧を保つこと（胸腔内圧よりも低く）。
② チューブが滲出液で満たされると陰圧がかかりにくくなるため、滲出液を排液容器に落とす。接続チューブが長すぎても、排液がたまる原因となる。

3. 排液（図4）

● 性状は、血性から徐々に漿液性に変わっていく。
● 排液が白濁した場合には、乳び胸を生じているため注意を要する。乳び胸は胸管の損傷による場合があり、保存的治療で軽快せずに外科的処置が必要な場合もあるため、性状と量の推移には特に注意する。

腹腔ドレナージ

1. 挿入目的

● **胃管で再建した場合（図1）**：腹腔内で消化管吻合はないため、術後出血の有無を確認するためだけに留置している。出血がなければ術翌日に抜去している。
● **小腸や結腸で再建した場合（図5）**：腹腔内の吻合は多くなるため、排液の性状観察は他の消化管手術と同様に重要となる。混濁や色調の変化は、縫合不全や膵液瘻の徴候である。経口摂取開始とともに順次抜去していく。

図4 胸腔ドレナージによる排液の性状

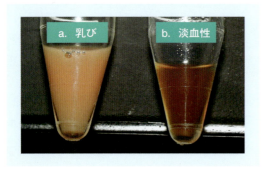

a. 乳び　　b. 淡血性

図5 小腸・結腸で再建した場合のドレーン留置
● 食道亜全摘、3領域リンパ節郭清、胸骨後経路回結腸挙上再建時（右開胸・開腹アプローチ）

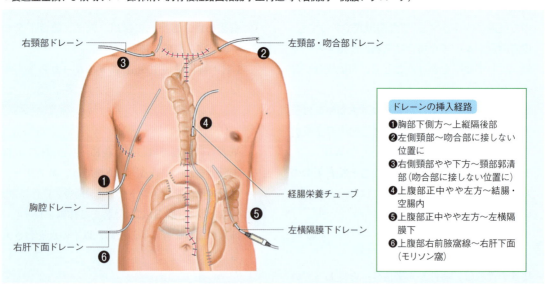

ドレーンの挿入経路
❶ 胸部下側方〜上縦隔後部
❷ 左側頸部〜吻合部に接しない位置に
❸ 右側頸部やや下方〜頸部郭清部（吻合部に接しない位置に）
❹ 上腹部正中やや左方〜結腸・空腸内
❺ 上腹部正中やや左方〜左横隔膜下
❻ 上腹部右前腋窩線〜右肝下面（モリソン窩）

図6　左横隔膜下ドレーン：プリーツドレーン＋逆流防止弁

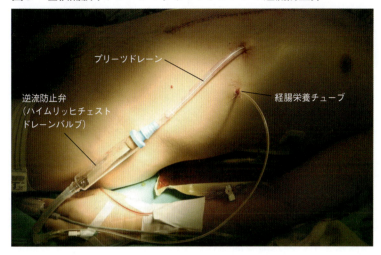

2. 注意したいポイント

- 胃管が後縦隔経路でつり上げられている場合、食道裂孔は閉鎖されていないため、胸腔内の陰圧でドレーンが逆流してしまうことがある。そのため、腹部ドレーンには逆流防止弁（ハイムリッヒチェストドレーンバルブ、p.307「自然気胸・外傷性気胸における胸腔ドレナージ」、図2参照）をつけて閉鎖回路にしている（図6）。逆流防止弁を使用時は、閉塞をきたさないよう、適宜ミルキングを行う。

3. その他のポイント

- 十二指腸や空腸に経管栄養チューブを留置し腹壁に固定して、早期から経腸栄養を行うことが多いと思われる。この場合、経管栄養チューブから栄養剤や内服薬を注入するが、注入後には必ず水を通すなどして、チューブの閉塞には十分気をつける必要がある。

は、不要なドレーンは抜去していくことである。
- 左横隔膜下に入れた腹腔内ドレーン：性状が淡血性～漿液性になる2日目あたりで抜去する。
- 胸腔ドレーン：早期には持続吸引器に接続して持続吸引を行うが、術後2日目からは気胸セットに変えることで体動を促すようにする。
- 頸部ドレーン：左側のドレーンは性状が漿液性になったら抜去し、右側のドレーンも経口摂取の開始とともに抜去する。
- 胸部食道全摘出術を受ける食道がんの患者は、術前から低栄養であることも多い。低栄養患者は、合併症の起こる可能性が高いため、術前の栄養管理をしっかり行う必要がある。**栄養サポートチーム（NST）**に介入してもらい、経鼻胃管による経腸栄養や輸液を行い、可能な限り栄養状態の改善をめざす。それでも持続する出血などのために栄養状態の改善しない場合もあり、この場合は切除のみを行い、再建は二期的に行っている。
- 経鼻胃管は自己（事故）抜去の可能性が高いため、早期に抜去する。

（松本英男、平井敏弘）

ケアのポイント

- 胸部食道亜全摘出術後におけるケアのポイント

Word　●NST／nutrition support team、栄養サポートチーム。

Part 2 ドレーン・カテーテル管理
第2章 手術時に使用されるドレーン管理の実際

胃切除術

ナースがおさえたいポイント

❶ 胃全摘出、特に脾臓を合併切除した際は、しばしば膵液瘻が発生し、ワインレッド色から粘稠な濁った排液となるため注意する。
❷ 排液量の急激な減少や、挿入部の横漏れが増加した際は、ドレーンの屈曲・閉塞を疑い、ミルキングや固定（方向）の確認を行う。
❸ ドレーン挿入部は、消化液などの横漏れや長期留置による皮膚トラブルを生じやすい。

胃手術でドレーンを留置する術式と留置部位（図1）

1. 胃がん手術の術式と再建方法

- **幽門側胃切除術**：ビルロートⅠ法（残胃と十二指腸をつなぐ再建法）（図1-a）またはルーワイ法（残胃と空腸をつなぎ十二指腸断端はとじる再建法）。
- **胃全摘出術**：ルーワイ法（食道と空腸をつなぎ、十二指腸断端はとじる再建法）（図1-b）。
- **噴門側胃切除術**：食道残胃吻合（食道と残胃をつなぐ再建法）または空腸間置法（食道と十二指腸の間に空腸を置いてつなぐ再建法）。

2. 胃切除術後のドレーン留置部位

- **膵上縁ドレーン**：幽門側胃切除術において、右側腹部からビルロートⅠ法再建の胃十二指腸吻合部（またはルーワイ法再建の十二指腸断端）〜膵上縁にドレーンが1本挿入される（膵上縁ドレーン）（図1-a）。
- **左横隔膜下ドレーン**：胃全摘出術後、噴門側胃切除術後において、上記の膵上縁ドレーンに加えて、さらに左側腹部から左横隔膜下〜膵尾部〜食道空腸吻合部（または食道残胃吻合部）にもう1本挿入される（左横隔膜下ドレーン）（図1-b）。
- **下縦隔ドレーン**：食道胃接合部がん（噴門部がん）で食道を縦隔内で切離し、吻合部が縦隔内にある場合、食道裂孔〜縦隔内にドレーンが追加される。

ドレナージの目的

- ドレーンは、①手術後の腹腔内の血液や滲出液、腹水などの体外排除、②手術後の出血や縫合不全、膵液瘻などのインフォメーション、③縫合不全、膵液瘻、膿瘍の排出路の目的で留置する。

ドレーンの抜去時期

- ドレーンには「開放式」と「閉鎖式」があるが、閉鎖式のほうが感染リスクが少ない。
- 目的②のためには、術後の縫合不全や膵液瘻が起こっていないことが確認できる時期に抜去される。めやすとして、幽門側胃切除術では術後

図1 術式別ドレーン挿入部位

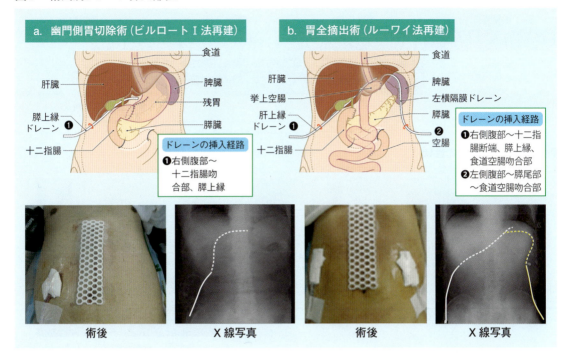

3〜4日以内、胃全摘出術では7日以内である。
- 目的③では、縫合不全、膵液瘻、膿瘍の排出路として重要な役割を果たすため、2〜3週間以上留置される。ドレーンから膿瘍腔を生理食塩水で洗浄したり、造影を行う。長期間留置されたドレーンは内腔が膿やフィブリンで閉塞するので、透視下に入れ替えが必要となる。治療目的のドレーンは、腹腔内に膿を遺残させないように、ドレーンの径を細くしたり、徐々に浅くしながら日数をかけて抜去される。
- 術中に留置したドレーンでは、ドレナージが不良で軽快しない膿瘍には、超音波（エコー）・CTガイド下に穿刺して新たにドレーンを挿入する。
- ドレーン抜去時には、ドレーンの先端を確認して腹腔内に遺残がないことを確認する。抜去後の刺入創は数日のうちに自然と閉鎖する。刺入部からの排液が続き刺入創が閉じない場合は、刺入部の皮膚を縫合する。

ドレーンの観察ポイントと管理

1. ドレーン排液と合併症

- ドレーン排液の性状と量を正しく評価して、変化に注意することで術後合併症の発見につなげる（**表1**）。
- 術当日のドレーン排液の性状はやや血性で、2〜3日以内に排液量が減少し、色も薄くなり漿液性（黄色）となる（**図2-a、b**）。

1）術後出血

- ドレーンから出血があれば腹腔内出血を考える。
- 血圧低下、頻脈などショック症状があれば、輸血や再開腹手術が必要となることもあるので、すぐに医師に連絡する。

Note　●感染リスク／閉鎖式のドレーンでも逆行性感染をきたすことがあるため、ドレーンはできるだけ早期に抜去する。

表1 ドレーン排液で評価する術後合併症（図2参照）

手術当日	術後1日	術後2日〜	食事開始〜
出血（血液）		腹腔内膿瘍（膿性の排液）	
	膵液漏出（ワインレッド）→腹腔内膿瘍（膿性、灰白色）		
	縫合不全（消化液、くすんだ排液）→腹腔内膿瘍（膿性、灰白色）		
			乳び腹水（乳白色）

図2 ドレーン排液の性状

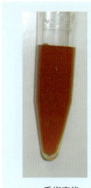
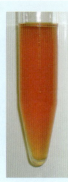
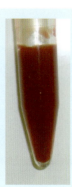
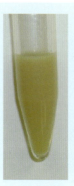
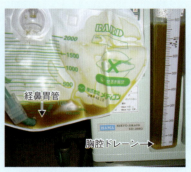

a. 手術直後　　b. 術後3日目　　c. 膵液瘻　　d. 腹腔内膿瘍　　e. 縫合不全：経鼻胃管と胸腔ドレナージ（胃全摘出術後右胸腔内にリークした症例）

2）膵液瘻

- 膵臓に接するリンパ節郭清によって膵液が周囲に漏出すると、膵液による組織融解能のため溶血が起こり、ドレーン排液がワインレッド色となる（図2-c）。その後は細菌感染を伴い、粘稠な濁った排液となる。
- 胃全摘、特に脾臓を合併切除した際に多く発生し、ドレーン排液中のアミラーゼが高値を示す。
- ドレナージの不良が続くと膵液瘻となり、膵周囲の血管が破綻して突然の大出血をきたすことがある。

3）腹腔内膿瘍

- 縫合不全や膵液瘻をきっかけとして、ドレナージが不良の場合、腹腔内膿瘍となり、発熱や腹痛をきたす。CT検査で確認し、ドレナージ（経皮的穿刺、開腹）が必要となることがある（図2-d）。

4）縫合不全

- 吻合部付近に留置されたドレーン排液が消化液のような性状であれば、縫合不全が疑われるため、まず経口摂取を中止する。ガストログラフィン®経口用で造影検査とCT検査を行い、縫合不全の部位、程度を評価し、ドレナージの状態や穿刺、再手術の必要性について検討する。
- 縦隔内での食道の吻合では、胸腔内に広がって胸腔ドレナージが必要となることもある（図2-e）。縫合不全が起こった直後は胆汁の混じった黄土色を呈するが、時間が経つと排液は濁っていく。

5）乳び腹水

- 手術操作で腹腔内の太いリンパ管が損傷されると、乳び腹水が生じ、排液が乳白色となる。

図3　ドレーンの固定と皮膚トラブル

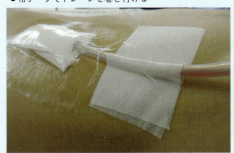
a. ドレーンの固定
●布テープでドレーンを巻き付ける

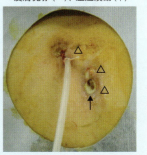
b. ドレーン刺入部
●皮膚発赤（△）、圧迫潰瘍（↑）

2. ドレーン管理のポイント

1) ドレーン挿入部周囲

- ドレーンは、糸と布テープで巻き付けるように固定する（**図3-a**）。
- 意図せず抜けることもあるため、X線検査とともにマジックでマーキングして、ずれや抜けのないことを確認する。固定の縫合糸が引っ張られると痛むため、注意する。
- ドレーン周囲から消化液、膵液が横漏れすることで生じる皮膚の発赤、びらんや、長期間留置されたドレーンの圧迫による刺入部の潰瘍に対しては、皮膚保護材や軟膏で処置する（**図3-b**）。

2) ドレーン閉塞

- ドレーンは、膿性の排液やフィブリンの析出など、さまざまな要因で閉塞する。
- 排液量の突然の減少や刺入部からの横漏れの増加は、ドレーンの閉塞を示唆するのでミルキングを行うことが重要である。
- 閉塞が疑われた場合は、透視下にドレーンを入れ替える必要がある。
- 自然落下で陰圧をかけないタイプでは、排液バッグが患者よりも低い位置にくるように設置する。その際、逆行性感染のリスクを考慮し、排液バッグが床につかないように注意する。

3) ドレーンによるインシデント

- 高齢者や術後せん妄がある患者では、転倒や自己（事故）抜去でドレーンが抜けないように、患者にしっかりとテープで固定する。
- ドレーンの屈曲や閉塞によるドレナージ不良を見逃さないことも重要であり、ドレナージ不良とならないように、ルートの方向や患者の衣服を考慮して固定する。
- 開放式ドレーンの場合、糸が外れて腹腔内にドレーンが迷入する事故を防ぐため、必ず安全クリップをドレーンにかける。

4) 患者・家族のケア

- 術後のドレーンは、たいていの患者・家族にとってはじめての経験であるため、術後に挿入されるドレーンの本数や位置、目的などを十分に説明する。ドレーンが挿入されていても歩行できることや、クリティカルパスを示しながら抜去の見通しなども伝えておく。
- 術後の合併症のために抜去が遅れた場合も、病状を十分説明し、不安を取り除くことが重要である。

（木村　豊、間狩洋一、三上城太）

文献
1. 木村豊：胃．消化器外科ナーシング 2012；17（4）：22-32.
2. 木村豊，川瀬朋乃，川端良平：胃がん手術．プロフェッショナルがんナーシング 2013；3（4）：335-339.

Part 2　ドレーン・カテーテル管理
第2章　手術時に使用されるドレーン管理の実際

結腸・直腸手術

ナースがおさえたいポイント

❶ 直腸術後は縫合不全の頻度が比較的高く、また縫合不全が重症化することもあるため、適切なドレーン管理が求められる。
❷ 排液が混濁した場合は、感染や縫合不全のリスクが考えられるため、医師へ報告する。
❸ 経会陰的骨盤底ドレーンや経肛門ドレーンは、座位時に苦痛を伴うため、圧迫を緩和するマットの使用、動作方法を指導し、固定方法にも工夫が必要である。

- 欧米の報告では、結腸・直腸手術後のドレーン留置は推奨されていない[1]。
- 日本でも、結腸手術後のドレーン留置は減ってきているが、直腸手術後のドレーンは留置している施設が多い[2]。
- 本稿では、結腸・直腸手術後のドレナージの目的・留置場所・管理の注意点についてまとめる。特に直腸術後は、結腸手術に比べて縫合不全の頻度が高く、縫合不全が生じた場合には重症化することもあるため、情報・治療的・予防的ドレナージの目的を十分に理解して正しく管理することが重要である。

ドレナージの目的

1. 情報ドレナージ

- 術後の出血や吻合部の縫合不全を、早期に発見するためにドレーンを留置する。ドレーン排液の性状の変化を観察する。

2. 治療的ドレナージ

- 吻合部の縫合不全が起こった場合や、腹腔内の遺残膿瘍を穿刺した場合など、手術をせずに治療するためにドレナージを行う。
- 情報ドレーンとして留置していたものを、縫合不全の発生後に治療的ドレーンとして使用したり、ドレーンを入れ替えて位置を調整したり、新たに穿刺したりして、治療的ドレーンとして使用する。縫合不全部位からの漏出物や膿瘍の内容を、残ったり、広がったりしないように排出する。

3. 予防的ドレナージ(図1)

- ドレーンを留置することで合併症の予防を期待して行う。

ドレーンの留置部位

1. ダグラス窩(図1-a-❶)

- 女性の直腸子宮窩、男性の直腸膀胱窩に留置する。
- 立位で腹腔内の最も低い場所となるため、術後に血液・滲出液・腹水などが貯留しやすく、術後出血や縫合不全などに早期に気づきやすいた

図1 直腸手術後の予防的ドレナージ（例）

a. 骨盤底ドレナージ

- 直腸の手術後は、骨盤底にたまった滲出液や腹水のなかに吻合部が浸かった状態になるため、腹腔内感染あるいは縫合不全が増える可能性が考えられる。この骨盤内の液体を排出し、感染合併症を減らそうとする予防的な効果も期待することがある。

ドレーンの挿入経路
❶ 腹部〜直腸子宮窩（女性）、直腸膀胱窩（男性）
❷ 腹部〜仙骨全面

❷ 仙骨全面ドレーン
❶ ダグラス窩ドレーン

b. 経肛門ドレナージ

- 直腸に吻合部がある場合に、肛門括約筋が収縮して直腸内圧が上昇すると吻合部に過度な圧力がかかることが予想されるため、経肛門的にドレーンを留置する。直腸内圧が上がらないようにすることで、縫合不全を減らす予防的な効果を期待している。

ドレーンの挿入経路
❶ 肛門〜直腸内

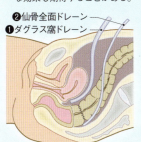
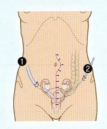
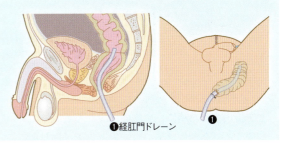

❶ 経肛門ドレーン

め情報ドレーンとして使用する。

- 骨盤底にたまった滲出液・腹水が、腹腔内感染あるいは縫合不全の原因となる可能性があるため、この液体を排出し感染合併症を減らすことを期待する場合は予防的な役割となる。
- 直腸手術後（高位前方切除〈**ハイアンテ**〉、低位前方切除〈**ローアンテ**〉）では、吻合部が骨盤内にあるため、縫合不全が生じた場合には漏れ出た腸内容物を排出しやすく、治療目的に利用できる可能性がある。
- 実際には、情報・予防の目的に加えて、縫合不全が起こった場合の治療目的に使用できることも考えて、留置している。

2. 仙骨全面（図1-a-❷）

- 直腸手術後は直腸背側と仙骨の間に空間ができるため、この空間にドレーンを留置することがある。位置・目的はダグラス窩ドレーン（図1-a-❷）と同じである。

3. 経肛門ドレーン（図1-b-❶）

- 直腸に吻合部がある前方切除術後は、急激な腸蠕動が起こったときに排ガス・排便をがまんすると、直腸内圧が上昇して吻合部に過度な圧力がかかることが予想される。そのため、経肛門的にドレーンを留置し、直腸内を減圧することで縫合不全を防ぐ予防目的に使用する。近年このドレーンの使用報告が少しずつ増えている[3]。

4. 傍結腸溝（図2）

- 結腸切除の術後に、左右の傍結腸溝に留置することがある。ドレーンの位置がずれやすいことや、結腸手術後の縫合不全が少ないことなどから、結腸手術にドレーンを使用する頻度は減ってきている。

5. 経会陰的骨盤底ドレーン（図3）

- 腹会陰式直腸切断術（APR、マイルズ術ともいう）の術後に骨盤底にたまる滲出液・腹水な

Word
- **ハイアンテ**／high-anterior resection、高位前方切除。
- **ローアンテ**／low-anterior resection、低位前方切除。
- **APR**／abdomino-perineal resection、腹会陰式直腸切断術。

図2 傍結腸溝ドレーン

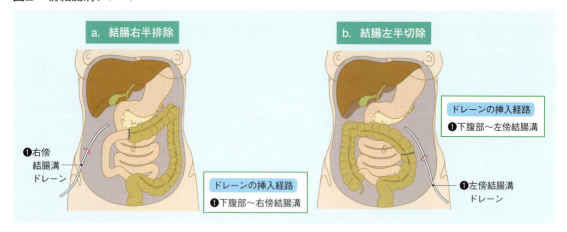

a. 結腸右半排除
b. 結腸左半切除

どを排出するために、会陰の皮膚から刺入して留置する。会陰創感染や腹腔内感染の予防目的に使用する。
- 経会陰的骨盤底ドレーンを留置している場合は、以下の点に注意が必要である。
  - ・座位時にはやわらかいマットを使用する
  - ・水平に移動するときはドレーンが擦れてずれないように腰を浮かす
  - ・確認のしにくい場所へ固定することになるため、固定の外れやずれ、ドレーンの屈曲が生じないようにする
- 患者のQOLや管理の点からも、経腹的にドレーンを留置するほうが望ましい。

図3 経会陰的骨盤底ドレーン

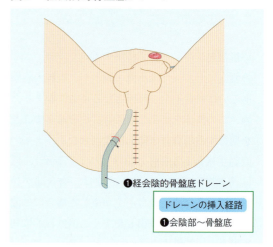

管理の注意点

1. 固定

- 糸による結紮固定、テープによる皮膚との固定を確実に行う。
- ドレーンの固定状態は、毎日確認する。固定が不十分な場合はすぐに再固定を行う。
- 腹腔内に留置されているドレーンの向きを考え、ドレーンが強く曲がったりしない、自然な位置での固定を心掛ける（図4）。
- 経会陰的骨盤底ドレーンは、寝ているとき・座っているときに引っ張られやすいため、固定の場所・方向にも注意する。
- 経肛門ドレーンは、もし固定が外れてドレーンが動いてしまうと、吻合部に強い力で接触する可能性があるので、体位変換時、座位を取るときなど十分な注意が必要である。

2. 挿入部の管理・観察

- ドレーンの挿入部に、発赤・腫脹・疼痛などの感染徴候がないか、毎日観察する。
- 挿入部からの滲出液がなければ、フィルムドレッシング材で覆ったまま、観察を行う。
- 滲出液がある場合はガーゼでカバーして、表層まで浸みてきた場合は新しいものに交換する。

図4 ドレーンの固定

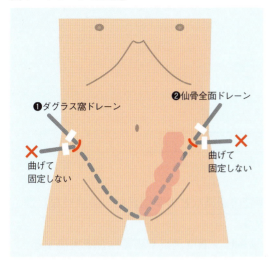

❶ダグラス窩ドレーン
❷仙骨全面ドレーン
曲げて固定しない
曲げて固定しない

- 挿入部からの滲出液が多ければ、縫合を追加し、ドライな状態になるよう心掛ける。
- 挿入部に感染が疑われる場合には、①挿入部の皮膚に体外からの感染が生じた場合と、②腹腔内の感染がドレーン伝いに挿入部の皮膚に症状を呈している場合の違いに注意する。前者①ではドレーン抜去が望ましいが、後者②では腹腔内の根本的な感染コントロールが必要であり、ドレーンの入れ替え、位置の調整、場合によっては再手術が必要になる。

3. 接続先と吸引圧

- 風船式やバネ式のように能動的に圧力をかけるドレナージの場合、排液量が多くて吸引圧がなくなるとまったく排液できない状態になるため、常に圧力がかかっているかどうか確認することが重要である。
- 重力や毛細管現象による受動的なドレナージの場合、ドレーン挿入部よりチューブや排液バッグの固定位置が高くなるとチューブ内の排液が逆流することがある。そのため、体位を変える際には、排液バッグの高さにも注意する。

4. 排液の性状と量

1) 色・性状

- 通常、ドレーンからの排液は漿液性～淡血性である。
- 術後早期には出血に注意する。血性の排液が認められた場合は、早急に主治医に連絡する。血液がドレーン内で凝固し詰まることもあるので、量が減っても安心はできない。
- ドレーンからの排液が混濁してきた場合は、感染の有無を確認することが最も重要である。
- 混濁がみられた場合は、縫合不全の可能性があるため早急に主治医に連絡をする。混濁があるかどうかはっきりしないときは、においを嗅いで便臭がしないかなども確認し、少しでも疑いがあるなら躊躇せず連絡をする。
- その他ドレーンの排液が混濁するのは、乳び腹水、手術時の組織・フィブリンの融解などである。

2) 量

- 排液量は、手術の内容にもよるが、通常500mL/日までで、これを超える量が続く場合は、合併症が起きていないか、また同時に脱水にならないか注意する。
- 排液量が多い場合は、リンパ漏、乳び腹水、肝硬変などを考える。
- 縫合不全・出血などの合併症がなくても、日々のドレーンからの排液量が多い場合には、脱水になる可能性があるので、in/outバランスにも注意する。

(畑 啓昭)

文献
1. Jesus EC, Karliczek A, Matos D, et al. Prophylactic anastomotic drainage for colorectal surgery. *Cochrane Database Syst Rev* 2004;18:CD002100.
2. 竹末芳生:消化器外科手術における創閉鎖法と腹腔内ドレーン使用法の標準化. 日外感染症会誌 2014;11(2):93.
3. Shigeta K, Okabayashi K, Baba H, et al. A meta-analysis of the use of a transanal drainage tube to prevent anastomotic leakage after anterior resection by double-stapling technique for rectal cancer. *Surg Endosc* 2016;30:543-550.

Part 2 ドレーン・カテーテル管理
第2章 手術時に使用されるドレーン管理の実際

肝切除術

> **ナースがおさえたいポイント**
>
> ❶肝切除術では、胆汁漏、胆管空腸縫合不全や腹腔内感染などの早期発見、腹膜炎など進展の予防および治療目的で腹腔ドレナージを行う。
> ❷胆汁漏や縫合不全の早期発見のため、排液のビリルビン濃度測定や細菌検査を実施する。
> ❸腹腔ドレーンの長期留置時は、逆行性感染を防止するため、スタンダードプリコーションに準じてケアを行う。

腹腔ドレナージの適応

1. 対象症例の背景

- 肝切除術の対象となる疾患には、肝細胞がん、胆管がん、転移性肝がん、肝良性疾患や肝外傷などがある。このなかで肝細胞がん症例では、肝硬変などの慢性肝疾患を併存することが多く、易出血性、易感染性や難治性腹水が発生しやすい。
- 肝切除術では、胆汁漏や死腔形成などの術後感染症が起こりやすい病態下にある。

2. 腹腔ドレナージの適応

- 従来、肝切除術では腹腔ドレーンの留置が一般的に推奨されてきたが、最近の無作為化比較試験において、腹腔ドレーンは必ずしも必要でない、あるいは禁忌であるとの報告もみられる[1〜5]。しかし、これらの報告は、対象症例数が少ないことや評価法に問題がみられる報告が含まれる。一方、肝硬変症例においては腹腔ドレーン留置によって術後腹水に関連した合併症が減少するとの報告もみられる[6]。

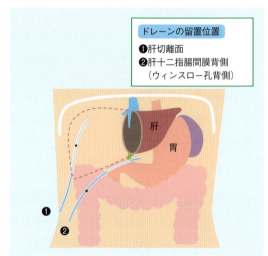

図1 肝切除術でのドレーン留置

ドレーンの留置位置
❶肝切離面
❷肝十二指腸間膜背側
（ウィンスロー孔背側）

- ドレーン留置による胆汁漏や腹腔内液体貯留に対する治療上の有用性や、ドレーン排液中のビリルビン濃度測定による胆汁漏予測の可能性が指摘されている[7,8]。
- これまでの研究から、現在、待機的肝切除術において腹腔ドレーンは必ずしも必要でないと考えられている[9]。しかし、胆道再建例（胆管空腸吻合施行例）および大型肝がんや肝門部近傍の

主要グリソン鞘露出例などの胆汁漏の高危険群などには、腹腔ドレーン留置の意義があると考えられる[10〜12]。
- 開胸術を伴う場合、通常は胸腔ドレーンを留置する。

腹腔ドレーンの留置法

- 閉鎖式ドレナージが推奨され、創部とは異なる部位から体外にドレーンを留置する[13]。
- 閉鎖式ドレナージの種類別有用性についての違いは明確ではない。
- 肝切除術式によって腹腔ドレーンを留置する部位は異なるが、通常、肝切離面、右横隔膜下や肝門部（肝十二指腸間膜背側あるいは腹側）に留置する（図1、2）。術後、胆汁漏発症時のドレーン交換などを意識し、腹腔ドレーンはできるだけ直線となるようにする。
- 腹腔ドレーンは、術中に縫合糸などを用いて体壁に固定し、皮膚はドレープなどで覆う（図3）。

腹腔ドレナージの管理

1. 創部の管理

- ドレープなどで覆われた留置部は、排膿などの異常所見がみられない場合、抜去までフィルムドレッシング材を除去しない（図3）。
- 胆汁漏や腹腔内感染のため、腹腔ドレーンの留置が長期となった場合、逆行性感染を防止するため、スタンダードプリコーション（標準予防策）に準じて腹腔ドレーンの入れ替えなどの処

図2　腹腔ドレーンの留置
- 肝前区域切除後、腹腔ドレーンを肝切離面（⇨）と肝門部（肝十二指腸間膜背側：ウィンスロー孔、➡）に留置している。

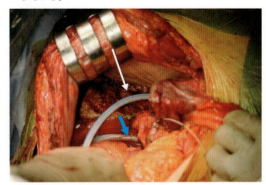

図3　腹腔ドレーンの固定法

a. 開腹下肝切除術
- 切開創部と異なった位置から挿入する。挿入部位は縫合糸などを用いて固定後、フィルムドレッシング材で覆う。

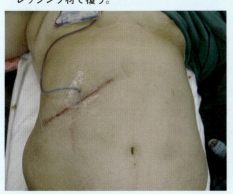

b. 腹腔鏡下肝切除術
- 一般的にトロッカー挿入創を用いて、ドレーンを挿入することが多い。挿入部位は縫合糸などを用いて固定後、フィルムドレッシング材で覆う。

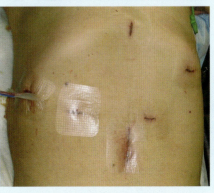

ポリウレタンフィルム・ドレッシング材2枚でドレーンおよび皮膚を挟み込むように貼付

図4 スタンダードプリコーションに準じた病棟での処置（腹腔ドレーン抜去）

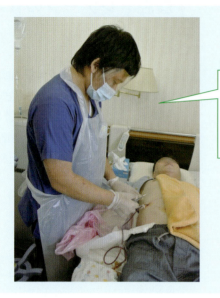

●スタンダードプリコーションに準じて実施する。
・手指衛生（手洗い・手指消毒）
・個人防護具の着用（マスク・ゴーグル・エプロン・手袋など）
・咳エチケットなど

図5 肝切除術後胆汁漏とドレーンを用いた治療
a：腹腔ドレーンからの造影で尾状葉胆管枝が描出されている（←）。なお、腹腔ドレーン（←）はほぼ直線状に留置されている。
b：選択的に胆汁をドレナージするため側孔の少ないカテーテルに入れ替え、貯留腔の縮小を図る。

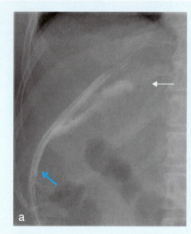
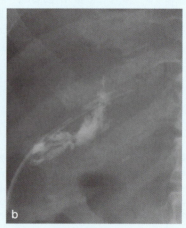

置を行う（図4）。

2．ドレーン排液の検査

● 肝切除術後の場合、出血、胆汁漏や、難治性あるいは感染性腹水が問題となる。したがって、出血を疑わせる「血性排液」、胆汁漏を疑わせる「黄色排液」（排液バッグ内で時間が経過すると緑色に変化する）、感染性腹水を疑わせる「混濁排液」に注意し、排液量を測定する。必要に応じて排液中のビリルビン濃度の測定や細菌検査を行う（情報的ドレナージ）。

● 排液中ビリルビン濃度が高い場合は、胆汁漏や胆管空腸吻合不全が疑われる。その場合、ドレーン留置を継続し、腹膜炎や難治性腹水、さらに敗血症などへの進展を予防する（予防的ドレナージ）。

3. 腹腔ドレーンを用いた治療

- 腹腔ドレーン留置中に胆汁漏や臓器/体腔感染がみられた場合、腹腔ドレーンを用いて治療を行うことがある（治療的ドレナージ）。
- 胆汁や膿の周囲への拡散を防止し、効果的にドレナージするため、側孔の少ないカテーテル（先端が鈍で、硬くない、胆道内瘻用カテーテルやネラトンカテーテルを活用することが多い）に入れ替え貯留腔の縮小を図り、治癒させる（図5）。

4. 腹腔ドレーンの抜去

- 一般的に、腹腔ドレーンは早期抜去が望ましい。肝切除術3日後の腹腔ドレーン排液中のビリルビン濃度が3mg/dL未満であれば、抜去してもよいとの報告がみられる[14]。また、遅発性胆汁漏症例を除くと、胆汁漏の多くが術後2日以内に診断されること、腹腔ドレーンからの菌検出頻度が術後3〜4日から上昇すると報告されている[10]。
- 上記より、腹腔ドレーンからの排液に異常所見がみられない場合、術後2〜3日に腹腔ドレーンを抜去してもよい[10, 14, 15]。なお、胸腔ドレーンは肺が十分膨張し、排液が減少すれば（おおむね100mL/日以下）抜去する。
- 臓器/体腔感染のリスクを伴う症例では、腹腔ドレーン先端を菌培養に提出する。

（久保正二）

文献

1. Franco D, Karaa A, Meakins JL, et al. Hepatectomy without abdominal drainage. Results of a prospective study in 61 patients. Ann Surg 1989；210：748-750.
2. Belghiti J, Kabbej M, Sauvanet A, et al. Drainage after elective hepatic resection. A randomized trial. Ann Surg 1993；218：748-753.
3. Fong Y, Brennan MF, Brown K, et al. Drainage is unnecessary after elective liver resection. Am J Surg 1996；171：158-162.
4. Liu CL, Fan ST, Lo CM, et al. Abdominal drainage after hepatic resection is contraindicated in patients with chronic liver disease. Ann Surg 2004；239：194-201.
5. Sun HC, Qin LX, Lu L, et al. Randomized clinical trial of the effects of abdominal drainage after elective hepatectomy using the crushing clamp method. Br J Surg 2006；93：422-426.
6. Fuster J, Llovet JM, Garcia-Valdecasas JC, et al. Abdominal drainage after liver resection for hepatocellular carcinoma in cirrhotic patients：a randomized controlled study. Hepatogastroenterology 2004；51：536-540.
7. Kyoden Y, Imamura H, Sano K, et al. Value of prophylactic abdominal drainage in 1269 consecutive cases of elective liver resection. J Hepatobiliary Pancreat Sci 2010；17：186-192.
8. Torzilli G, Olivari N, Del Fabbro D, et al. Bilirubin level fluctuation in drain discharge after hepatectomies justifies long-term drain maintenance. Hepatogastroenterology 2005；52：1206-1210.
9. 日本肝臓学会編：科学的根拠に基づく肝癌診療ガイドライン2013年版．金原出版，東京，2013：97-98.
10. 久保正二，竹村茂一，上西崇弘，他：肝切除術におけるドレーン管理 肝切除術において腹腔ドレーンは必要か？．日門脈圧亢進症会誌 2011；17(1)：52-55.
11. 久保正二，野沢彰紀，竹村茂一，他：術後合併症からみた肝切除術における腹腔ドレーンの意義．日外感染症会誌 2013；10(4)：375-381.
12. Hirokawa F, Hayashi M, Miyamoto Y, et al. Re-evaluation of the necessity of prophylactic drainage after liver resection. Am Surg 2011；77：539-544.
13. Mangram AJ, Horan TC, Pearson ML, et al. Guideline for prevention of surgical site infection, 1999. Hospital Infection Control Practices Advisory Committee. Infect Control Hosp Epidemiol 1999；20：250-278.
14. Yamazaki S, Takayama T, Moriguchi M, et al. Criteria for drain removal following liver resection. Br J Surg 2012；99：1584-1590.
15. 松田常美，竹村茂一，大場一輝，他：肝切除術における腹腔ドレーン抜去時期に関する検討．日消外会誌 2009；42(2)：141-146.

---

column

腹腔ドレナージ適応のいま

- 肝外側区域切除術や部分切除術が行われることの多い腹腔鏡下肝切除術において、腹腔ドレーン留置の必要性は高くないと考えられるものの、結論は得られていない。また、生体肝移植ドナー肝切除術において、腹腔ドレーン留置は必須ではないとの報告がみられるが、健常人に施行される生体肝移植ドナー手術にはより慎重な対応が求められ、さらなる検討が必要である。

（久保正二）

Part 2 ドレーン・カテーテル管理
第2章 手術時に使用されるドレーン管理の実際

膵頭十二指腸切除術と膵体尾部切除術

ナースがおさえたいポイント

❶ ドレーン排液がいわゆる暗赤色（ワインレッド様）を呈している場合は、膵液瘻を疑う。
❷ 膵液瘻を発症すると、皮膚にびらんを生じやすい。ドレーン挿入部に皮膚保護材・タンパク分解酵素阻害薬含有の軟膏を塗布するなどスキンケアを行う。
❸ 膵液瘻から腹腔内出血をきたした場合、バイタルサインをチェックし、低血圧・頻脈・頻呼吸・四肢冷感・意識レベル低下など出血性ショックに注意する。

術後のドレーン管理

● 術後のドレーン管理のポイントとして、ドレーン排液の観察は重要である。下記の項目を観察し、ドレーンが「どこに」「どれだけ」「何のために」留置されているかチェックする。
・排液量（時間あたり、1日あたり）
・性状（漿液性、粘稠など）
・色調（無色透明、黄白色、血性など）
● 術直後のドレーン排液は薄い淡血性を呈し、わずかに凝血塊を混じている（**図 1-a**）。術後1～2日で排液の色調も清明化して、淡黄色透明な漿液性滲出液へと変化する。
● 術直後は、ただ観察するだけでなく、<u>ドレーン排液の量・性状・色調の経時的な変化を認識して、患者の状態を把握すること</u>が重要である。

図1 排液の色・性状（例）

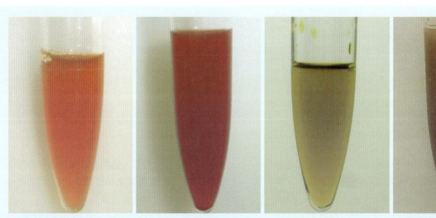

a. 薄い淡血性（術直後、異常所見なし）　b. ワインレッド色（膵液瘻）　c. 緑黄色（胆汁漏）　d. 混濁し組織融解物が混入（膵液瘻から腹腔内膿瘍へ）

1. 管理・観察のポイント

- 膵頭十二指腸切除術と膵体尾部切除術で留置されるドレーンの観察における要点（排液の量・性状・色調）を図1、表1に示す。
- 流出量が急激に減少した場合には、ドレーンの閉塞・ねじれの有無など、その原因を早急に確認する。特に体動による固定のゆるみによって、ドレーンの屈曲・ねじれがないか、ドレーン内の血液凝固・**タンパク栓**の有無には注意が必要である。屈曲やねじれに注意して固定し、排液バッグはできるだけ低い位置で管理することでドレナージをよくする。
- ドレーン内の原因（血液凝固、タンパク栓など）による閉塞が疑われた場合、ミルキングをしたり、少量の生理食塩水で慎重にフラッシュすることで、閉塞を解除できることもある。ただし、その行為自体が、ドレナージ腔の感染を起こすことがあり、注意が必要である。
- 排液バッグがドレーン挿入部より高い位置にあったり、ベッドの柵を越えて置かれている場合、もしくは排液バッグが充満していると、ドレーン内圧が上昇しドレナージ不良となる。歩行可能な患者はドレーン挿入部より排液バッグを高い位置に持って移動することがあり、十分な説明が必要である。

2. ドレーンの種類

- ドレーンの種類には、閉鎖式と開放式がある。
- 最近では米国疾病管理予防センター（CDC）のガイドラインによって、開放式（ペンローズ型）は逆行性感染の危険性があるため、閉鎖式ドレーンが主流である[1]。
- 用いられる閉鎖式ドレーンの種類としては、チューブ型（デュープル型とプリーツ型）およびマルチスリット型（ブレイクドレーン）などがある（p.220「ドレーンの種類と用途」、表2参照）。

表1 膵臓手術におけるドレーン観察の要点

	変化	予想される病態
ドレーン排液の性状・色調	（術直後）薄い淡血性（図1-a）	異常所見なし
	「さらさら」の淡黄色透明	異常所見なし
	乳白色	リンパ管損傷による乳び
	濃いワインレッド色（図1-b）	膵液瘻
	鮮やかな赤い色	腹腔内出血
	少しねっとりした緑黄色（図1-c）	胆汁漏
	「ねとねと」と粘稠性が増し、組織融解物が混入するとき（図1-d）	腹腔内膿瘍
ドレーン排液の量	突然増加	腹水など何らかの体液が排出され始めた
	突然減少	・屈曲、ねじれ、たるみ、詰まりによる閉塞 ・ドレーン内の血液凝固・タンパク栓 ・ドレーンの体内での逸脱 ・排液バッグがドレーン挿入部位より高い位置
挿入部	周囲の皮膚にびらん	膵液や胆汁の漏出
	発赤・疼痛	ドレーン挿入部の感染

3. ドレーン抜去時期

- 術後ドレーンは逆行性感染のリスクやドレーン自体が感染巣になるため、不必要に長期間挿入すべきではない。CDCのガイドラインでも、<u>手術部位感染（SSI）予防のためにできるだけ早期の抜去</u>を推奨している[1]。当科では、膵臓切除後のドレーンは術後4日前後の早い段階で抜去する[2]。

Note: ●**タンパク栓**／腹水（ドレーン排液）中のタンパクが濃縮され析出することによって、ドレーンを塞栓させる。

図2 膵頭十二指腸切除術におけるドレナージ

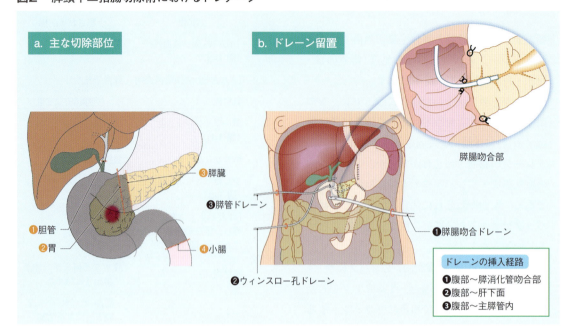

a. 主な切除部位
❶胆管
❷胃
❸膵臓
❹小腸

b. ドレーン留置
❶膵腸吻合ドレーン
❷ウィンスロー孔ドレーン
❸膵管ドレーン
膵腸吻合部

ドレーンの挿入経路
❶腹部～膵消化管吻合部
❷腹部～肝下面
❸腹部～主膵管内

膵臓手術のドレーン留置部位

1. 膵頭十二指腸切除[3]

- 膵頭十二指腸切除術は、膵頭部、十二指腸、胆管、胆嚢を含めて切除する手術である。最近は、胃はすべて温存することが多い。膵頭部がん、胆管がん、Vater乳頭部がんなどの悪性疾患および膵頭部領域の膵管内乳頭粘液腫瘍や膵内分泌腫瘍などの良性疾患に対して行う。
- ドレーンは、膵腸吻合部近傍およびウィンスロー孔に留置する（図2）。
- 当科では、膵消化管吻合部（図2-b-❶）およびウィンスロー孔（図2-b-❷）へのドレーンとしては、膵腸吻合や胆管空腸吻合部に接してもドレーンによる圧迫が問題にならないように、先端がやわらかく屈曲しても問題のないマルチスリット型フラットタイプ（先端が平らな形状）ドレーン（図3）を使用している。
- 膵消化管吻合部に、膵管減圧のための膵管ドレーン（図2-b-❸）も挿入する。膵管ドレーンは膵頭十二指腸切除術における膵消化管吻合の

図3 マルチスリット型（フラットタイプ）のドレーン断面

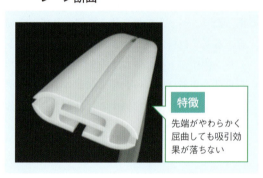

特徴
先端がやわらかく屈曲しても吸引効果が落ちない

際に、膵消化管縫合不全を減らす目的で膵管内に挿入されるドレーンである。膵管ドレーンによって、膵液を体外あるいは消化管内に誘導・排出し、膵臓から膵液が流れ出やすくすることによって、膵管内圧を減圧する。

2. 膵管ドレーンの管理上の注意点

- 膵管ドレーンからは、残膵の機能にもよるが、白色透明な膵液が1日500～600mL排出される。

- 膵管ドレーンの閉塞・狭窄により、術後膵炎を起こす可能性がある。
- 流出量が急激に減少した場合には、ドレーンの閉塞・狭窄の有無とその原因を早急に確認する。特に体動による固定のゆるみによってドレーンの屈曲・ねじれがないか、ドレーン内のタンパク栓の有無には注意が必要である。
- 膵管ドレーンは抜去まで一般的に2～3週間かかるため、挿入部位の感染にも注意する。

3. 膵体尾部切除

- がんおよび腫瘍が膵臓の体尾側（脾臓側）にある場合に行う。膵体尾部切除では膵断端を閉鎖するが、吻合再建はない。ドレーンは膵断端に留置する（図4）。

術後合併症に伴うドレーン管理

1. 膵液瘻

- 膵頭十二指腸切除後および膵体尾部切除後に最も注意すべき合併症として、膵液瘻が挙げられる。
- 膵消化管吻合部または膵切離断端の膵臓を切った部分から、消化酵素を含む膵液が腹腔内に漏れることを膵液瘻という。
- 膵液瘻に注意する術後看護のポイントは、ドレーンの観察である。ドレーン排液がいわゆる暗赤色（ワインレッド様）を呈している場合は膵液瘻を疑う。
- ドレーン排液中のアミラーゼ値を測定し、正常値上限の3倍以上であれば膵液瘻と診断する。
- 膵液瘻を発症すると術後早期に吻合部ドレーンからの排液が暗赤色（ワインレッド様）となり、その後、数日して乳白色の粘稠な排液へと移行する。
- ドレーン挿入部の観察として、排液中の膵液消化酵素のため、皮膚にびらんを生じやすい。ドレーン挿入部に皮膚保護材・タンパク分解酵素阻害薬含有の軟膏を塗布するなど、皮膚の保護

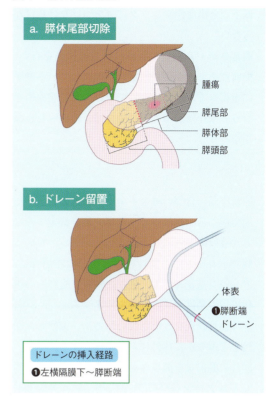

図4 膵体尾部切除

も必要になる。

2. 腹腔内出血

- 膵液瘻を合併している場合は、腹腔内出血に注意が必要である。腹腔内出血は、膵液瘻による腹腔内膿瘍によって血管壁が脆弱になり、動脈性出血をきたすことによって起こる。
- 膵液瘻を合併した症例は、日々のドレーンの色調、性状、量の観察が重要である。
- 膵液瘻による腹腔内出血が発症する1～2日前に、ドレーンに微量の出血を認める（予兆出血）場合がある。このようなときは、バイタルサインに変化がなくてもドクターコールすることが、その後の腹腔内出血を防止するためにも大切である。ドレーン性状が鮮やかな赤色に変化した場合は腹腔内出血を考える。
- ドレーンから鮮血様の排液を認め、腹腔内出血をきたした場合、バイタルサインをチェックし、

- 低血圧・頻脈・頻呼吸・四肢冷感・意識レベル低下など出血性ショックに気をつけなければならない。
- 腹部造影CT検査や腹部血管造影検査を行い、出血点を可能な限り同定し、出血している動脈に金属コイルや塞栓物質を用いて動脈塞栓術を行う。塞栓術が不可能な場合は、再開腹し止血術を行う[2]。

3. 胆汁漏

- 胆管空腸吻合部の縫合不全や、胆管の損傷が原因で起こる。排液のビリルビン値を測定することが診断の参考になる。
- 腹腔ドレーンから胆汁の排液を認めた場合は、ドレーン造影やCT、超音波検査で腹腔内の液体貯留や膿瘍形成の有無を検索する。
- 胆汁性腹膜炎をきたさないために、漏出した胆汁をすみやかに体外にドレナージする。
- 胆汁の漏出量を減少させるために、**経皮経肝胆管ドレナージ(PTCD)** や **内視鏡的経鼻胆管ドレナージ(ENBD)** など胆管ドレナージを追加することもある(p.324「胆道ドレナージ」参照)。保存的に観察できなければ手術的な修復術を要する。

ドレーン抜去後の注意

- ドレーン抜去後は遅発性の膵液瘻に注意する。
- ドレーン抜去後、遅発性に発熱や腹痛などの臨床症状が出現した場合や、白血球増多やC反応性タンパク(CRP)上昇などの感染徴候を認めた場合、超音波あるいはCTによる検査を行う。
- 臨床症状(発熱や腹痛、圧痛)を伴う腹腔内の液体貯留を確認したら、経皮的穿刺ドレナージをすみやかに行う必要がある。

(川井 学)

文献
1. Mangram AJ, Horan TC, Pearson ML, et al. Guideline for prevention of surgical site infection 1999. Hospital Infection Control Practices Advisory Committee. *Infect Control Hosp Epidemiol* 1999 ; 20 : 250-278.
2. Kawai M, Tani M, Terasawa H, et al. Early removal of prophylactic drains reduces the risk of intra-abdominal infections in patients with pancreatic head resection : prospective study for 104 consecutive patients. *Ann Surg* 2006 ; 244 : 1-7.
3. 川井学, 山上裕機:膵頭十二指腸切除術. 手術 2013 ; 67 (6 臨時増刊):879-884.

Word
- **PTCD** / percutaneous transhepatic cholangio drainage、経皮経肝胆管ドレナージ。
- **ENBD** / Endoscopic nasobiliary drainage、内視鏡的経鼻胆管ドレナージ。

Part 2 ドレーン・カテーテル管理
第2章 手術時に使用されるドレーン管理の実際

腎摘出術

> **ナースがおさえたいポイント**
>
> ❶ 腎摘出術では一般的に予防的ドレーン、情報ドレーンを用いる。感染性疾患の場合は、治療的ドレーンも用いる。
> ❷ ドレーン排液の性状が、血性の場合は後出血、漿液性の場合は尿漏を疑い、膿性の場合は感染を疑う。
> ❸ ドレーンは早期抜去が望ましく、ガイドラインでは「48時間以内(可能であれば24時間以内)を基準とする」としている。

- 腎摘出術は、腎の悪性腫瘍のみならず腎の良性疾患や生体腎移植術でも行われる術式である。
- 開腹手術、鏡視下手術、また最近ではロボット支援手術が行われている。
- 基本的には腎の動静脈、尿管を切断し、周囲組織より剥離し体外に摘出するものではあるが、それぞれの疾患に応じて付随する手技が異なることが特徴である。したがって、同じ腎摘出術であってもドレーン留置の目的や数が異なる場合がある。

表1　腎摘出術を行う主な疾患

腫瘍	腎腫瘍
	腎盂腫瘍
	尿管腫瘍
良性疾患	無機能腎
感染性疾患	腎膿瘍
	腎周囲膿瘍
	黄色肉芽腫性腎盂腎炎
外傷	腎外傷
生体腎移植	移植腎採取

腎摘出術を行う疾患

- 腎摘出術を行う主な疾患を示す(**表1**)。大きく分けて、悪性腫瘍手術、良性疾患手術、腎の感染に伴う手術、腎外傷および生体腎移植に伴う手術がある。

ドレーン留置の目的

- ドレーンとは、ドレナージを行うための管であり、ドレナージとは体内の消化液、膿、血液や滲出液などを体外に排出することである。ドレーンは使用目的によって**表2**のように分類される(p.218「ドレーンの種類と用途」参照)。通常、腎摘出術では情報ドレーン and/or 予防的ドレーンが適応となる。

1. 予防的ドレーンの有効性

- 手術部位への予防的ドレーンについては複数の異なるエビデンスがあり、一定の見解を得ていないが、一部の消化器手術を除いて術後ドレ

腎摘出術　283

表2 目的によるドレーンの分類

分類	疾患、状態	ドレナージの対象
治療的ドレーン	気胸、膿胸、腹腔内膿瘍など	血腫や膿などの貯留物
情報ドレーン	術後	術後出血、感染による膿、縫合不全による尿や腸管内容物
予防的ドレーン	術後	貯留した血液や滲出液

図1 腎摘出術時のドレーン留置

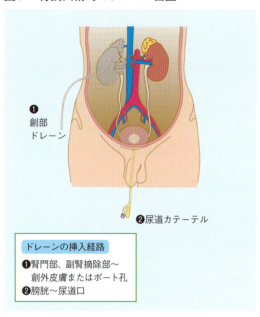

ドレーンの挿入経路
❶腎門部、副腎摘除部〜創外皮膚またはポート孔
❷膀胱〜尿道口

図2 鏡視下での腎摘出術後のドレーン留置（実際）

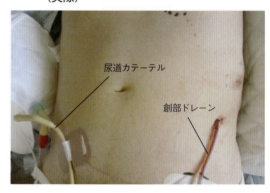

- 外傷、移植腎採取術では、主に予防的ドレーンとして使用される。尿管腫瘍の場合は、通常膀胱部分切除を伴うため予防的ドレーンに加え、情報ドレーンとして用いられる。
- 感染性疾患に対する腎摘出術では、治療的ドレーンとしても使用する。

ナージが術後感染症を予防する有効性は示されていない。泌尿器科領域では、ロボットによる腎部分切除術においては術後ドレーン留置の有無での腎周囲膿瘍や周術期感染症の発生率に有意差は認められていないという報告がある。
- 『泌尿器科領域における周術期感染予防ガイドライン2015』では、「予防的ドレーンを術後ルーチンに留置することはSSI予防の観点からは望ましくないが、術後ドレーン留置をすべて否定するものではない」としている。

2. 腎摘出術時におけるドレーン留置の目的

- 前述のごとく、腎摘出術を行う疾患は多々あり、疾患によりドレナージの目的が若干異なる。感染を伴わない腎腫瘍、腎盂腫瘍や良性疾患、腎

ドレーンの留置位置および数

- 予防的ドレーンの場合は、血液や滲出液がたまりやすい場所、つまり腎摘出部位に近い最も背側の部分に先端を置く。基本的に術中に吸引できなかった血液や術後の滲出液を除去する目的であるため、1本でよい（図1、2）。
- 尿管腫瘍に対する腎尿管摘出術の場合には、腎摘出部に加え、膀胱部分切除部位近傍に情報ドレーンとして1本加える（図3）。
- 感染性疾患に対する腎摘出術の場合には、治療的ドレーンであるため、膿を排出する目的で場合によって複数本ドレーンを留置する。
- 手術創を通過させるドレーンは周術期感染のリスクを増加させるため、通常は手術創とは別の

図3　腎尿管摘出術時のドレーン留置

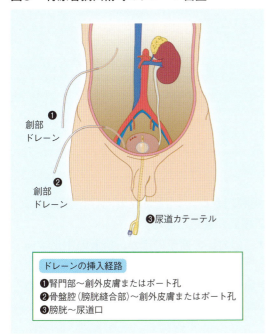

ドレーンの挿入経路
① 腎門部〜創外皮膚またはポート孔
② 骨盤腔（膀胱縫合部）〜創外皮膚またはポート孔
③ 膀胱〜尿道口

切開創から留置する。ただし鏡視下手術の場合には、ポート部位に留置することが多い。

ドレーンの種類

- 腎摘出術では基本的に、閉鎖式の低圧持続吸引システムを用いる。実際に日本での泌尿器科領域の術後感染予防に関する調査によると、全手術領域で閉鎖式低圧持続吸引システムが71〜80％で用いられている。
- ペンローズドレーンなどの開放式ドレーンは、外因性感染の原因となるため使用しない。ただし閉鎖式低圧持続吸引システムであっても24時間以降はドレーンへの細菌の付着が増加し、留置時間が長いほど周術期感染のリスクが高くなる。
- 近年、術創皮下への閉鎖式低圧持続吸引システムが用いられている。しかし、術創皮下への閉鎖式低圧持続吸引システムによるドレナージが周術期感染症を含めた周術期合併症を低下させたという明確なエビデンスはない。

図4　ドレーンからの排液（術後早期の例）

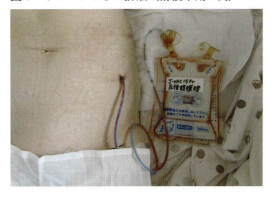

ドレーンの管理

- ドレーンからの排液量・性状に注意する（図4）。
- 通常は術後から徐々に排液量は減少し、血液成分が減少するが、排液量が増加したり、血液成分が増加する（赤くなる）場合には、術後出血や尿漏の可能性がある。
- 感染性疾患以外で膿が排出されるようであれば、感染を疑う。

ドレーンの抜去時期

- 予防的ドレーンは、血液や滲出液を排除し、感染を予防するためのものではあるが、ドレーンの存在自体が感染の原因になるため、早期の抜去が望まれる。実際、術中に吸引できなかった血液や術後の滲出液の排出は、術後すぐに減少するため、予防的ドレーンや情報ドレーンの場合は術後早期に抜去可能である。
- 『泌尿器科領域における周術期感染予防ガイドライン2015』では、「48時間以内（可能であれば24時間以内）を基準とする」としている。ただしわが国での泌尿器科領域の術後感染予防に関する調査によると、実際に最も多い留置期間は鏡視下手術を含めた清潔手術では2〜3日間、準清潔手術では4〜5日間、汚染手術では6〜7日間であった。

（安田　満）

Part 2 ドレーン・カテーテル管理
第2章 手術時に使用されるドレーン管理の実際

膀胱全摘出術

> **ナースがおさえたいポイント**
>
> ❶膀胱全摘出術では、主に手術部位に挿入する「腹腔内ドレーン」と尿路変向（再建）部位に挿入する「尿路ドレーン（尿路カテーテル）」の2種類が適応となる。
> ❷尿路変向（再建）術においては、排液の量、性状、においの観察のほか、排液の生化学検査も異常鑑別に役立つ。
> ❸尿路カテーテルの閉塞は、吻合部の膿瘍形成や急性腎盂腎炎（菌血症）の原因となるため注意する。

膀胱全摘出術とは

1. 膀胱と周辺臓器の摘出

- 膀胱がんは、膀胱粘膜を形成する尿路上皮を由来とする尿路悪性腫瘍である。組織型は、尿路上皮がんのほかに、腺がん、扁平上皮がん、肉腫なども発生しうる。
- 60歳代以降の男性に発生頻度が高く、無症候性肉眼的血尿を契機に発見されることが多い。
- 確定診断には、**経尿道的膀胱腫瘍切除術（TUR-BT）** が必要で、これにより組織学的診断および初期治療を行う。また、MRIやCT検査により腫瘍深達度および遠隔転移検索を行って、臨床病期を決定する。この際、膀胱筋層にがん細胞の浸潤（筋層浸潤がん）を認めるが、遠隔転移を認めない場合、筋層にがん細胞の浸潤はない（非筋層浸潤がん）が、TUR-BT後の膀胱内薬物注入療法に抵抗性で、膀胱内再発を繰り返す場合には、根治治療として根治的膀胱摘除（膀胱全摘）術が適応となる。
- 膀胱全摘では原則的に、男性は膀胱・前立腺・精嚢腺を摘出し、女性は膀胱・子宮・腟前壁を摘出する。尿道にもがん細胞の進展を認める場合や、術後、尿道にがんが再発するリスクの高い場合は尿道も同時に摘出する。術後に尿道を残せるか否かによって、後述する尿路変向（再建）の内容が決定される。

2. 骨盤内リンパ節郭清

- 膀胱全摘時には、正確な病期診断と微小転移巣の切除を目的に、広範な骨盤内リンパ節郭清を行う。

3. 尿路変向（再建）術

- 膀胱全摘後には、必ず尿排泄路の再建（尿路変向術・尿路再建術）が必要である。

Word ● **TUR-BT**／transurethral resection of bladder tumor、経尿道的膀胱腫瘍切除術。

- 尿路変向（再建）術は大まかに「失禁型」と「禁制型」に分類され、失禁型の代表が①回腸導管造設術（回腸導管）、②尿管皮膚瘻造設術（皮膚瘻）であり、禁制型の代表が③回腸利用新膀胱造設術（新膀胱）である。新膀胱は自排尿型の尿路再建であるため、尿道温存可能な症例でのみ選択可能となる。
- 上記のように、膀胱全摘は膀胱および周囲臓器を一塊に摘出する、骨盤内リンパ節を郭清する、尿路変向（再建）を行う、と大きく3つの手術に分かれる。このため、泌尿器外科領域では最も侵襲度が高い手術の1つとされている。
- 従来は開腹で施行されていたが、現在では腹腔鏡下の術式が保険収載され、低侵襲性の面からも腹腔鏡手術が主流となりつつある。本稿では、筆者らの施設で行っている膀胱全摘出術後のドレーン管理に関して、挿入の目的、期間、管理の際に注意すべき点などを、術式に応じて解説する。

尿路変向（再建）時のドレーン留置部位

- 尿路変向（再建）時のドレーン留置部位を図1に示す。

ドレーン挿入の目的

- ドレーン挿入の目的と抜去のめやすを表1に示す。
- 膀胱全摘では、大きく2つのドレーンが必要となる。1つは手術部位に挿入する腹腔内ドレーン、もう1つは尿路変向（再建）部位に挿入する尿路ドレーン（尿路カテーテル）である。このほか、男性症例での尿道摘除時には、会陰部に出血監視用の陰圧式ドレーン（図1-d-❶）を挿入する場合もある。
- 腹腔内ドレーンには、術後経過の情報を得ること（情報ドレナージ）、創治癒を促進して感染を予防すること（予防的ドレナージ）、感染性の液体を体外に排出すること（治療的ドレナージ）、などの目的がある。
- 尿路カテーテルは、尿の性状や量を正確に知ること（情報ドレナージ）、手術操作によって尿管が一時的にむくんでしまうため、尿管吻合部に負担をかけずに円滑に腎からの尿排泄を図ること（治療的ドレナージ）を目的としている。
- 通常筆者らの施設では、腹腔内ドレーンとして骨盤底に8～10mm径のシリコンゴム製チューブを1本挿入している。

尿路カテーテル

1. 回腸導管（図1-a）

- 尿管カテーテルとして、シングルJ（ピッグテイル型）カテーテル（6Fr）（図2）を腎盂～尿管～回腸導管～ストマを通して体外へ留置する。左右の判別をするため、各カテーテルの色は変えている。
- ストマの状態を観察する必要があるため、術直後の採尿バッグにはオープントップかツーピースのパウチを使用する（図3）。
- カテーテルは抜けてしまうと再挿入が難しいため、回腸導管内に吸収糸で、また、体表にテープで固定する。
- 術後7日目以降に、1日に各1本ずつ抜去する。抜去の際は、尿路操作によって容易に急性腎盂腎炎（菌血症）を引き起こす可能性があるため、予防を目的にニューキノロン系もしくはアミノグリコシド系の抗菌薬を投与している。

2. 尿管皮膚瘻（図1-b）

- 回腸導管の場合と同様に、シングルJ（ピッグテイル型）カテーテル（6Fr）を挿入し、尿管を皮膚に固定した部位でカテーテルも固定する。
- カテーテルは退院前に抜去を試みるが、尿管の皮膚開口部や腹壁を貫く部位での狭窄を起こしやすく、尿の流れが停滞することで、水腎症による腎後性腎不全や急性腎盂腎炎を引き起こす

図1　尿路変向（再建）時のドレーン留置部位

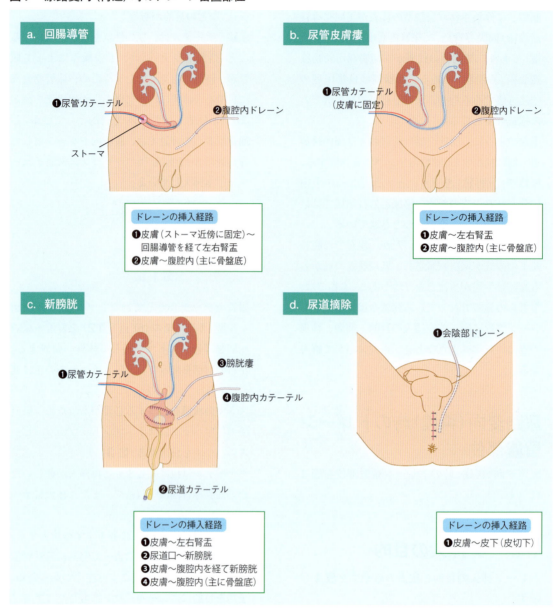

ことがある。したがって、これらの懸念がある場合や実際に起こった際には、やや太径（8〜10Fr程度）の尿管カテーテルへ変更したうえで、挿入のまま外来管理としている。

3. 新膀胱（図1-c）

- 新膀胱では、尿管と新膀胱との吻合、および尿道と新膀胱との吻合操作が必要となる。

- 尿管新膀胱吻合部には、シングルJ（ピッグテイル型）カテーテルを挿入し、新膀胱を通して腹壁を貫通させて体表に固定する（図1-c-❶）。尿道新膀胱吻合部には20Frの尿道バルーンカテーテルを挿入する（図1-c-❷）。また、術直後の新膀胱では蓄尿量が限られており、腸蠕動の改善にしたがって新膀胱内に腸管剥離物が貯留するため、尿排泄を確実にするべく、膀胱瘻カテー

表1 膀胱全摘出術におけるドレーンの種類と目的

手術部位ドレーン		
種類	挿入目的	抜去時期と判断理由
腹腔内ドレーン	● 腸管縫合不全および術後出血の監視 ● リンパ節郭清後のリンパ漏の確認 ● 尿管・腸管吻合部の縫合不全の監視（尿漏の確認） ● 直腸損傷の監視（修復後もしくは術中には明らかではなかったもの）	● 腹膜炎症状や排液の性状に異常がなければ、排液量が100mL以下となり、腸蠕動が回復し、食事摂取を開始したあとで抜去 ● リンパ漏の場合には長期留置もありうる
会陰部ドレーン （男性尿道摘除例のみ）	● 出血の確認	● 出血の懸念がなければ抜去

尿路ドレーン		
種類	挿入目的	抜去時期と判断理由
尿管カテーテル	● 尿の流れが停滞することの予防 ● 吻合部の安定を図る	● 術後7日目以降、左右1日1本ずつ抜去 ● 皮膚瘻では挿入のまま管理の場合もある ● 抜去時は予防的な抗菌薬投与が推奨される
尿道カテーテル	● 新膀胱からの尿排泄路 ● 新膀胱尿道吻合部の安定を図る	● 尿管カテーテル抜去後、新膀胱内への蓄尿を確認して抜去（適宜吻合部の造影を行う）
膀胱瘻カテーテル	● 腸管剥離物の補助排泄路 ● 新膀胱が十分に拡張するまでの尿排泄路	● 新膀胱での排尿管理が可能となれば抜去

テル（20Fr程度）を留置する（図1-c-❸）。
● 抜去の順番としては、尿管カテーテル、尿道（バルーン）カテーテル、膀胱瘻カテーテルの順が一般的と考えている。術後経過にもよるが、尿管カテーテルは術後1週間程度、尿道カテーテルがその後、膀胱瘻カテーテルは排尿訓練が落ち着いた時点での抜去としている。
● 膀胱容量が少ない場合は、膀胱瘻カテーテルを挿入のまま退院することもある。

ドレーン管理の注意点

1. 排液の観察

● 術直後の腹腔内ドレーンの性状として、淡血性で透明性があれば通常問題ない。
● 排液内容で鑑別を要するのは、腸液（腸管縫合不全）、尿（尿漏）、リンパ液（リンパ漏）である。量、性状、においの観察は重要だが、尿路と糞路を再建する尿路変向術においては、排液の生化学検査も鑑別方法として有用である。アミ

図2 シングルJ（ピッグテイル型）カテーテル

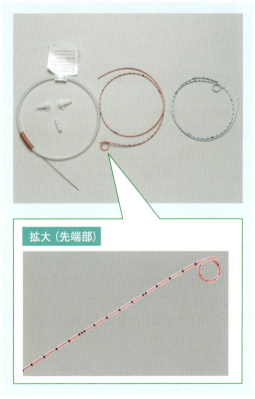

拡大（先端部）

（Cook Japan 株式会社）

図3 回腸導管における尿路カテーテルの管理

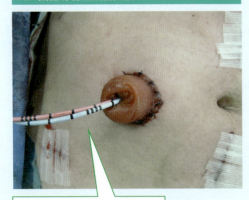

a. 回腸導管造設術直後のストマ

左右腎盂を区別するため、色違いのカテーテルを使用

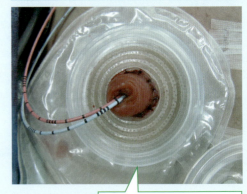

b. パウチ（オープントップ型）を付けた状態

パウチを用いることで、ストマの観察・処置しやすい

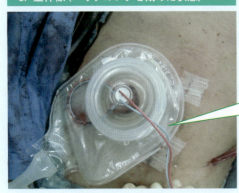

c. 全体像（パウチのフタを閉めた状態）

カテーテルはゆとりをもたせたうえでキャップに通し、固定する

ラーゼが高値であれば腸液、クレアチニンが高値であれば尿漏が強く疑われる。**インジゴカルミン**を静脈内投与し、排液が青染することも尿漏の判断に有用である。

2. 尿路カテーテルの管理

- 尿路カテーテルの管理に関するポイントを**表2**に示す。重要なことは閉塞させないことである。
- カテーテル閉塞は各吻合部に負荷がかかり、吻合部からの尿や腸液の漏れは膿瘍形成の原因となる。腎盂内圧の上昇は、細菌尿の血管内への侵入を招くことにより、急性腎盂腎炎（菌血症）の原因となる。

3. 排液異常時の対応

1）腸管縫合不全

- ドレーン排液が腸液を示唆する場合は、患者のバイタルサインにもよるが、保存的加療での改

Note ●**インジゴカルミン**／消化管内視鏡検査などで、画像に濃淡をつけるために用いられる青色の合成着色料である。泌尿器科領域では、静脈内投与で尿中に排泄されるため、分腎機能評価や尿漏精査に用いられることがある。

表2 尿路カテーテル管理のポイント

カテーテル	尿管カテーテル	尿道カテーテル	膀胱瘻カテーテル
使用手術	●回腸導管 ●尿管皮膚瘻 ●新膀胱	●新膀胱	●新膀胱
	各カテーテルが適切な位置に挿入されていることを術後X線で確認		
注意点	●自然抜去しやすい ●カテーテルにコシがなく、細いため容易に閉塞する	●腸粘液で容易に閉塞する ●牽引しすぎると、吻合部に負荷がかかる	●腸粘液で容易に閉塞する ●カテーテルのコシが強いため、長期留置で挿入部の皮膚障害が起こる
観察ポイント	●固定位置がずれて自然抜去していないか ●閉塞の確認 ・左右の尿量に差はないか ・カテーテルのねじれがないか ・コネクターを締めすぎていないか	●閉塞の確認 ●カテーテル脇からの漏れがないか ●固定時に牽引しすぎてないか	●閉塞の確認 ●カテーテル脇からの漏れがないか ●固定時の皮膚障害がないか
		カテーテルの閉塞が、下腹部や心窩部の違和感、腹部膨満感で明らかになることもあるため、患者の訴えにも注意する	

善は低く、準緊急で再手術が必要となる。
●腹膜炎併発の場合は緊急手術が必要であり、術後も敗血症性ショックのことが多く、集中治療部（ICU）での管理を要する。早急に担当医へ連絡し、以後の判断を仰ぐ。

2）リンパ漏
●保存加療とし、排液量の減少を待ってドレーンを抜去する。ただし、排液量が減少傾向にあれば、1日排液量が100mLを超える状況でも、ドレーンの長期留置による感染を避けるために抜去することもある。

3）尿管吻合不全
●保存加療とする。尿管カテーテル挿入中であれば、閉塞させないよう注意しながら、尿漏が消失するまで抜去せずに経過をみる。抜去後に判明した場合は通常水腎症となるため、経皮的腎瘻を挿入してドレナージを図る。可能であれば経皮的に腎穿刺後、順行性に再度尿管カテーテルを挿入することもある。
●適宜造影検査を行い、治癒を判断する。

4）尿道吻合部不全
●尿道カテーテルを挿入のまま、保存加療で対応する。

（市原浩司、髙橋 聡）

Part 2 ドレーン・カテーテル管理
第2章 手術時に使用されるドレーン管理の実際

子宮全摘出術と後腹膜リンパ節郭清術

> **ナースがおさえたいポイント**
>
> ❶ 子宮全摘出術におけるドレナージの目的は、情報ドレナージ、予防的ドレナージ、治療的ドレナージである。
> ❷ 血性の排液が150〜200mL/時以上の場合は術後出血を疑い、バイタルサインや意識レベルを観察して医師に報告する。
> ❸ 術後5日目以降に排液量が増加する場合は、縫合不全を疑い、排液の性状・量のほか、臭気、腹痛、バイタルサインにも注意する。

子宮全摘出術に対するドレナージの適応

- 子宮全摘出術を必要とする婦人科悪性腫瘍は、子宮頸がん、子宮体がんと卵巣がんである。
- 子宮頸がんと子宮体がんは進行度により、準広汎、広汎子宮全摘出術、卵巣がんは腹式子宮単純子宮全摘出術が基本術式となる。子宮頸がんでは骨盤内リンパ節郭清術、子宮体がんと卵巣がんでは骨盤内リンパ節郭清に加えて腹部リンパ節郭清術が行われる。
- 卵巣がんの場合は、初回腫瘍減量術、中間期腫瘍減量術や二次腫瘍減量術などが残存腫瘍の程度により選択される。
- 子宮全摘出術と、腹部や骨盤内リンパ節など後腹膜リンパ節郭清術を施行されている場合は、ドレナージの適応となる。
- リンパ節郭清術を省略して腹腔鏡下手術にて、子宮全摘出術を施行された場合は腹腔内にドレーンを留置して、経腟的子宮全摘された場合は腟断端にドレーンを留置する。
- 本稿では、経腹的に行われる腹式子宮全摘出術と後腹膜リンパ節郭清術について解説する。

子宮全摘出術時のドレナージの目的

- 婦人科がんによる子宮全摘出術は、以下の目的にてドレナージを行う。

1. 情報ドレナージ

- 婦人科手術で起こる合併症は、主に血管損傷、消化管損傷と尿管・膀胱損傷である。臓器損傷などの出血は、ドレナージを行うことで早期にトラブルの原因を知りうることができる。特に、広汎子宮全摘出術は出血量が多く、術中の骨盤深部出血に止血が不十分なこともあり、早期の再開腹の必要性などの判断材料となる。
- 消化管損傷の場合は、術中に気がつかない場合もあり、原因がはっきりしない急激な術後感染症となる。
- 尿管・膀胱損傷の場合は、腹腔内への尿の流失を排液の性状から知ることができる。

- リンパ液漏出の程度を知ることも可能である。

2. 予防的ドレナージ

- 腹腔、後腹膜腔などに貯留する出血やリンパ液に対し、ドレーンを留置して持続的な排液を行うことで、血腫や早期のリンパ嚢胞、膿瘍形成などの感染症から予防することを目的とする。

3. 治療的ドレナージ

- すでに存在する骨盤内膿瘍などの排膿や、出血・腹水を排液することを目的に留置される。
- 特に、術前にがん性腹水が多量に貯留している場合や腫瘍切除が不十分な卵巣がんの場合には、腹水コントロールが不良となり、ドレーン留置が長期的に必要なこともある。

ドレナージの種類と特徴

- 回路の分類として「閉鎖式」「開放式」ドレナージ、吸引圧による分類として「能動的」「受動的」ドレナージがある。
- 現在、婦人科悪性腫瘍手術において、ほとんどの症例で閉鎖式能動的ドレナージである低圧持続吸引システムが選択されている。利点・欠点を下記に示す。
  - **利点**：ガーゼ汚染が少なく、頻回のドレッシング材の交換が不要であること、効果的に出血やリンパ液の排液が可能で、排液の性状・量を観察することが可能、ドレーンの細菌汚染が少ないことなど。
  - **欠点**：ドレーンが詰まりやすく、一般的に素材が硬く、臓器損傷に注意が必要。
- 子宮悪性腫瘍手術と子宮付属器悪性腫瘍手術の場合、上記の理由で低圧持続吸引システムがよく採用されている。当科では、ほぼルーチンで **J-VAC®ドレナージシステム** を使用している。

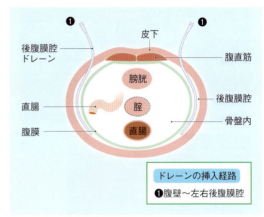

図1　子宮全摘出術におけるドレーン留置のイメージ

ドレーンの挿入と固定・管理の注意点

- 当科では、後腹膜腔から側腹壁に向かい、ペアン鉗子を用いて腹壁に沿うように穿刺して、尖刃メスを用いて皮膚を切開、ドレーンの先端を把持して腹腔内に移動して、ドレーンの先端が腟断端に留置されるように長さを調節している。
- この方法は、腹膜外を経由してドレーンを挿入できる利点があるが、高度肥満の場合は挿入が困難である。
- ドレーンは、1本ずつ、先端が左右後腹膜腔に留置されるように挿入している（図1）。ねじれや屈曲に注意して、ドレーン挿入部と皮膚の間に1cm程度間隔をあけて腹壁に固定する。縫合糸はナイロン糸もしくは絹糸を使用している。ドレーンを強く結紮すると閉塞の原因となる。
- 留置時は、ドレーンが患者の体の下敷きにならないように注意する。

> **Note**
> - **J-VAC®ドレナージシステム**／低圧持続吸引システムの1つ。スプリングの反発によりリザーバー内に持続的な陰圧を生じさせ持続吸引を行う（p.298「人工関節置換術」、図4 参照）。

図2　ドレーンの固定

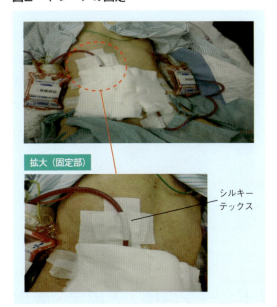

拡大（固定部）

シルキーテックス

- 当科では、手術後は**図2**のようにシルキーテックスを使用して固定している。
- 観察時は毎回、縫合糸の外れ・固定位置にずれがないか、固定テープのゆるみがないか、ドレーンの屈曲・閉塞・接続漏れなどの観察も行う。

ドレーン排液の継時的変化

- 婦人科悪性腫瘍に対して、当科で行われた子宮全摘出術と後腹膜リンパ節郭清術において、後腹膜腔ドレナージの経時的変化を検討した（図3、4）。

異常所見とケアのポイント

1. 術後出血

- 手術終了時に腹腔内洗浄が行われた場合は、ドレーンから淡血性の排液が多く認められる。しかし、明らかな血性排液が150〜200mL/時以上の場合は術後出血が考えられ、再開腹が検討される。
- 対応：バイタルサインや意識レベルを観察し、医師に報告する。採血で貧血の程度を確認し、そのほか画像診断（超音波検査・CTなど）の対応が必要となる。

2. 縫合不全

- 消化管や尿管・膀胱などの縫合不全は、術後5〜7日目に多くなる。5日目以降に排液量が増加すれば、縫合不全を疑う。
- 尿管と膀胱縫合不全の場合は、肉眼的にリンパ液か尿を鑑別することは困難である。排尿量が減少して排液量が多くなれば、尿の腹腔内への漏出を疑い、尿路造影検査などを行い確認する。
- 消化管の縫合不全の場合は、重症化の可能性がある。
- 対応：ドレーン排液の性状・量だけでなく、便臭・尿臭の有無も確認し、腹痛やバイタルサインに注意する。

3. 創部感染症

- 排液の減少がなく、排液量の増加や、黄緑色の粘調性がある排液が認められたら、手術部位感染（SSI）を疑い、炎症反応などを検査する。必要があれば、抗菌薬投与や原因の検索を行う。
- 対応：ドレーン排液の量・性状に加え、ドレーン挿入部の発赤・排膿・疼痛の有無の観察、バイタルサイン（特に熱型）、創部の発赤・腫脹・疼痛などの有無も観察する。

ドレーンの管理と抜去時期

- 2010年に行った日本産科婦人科手術学会の調査では、92%がドレーンを挿入すると回答しており、ドレーンに陰圧をかける：52%・かけない：37%、ドレーン先端の留置位置は後腹膜腔：75%・ダグラス窩：14%であった。
- 使用されているドレーンはJ-VAC®ドレナージシステムが最も多く、ペンローズ、プリーツ、デュープルなどが用いられている。
- ドレーン抜去のめやすについては、80%が基準を設けている。「排液量」をめやすとしている

図3　後腹膜腔ドレナージにおける排液性状の経時的変化

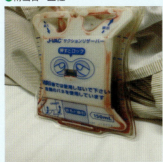
❶術当日：血性

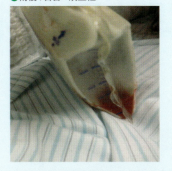
❷術後1日目：淡血性

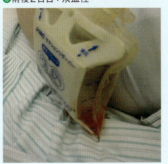
❸術後2日目：淡血性

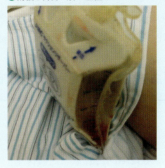
❹術後3日目：淡々血性

図4　後腹膜腔ドレナージからの排液量の推移

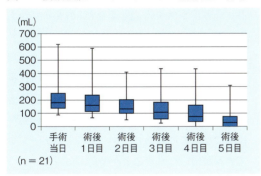

施設では、排液量50mL以下：34％、100mL以下：18％であった。「術後経過日数」をめやすにしている施設（25％）では、術後1～3日目：23％、3～7日目：44％であった。
● 当科では、術後5日目に80％抜去されており、一般的な基準に合致されている。

ドレナージの合併症

● 腸管損傷とドレーンを介して感染症や膿瘍形成、ドレーンの先端が神経を圧迫すると疼痛の原因となる。
● 離床後、急激な多量のリンパ液漏出により、ごくまれに低タンパク血症になることがある。そのため、ドレーンの排液量と性状に注意し、適宜生化学検査での総タンパク（TP）とアルブミン（Alb）の値を確認する必要がある。

（興梠雅代、宮﨑博章）

文献
1. 藪下廣光：新たな手術器機と手術材料．ドレーン．産科と婦人科 2014；81（増刊）：363-367.
2. 藤井多久磨，平松祐司，増山寿，他：悪性腫瘍手術後のリンパ嚢腫発生予防の工夫と管理．産婦手術 2010；21：133-138.
3. 三橋直樹，平松祐司，長田尚夫，他：広汎性子宮全摘術後のドレーンについて―全国アンケート調査―．産婦手術 1996；7：140-141.
4. 藤原寛行，鈴木光明，小原泉：後腹膜リンパ節郭清術後ドレナージ．永井秀雄，中村美鈴編，臨床に活かせるドレーン＆チューブ管理マニュアル，学研メディカル秀潤社，東京，2011：175-178.
5. 森泰輔，他：腹腔，後腹膜腔，および腹壁・皮下ドレーン．OGS NOW 2014；18：168-177.

子宮全摘出術と後腹膜リンパ節郭清術　295

Part 2　ドレーン・カテーテル管理
第2章　手術時に使用されるドレーン管理の実際

人工関節置換術

ナースがおさえたいポイント

❶ 人工関節置換術では閉鎖式ドレナージを行うことが多く、術後出血を回収・処理し、返血する装置（術後回収式自己血輸血装置）を使用することもある。
❷ 固定部は、体位変換時などにドレーンの抜去を防ぐよう工夫し、皮膚障害が起こらないよう観察する。
❸ 急激な出血がある場合は、頻脈・血圧低下などの循環障害のリスクがあるため、すみやかに医師へ連絡する。

- ドレナージには、すでに体内に貯留した液体を治療目的で排出するため（治療的ドレナージ）、異常事態発生を把握するため（情報ドレナージ）、あるいは術後に予想される体内の液体や気体の貯留を防止するため（予防的ドレナージ）という大きく3つの目的がある。
- 人工関節置換術におけるドレナージには、術後出血量を把握するための情報ドレナージの役割と、創部の血腫や死腔の存在による手術創治癒の遅延や手術部位感染（SSI）の回避を目的とした予防的ドレナージの2つの役割がある。また、人工関節置換術後の手術部位感染発症例には、治療的ドレナージとして持続灌流を用いることがある。
- ドレーンは創縁から関節腔内・皮下に留置されることが多い（図1、2）。

用いられるドレーンの種類

- ドレナージには「開放式」と「閉鎖式」の2つがあるが、逆行性感染を避けるため開放式ではなく閉鎖式を用いることがほとんどである。
- 閉鎖式ドレナージでは、陰圧をかけて能動的に排液する。陰圧をかける方法には、バルーン（SBバック、図3など）、スプリング（バネ）（J-VAC®ドレナージシステム、図4など）のタイプがある。
- バルーン式は、バルーンの大きさにより陰圧調整が可能となる利点がある。SBバックは目視で排液量を測定することもできる。一方、排液量が多い場合は、排液の廃棄にかかわる作業が複雑になることもあり、J-VAC®ドレナージシステムが用いられることが多い。
- 人工関節置換術後では、術後出血量が多いことが予想される場合、術後出血を回収・処理し、返血する装置（術後回収式自己血輸血装置、CBC Ⅱ、図5）を使用することがある。

ドレーンの管理

1. ドレーンの挿入部・固定の確認

- ドレーンは創部近傍に挿入され、挿入部は割ガーゼやドレッシング材などを用いて保護され

図1　人工股関節全置換術後のX線写真（後方アプローチ）
● ドレーンは創部の背側から関節腔内（❶）、皮下（❷）へ留置されている。

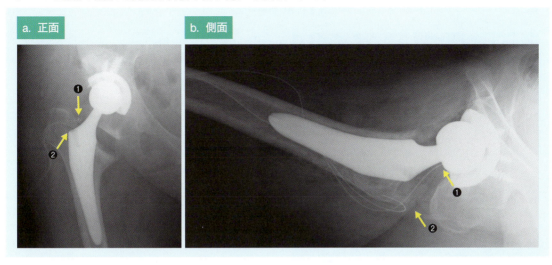

図2　人工膝関節全置換術後のX線写真
● ドレーンは創部の外側から関節腔内（❶）、皮下（❷）へ留置されている。

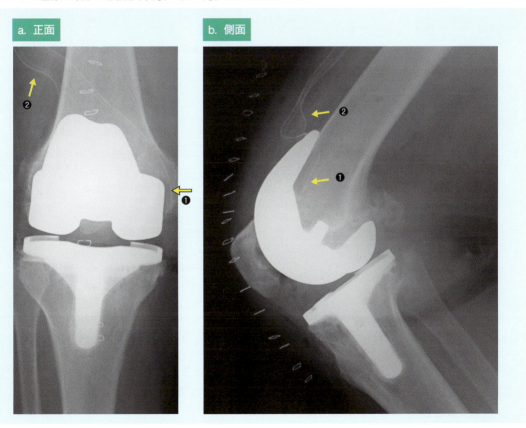

図3　SBバックとその構造

- 排液ボトルと吸引ボトルの2つのボトルが接続され、排液ボトルの蓋を閉じ吸引ボトルに設置されたバルーンを膨張させることで、バルーンが元に戻るときに生じる吸引圧を利用し排液する。

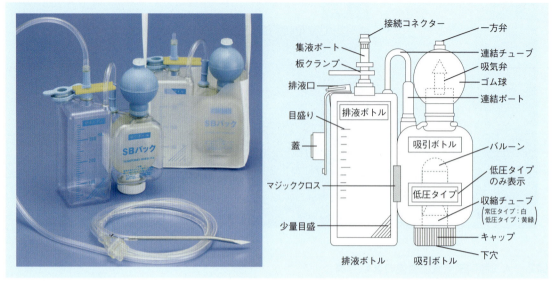

（住友ベークライト株式会社）

図4　J-VAC®ドレナージシステムとその構造

- スプリング（バネ）の圧力により吸引圧を生じさせ排液する。

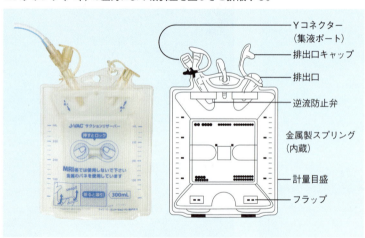

（ジョンソン・エンド・ジョンソン株式会社）

ていることが多い。創部に加え、ドレーン挿入部の状態を確認する。
- 事故（自己）抜去を避けるため、ドレーンは挿入部を縫合糸などで、ドレーンチューブはテープなどで固定されることが多い。体位変換時などにドレーンが引っかからないよう、ゆとりをもたせ、しっかり固定がされているか確認すると同時に、ドレーンの圧迫や摩擦など機械的刺激による皮膚障害が起こらないよう観察が必要である（図6）。

2. 接続部の確認

- ドレーンには、シリコン製の細いチューブが用いられることが多い。このため、折れ曲がりや

図5　術後回収式自己血輸血装置（CBC Ⅱ）
● リザーバーに内蔵されたモーターとピストンからなるピストンポンプにより陰圧をかける。

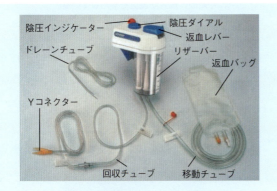
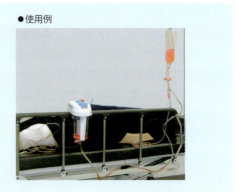

（日本ストライカー株式会社）

図6　当院でのドレーン固定方法（左足関節）
● 皮膚に圧迫や摩擦が生じないよう、テープでの固定を行っている。

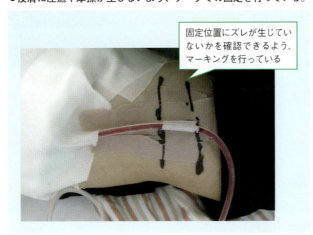

固定位置にズレが生じていないかを確認できるよう、マーキングを行っている

圧迫による閉塞が起こっていないか確認する。
- ドレーンと排液バッグの接続部はゆるみがないか、またクランプが開放されているか確認する。

3. 陰圧の確認

- 排液ができているか、陰圧がかかっているか、また、排液廃棄後には陰圧をかけ忘れていないか確認する。ただし術後出血が多い際に、陰圧をゆるめる、または陰圧をかけていない場合があるため、医師からの指示を確認する必要がある。
- 特に陰圧をかけていない場合は、排液が逆流するのを防止するため、患者より低い高さでかつ床につかないよう排液バッグの位置を固定する。

4. ドレーンの排液量・性状の観察

- ドレーンの排液量・性状・流出状態を定期的に観察する。
- 急激な出血がある場合は、頻脈・血圧低下などの循環障害を起こす可能性がある。迅速に医師へ連絡し、輸液・輸血療法の実施と適切な陰圧の設定を検討する。

- 排液バッグ内の排液量が多いと陰圧が十分かからなくなるため、排液量が多くなれば廃棄し、再度陰圧をかける。また廃棄の際はドレーンが汚染されないように十分注意し、血液曝露することがあるため、処置前後の手指消毒実施と手袋・エプロンや必要に応じてマスク・フェイスシールドなどの**個人防護具（PPE）**を着用する（図7）。
- 排液量が少ない場合は、出血量が少なくなっているほか、ドレーンが閉塞している場合もあるため、創部の腫脹がないか、ドレーンの閉塞がないか、クランプされていないかを確認する必要がある。
- 出血量が少なくなってきている場合は、排液の性状が血性から淡血性、漿液性に変化することが多い。このため、性状の観察も重要である。
- 術後回収式自己血輸血装置（CBC Ⅱ）を使用している場合は、回収した血液の移動および再輸血は、400mLの血液回収後、または4時間の血液回収後のいずれか早いほうで実施することとされている。

ドレーンの抜去

- 人工関節置換術後では、創部感染を防止するため、ドレーンは48時間以内に抜去することが推奨されている[1]。ドレーン抜去後に、車椅子移乗による離床が行われることが多い。
- ドレーンを固定している縫合糸を抜糸し、ドレーンを抜去する。この際に、抜去部やドレーンからの血液や滲出液により、患者周囲が汚染されることがあるため注意する。
- ドレーン抜去の際、固定されているテープを剥がすときに皮膚損傷をきたすことがあるため、愛護的に剥離する。
- ドレーン抜去部から出血・滲出液の排出が継続することがある。多くの場合、翌日にはドレーン抜去部は閉鎖されるため、抜去部はガーゼなどでドレッシングし、抜去翌日に再度観察する。

図7 ドレーン排液時の個人防護具着用
● 当院では手袋・エプロンに加え、排液の粘膜曝露を防ぐため、個人防護具を着用している。

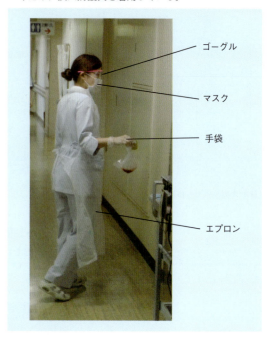

ゴーグル
マスク
手袋
エプロン

（謝辞）本稿の作成にあたりご協力をいただきました、当院整形外科病棟宮田径代看護師長、山元ゆかり副看護師長に厚く御礼申し上げます。

（川村英樹）

文献
1. 日本整形外科学会診療ガイドライン委員会 骨・関節術後感染予防ガイドライン策定委員会編：骨・関節術後感染予防ガイドライン2015 改訂第2版．南江堂，東京，2015：95-97．

Word ● PPE／personal protective equipment、個人防護具。

Part 2 ドレーン・カテーテル管理

第3章 治療目的で使用されるドレーン・カテーテル管理の実際

脳室ドレナージ

> **ナースがおさえたいポイント**
>
> ❶ 脳室ドレナージは頭蓋内圧のコントロールと脳脊髄液の浄化を目的に行う。
> ❷ 頭蓋内圧の上昇を防ぐために、鎮咳や気道クリアランスの保持、排便コントロール（緩下薬の使用）などの看護も有効である。
> ❸ 固定方法を工夫し（チューブ長に余裕をもってループをつくる）、各自が起こりうるリスクとして認識することで事故（自己）抜去を防ぐ。

● 脳室ドレナージの目的は、脳脊髄液の排出を利用し、①頭蓋内圧のコントロールと②脳脊髄液を浄化させることである。本稿では、脳室ドレナージおよびその周辺の脳神経外科領域で用いるドレナージシステムについて述べる。

目的①頭蓋内圧コントロール

● 頭蓋内圧とは、頭蓋骨およびその内側に接着した硬膜に囲まれた閉鎖空間の圧である。頭蓋内圧の単位はcmH₂O、つまり水を持ち上げることのできる高さ（cm）で、正常値は6～15cmH₂Oである。頭蓋骨は外力に対して強い防御能をもつ一方で、ひとたび脳疾患を生じると強固な構造ゆえに頭蓋内の圧力（頭蓋内圧）が上昇し、脳組織の血流障害さらには低酸素によるダメージを引き起こす。つまり、脳神経外科手術における超緊急手術の適応とは、頭蓋内圧をコントロールする目的であり、迅速な決断と手技が要求される。

● 頭蓋内空間には、脳組織、脳脊髄液（髄液）、血液の3つが存在している。これら3つの要素は互いに均衡を保ち、頭蓋内圧はほぼ一定となっている。これらの均衡が破綻した場合（脳出血、脳挫傷・脳梗塞に伴う浮腫、脳腫瘍など）は頭蓋内圧の亢進をきたし、脳灌流圧の低下を招いてしまう。

● 脳灌流圧は、**平均血圧**（拡張期血圧＋脈圧×1/3）−頭蓋内圧で示され、血液が頭蓋内に到達しうる圧であり、通常は60以上が正常とされる。実際の臨床において、頭蓋内圧センサーにより頭蓋内圧は可視化できるが、日本国内においては頭部外傷でのみ使用が認められている。よって、脳出血などの内因性疾患においては、脳室ドレナージからの髄液排出量や頭部CT所見などで頭蓋内圧は推定される。

> **Note**
> ● **平均血圧**／平均血圧は末梢血管、脈圧は太い血管の動脈硬化を知る指標といわれる。末梢血管抵抗が大きくなると心臓の拡張期の血圧が上昇しやすく、平均血圧も高くなる。一般に、動脈硬化は細い末梢血管から起こることにより、将来的な動脈硬化進行の推定にもつながる。

図1　脳神経外科領域のドレナージ

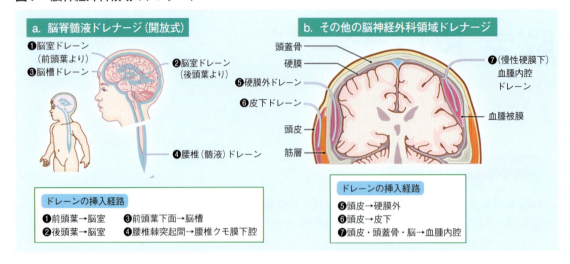

目的②脳脊髄液の浄化

- 脳神経外科領域におけるドレナージには、大きく「開放式」と「閉鎖式」に分類される。
- 脳脊髄液が満たされた部分（脳室・脳槽・クモ膜下腔）に留置する場合（図1-a）は開放式ドレナージが用いられ、硬膜下や皮下などの脳脊髄液との交通性がない場合（図1-b）は閉鎖式ドレナージが使用される。

1. 開放式ドレナージ

- 脳室ドレナージに代表される開放式ドレナージは最も行われる頻度が高く、利用に際して十分な理解を要する。古典的概念として、脳脊髄液は主として脈絡叢で産生され、図2の経路を循環し上矢状洞近傍のクモ膜顆粒から吸収される。
- 脳室内出血などにより物理的な閉塞が起こる場合、脳脊髄液循環が障害され、急性閉塞性水頭症・頭蓋内圧亢進が引き起こされる。その際に、右側脳室内前角（主に劣位半球の運動野を避けるルート）に脳室ドレナージを留置して体外へ脳脊髄液を排出し、頭蓋内圧をコントロールする（図3）。この場合、脳脊髄液をチャンバー内で滴下する高さに応じて排出させることで頭蓋内圧の上限を設定でき、設定圧（高さ）以下にコントロール可能となる。

- ドレナージ回路は、エアフィルターを通じて大気と交通することにより、開放式回路となる。しかし、汚染やクランプしたままでは閉鎖式回路と同様の構造となり、オーバードレナージなどのトラブルを招くため注意する。一方、クモ膜下出血や髄膜炎などの脳脊髄液中に血液や細菌が混入した場合には、頭蓋内圧のコントロールとともに異物の排出を目的に行われる。
- クモ膜下出血の開頭クリッピング術の際に、脳槽ドレナージが留置されることがあるが、これは脳血管攣縮予防にクモ膜下出血の排出を積極的に行う目的であり、頭蓋内圧のコントロールは主たる目的ではない。
- いずれにしても、脳室ドレナージは局所麻酔下で行える手技であり、あらゆる疾患で用いられることからも、実際の管理については十分な理解と知識が要求される。当然、脳室ドレナージのみで頭蓋内圧のコントロールが不良の場合、全身麻酔下での開頭内・外減圧術や血腫除去が行われる。また近年、神経内視鏡手術により脳室内出血や脳出血除去が行われるようになった。脳室ドレナージのみでは排出困難な血腫量が多いものに対して用いられ、局所麻酔下でも施行可能であることから、今後も普及していくものと思われる。

図2 古典的概念での脳脊髄液の循環経路

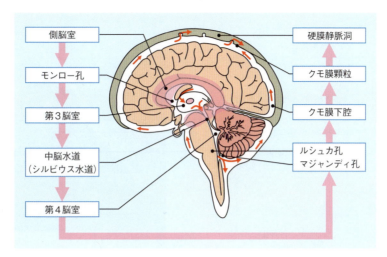

2. 閉鎖式ドレナージ

- 閉鎖式ドレナージの多くは、頭皮下や硬膜下に留置される。これらは、閉鎖した空間に貯留した血液の排出目的で使用される。開放式との大きな違いは、細かい圧設定ができない点である。
- **頭皮下ドレナージ**：出血量の減少をもって、皮下の術後出血が停止したと判断し、抜去される。
- **硬膜下ドレナージ**：前記のごとく、頭蓋内圧は大気圧よりも若干高いために留置したスペース内の空気や血液は自然に排出される現象を利用している。まれに脳脊髄液と交通してしまうこともあり、体動や移送時に排液バッグを落とし高低差を生じてしまうとオーバードレナージを招く危険もあるため、十分な注意を要する。
- 腰椎ドレナージなどで用いられる閉鎖式ドレナージのなかには、開放式と同じように圧設定できるものがある（アクティーバルブⅡ、**図4**）。主に超高〜低圧の4段階に設定し、リハビリテーションや食事などの日常生活動作（ADL）維持を目的とする場合に使用される。

看護のポイント

- 臨床では、開放式・閉鎖式ドレナージ双方が頭部に接近して留置されることも多く、看護介入上のストレスとなる。重要なことは、ドレーンの先端が頭蓋内外のどこに留置されているかを意識することである。
- 特に脳室ドレナージは、排液量をもとに頭蓋内圧の推移、術後出血や再出血の確認、脳脊髄液の性状や色調より病態進行の推測につながる有益なものである。頭部からのドレーンの数や色に惑わされることなく、情報を把握できる心強いものとして理解を深めることが重要である。
- 看護的な利用例を挙げれば、頭蓋内圧は咳やくしゃみなどの胸腔内圧の上昇、努責や浣腸による腹腔内圧の上昇によっても助長される。したがって、不適切な看護介入を避ける意味でも、鎮咳や気道クリアランスの保持、排便コントロール（緩下薬の使用）をすべきである。また、頭部の安静困難によるドレーン抜去が発生しないように、鎮静・鎮痛の方法や固定の工夫などを共有することが重要である。

ドレナージの実際

1. 圧設定

- 圧設定とは、前述のごとく高さの設定である。高さは基準点（0点）をもとに行う必要がある。

図3 脳脊髄液ドレナージの回路

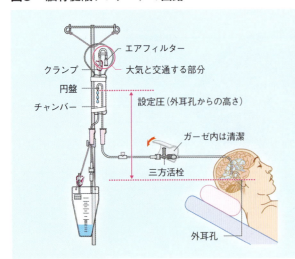
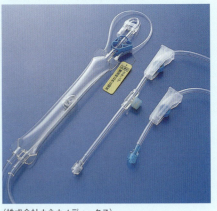

●脳室ドレナージの一例（シラスコン®）

（株式会社カネカメディックス）

脳室ドレナージの場合はモンロー孔、脳槽ドレナージの場合は脳底槽が基準となるが、いずれも外耳孔で近似し基準点（0点）とする。腰椎ドレナージの場合は、閉鎖腔であることを加味すれば理論上は外耳孔でもよいはずだが、実際は挿入部や腸骨稜を基準点とする場合が多い。腰椎ドレナージはチューブ径も細く、脳脊髄液の排出が滞る場合が多いことや挿入部の意識づけの観点などがその理由である。いずれも施設により異なるため確認のうえ設定する。

脳脊髄液の総生産量は約500mL/日、脳脊髄腔のスペースは150mL程度であり、1日に3～4回入れ替わる計算になる。設定圧10cmにおいて、排液量のめやすは100mL以下/4時間程度である。当然ながら個人差があるので、頭部CTでの脳室サイズや意識状態をもとに細かく設定変更を行い、排出目標値を確認する。

2. クランプの実施

● 検査による移動、吸引処置や体位変換、リハビリテーションや食事の際にドレナージ回路はクランプする。施設によりクランプ手技はさまざまな方法が行われ、統一した方法は存在しない。しかし共通した認識として、不意な抜去とエアフィルター汚染は最も遭遇しやすい事故であることを覚えておく必要がある。

3. 脳室ドレナージの合併症

1）事故（自己）抜去

● 特に、集中治療部（ICU）でのせん妄に伴う体動（首振りや起き上がり動作）や回路（排液バッグ）落下が原因となる。

● 対策としては、病状や意識状態の把握など一般的な注意点はあるものの頻回に起こりがちな事故である。筆者の経験から指摘するならば、勤務交代により看護師が変更した後に多く、患者の状態把握のギャップが最も多い原因のようである。具体的な対策として、動いても大丈夫な程度の固定（チューブ長に余裕をもってループをつくり固定する）はもとより、各看護者に起こりうるリスクとして認識することが重要である。

● 抜去時は、まずドレーンをクランプ・結紮し清潔なガーゼで覆い、医師に連絡をする。

2）創部感染と脳脊髄液の漏出

● ドレーン挿入部からの逆行性感染は、髄膜炎・脳室炎の原因となりうる。これらは生命の危険に及ぶ場合もあることを念頭に迅速に対処する。

● 挿入部からの脳脊髄液の漏出は同時に髄液腔内への菌の侵入につながるため、清潔操作での縫

図4　脳脊髄液リザーバー　アクティーバルブⅡ

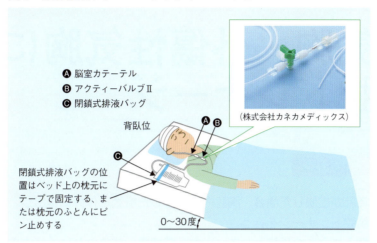

- Ⓐ 脳室カテーテル
- Ⓑ アクティーバルブⅡ
- Ⓒ 閉鎖式排液バッグ

（株式会社カネカメディックス）

背臥位

閉鎖式排液バッグの位置はベッド上の枕元にテープで固定する、または枕元のふとんにピン止めする

0〜30度

合追加を行う。しかしながら、脳脊髄液の漏出は縫合処置では改善しないこともあり、その場合は頭蓋内圧の上昇や水頭症の併発により、不適切な設定圧が原因の場合もあり注意する。
- ガイドライン上、抗菌薬の使用は必要ないといわれているものの、他臓器と比較し中枢神経系感染症は重症化しやすいため、患者状態はもとより施設により使用基準を確認すべきである。

3）脳脊髄液の性状とドレーン閉塞
- 出血性病変（クモ膜下出血や脳出血）では、急性期は血性であるが、経時的に淡血性、キサントクロミー（黄色調）となる。この際、手術所見や病態により異なるために、髄液排除を積極的に進めるのか否かを医師に確認することが重要である。それにより排液量の目標値を設定でき、さらに病態把握の一助となる。
- 頭蓋内圧は呼吸・循環に一致した変動をきたすため、ドレナージ回路内で脳脊髄液の拍動がみられる。拍動がみられない場合は（術直後の空気の残存を除き）ドレーンの屈曲やクランプ開放忘れ、脳脊髄液のドレーン内閉塞を確認する。特に凝血塊による閉塞は、頭蓋内圧の上昇につながるため、すみやかに医師に連絡をする。

4）オーバードレナージ（低髄圧）
- 脳室ドレナージ回路は、頭蓋内圧が設定圧（設定した高さ）を超えた際に、脳脊髄液が排出される構造となっている。設定圧のずれ、エアフィルターやチャンバーが破損・汚染、クランプの開放忘れにより、過剰に排液され頭蓋内圧が低下（低髄圧）となる。低髄圧症状は傾眠・めまい・悪心・嘔吐など不定な訴えが主であり、発見が遅れることが多い。
- 脳室ドレナージに限らず、体内からの排液を促すドレナージ手技は、挿入部と排液量の観察と症状変化の気づきが大変重要である。

4. 抜去のめやす
- 漠然とした脳室ドレナージの長期留置は感染を引き起こすため、目的に応じてすみやかな抜去を心がけるべきである。施設により差異はあるが、約1週間前後が留置期間である。
- 閉塞性水頭症が遷延している場合は、対側への再留置、浄化を継続させるためにスパイナルドレナージに入れ換えなどが行われる。

（小野寺英孝）

文献
1. 太田富雄総編集：脳神経外科学 改訂11版. 金芳堂, 京都, 2012.
2. 田口芳雄監修：見てできる臨床ケア図鑑 脳・神経ビジュアルナーシング. 学研メディカル秀潤社, 東京, 2014.

Part 2 ドレーン・カテーテル管理
第3章 治療目的で使用されるドレーン・カテーテル管理の実際

自然気胸・外傷性気胸における胸腔ドレナージ

> **ナースがおさえたいポイント**
>
> ❶気胸によって肺が虚脱した場合、胸腔内に貯留した空気を体外に排出し、肺の再膨張を促す目的で胸腔ドレナージを行う。
> ❷トロッカー挿入による合併症として、出血、肺損傷、感染などに注意する。
> ❸胸腔ドレナージ実施中は、呼吸状態および、穿刺部位（出血や皮下気腫など）、エアリーク、排液を観察する。

自然気胸・外傷性気胸における胸腔ドレナージの役割

- 気胸とは、胸腔内に空気が貯留した状態を指す。多くの場合、肺に穴が開くことで空気が胸腔内に漏れ、気胸になる。
- 胸腔内に空気が貯留することで、肺の膨張が妨げられるため、呼吸困難などの症状が引き起こされる。
- 胸腔内に貯留した空気を体外にドレナージし、肺の再膨張を促すために胸腔ドレナージを行う。

自然気胸・外傷性気胸における胸腔ドレナージの適応

- 気胸によりある程度、肺が虚脱した場合は、胸腔ドレナージの適応となる。
- 一般に、気胸において肺の虚脱は「Ⅰ度」「Ⅱ度」「Ⅲ度」の3段階に分類される（図1）。
- Ⅰ度でかつ呼吸苦などの症状がない場合は、胸腔ドレナージは行わず、安静加療となるが、それ以外の場合（Ⅱ度以上や、軽度であるが有症状の場合）であれば胸腔ドレナージを考慮する。

胸腔ドレナージの方法

- 胸腔ドレナージの方法を以下に示す。なお、胸腔ドレナージは**マキシマルバリアプリコーション**で行うことが推奨されている。
  ①仰臥位もしくは側臥位とする。穿刺予定部に局所麻酔を行う。穿刺予定部は多くの場合、筋肉量の少ない側胸部（第5～7肋間前～中腋窩線部）もしくは前胸部（第2～4肋間鎖骨中線部）を選択する。
  ②皮膚切開を行い、モスキートやペアンなどで筋肉、皮下組織を鈍的に剥離し、胸膜を破り胸腔内に到達する。
  ③先に作成した経路にトロッカーを挿入する。

> **Note**
> ●**マキシマルバリアプリコーション**／大型滅菌ドレープ、滅菌手袋、キャップ、マスク、滅菌ガウンを用いて、無菌的に行う。

図1 気胸における肺虚脱の重症度分類

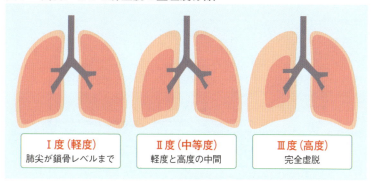

図2 ハイムリッヒチェストドレーンバルブ
● 肺から胸腔内に漏れ出た空気を体外に排出するための一方弁が内装されている。

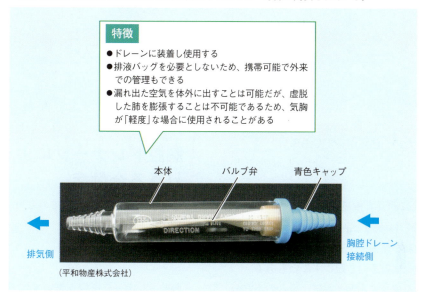

特徴
- ドレーンに装着し使用する
- 排液バッグを必要としないため、携帯可能で外来での管理もできる
- 漏れ出た空気を体外に出すことは可能だが、虚脱した肺を膨張することは不可能であるため、気胸が「軽度」な場合に使用されることがある

脱気を目的としているため、胸腔内で最も空気が貯留しやすい肺尖部（立位・座位時に一番高くなる）が先端となるようにトロッカーを留置する。
④ドレナージバッグと接続し、呼吸性変動の有無を確認し、固定を行う。エアリークの程度が軽度な場合は、ハイムリッヒチェストドレーンバルブ（**図2**）を装着することもある。

トロッカー挿入中の看護ポイント

1. 呼吸状態

- SpO_2モニターを装着し、呼吸状態の観察が必要である。
- 肺の虚脱が重度のときやSpO_2が低いときは、酸素投与を行う。
- トロッカー挿入後に肺が急に膨張することで、咳嗽が誘発されたり一時的に酸素化が悪化する

図3　自然気胸における治療の流れ

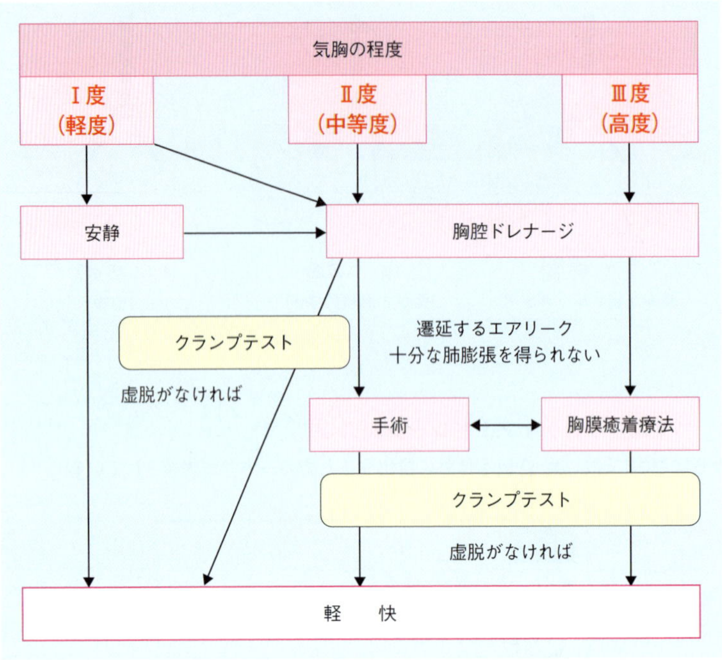

```
                    気胸の程度
        ┌──────────┬──────────┬──────────┐
        Ⅰ度         Ⅱ度         Ⅲ度
       （軽度）     （中等度）    （高度）
        │           │           │
        ▼           ▼           ▼
       安静 ──────→ 胸腔ドレナージ
        │                      │
        │          遷延するエアリーク
        │          十分な肺膨張を得られない
        ▼                      │
      クランプテスト            ▼
      虚脱がなければ      手術 ←→ 胸膜癒着療法
                               │
                               ▼
                            クランプテスト
                            虚脱がなければ
                               │
                    ▼
                   軽　快
```

ことがあるため、注意が必要である。

2. 疼痛

- 胸膜は痛覚に非常に敏感であるため、トロッカー挿入時には疼痛を訴えることは少なくない。また過度な緊張や、胸膜を牽引されることで、迷走神経反射を引き起こすこともある。
- 疼痛の有無を確認するとともに、患者の不安の軽減を図ることも重要である。

3. 排液バッグの接続

- トロッカーが挿入されると排液バッグに接続する。清潔操作で行うため、接続部位が不潔にならないように注意する。
- 接続後は、呼吸性変動の有無（なければ胸腔外など先端が好ましくない位置にあることが考えられる）や、エアリークの状態、排液の量や性状を観察する。

胸腔ドレナージによって起こりうる合併症

- 胸腔ドレナージによって起こりうる合併症には、以下のものがある。

1. 出血

- 胸腔ドレナージを行う際に、起こることがある。皮膚から筋肉内の出血であれば、圧迫することで容易に止血が可能で、特に問題となることはない。
- 肋間動脈を損傷した場合は血胸に至る可能性もある。留置後に血性排液が続く場合、胸水が貯留するときは注意が必要である。肋間動脈は肋骨下縁に沿って走行しており、一般に胸腔ドレナージは肋骨上縁より行う。

2. 肺損傷

- 胸腔ドレナージを行う際に肺実質を損傷することがある。肺を損傷するためエアリークや出血をきたすことがあり、注意が必要である。

- 肺損傷は、胸腔内の癒着などがある場合に発生頻度が高くなる。穿刺時はCTなどで穿刺位置を確認する必要がある。

3. 感染

- ドレーンの挿入部位に感染をきたすことがあり、挿入部位の感染徴候の有無を毎日観察する必要がある。感染をきたした場合、ドレーンを伝って逆行性に感染し、膿胸に至ることもある。
- 留置期間が長くなれば発生頻度が上昇するため、長期間の留置時には注意が必要である。

ドレーン抜去・追加処置

- 自然気胸における治療の流れを図3に示す。
- 胸腔ドレナージにより十分に肺膨張が得られ、エアリークがなくなればクランプテスト（12〜48時間）を経てドレーンを抜去する。
- 胸腔ドレナージのみで十分な肺膨張が得られた場合やエアリークが遷延する場合は、追加処置が必要となる。追加処置には、手術と胸膜癒着療法の2つの方法がある。
- クランプテスト後に肺虚脱を認めた場合は、ドレーンを開放し肺膨張を促す。十分な肺膨張が得られたのち、クランプテストの再チャレンジもしくは追加処置の施行を検討する。

観察すべきポイント

- バイタルサイン：呼吸状態の観察が必要である。疼痛が強い場合や再膨張性肺水腫を発症した場合は、呼吸状態が悪化することがあり、モニタリングを行い観察が必要である。
- 穿刺部位：穿刺部からの出血や滲出液の有無を確認する。また、皮下気腫を認めた場合は、その範囲の変化を観察する必要がある。
- エアリーク・排液：エアリークの程度や排液の性状・量を観察する必要がある。

（橋本昌樹）

Note

- **胸膜癒着療法**／胸腔内に癒着剤を注入し、胸壁（壁側胸膜）と肺（臓側胸膜）を癒着させることで肺にあいた穴を塞ぐことや再発の予防を目的として行う。癒着剤としては、テトラサイクリン系抗菌薬やOK-432（ピシバニール®）、自己血が使用される。一般に耐術能がなく、手術不適応症例に対して行う。
- **再膨張性肺水腫**／胸腔ドレナージを行った際、虚脱していた肺が一気に再膨張することで、肺血流の再灌流および血管透過性亢進によって肺水腫が起こることがある。肺虚脱時間が長く、虚脱率が大きいほど、発生しやすいといわれ、肺水腫が高度な場合は呼吸困難や低酸素血症を呈す。ステロイド投与が有効とされているが、重度の場合は人工呼吸管理を要する。気胸の程度が重く完全虚脱だった症例では、徐々に再膨張を促すほうがよいといわれている。

Part 2 ドレーン・カテーテル管理
第3章 治療目的で使用されるドレーン・カテーテル管理の実際

心嚢ドレナージ

> **ナースがおさえたいポイント**
>
> ❶ 心嚢ドレナージの目的は心タンポナーデ予防である。
> ❷ 心嚢ドレーンを注意深く管理することによって、再開胸止血術の時期を逸せず心タンポナーデを未然に予防し、緊急再開胸止血術を行う最悪の事態を回避できる。
> ❸ 術直後の心嚢ドレナージ管理では、凝血塊によって閉塞しないよう、適時ミルキングを行い、空気の混入、出血量をよく観察する。

心嚢ドレナージの目的

● 心嚢腔とは、袋状の空間ではなく、心膜と心臓との間にできた30mLほどの"すきま"のことである[1]。そこには、動いている心臓がすり減らないように生理的な「心嚢液」という潤滑油がある。心臓手術後にそのわずかな"すきま"に血液がたまると、心臓自体が圧迫されるようになり、心臓から血液が送り出せなくなる[1]。このような状態を心タンポナーデといい、その予防のために術後に心嚢液貯留を解除する目的で心嚢ドレナージ（**図1**）が必要となる。

● 万が一、心タンポナーデになれば、すみやかに緊急手術によって解除しなくてはならないが、注意深いドレーン管理によって心タンポナーデを予測回避できれば、余裕をもって再開胸止血術（心タンポナーデ解除）を施行できる。

主なドレーンと吸引回路

● 心嚢ドレナージでよく使用されるドレーンを**表1**、吸引回路を**表2**に示す。

術後に観察すべき項目

1. 排液の性状・色

● 術直後の心嚢ドレナージによる排液の色・性状は、血性である。凝血塊によって閉塞しないよう、適時ミルキングが必要である。
● 術翌日ぐらいから徐々に淡血性（さらさらの血色）、さらに漿液性（黄色）へ変化する。

2. 空気

● 胸腔ドレナージと違い、空気を吸引することはない。もしあればドレーン挿入部からの外気吸入または気胸合併を意味する。気胸合併時には吸引圧を上げるか、それでも胸部X線写真で気胸が認められる場合は脱気用の胸腔ドレナージが必要である（胸腔穿刺では一時的で持続効果はない、p.306「自然気胸・外傷性気胸における胸腔ドレナージ」参照）。

3. 出血量

● ドレーン出血量が100mL以上/時で3時間続くようであれば、再開胸止血術（心タンポナー

図1　心囊ドレナージ

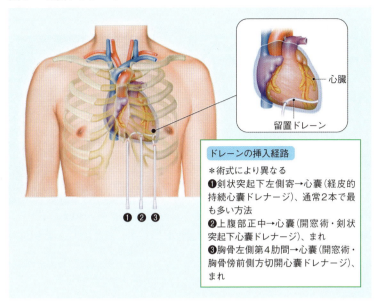

表1　心囊ドレナージでよく使用されるドレーン

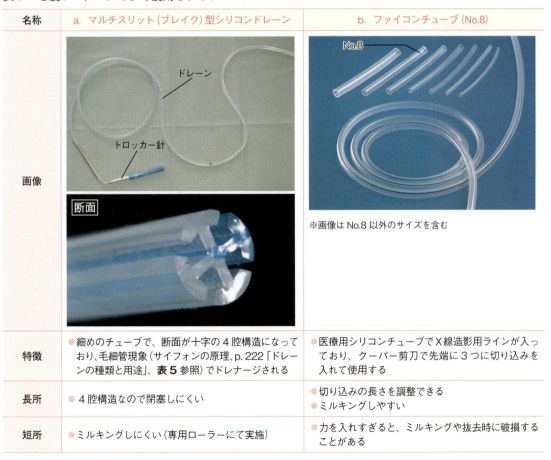

名称	a. マルチスリット（ブレイク）型シリコンドレーン	b. ファイコンチューブ（No.8）
画像	（ドレーン、トロッカー針、断面）	※画像は No.8 以外のサイズを含む
特徴	●細めのチューブで、断面が十字の4腔構造になっており、毛細管現象（サイフォンの原理、p.222「ドレーンの種類と用途」、表5参照）でドレナージされる	●医療用シリコンチューブでX線造影用ラインが入っており、クーパー剪刀で先端に3つに切り込みを入れて使用する
長所	●4腔構造なので閉塞しにくい	●切り込みの長さを調整できる ●ミルキングしやすい
短所	●ミルキングしにくい（専用ローラーにて実施）	●力を入れすぎると、ミルキングや抜去時に破損することがある

表2　心嚢ドレナージでよく使用される吸引回路

名称	a. メラサキューム吸引回路	b. チェスト・ドレーン・バック
画像	(泉工医科工業株式会社)	(住友ベークライト株式会社)
特徴	●水封部分を満たせば、あとは吸引圧を電動設定する（一般に－15cmH$_2$O） ●ブレイク型ドレーン（表1-a）と接続しやすい	●一般に胸腔ドレーンにも使用されている吸引回路を流用できる ●黄色水を水封し、青色水で吸引圧調整する（一般には－10～12cmH$_2$O）
長所	●電動式で静か ●吸引回路が充満時には接続部からバッグ交換でき簡便	●簡便で、移動に便利
短所	●吸引回路が重く（重量 4.3kg）、移動に不便	●青色水吸引時のブクブク音が騒々しい ●青色水が蒸発し、吸引圧が弱まることがある ●吸引回路が充満になれば、ドレーンを切断して交換する必要がある

デ解除）が必要か検討する。逆にドレーン出血量100mL以上/時から急に出血量が減少しても要注意で、後述する症状が出現すれば経食道心エコーを施行し、心嚢液貯留の程度および部位をチェックする（経胸壁心エコーでは鮮明な画像が得られないことが多い）。

心タンポナーデについて

1. 心タンポナーデの早期発見

●Beckの3徴（心音減弱・収縮期血圧低下・静脈圧上昇）は、教科書によく書かれているが[2]、開心術後は当てにならないことが多い。その理由は、術直後には心音が聴き取りにくく、低心機能のため血圧低下していることもあり、また術後循環血液量不足で静脈圧が低いことが多いからである。

●術後は通常スワンガンツカテーテル（p.227「カテーテルの種類と用途」、図2参照）が挿入されているため、心係数2.2L/分/m^{2}に満たない低心機能状態のときは十分な輸血と必要量のカテコラミンを投与する。しかし、それらに反応せず、中心静脈圧だけが10～15mmHgよりさらに上昇するのであれば、心タンポナーデを疑うべきである。

●集中治療部（ICU）では血圧と人工呼吸器の波形が同時モニターされるため、奇脈（吸気時に血圧が10mmHg以上の低下）があれば、心タンポナーデを疑うこともある。

●上記のように、心タンポナーデが疑われるのならば、経食道心エコーを施行してみる価値は十分にある。

2. 遅発性心タンポナーデ

- 術後、一般病棟に帰室し退院も近づいた時期や、軽快退院の外来通院中に、徐々に心タンポナーデが進行していることがまれにある[3]。
- 遅発性心タンポナーデの身体学的所見は、血圧低下と頸静脈怒張が特徴で（前述 Beck の 3 徴参照）、胸部 X 線画像では心拡大と不釣り合いなきれいな肺野がみられる（心不全ではない！）（図2）。
- すみやかに遅発性心タンポナーデに気づいて心エコーをすれば、診断は容易である。しかし、手遅れになれば致命的になるため、まず遅発性心タンポナーデに気づくことがきわめて重要である。

ドレーン挿入手技：心嚢穿刺

- 前述のように、術後急性期には心嚢穿刺ではなく再開胸止血術が一般的である。
- 慢性期には心嚢穿刺を行うこともあるが、具体的手技については本書の趣旨を超えているため救急教科書を参考にされたい[4]。できれば心嚢穿刺の経験のある上級医とともにエコーガイド下で施行するが、慢性期でも時間的に余裕があれば手術室にて再開胸止血術（心タンポナーゼ解除）を施行するほうが安全であることはいうまでもない。

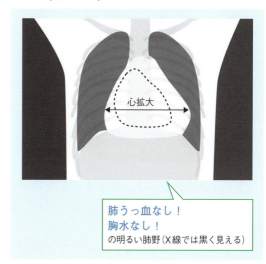

図2 遅発性心タンポナーデの胸部 X 線画像（イメージ）

心拡大

肺うっ血なし！
胸水なし！
の明るい肺野（X線では黒く見える）

（山村光弘、宮本裕治）

文献

1. 高階経和, 依藤進, 安藤博信：心臓病へのアプローチ 1030 のプログラム教程 第 3 版. 医学書院, 東京, 1984：230-231.
2. 加藤木利行：心タンポナーデ. 加藤治文監修, 標準外科学 第 13 版, 医学書院, 東京, 2013：413-414.
3. 村田紘崇：開心術後遅発性心タンポナーデ 術後の心不全にはかならず念頭におくべき症状. 醫學のあゆみ 1988；146：509.
4. 黒川顕：心包穿刺・心室穿刺. 本間日臣, 木村栄一, 西邑信男, 他編, 救急プライマリケアハンドブック, 克誠堂出版, 東京, 1980：732-736.

Part 2　ドレーン・カテーテル管理
第3章　治療目的で使用されるドレーン・カテーテル管理の実際

イレウスチューブ

> **ナースがおさえたいポイント**
>
> ❶ イレウスチューブにはさまざまな種類があるため、必ず説明書に目を通す。
> ❷ イレウスチューブが抜けかかっても、押し込んで戻さずに担当医に報告し、X線透視下で再挿入する。
> ❸ 体液バランスをふまえ、イレウスチューブからの吸引・排液量を常に確認する。

- イレウスチューブによる腸閉塞（イレウス）の治療・管理には、看護師・医師だけでなく多職種による迅速かつ、きめの細かいチーム医療が欠かせない。本稿では、臨床の場で少しでも役立つよう具体的に解説する。

イレウスチューブの管理

- 術後ケアとドレーン管理の点において、イレウスチューブにはさまざまな製品・タイプが存在するため、必ず説明書に目を通すことがきわめて重要である。そのうえで下記のポイントをおさえたい。

1. 挿入時：腸蠕動運動によりチューブは体内に引き込まれる

- イレウスチューブを挿入した際、チューブの先端付近に存在する留置バルーンを膨らませる。このバルーンが腸蠕動運動により、その先の閉塞部位まで自然に運ばれていくので、イレウスチューブの固定位置は体内にずれ込むはずである。よって、チューブの固定方法を図1のように工夫するとよい。
- イレウスチューブ先端が腸閉塞部位（病変部）まで到達することは、閉塞部位に存在する腸内用液やガスのドレナージ・減圧効果を得るうえでとても重要である。これにより、病変部の「過剰な腸管拡張」「腸管の浮腫」そして「腸管内細菌の血液移行（バクテリアル・トランスロケーション）」の改善に寄与する。イレウスチューブの固定位置の変化は担当医に報告し、チームで情報共有したい（図2-b参照）。

2. 固定方法：イレウスチューブが抜けてきたら押し込んで戻さない

- イレウスチューブはチューブの先端が、少なくとも幽門輪の先（十二指腸球部）にあることが重要である。したがって、患者の体動により、もしくは自己（事故）抜去しかけたことによりチューブの固定位置がずれた場合、固定位置に

> **Note**　●バクテリアル・トランスロケーション／bacterial translocation、腸管内細菌の血液移行。腸内の細菌が腸管粘膜上皮のバリアを超えて血流やリンパ流を介して体内に移行し、感染を引き起こす状態。

図1　イレウスチューブの固定

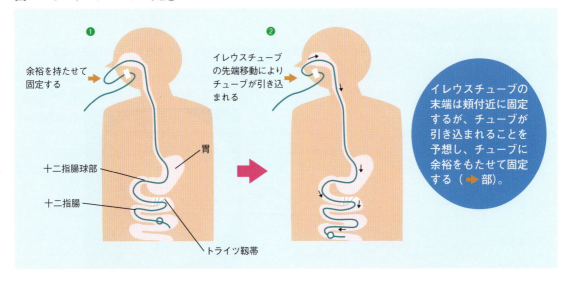

戻すためにただ押し込むのでは意味がない。
- イレウスチューブが抜けてきた際は、担当医に報告し、チューブの位置を確認する。チューブの先端が胃内まで戻ってきている場合、ただ押し込むだけではチューブの先端が簡単に小腸側へ進まない。
- 定期的に撮影されているX線画像で、チューブの先端がどのあたりにあるのかを確認する（**図2**）。

3. チューブの種類：胃手術既往症例ではチューブを検討したい

- 幽門側胃切除術およびビルロートⅠ法など胃の手術既往がある患者では、腸蠕動運動によりイレウスチューブの先端が送り込まれない場合がある。この場合には「先導子バルーン型」に変更することで改善することがあるため、担当医に報告し、チームで検討したい（**図3**）。
- 手術既往のない単純性イレウスの場合でも、閉塞部位がどのあたりかをX線検査および腹部CT検査にて予測することが可能で、下部小腸～大腸に閉塞部位があると予想される場合にはイレウスチューブの効果が期待される。

4. 使用方法：チューブ手元分岐部の構造、役割を確認する

- 各製品によりチューブ手元分岐部の構造は異なるため、必ず説明書を確認することが重要である（**図4**）。これを怠ると、本来の腸内用液やガスの吸引・排泄による減圧効果を得ることができないばかりか、チューブ構造の破損、合併症につながる。
- 通常は、手元分岐部が3～4つに分かれており、以下のような役割がある。

1）吸引口（腔）（**図4-a**）
- イレウスチューブ挿入の際にはガイドワイヤーを入れる部分になるが、固定後は吸引・排液を行う最も太く、治療の主たる内腔になる。
- 排液バッグはここに接続する。

2）エアーベント口（腔）（**図4-b**）
- イレウスチューブを挿入する際に便利な口である。イレウスチューブを挿入する腸の方向がわからなくなった場合、ここから「希釈した造影剤」を注入して確認することができる（もしくは滅菌蒸留水を注入して、ガイドワイヤー挿入

図2　イレウスチューブが抜けてきた際の対応

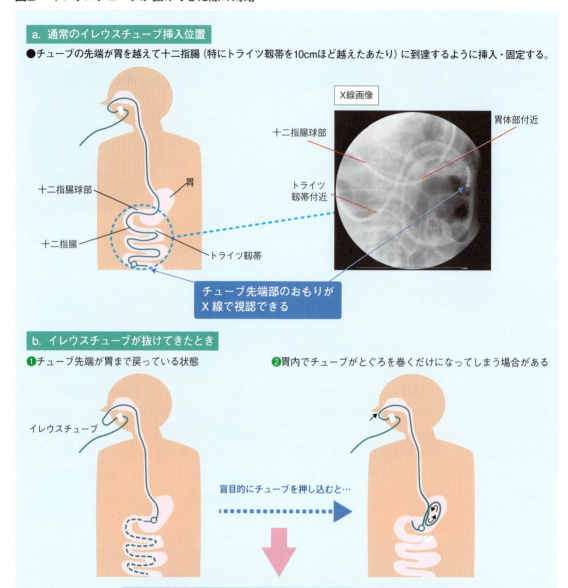

のすべりを改善する)。
- イレウスチューブ固定後は、医師がベント口に「一方弁（逆流防止弁）」を接続して病棟に戻ってくることが多いため、確認する。一方弁が接続されている場合には、液や空気の注入はできるが、腸液の吸引・排出はできない。
- 閉塞部位までイレウスチューブがたどり着いた際には、空気と希釈造影剤を送り込み、閉塞原因を診断する（二重造影）のに有効である。
- 一方弁を使用したまま排液バッグを接続せず、吸引・排出に使用する際には一方弁を必ず外す。

3) バルーン用口（腔）（図4-c）
- 通常のバルーンは留置の際に拡張させ、蠕動運動を利用して閉塞部にまでカテーテルの先端を誘導させることができる。

図3　イレウスチューブの主な種類

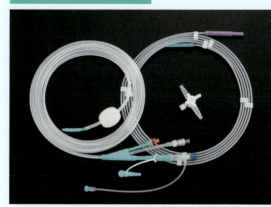
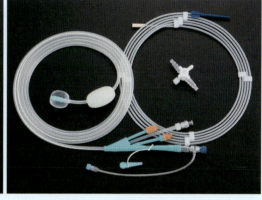

（クリエートメディック株式会社）

図4　イレウスチューブ手元分岐部の構造（一例）

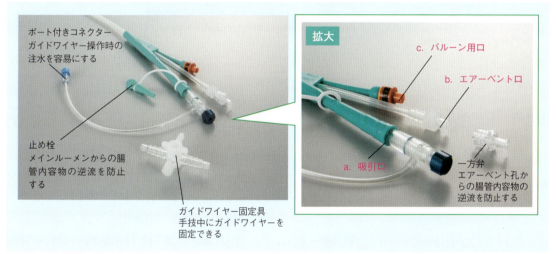

（クリエートメディック株式会社）

先導子バルーンが存在するタイプの製品（図3-b）は、バルーン用の内腔が2つ存在するため、手元分岐部が4つ存在する。先導子バルーンは通常のバルーンとは異なり、イレウスチューブの挿入をスムーズにするための機能であり、固定の際には拡張させない。

4）チューブ先端

- イレウスチューブの先端を、意図的に屈曲させる機能をもつタイプがある。

5. 排液量の観察：チューブの排液量と腹部の膨満に注意する

- 腸液の喪失は、身体全体の体液バランスを崩すため、輸液量、尿量、体温とともにイレウスチューブからの吸引・排液量を常に確認することが重要である。腸液のドレナージ量は成人平均1,500mL/日をめやすに考える。

図5 経肛門挿入型イレウスチューブ

- X線画像は、通常型イレウスチューブ挿入で十分な吸引・排液による減圧を得られず、大腸鏡により結腸（下行脚）に異常狭窄を認め、経肛門挿入型イレウスチューブとした症例。

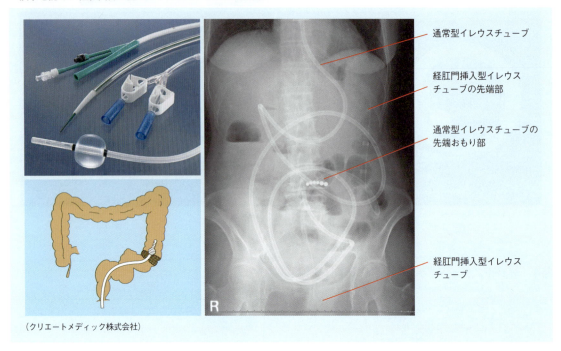

（クリエートメディック株式会社）

- 腸液の吸引・排出は用手で行う場合のほかに、低圧持続吸引機（吸引圧は－980～－2,450Pa（－10～－25cmH$_2$O）を使用する場合がある。

6. 経肛門挿入型チューブ：肛門側に近いイレウスの場合に使用する

- 単純イレウスにおける治療は通常、経鼻的に挿入するイレウスチューブが第一選択となる。しかし、特に左側大腸におけるイレウス（大腸がんなどによる）の場合には、減圧効果が上がらないために緊急手術となることが少なくない。
- 上記の症例に対しては、経肛門的に挿入するイレウスチューブがある。固定に工夫が必要だが、管理自体は通常の経鼻型と同様である（図5）。

イレウスとは

- 「イレウス」は日本語では「腸閉塞」と呼ばれ、腸内容物（食物、液状成分）が肛門側へ移動できないことにより発生する障害を指すが、その要因はさまざまである。
- 論文や国際の場では「intestinal obstruction」と呼ばれることが多く、差し込むような痛み、悪心・嘔吐、下痢、便秘症状などに加えて、腸蠕動不全や腸内ガス排出不全により腹部が膨満する所見を認めた際にイレウスを疑う。
- ちなみに、イレウスの語源はギリシア語の「illein：ねじれる、巻き上げる」、「eileōs：腸の疝痛」ではないかと考えられている。よく臨床現場で先輩看護師・医師が口にする「ズブ（サブ）イレウス」「subileus（亜イレウス）」とは、腸管の閉塞が不完全なものを指す（日本外科学会の用語集には用語としては登録されていない）。

表1 イレウスの分類

分類		アセスメント	治療
機械的イレウス〈狭窄・閉塞〉	単純性（閉塞性）イレウス	・腸蠕動音は亢進 ・金属製有響音を聴取 ・（X線画像）ニボーがみられる	・イレウスチューブ挿入（保存的治療）
	複雑性（絞扼性）イレウス	・急激に激烈な腹痛、索状物による絞扼、軸捻転、嵌頓ヘルニア、腸重積を疑う	・緊急手術（手術療法）
機能的イレウス〈腸管運動障害・吸収障害〉	麻痺性イレウス	・腸蠕動音は亢進なし ・（X線画像）ニボーには必ずしもならない	・イレウスチューブ挿入（保存的治療）
	けいれん性イレウス	・精神的要因、鉛やニコチン中毒、腸間膜、血栓・塞栓、打撲が原因となる	・緊急手術（手術療法）、血栓溶解療法

イレウスの分類

- イレウスは、その病態によって分類されている。「なぜイレウスを生じたのか？」という視点で、分類を理解・活用することが重要である。
- 分類の基本は、「機械的イレウス」と「機能的イレウス」である（表1）。

1. 機械的イレウス

- **単純性イレウス（閉塞性イレウス）**：腸蠕動は亢進し、金属性有響音を聴取することができる。腹部X線像では、腸管内のガスと液体の貯留コントラストが鏡面像（**ニボー**）としてみられるのが特徴である。通常は、腸管内容物の吸引・排液による減圧効果を目的とした、イレウスチューブ挿入による保存的治療が選択される（例外あり）。
- **複雑性イレウス（絞扼性イレウス）**：「ねじれ」が閉塞の原因となり、急速に腸管の血流障害、壊死をきたす可能性が高く、緊急手術（手術療法）を考えねばならない。

2. 機能的イレウス

- **麻痺性イレウス**：腸蠕動の減弱・消失の状態にあるため、蠕動音の亢進はなく、X線画像でも腸管のガス貯留像は認めるが、鏡面像には必ずしもならない。
- **けいれん性イレウス**：ヒステリーなどの精神的要因、鉛やニコチン中毒、腸間膜血栓・塞栓が原因となる。

（渡辺嘉行）

Word
- **ニボー**／niveau、鏡面形成像。腸の内容物（液・ガス）がたまって生じる。

Part 2　ドレーン・カテーテル管理
第3章　治療目的で使用されるドレーン・カテーテル管理の実際

膿瘍穿刺ドレナージ：経皮的、経肝的（PFA/PAD）

ナースがおさえたいポイント

❶膿瘍穿刺ドレナージは、保存的治療抵抗性の膿瘍に対して経皮的にカテーテルを挿入し、症状改善を図る治療法である。
❷穿刺中の合併症と穿刺後のカテーテル管理に注意を払う。
❸排液の量と性状について注意深く観察する。

● 膿瘍穿刺ドレナージは、抗菌薬投与などの保存的治療に抵抗する膿瘍に対する第一選択の治療法であり、手術的ドレナージと比較し、低侵襲で全身状態不良な症例にも施行可能である。
● 以前から術後膿瘍に対して施行される機会が多かったが、近年膿瘍形成性の虫垂炎や大腸憩室炎に対するinterval surgery（ドレナージを先行し、炎症を改善させた後に手術すること）の有用性が報告されており[1]、今後ますますドレナージ後の管理・観察ポイントについての知識が重要となる。

膿瘍穿刺ドレナージの適応・禁忌

● 保存的治療抵抗性で、腸管や主要な血管を避けた安全な穿刺ルートが確保できる症例が適応であり、肝や脾などの実質臓器に発生した膿瘍も対象となる。また腹腔内膿瘍への到達法として経皮経肝ルートを選択する場合もある（**図1**）。
● ドレナージすべき膿瘍腔の大きさに規定はないが、一般的には3cm以上の症例で考慮されることが多い[2]。

1. 適応

● 対象疾患は、術後腹腔内膿瘍、炎症性疾患による腹腔内膿瘍、肝膿瘍・脾膿瘍、急性膵炎後の感染性仮性囊胞・膵周囲膿瘍（p.330「重症急性膵炎のドレナージ」参照）、腸腰筋膿瘍などである。

2. 禁忌

● 主要な血管や腸管、神経などを避けることができず安全な穿刺経路が確保できない症例や、多量の壊死物質の除去が必要な症例：手術的ドレナージの適応である。
● 重篤な血液凝固障害を有する症例：ただし、出血傾向が膿瘍による敗血症に起因するものであれば、ドレナージを躊躇しない。抗凝固薬・抗血小板薬内服症例においても、出血のリスクとドレナージの効果を十分検討し適応を決定する。
● 循環動態が不安定な症例：膿瘍による敗血症が原因であれば、できるだけ全身状態を改善させたうえで早期にドレナージを試みる。
● 息止めや体位保持が困難な症例：患者の協力が得られない場合は、麻酔医と連携をとり鎮静下での穿刺を検討する。

図1　胆嚢がんに対する肝切除術後の遅発性腹腔内膿瘍に対するドレナージ
a. CTで肝切離断端に膿瘍形成を認めた（➡印）
b. ドップラー超音波で穿刺ルート上（点線）に大きな脈管が存在しないことを確認した
c. 経皮経肝的にピッグテイル型カテーテルを挿入した（⇨）
d. 後日カテーテル造影で、膿瘍腔内に確実に先端が留置されていることを確認した

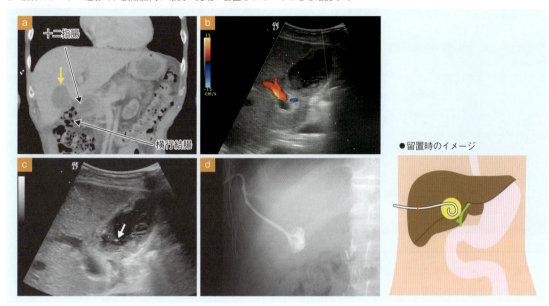

PFA と PAD

● 穿刺内容液が漿液性で感染源であることが否定的な場合は、十分に吸引したうえで抜去する（**PFA**）。しかし、多くの膿瘍では持続排液と洗浄のため、カテーテル留置が必要となる（**PAD**）。

● 特に外科手術後などで腸管・膵管・胆管・尿路との瘻孔形成が考えられる場合においては、初回の造影では交通が認められないこともまれではなく1回の穿刺吸引のみで終了すべきではない。

1. 画像装置の選択

● **超音波ガイド**：操作が簡便で被曝がなく、リアルタイムに穿刺針やカテーテルを観察可能であるため第一選択である（**図2**）。
● **CTガイド**：腸管ガスや骨などのため、超音波で描出が困難な膿瘍に対して有用である。

2. 穿刺法

● **トロカール法**：穿刺針、スタイレット、カテーテルが一体となったキットを用いて、1回の穿刺でカテーテルを留置する。比較的体表に近く、大きな膿瘍腔で有用である。
● **セルジンガー法**：穿刺した膿瘍腔にガイドワイヤーを入れ、穿刺針を抜いたあとにガイドワイヤーに被せてカテーテルを挿入する。深く小さな膿瘍でも施行可能であるが、ガイドワイヤーの操作には慣れが必要である。

3. カテーテルの選択

● ストレート型、ピッグテイル型、マレコ型、バルーン型などさまざまな種類があり、膿瘍の形態や内溶液の性状に応じて選択される（**図3**）。

Word
● **PFA**／percutaneous fluid aspiration、穿刺吸引法。
● **PAD**／percutaneous abscess drainage、穿刺ドレナージ法。

図2　膿瘍穿刺ドレナージの実際
- 処置中はバイタルサインに変動が出やすいため、心電図モニター、血圧計などを装着し、モニタリングする。
- 超音波ガイド下ドレナージはベッドサイドでも施行可能であるが、筆者らは感染防止や適切な位置へのカテーテル留置のために、X線透視室にてガウンテクニックのうえでの施行を原則としている。

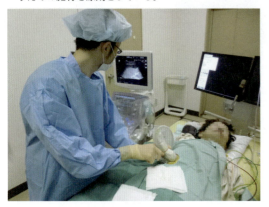

- 筆者らは、初回穿刺時には通常8Frのピッグテイル型カテーテルを使用することが多いが、経肝的膿瘍ドレナージにおいてはカテーテルの屈曲や閉塞、逸脱などの合併症が8Frよりも10Frのほうが少ないとの報告もある[3]。
- 先端が丸まっているピッグテイル型は、穿刺直後の逸脱の危険性が少ないという利点があるが、膿瘍腔の形態変化によりドレナージ効果が落ちる場合がある。そのため、カテーテルの入れ替えに際しては、側孔の多いストレート型がよく用いられる。

4. カテーテルの管理

- カテーテルが閉塞しないよう、担当医が生理食塩水で膿瘍腔を洗浄する。1日あたりの洗浄の回数は、膿瘍腔の大きさや排液の量に応じて増減する。洗浄処置介助時や排液バッグ管理に際しては、逆行性感染や環境汚染をきたさぬよう手指衛生に留意する。
- 長期留置されたカテーテルはそのものが感染源となる可能性があり、また先端部に肉芽組織が固着して抜去困難となる場合がある。そのため、担当医は適宜造影検査を行い、カテーテル交換や先端位置の確認を行う。

図3　膿瘍穿刺ドレナージで用いる主なカテーテル（先端部）

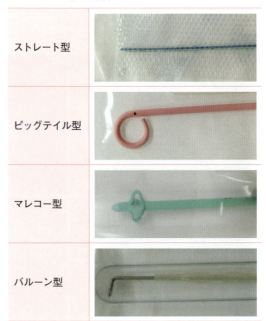

| ストレート型 |
| ピッグテイル型 |
| マレコー型 |
| バルーン型 |

5. カテーテルの抜去

- 排液量が減少し、造影検査で膿瘍腔の縮小が確認できたら、カテーテルを抜去する。
- 排液が減少しても症状が改善しない場合は、ドレナージ不良な領域の存在を造影検査やCTで検索する。

合併症

- 膿瘍穿刺ドレナージ後の合併症の頻度は10%とされている[2]。起こりうる合併症を**表1**に示す。

膿瘍ドレナージ後の観察点

- 排液の色：通常の消化器外科手術後の腹腔内滲出液は、淡黄色透明である。肝胆膵手術や上部消化管手術における重篤な合併症として膵液瘻が挙げられ、純粋膵液は無色透明であるが、感染や周囲組織の炎症を伴うと色調が変化する。例えば、黄色クリーム状の排液は細菌感染、鮮

表1　膿瘍穿刺ドレナージで起こりうる合併症

血管損傷による出血	● 重篤な動脈性出血に対しては、血管造影下での動脈塞栓術が必要となる
敗血症性ショック	● 膿瘍腔内圧の上昇により、急激に敗血症に移行することがあるため、穿刺当日は内容物を可及的に吸引することに主眼を置き、膿瘍腔に圧をかけないよう造影は必要最低限とする
気胸	● 横隔膜下膿瘍や肝膿瘍のドレナージにおいては、経胸腔ルートとなり気胸をきたすことがある ● 呼吸状態の観察に努め、気胸が進行する場合は胸腔ドレナージを施行する
消化管穿孔	● 穿刺針やガイドワイヤー操作により穿孔をきたし、腹膜炎を合併した場合は緊急手術が必要である

図4　経皮的留置カテーテル固定用ドレッシング（Drain-Fix™）

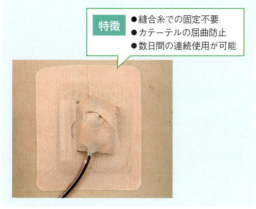

特徴
● 縫合糸での固定不要
● カテーテルの屈曲防止
● 数日間の連続使用が可能

（シーマン株式会社）

　紅色の排液は活動性の出血、茶色・褐色の排液は便汁・胆汁の混入、白濁あるいは白色けん化物混じりの排液は膵液の混入が考えられ、医師への確認が必要である。

● **排液量**：排液量が急増した場合は血管・尿管・腸管などとの交通が考えられ、バイタルサインを確認のうえ医師へ報告する。排液量が突然減少した場合はカテーテルの閉塞や逸脱を疑い、カテーテルの屈曲の有無や固定連結部位の確認を行う。ドレナージが不良となった場合は、発熱や炎症所見が再燃するため十分な観察を行う。

図5　介護用つなぎ服

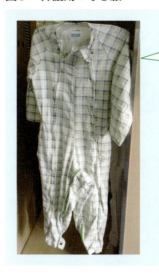

患者からルート類が見えにくくなり、直接触れないような工夫がされている

● **固定部の皮膚**：カテーテル固定部の皮膚は、膿や消化液によりびらんを形成しやすい。また、固定用のテープやドレッシング材による皮膚障害にも注意する。カテーテルと皮膚は従来縫合糸により固定することが一般的であったが、最近は縫合糸を使用せず、粘着テープのみで固定が可能な製品（Drain-Fix™、**図4**）もある。

● **自己（事故）抜去の予防**：せん妄や意識障害のある患者、認知症患者、カテーテル固定部の皮膚障害や不快感の強い患者、カテーテル挿入の意義を理解できない患者では、自己（事故）抜去に注意が必要である。自己（事故）抜去の可能性が高いと判断された場合は、本人・家族のインフォームド・コンセントを得たうえで身体拘束が必要となるが、その際は介護用つなぎ服（**図5**）の着用により、患者が直接カテーテル類に触れないような工夫も必要である。

（佐々木　秀）

文献
1. Park J, Charles HW. Intra-abdominal abscess drainage : Interval to surgery. *Semin Intervent Radiol* 2012 ; 29 : 311-313.
2. Golfieri R, Cappelli A. Computed tomography-guided percutaneous abscess drainage in coloproctology : review of the literature. *Tech Coloproctol* 2007 ; 11 : 197-208.
3. Ciftci T, Akinci D, Akhan O. Percutaneous transhepatic drainage of inaccessible postoperative abdominal abscesses. *AJR Am J Roentgenol* 2012 ; 198 : 477-481.

Part 2 ドレーン・カテーテル管理
第3章 治療目的で使用されるドレーン・カテーテル管理の実際

胆道ドレナージ（ENBD、EBD、PTBD、PTGBD）

ナースがおさえたいポイント

① 内視鏡的アプローチ（ENBD、EBD）をまず行い、内視鏡が困難な場合にPTBDを施行する施設が増えている。
② ドレナージが不良である場合、カテーテルの閉塞や逸脱を疑い、屈曲やコネクターなどの閉塞がないか確認する。
③ 経皮的胆道ドレナージ（PTBD、PTGBD）ではカテーテルを皮膚に縫合固定するが、さらにテープなどでしっかり固定し、自己（事故）抜去を予防する。

胆道ドレナージの分類

- 胆道（＝胆管＋胆嚢）ドレナージには、そのアプローチの違いから大きく分けて「内視鏡的ドレナージ」と「経皮的ドレナージ」に分類することができる。
- 別の視点から、胆汁を体外へ誘導する「外瘻法」と、胆管にステントと呼ばれる管などを留置して胆汁を十二指腸内に誘導する「内瘻法」に分類することもある（表1）。
- それぞれの適応、利点・欠点を表2に示す。

1. 内視鏡的ドレナージ

- 内視鏡を使って十二指腸乳頭部より胆道に管を留置する方法で、胆汁を経鼻的に体外に排出する内視鏡的経鼻胆道ドレナージ（ENBD）と胆汁を十二指腸内に誘導する内視鏡的胆管ドレナージ（EBD）がある。

2. 経皮的ドレナージ

- 体表から針を刺して胆管や胆嚢に管を留置する方法で、経皮経肝胆管ドレナージ（PTBD）、経皮経肝胆嚢ドレナージ（PTGBD）が含まれる。
- 近年は、胆嚢炎に対するPTGBD以外は、まず内視鏡的アプローチで胆道ドレナージを施行し、内視鏡アプローチで困難な症例ではPTBDを施行する施設が多くなっている。

Word
- **ENBD**／endoscopic nasobiliary drainage、内視鏡的経鼻胆道ドレナージ。
- **EBD**／endoscopic biliary drainage、内視鏡的胆管ドレナージ。EBDは逆行性にステントを挿入するため、内視鏡的逆行性胆管ドレナージ（endoscopic retrograde biliary drainage：ERBD）とも呼ばれる。
- **PTBD**／percutaneous transhepatic biliary drainage、経皮経肝胆管ドレナージ。日本では、PTCD（percutaneous transhepatic cholangio drainage）とも呼ばれる。
- **PTGBD**／percutaneous transhepatic gallbladder drainage、経皮経肝胆嚢ドレナージ。

表1　胆道ドレナージの種類

内視鏡的ドレナージ	
● ENBD	外瘻法
● EBD ・プラスチックステント ・メタリックステント	内瘻法 内瘻法
経皮的ドレナージ	
● PTBD	外瘻法
● PTGBD	外瘻法

表2　ENBD、EBD、PTBDの適応、利点・欠点

	ENBD	EBD	PTBD
適応	●短期留置例 ●重症胆管炎 ●がん細胞診の診断	●長期留置例 ●自己抜去リスク症例	●内視鏡的アプローチ困難例
利点	●胆汁の性状、量がモニタリング可能 ●閉塞時に洗浄吸引などで対応可能 ●容易に抜去可能	●胆汁が十二指腸に流れ生理的 ●咽頭や鼻の違和感なし ●誤嚥や自己抜去リスクなし	●胆汁の性状、量がモニタリング可能 ●閉塞時に洗浄吸引などで対応可能
欠点	●咽頭や鼻の違和感 ●誤嚥や自己抜去リスク	●ドレナージ効果がモニタリングできない ●交換・抜去時に内視鏡が必要	●自己抜去リスク ●出血リスク

胆道ドレナージ法の違いとその特徴

1. 内視鏡的ドレナージ（図1）

1）ENBD（内視鏡的経鼻胆道ドレナージ）

● ENBD（図1-a）では、胆管内に留置されたカテーテルは十二指腸乳頭部−胃−食道−咽頭−鼻腔を経由し誘導され、胆汁が体外に排出される。このため、排液の性状観察や量の測定が可能であり、また培養や細胞診などの検体を採取することができる。

● 鼻にカテーテルを留置するため、咽頭や鼻の違和感、誤嚥や自己（事故）抜去などのリスクがあり、長期間の留置や認知症患者への適応は困難である。

2）EBD（内視鏡的胆管ドレナージ）

● EBD（図1-b）では、胆管内に留置されたカテーテルは十二指腸乳頭部を経由し十二指腸内まで挿入・留置されるため、胆汁は十二指腸内に流れることから生理的といえる。

● カテーテル留置に伴う咽頭や鼻の不快感がなく、長期間の留置が可能である。

a. EBDの種類の違い

● EBDは素材の違いにより、「プラスチック」と「メタリック」ステントの2種類がある（表3）。

● プラスチックステント（表3-a）：プラスチック製のステントで、急性胆管炎や良性の胆道狭窄など短期的な留置の場合に使用する。病態が改善すれば、ステントを抜去することが可能である。

---

column

ステントの語源

● 現在の医療では、さまざまな分野でステントが用いられており、胆管ステントもその1分野である。「ステント」の語源は、19世紀のイギリスの歯科医 Charles T. Stent（1807〜1885）の開発した内腔を保持する治療器具、つまり Stent 先生の名前に由来するという説が有力とされている[1]。しかし、古い英語やスコットランド語の「stent」「stint」が"拡張する（to extend）"という意味をもっていたという説もあり、いまだその真相は不明である。

（上村健一郎）

図1　内視鏡的ドレナージ

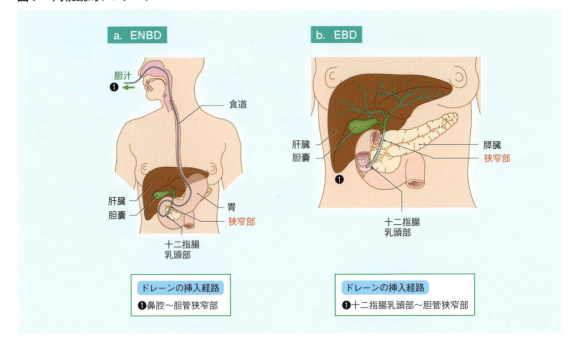

表3　ステントの種類と特徴

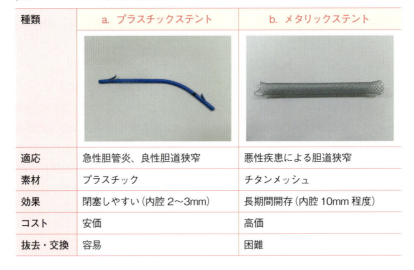

種類	a. プラスチックステント	b. メタリックステント
適応	急性胆管炎、良性胆道狭窄	悪性疾患による胆道狭窄
素材	プラスチック	チタンメッシュ
効果	閉塞しやすい（内腔 2〜3mm）	長期間開存（内腔 10mm 程度）
コスト	安価	高価
抜去・交換	容易	困難

●メタリックステント（表3-b）：金属製のステントで、膵がんや胆管がんなど悪性疾患による胆道狭窄に対して用いられる。プラスチックステントに比べ、ステントの内腔が大きく、確実なドレナージ効果が期待できる。表面をカバーで覆ったカバードメタリックステントもある。

従来、メタリックステントは、手術ができない悪性胆道狭窄・閉塞症例が適応となっていたが、近年では悪性胆道狭窄・閉塞があり、術前抗がん剤治療（術前化学療法）が適応となる患者に対しても、ドレナージが確実なメタリックステントを使用する機会が増えてきている。

図2 経皮的ドレナージ

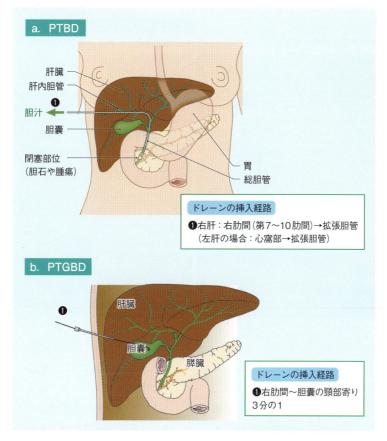

2. 経皮的ドレナージ（図2）

● PTBD（図2-a）、PTGBD（図2-b）では、体表面から超音波画像で肝臓内の胆管・胆嚢をみながら穿刺し、造影X線検査にて位置を確認しながら、胆管・胆嚢内にドレーンを留置する。

1）PTBD（経皮経肝胆管ドレナージ）

● 近年の内視鏡的ドレナージの進歩により、その適応症例の割合は減少傾向であるが、胃切除術後や消化管再建術後、また十二指腸狭窄など内視鏡的アプローチが困難な症例において、重要な胆道ドレナージ方法である。

---

column

術前胆道ドレナージの問題点

● 閉塞性黄疸に対する術前胆道ドレナージについて、近年の無作為化比較試験では、ドレナージなし群に比べ術前ドレナージ群において、感染症などの周術期合併症率が有意に高いことが報告されている[2]。そのため、術前胆道ドレナージを行わず、早期に手術を施行することが文献的には推奨されている。しかし実臨床では、日本のみならず欧米においても手術の待機時間などの社会的要素も考慮され、多くの場合、術前胆道ドレナージを施行しているというのが現状である[3]。

（上村健一郎）

胆道ドレナージ（ENBD、EBD、PTBD、PTGBD）

図3　ENBD留置後のX線検査

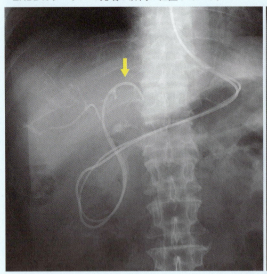

a. 正常時
● ENBDカテーテルの先端が肝内に位置している。

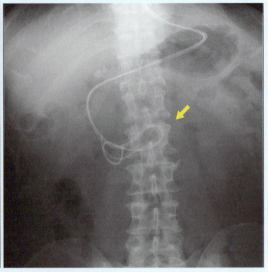

b. ENBDカテーテル逸脱例
● ENBDカテーテルの先端が胃内に逸脱している。

2）PTGBD（経皮経肝胆嚢ドレナージ）

- 急性胆嚢炎においては現在でも第一選択となる。
- 胆汁が体外に誘導されるため、ENBDと同様に排液の性状観察や量の測定が可能であり、また培養や細胞診などの検体を採取することができる。
- 咽頭や鼻の違和感、誤嚥のリスクがない。

観察の注意点

1. ENBD

- ENBDでは、排液の性状や排液量のチェックが重要である。特に、血性、膿性などの異常な胆汁性状、ドレナージ不良による排液量の減少は最も注意すべき観察ポイントである。
- ドレナージが不良である場合、カテーテルの閉塞や逸脱を疑う。ENBDのカテーテルは細くて長いため、屈曲やコネクターなどの閉塞がないか、まずチェックすることが必要である。
- 鼻の固定位置に変わりがなくても、カテーテル先端が胆管内から腸内に逸脱している場合もあるため、X線検査による先端位置の確認も必要である（図3）。
- 急性胆管炎などでは、ドレナージ不良が重症化につながる場合があり、早急な対応が必要とな

---

column

胆道ドレナージとがんの長期予後の関係

- 胆道がんや膵がんの術前胆道ドレナージでは、近年内視鏡的ドレナージに比べ経皮的ドレナージ例で長期予後が不良であることが報告されている。
- 経皮的ドレナージでは、肝表面からがん細胞を含む胆汁が腹腔内に漏れる危険性があり、腹膜播種再発の頻度が増えることがその原因として推察されている[4,5]。
- 経皮的胆道ドレナージの適応は、内視鏡的アプローチが困難な場合に限定されていくものと考えられる。

（上村健一郎）

る。

2. EBD

- EBDでは、排液の性状観察は直接できないため、胆汁ドレナージの効果判定には注意が必要である。
- ドレナージの効果は、閉塞性黄疸の場合は血液検査で総ビリルビンや肝胆道系酵素の改善を確認する。感染がある場合は白血球数や血清C反応性タンパク（CRP）値などの確認が必要である。

3. PTBD、PTGBD

- 体外に誘導されたカテーテルは皮膚に縫合固定するが、さらに粘着テープなどによる固定を行い、カテーテルの引っ張りによる抜去を予防することが重要である。また穿刺部の固定がしっかりしていても、呼吸により横隔膜が動く影響からカテーテルが腹腔内に逸脱する危険性があるため、ドレナージが良好であるかどうか観察し、よく注意する。
- ドレナージが不良である場合、カテーテルの閉塞や逸脱を疑う。まず、カテーテルに屈曲やコネクターなどの閉塞がないかをチェックすることが必要である。
- 肝臓を穿刺しているため、ドレナージ直後は肝表面から腹腔内、胆道内に出血する恐れがあり、血性の排液に注意する。
- 穿刺時に胸腔、横隔膜を貫いて留置される場合があり、気胸や血胸による呼吸・循環状態の変化がないか注意して観察する。

（上村健一郎）

文献
1. Hedin M. The origin of the word Stent. *Acta Radiol* 1997；38：937-939.
2. van der Gaag NA, Rauws EA, van Eijck CH, et al. Preoperative biliary drainage for cancer of the head of the pancreas. *N Engl J Med* 2010；362：129-137.
3. Jinkins LJ, Parmar AD, Han Y, et al. Current trends in preoperative biliary stenting in patients with pancreatic cancer. *Surgery* 2013；154：179-189.
4. Hirano S, Tanaka E, Tsuchikawa T, et al. Oncological benefit of preoperative endoscopic biliary drainage in patients with hilar cholangiocarcinoma. J *Hepatobiliary Pancreat Sci* 2014；21：533-540.
5. Uemura K, Murakami Y, Satoi S, et al. Impact of Preoperative Biliary Drainage on Long-Term Survival in Resected Pancreatic Ductal Adenocarcinoma：A Multicenter Observational Study. *Ann Surg Oncol* 2015；22（Suppl 3）：1238-1246.

Part 2 ドレーン・カテーテル管理
第3章 治療目的で使用されるドレーン・カテーテル管理の実際

重症急性膵炎のドレナージ

ナースがおさえたいポイント

① 全身状態の悪化を伴う感染性膵壊死には、インターベンション治療を行う。できれば、被包化壊死の時期にインターベンション治療を行いたい。
② 全身状態が安定していれば、感染性膵壊死でも保存的治療が可能な場合がある。
③ 経皮的ドレナージではドレーンをしっかり固定し、体位交換の際にはドレーンに留意しながら慎重に行う。また、ドレーンの開通状態を定期的に確認する。

- 重症急性膵炎は現在でもなお死亡率10％を超える病態であり、壊死性膵炎は急性膵炎患者の約10～20％に発生し、その死亡率は15～20％に及ぶ。さらに、壊死性膵炎に臓器不全を伴う場合、死亡率は約50％となる[1]。
- 本稿では、重症急性膵炎におけるドレナージの適応と管理について解説する。

重症急性膵炎の診断

- 日本では、2008年に改定された厚生労働省の診断基準と重症度判定基準（**表1**）が使用されている[1,2]。
- 予後因子で3点以上または造影CT Gradeで2以上の場合に「重症」と診断される。この判定基準では、今までの「中等症」がなくなり、また、「重症」は、今まで以上により重症な膵炎が重症と診断されるようになった。すなわち、それ以前には「重症」や「中等症」と診断されていた症例も、現基準では「軽症」と診断されることがあることが報告されている[3]。

膵局所合併症の定義

- 2012年に改訂されたアトランタ分類では、膵および膵周囲の局所合併症としての貯留物を、発症からの経過時間（4週未満か以降か）と壊死の有無により、4つのカテゴリーに分類している（**図1**）[4]。すなわち、4週間以内の「壊死を伴わない急性膵周囲液体貯留」と「壊死を伴う急性壊死性貯留」に、4週間以降の「壊死を伴わない膵仮性嚢胞」と「壊死を伴う被包化壊死」に分類された。
- 上記の4カテゴリーは感染の有無により2分割され、合計8つの診断entityが定義されている。
- 急性膵周囲液体貯留はおよそのめやすとして4週間以降に「膵仮性嚢胞」に、急性壊死性貯留は4週間以降に「被包化壊死」となる。

ドレナージ手技

- 以前は壊死性膵炎が感染した場合に、開腹手術で壊死に陥った膵および周囲組織をデブリードマンするネクロセクトミーが行われていたが、その予後は非常に不良であった。しかし、2000

表1 急性膵炎の新重症度判定基準

Ⓐ予後因子（予後因子は各1点とする。）

1. Base Excess≦−3mEq/L、またはショック（収縮期血圧≦80mmHg）
2. PaO_2≦60mmHg（room air）、または呼吸不全（人工呼吸管理を必要とする）
3. BUN≧40mg/dL、Cr≧2mg/dL）、乏尿（輸液後も1日尿量が400mL以下）のいずれか
4. LDH≧基準値上限の2倍
5. 血小板数≦10万/mm^2
6. 総Ca値≦7.5mg/dL
7. CRP≧15mg/dL
8. SIRS診断基準*の陽性項目数3以上
   *（1）体温＞38℃または＜36℃
   （2）脈拍数＞90回/分
   （3）呼吸数＞20回/分または$PaCO_2$＜32mmHg、または10％超の幼若球出現
9. 年齢≧70歳

厚生労働省難治性膵疾患に関する調査研究班（2008年10月改訂）

Ⓑ造影CT Grade

1. 炎症の膵外進展度

前腎傍腔	0点
結腸間膜根部	1点
腎下極以遠	2点

2. 膵の造影不領域

各区域に限局している場合、または膵の周辺のみの場合	0点
2つの区域にかかる場合	1点
2つの区域全体をしめる、またはそれ以上の場合	2点

膵を便宜的に3つの区域（膵頭部、膵体部、膵尾部）に分け、判定する。

1 2 スコア合計　1点以下：Grade 1
　　　　　　　　2点　　：Grade 2
　　　　　　　　3点以上：Grade 3

重症の判定
Ⓐ 予後因子が3点以上または
Ⓑ 造影CT Grade 2以上

図1 アトランタ分類2012での急性膵炎局所合併症の定義

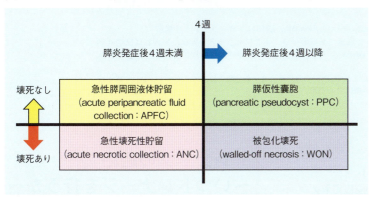

- 4週以前か以降かで、また、壊死を伴うか否かで4種類に分類される。それぞれ感染の有無でさらに区分される。

急性膵炎診療ガイドライン2015改訂出版委員会編：急性膵炎診療ガイドライン2015 第4版．金原出版，東京，2015：12．および Banks PA, Bollen TL, Dervenis C, et al. Classification of ac・te pancreatitis—2012：revision of the Atlanta classifi ca-tion and definitions by international consens・s.・u・2013；62：102-111. より改変引用

年以降、さまざまなアプローチによる低侵襲的治療が施行されるようになり、従来の開腹術と比較して良好な成績が報告されている。
● 膵臓は後腹膜腔臓器であることから、後腹膜アプローチによるネクロセクトミーを行う方法や、さらに画像下治療（**IVR**）を応用してCTガイド下に左側腹部から後腹膜腔に経皮的ドレナージチューブを留置し、その後に瘻孔を拡張

> **Word**　● **IVR**／interventional radiology、侵襲的放射線療法。

図2　急性膵炎の基本的診療方針

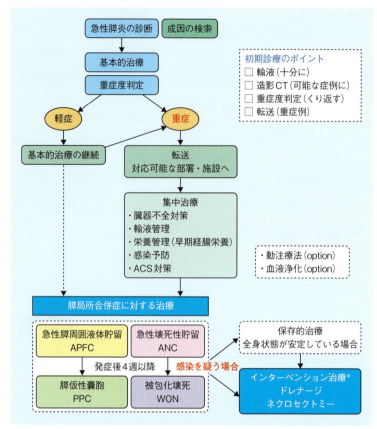

ACS：abdominal compartment syndrome、腹部コンパートメント症候群
＊　インターベンション治療（ドレナージ／ネクロセクトミー）は、できれば発症4週以降まで待機し、壊死巣が十分に被包化されたWONの時期に行うことが望ましい。

急性膵炎診療ガイドライン2015改訂出版委員会編：急性膵炎診療ガイドライン2015第4版．金原出版，東京，2015：48．より引用

して鏡視下にネクロセクトミーを行う方法も報告されている。また、内視鏡下に経胃的ドレナージを行ったあとに、その瘻孔を拡張してネクロセクトミーを行う方法など、より低侵襲な新しい治療が行われ、良好な成績が得られている。
● インターベンション治療の選択方法としては、低侵襲的手技（ドレナージ）からより侵襲的手技（ネクロセクトミー）へと選択するstep-up approach法が一般的である。

ドレナージの適応～いつドレナージを行うか～

● 壊死性膵炎に対する早期手術（発症後72時間以内）の死亡率がきわめて高いことから[5,6]、壊死性膵炎ではまず保存的治療を行う。特に、非感染性膵壊死の多くは保存的治療により軽快する。
● 感染性膵壊死（急性壊死性貯留あるいは被包化壊死に、細菌・真菌の感染が加わったもの）の死亡率は12～26％と高率で、感染が疑われるか、感染が確認され、全身状態の悪化を伴う感染性膵壊死にはインターベンション治療を行う

図3 急性膵炎診療ガイドライン 2015 のモバイルアプリ

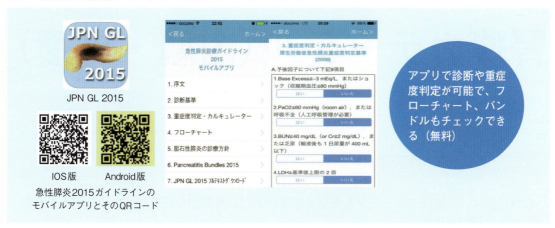

急性膵炎2015ガイドラインの
モバイルアプリとそのQRコード

アプリで診断や重症度判定が可能で、フローチャート、バンドルもチェックできる（無料）

ことが推奨される。できれば、壊死巣が十分に被包化された被包化壊死の時期にインターベンション治療を行うことが望ましい。
- 全身状態が安定していれば、感染性膵壊死と診断されても、抗菌薬投与などの保存的治療を優先させることも可能である。
- 適応としては、膵仮性囊胞による胃排出路の閉鎖、膵実質壊死に伴う膵管あるいは膵内胆管の狭窄・閉塞などが挙げられる。
- 急性膵炎の基本的診療方針を**図2**に示す。

ドレナージ管理

1. 経皮的ドレナージ

- 経皮的ドレナージでは、ドレーンは側腹部に留置される。体位変換などによってドレーンがずれたり、抜けたりしないようにしっかり固定し、また体位変換の際にはドレーンに留意しながら慎重に行う。
- ドレーンの閉塞がないか、開通状態を定期的に確認する。

2. 経胃的ドレナージ

- 胃と被包化された壊死巣の間にカテーテルやステントが留置されることが多く、経鼻胃管のように体外にカテーテルが留置されることは少な

い。しかし、もし留置された場合には、再挿入に内視鏡が必要となるため、経鼻胃管よりさらに慎重に管理する。

＊

- 急性膵炎におけるドレナージの適応や手技は、近年大きく変化してきた。しかしながら、その管理方法は他のドレーンと共通である。ずれや抜去が生じないように、体動、体位変換時には細心の注意を払う。
- 急性膵炎の診断や重症度判定が可能で、膵炎バンドルのチェックなどが可能な無料のモバイルアプリがあり、ぜひ利用されたい（**図3**）。

（真弓俊彦、金澤綾子、岩瀧麻衣、大坪広樹、古屋智規）

文献
1. 急性膵炎診療ガイドライン2015改訂出版委員会編：急性膵炎診療ガイドライン2015第4版．金原出版、東京、2015.
2. 武田和憲、大槻眞、木原康之、他：急性膵炎重症度判定基準最終改訂案の検討．厚生労働科学研究費補助金難治性疾患克服研究事業難治性膵疾患に関する調査研究、平成19年度総括・分担研究報告書、2008；29-33.
3. 横江正道、真弓俊彦、林克巳：実地臨床における急性膵炎改訂重症度判定基準の検討．膵臓 2009；24(2)：140-146.
4. Banks PA, Bollen TL, Dervenis C, et al. Classification of acute pancreatitis — 2012：revision of the Atlanta classification and definitions by international consensus. Gut 2013；62：102-111.
5. Mier J, León EL, Castillo A, et al. Early versus late necrosectomy in severe necrotizing pancreatitis. Am J Surg 1997；173：71-75.
6. Besselink MG, Verwer TJ, Schoenmaechers EJ, et al. Timing of surgical intervention in necrotizing pancreatitis. Arch Surg 2007；142：1194-1201.

Part 2 ドレーン・カテーテル管理
第3章 治療目的で使用されるドレーン・カテーテル管理の実際

腎瘻カテーテル（内瘻・外瘻）

ナースがおさえたいポイント

❶ 腎瘻には、尿管内にカテーテルを留置する「内瘻」と背面から経皮的にカテーテルを穿刺する「外瘻」がある。
❷ 腎瘻造設直後は適切な点滴管理を行い、利尿期に生じやすい脱水に注意する。
❸ カテーテルの抜去・脱落・閉塞を防ぐため、尿の持続的流出を常に監視し、定期的なカテーテル交換と必要に応じた洗浄を行うと同時に、固定法も工夫する。

腎瘻とは

- 尿管に何らかの原因で通過障害が起こると、腎臓でつくられた尿は膀胱まで到達できず、閉塞部位より頭側の尿管や腎盂にうっ滞する。その状態が進行して腎杯に拡張をきたした病態を「水腎」、拡張し蛇行した尿管を「水尿管」と呼ぶ。
- 腎盂内に尿が留まることで、次に述べるようなさまざまな弊害をもたらす。
- 正常の腎盂容積である 10mL 以上の尿が腎盂に存在すれば、腎盂内圧が上昇する。急速に腎盂粘膜を過伸展することで、尿管結石の際にみられる疝痛発作を誘発する。腎盂粘膜が裂け、尿路以外の後腹膜に尿が溢流することもある。また、感染を伴った尿の場合には、感染尿が腎実質に逆流し、腎盂腎炎を惹起する。さらに進行すれば、後腹膜膿瘍を至ることがある。尿中の細菌が腎実質内の血管から血中に入り、血流に乗り全身に拡がれば菌血症に陥る[1]。慢性に経過した水腎症を放置すると腎実質が菲薄化し、正常の腎機能が保てなくなり不全に至る。
- 上記の病態を改善するためには、カテーテルを利用して腎盂に貯留した尿を体外にドレナージしてやる必要がある。その行為の総称を「腎瘻」という。

腎瘻が必要な病態とは

- 腎瘻が必要な病態とは、前述したような尿管の通過障害をきたす疾患（表1）である。
- 腎結石治療のうち、主にサンゴ状結石と呼ばれるような大きな腎結石を対象に、腰から直接腎臓に筒を挿入（腎瘻を作成）し、その筒を介し

表1 腎瘻が必要な病態

1. 先天性疾患
● 腎盂尿管移行部狭窄症など
2. 後天性疾患
● 外傷
● 尿路結石
● 腫瘍性病変
3. 緊急適応
● 閉塞性腎不全：腫瘍性疾患や尿路結石、後腹膜線維症などにより両側水腎症をきたし、腎不全となる場合
● 膿腎症：水腎症をきたした腎に細菌感染を伴い、抗菌薬投与のみでは全身状態が改善しない場合

て内視鏡を腎盂のなかに入れて破砕する**経皮的腎砕石術**（**PNL**、**図1**）を行う場合にも腎瘻が必要となる。

腎瘻の種類：内瘻と外瘻とは

● 腎瘻は「内瘻」と「外瘻」の2種類に分けられる。

1. 内瘻（図2-a）

● 内瘻は経尿道的に膀胱鏡を利用して、尿管口から尿管を経由し腎盂までガイドワイヤーを挿入し、それにカテーテルを被せるようにして尿管内にカテーテルを留置し、その内腔を利用してドレナージするものである。
● 両端がコイル状のダブルJステントが一般的に用いられ、コイルの頭側は腎盂内に、尾側は膀胱内にとぐろを巻くように留置する。

2. 外瘻（図2-b）

● 外瘻は、皮膚から腎盂に向けて直接穿刺し、皮膚・筋肉・腎実質を貫いてドレナージを行うものである。
● 外瘻カテーテルの形状はさまざまなものがあり、その形状から①ピッグテイル型カテーテル、②マレコー型カテーテル、③腎盂バルーンカテーテルなどがある。初回腎瘻造設時にピッグテイル型カテーテル、マレコー型カテーテルを使用し、その後に長期間の留置が必要となる場合は、腎盂バルーンカテーテルに交換することが多い。

腎瘻の特徴

1. 腎瘻の選択（表2）

● 留置後のQOLや管理の煩雑さを考慮すれば、内瘻を選択すべきである。しかし、**表2**に挙

図1　経皮的腎砕石術（PNL）
● 背中側から腎瘻を通して内視鏡を挿入して、砕石する。

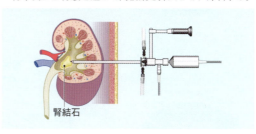

げるような場合は外瘻が選択される。
● 手技上の問題で、出血傾向がある患者や水腎症がない症例では、外瘻の造設が困難なため、内瘻を選択するべきである。腎臓は非常に血流の豊富な臓器のため、出血傾向のある症例では外瘻造設時に起こる腎実質の損傷が後述する血尿や後腹膜血腫の発生頻度を増加させる。
● 急性期DIC診断基準は、p.34「新しいセプシス、セプティックショックの定義と臨床的診断基準」、**表3**を参照されたい。

2. 腎瘻造設直後の対応

● 腎瘻を造設すると、尿路閉塞は一気に解消される。ダメージを受けていた腎臓の尿細管は、正常な濃縮機を保つことができず、造設直後から多量の希釈尿が排出される（利尿期）。こうした状況は腎瘻を造設してから数日で改善するが、尿量に応じた点滴をしないと脱水に陥ってしまう。
● 適切な点滴管理を行わないと、脱水が原因で腎機能の改善を妨げることになるため注意が必要である。

3. 尿路閉塞を伴う腎盂腎炎の対応

● 腎瘻によるドレナージに加え、腎排泄型の抗菌薬（第二・三世代セファロスポリン系を推奨）[2]を投与する。利尿期では、有効な血中濃度を保

Word ● **PNL**／percutaneous nephro lithotripsy、経皮的腎砕石術。

図2 腎瘻の種類

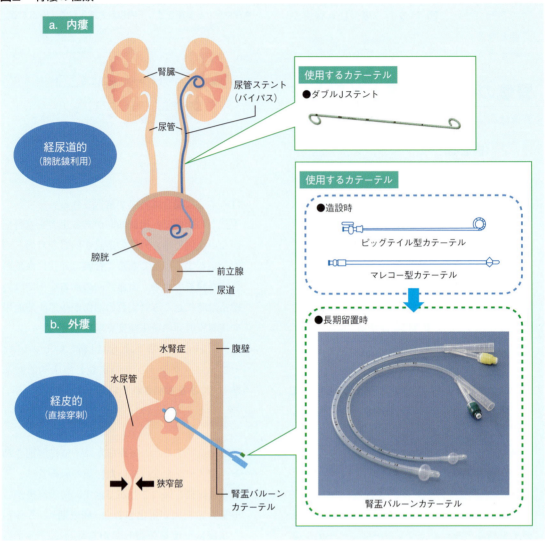

表2 腎瘻の選択

分類	選択される主な場合
内瘻	●外瘻（下記）の適応に当てはまらない場合 ●出血傾向がある患者 ●水腎症がない症例
外瘻	●大きな結石や悪性腫瘍による尿管閉塞で、尿管カテーテルが狭窄部を通過できない場合 ●カテーテルによる膀胱刺激症状が患者のQOLを著しく低下させる場合 ●膀胱炎を合併しやすい患者 ●容易に膀胱鏡ができない小児や開脚位がとれない高齢者 ●カテーテルに結石が付着しやすい患者

図3 腎瘻カテーテルの固定法

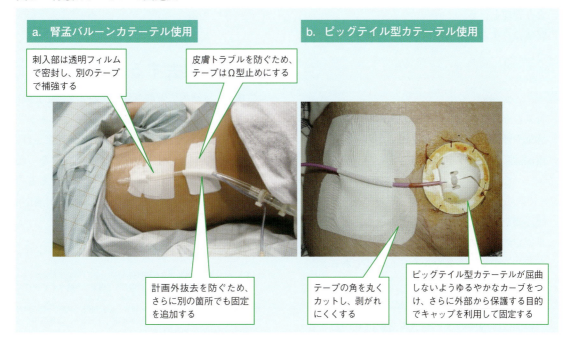

a. 腎盂バルーンカテーテル使用
- 刺入部は透明フィルムで密封し、別のテープで補強する
- 皮膚トラブルを防ぐため、テープはΩ型止めにする
- 計画外抜去を防ぐため、さらに別の箇所でも固定を追加する

b. ピッグテイル型カテーテル使用
- テープの角を丸くカットし、剥がれにくくする
- ピッグテイル型カテーテルが屈曲しないようゆるやかなカーブをつけ、さらに外部から保護する目的でキャップを利用して固定する

つため、抗菌薬の投与回数を増やす必要がある。

腎瘻の合併症

● 腎瘻の造設時、および留置後の合併症は下記の通りである。
① **血尿**：外瘻造設時には必発。
② **腎周囲血腫**：血圧低下や貧血に注意。
③ **腎周囲の尿漏**：腎盂や尿管の損傷時、内瘻造設時にも起こる可能性あり。
④ **腎盂腎炎**：長期間の留置に伴う持ち込み感染。
⑤ **敗血症**：腎に感染がある場合、穿刺したことで一過性に敗血症をきたし、血圧低下からショックに陥ることもある。
⑥ **胸膜損傷**：第12肋骨より高い位置で穿刺した場合、気胸になれば胸腔穿刺・胸腔ドレナージが必要となる。
⑦ **腸管損傷**：腸管を穿刺した場合、腹膜炎・敗血症をきたす。

腎瘻の管理方法[3]

1. 注意したいトラブル

1) カテーテルの抜去・脱落・閉塞

● カテーテルの抜去・脱落・閉塞が最も頻度が高い。ドレナージ機能が阻害され、尿の持続的流出が保てなくなると、感染が起こり疼痛・発熱をきたす。さらに放置すると腎機能障害を招くことになる。

● 対策は、尿の持続的流出を常に監視し、定期的なカテーテル交換と必要に応じた洗浄を行う。カテーテル固定法の工夫も必要である（**図3**）。

● カテーテル挿入路の狭窄・閉塞が起こるとカテーテル交換が困難となる。腎瘻ではカテーテル脱落から時間が経過すると瘻孔が閉塞し、再挿入が困難となる。

2) 感染

● 長期間にわたって尿路内にカテーテルという異物が挿入されるため、常在菌による感染尿の出

現は避けられない。有熱性尿路感染に至らないよう管理を行う。
- 腎瘻に対する予防的抗菌薬投与は推奨されていない。

3）腎結石形成
- 腎結石形成にも注意が必要である。増大すると感染や腎機能障害の悪化を招くため、定期的に画像診断を行うべきである。

4）皮膚障害
- 尿浸潤や装具による皮膚障害のほか、カテーテル固定のための絆創膏や固定具による皮膚障害が起こりやすく、スキンケアも必要である。

2. カテーテルの交換
- 一般的に、内瘻のカテーテル交換は6か月ごとに行うべきである。
- 外瘻のカテーテル交換は、通常1か月ごとに行うべきである。

腎瘻を抜去するタイミング
- 腎瘻は、尿路内に留置されたデバイス（人工物）である。長期間の留置は前述したようなさまざまな弊害をもたらす。閉塞の原因が解除され、カテーテルによるドレナージが必要なくなった時点で、可及的すみやかに抜去すべきである。

（石川清仁）

文献
1. 石川清仁：泌尿器科領域の敗血症. 感染と抗菌薬 2013；16（1）：74-77.
2. 石川清仁：XI尿路感染症 B 腎盂腎炎. JAID/JSC 感染症治療ガイド・ガイドライン作成委員会編, JAID/JSC 感染症治療ガイド 2014, ライフサイエンス出版, 東京, 2014：206-211.
3. 牧野恵津子, 石川清仁：交換・抜去・留置期間, 清潔, 感染管理. 泌尿器科のドレーン・カテーテル管理○×テスト, 泌尿器科ケア 2011；16（7）：710-716.

---

column

カテーテル留置による苦痛
- 膀胱内の両側尿管口と内尿道口を結ぶ三角部と呼ばれる粘膜は、非常に敏感な箇所である。異物による刺激は、尿意や疼痛といった膀胱炎様症状を惹起する。
- 内瘻のカテーテル先は膀胱三角部に直接接触するため、体動時に苦痛を訴える患者が少なくない。そのため、最近では柔軟性の高いカテーテル（図）の開発も進んでいるようである。

（石川清仁）

図　バード　インレイオプティマ　ステント

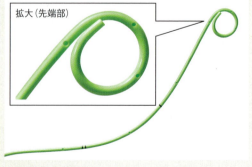

拡大（先端部）

（株式会社メディコン）

胃管

Part 2 ドレーン・カテーテル管理
第4章 術後や集中治療で使用されるチューブ・カテーテル管理の実際

ナースがおさえたいポイント

1. 挿入時は鼻孔の位置をめやすに挿入された長さを把握し、先端位置のずれを観察する。必要に応じ、鼻孔の位置でマーキングを行い観察する。
2. 経鼻的に挿入した場合、口呼吸となりやすいため、口腔内粘膜の乾燥状態の観察と予防ケアを行う。
3. テープの貼り替え時は、皮膚保護材の使用や剝離剤を使用するなど、スキントラブルの予防ケアを行う。

胃管の特徴

1. 目的

- 胃管は、診断と治療を目的に挿入される（**表1**）。

2. 適応

- 胃管の主な適応は以下の通りである。
  - ・消化管手術後の患者
  - ・意識障害をきたしている患者
  - ・人工呼吸器管理中の患者
  - ・経口摂取が行えない患者
  - ・急性薬物中毒の患者

3. 挿入経路

- 外鼻孔（経鼻）または、口腔（経口）のいずれかを通して、咽頭→食道→胃へ挿入される（**図1**）。

4. 禁忌および留意点

- **禁忌**：外傷に伴う頭蓋底骨折や上顎顔面損傷患者の場合は、経鼻挿入した際に篩骨篩板を介して脳へ誤挿入してしまう潜在的リスクがあるため禁忌である。

表1　胃管の主な目的

1. 胃の減圧
2. 液体（血液・分泌物）の排出：嘔吐・誤嚥予防
3. 薬物や栄養の注入
4. 薬物・毒物の除去と胃洗浄
5. 各種病態・治療の情報ドレナージ

図1　胃管の挿入経路

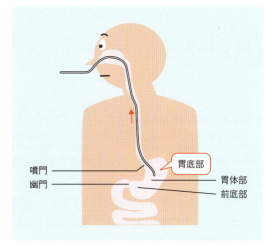

図2 胃管挿入の長さのめやす

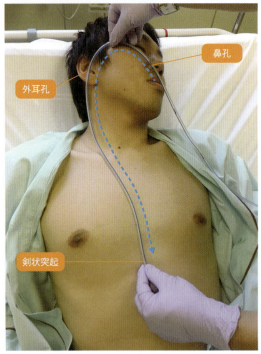

（撮影協力：聖マリアンナ医科大学病院 小原秀樹、佐藤可奈子、永田賢司）

- 留意点：薬物大量摂取に対する胃管挿入は、胃内容物による閉塞を回避するために管腔径が太い管が使用される場合が多いため、経口挿入が推奨される。

胃管挿入患者のケア

1. 挿入前のケア

- 挿入時に嘔吐反射が誘発される場合がある。挿入中は咽頭部の疼痛や違和感を生じる場合がある。挿入の目的・方法・挿入期間のめやすなどを、患者に十分説明し同意を得る。
- 目的によって、挿入の期間が異なるため、適切なタイミングで抜去できるよう目的に応じた観察が必要となる。
- 鼻孔を観察し、明らかな変形や狭窄を確認する。患者自身にも鼻閉感の有無を確認する。
- 体位を整える。

図3 気泡音の確認方法
- 聴診器を心窩部に当てて空気（10〜20mL）を素早く注入し、気泡音を確認する。

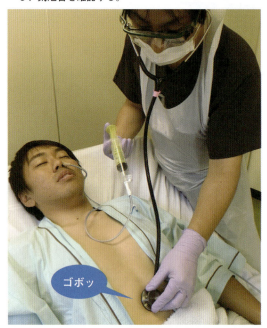

（撮影協力：聖マリアンナ医科大学病院 小原秀樹、佐藤可奈子、永田賢司）

- 意識がある場合：高いファーラー位かセミファーラー位とする。気管への誤挿入を防ぐために、枕を利用して頸部前屈位とする場合がある。
- 意識のない場合：左側臥位とし、嘔吐した場合の誤嚥をできる限り防ぐ。

2. 挿入時のケア

1）挿入手技

- 挿入中は、唾液を飲み込む際の嚥下運動を促し、嚥下運動にあわせて胃管を挿入していく。
- 嘔吐反射や咳嗽が出現した場合は、挿入を中断し、ゆっくりと引き抜き、再挿入する。
- 胃管の先端が胃内に位置するよう挿入される。挿入の長さは、鼻孔から外耳孔、外耳孔から剣状突起までの長さをめやすとする（**図2**）。成人の場合、胃内までは45〜50cmで到達することが多い。

図4　胃管の固定位置

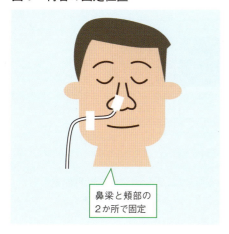

鼻梁と頬部の2か所で固定

図5　MDRPUを防ぐための注意点

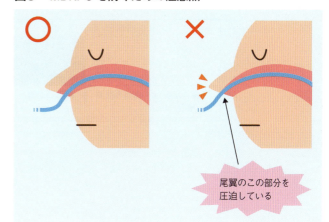

尾翼のこの部分を圧迫している

2) 挿入の確認

●胃管挿入時、栄養剤・内服薬注入前に、胃内に留置されていることを毎回確認する。

a. 確認方法

●胃管が留置されている場合、マーキングの位置がずれていないことを確認する。
●カテーテルチップを用いて用手吸引を行い、胃液（胃内容物）が吸引されることを確認する。
●聴診器を心窩部にあて、10〜20mL前後の空気を素早く注入し、「ゴボッ」という気泡音を確認する（図3）。
●誤挿入されている場合、咳き込みやチアノーゼなどの症状が現れる。高齢者や意識障害を呈する患者の場合、反応が弱く症状がわかりにくい場合があるため、胃液（胃内容物）の吸引と気泡音の確認をしっかり行う。

b. 確認できない場合

●胃液（胃内容物）と気泡音が確認できない場合は、他の看護師や医師に相談し、確認を依頼する。
●上記の方法で確認が困難な場合は医師に報告し、X線撮影による確認を行う。

3) 胃管の固定

●挿入された胃管の位置が、不注意に移動することのないようテープを用いて固定する。
●テープで固定する際は、位置がずれていないことを確認するために、鼻孔の位置をめやすとして胃管にマーキングする。
●計画外（事故）抜去を予防するために、鼻梁と頬部の2か所で固定する（図4）。
●医療関連機器圧迫創傷（MDRPU）を予防するために、鼻翼部・頬部に胃管が直接圧迫しないような工夫が必要となる（図5）。

3. 挿入中のケア

1) ルートの接続

●胃管は、三方活栓とドレナージ用延長チューブを組み合わせ、排液バッグに接続する。
●胃管からの排液は、サイフォンの原理を利用して排液・排ガスを促すことが多い。よって排液バッグは患者より低い所に設置することが必要

Word
● MDRPU／medical device related pressure ulcer、医療関連機器圧迫創傷。

Note
● サイフォンの原理／液体で完全に満たされた管を用いて、大気圧の作用などを利用し、液体を一度高所へ上昇させてから低所へ移動させるしくみ。

図6 排液の色と予測される原因

色	淡黄色	緑色	暗赤色	赤色
予測される原因	腸液の逆流	胆汁の逆流	古い出血	上部消化管出血

となる。

2）排液の観察
- 排液の量や性状を観察する。
- 胃液は無色透明であることを念頭に、性状の変化を観察する（図6）。
- 排液量の急な増量や性状の変化を認めたときは報告する。
- 排液量の急な減少を認めたときは、胃管の閉塞を疑い、カテーテルチップを用いて用手吸引を行う場合がある。抵抗を感じた際に無理な吸引を行うと、粘膜を損傷する場合があり注意が必要である。

3）自己（事故）抜去時の対応
- 胃管が抜けてしまった場合には、再挿入が必要となる。しかし、上部消化管手術後の場合、再挿入の際に先端が吻合部に迷走する危険性があるため、すぐに医師へ報告する。
- 薬剤を注入中の場合、気管への誤注入を回避するため、注入を中断し、再挿入の準備を行う。

4）口腔内乾燥のケア
- 経鼻的に挿入した場合、口呼吸となりやすく、口腔内粘膜の乾燥状態の観察と予防ケアを検討する。

5）固定部の確認
- 固定状態を常に確認し、汚染時、粘着性が低下している場合は、新しいテープで再固定を行う。

6）皮膚トラブルの予防
- テープの貼り替えは皮膚の刺激性を高め、表皮剥離を生じる場合がある。固定部位が限られていることを念頭に、皮膚保護材の使用や、貼り替え時には剥離剤を使用するといった予防ケアが必要となる。

抜去時のケア

- 目的に応じた抜去のめやすを考慮し、抜去可能か確認する。
- 一時的な薬剤注入や胃洗浄を目的とした場合、短期間に抜去されることが多い。術後の情報ドレナージや、排液・減圧を目的としている場合は、性状や排液量、腸管機能の改善などを統合して判断される。
- 抜去時は、抵抗がないことを確認しながら、一定の速度で引き抜く。

（小幡祐司）

文献
1. 三上剛人：経鼻胃管．佐藤憲明編，ドレーン・チューブ管理＆ケアガイド，中山書店，東京，2014：24-26．
2. 窪田寿子，中村雅史：消化管カテーテル留置・抜去直後．消化器外科ナーシング 2013；18(11)：39-46．
3. Karen K. Carlson：第14章 特殊な消化器系の手技．Lynn-McHale Wiegand DJ, Carlson KK 編，卯野木健監訳，AACN（米国クリティカルケア看護師協会）クリティカルケア看護マニュアル 原著第5版，エルゼビア・ジャパン，東京，2007：676-684．

Part 2　ドレーン・カテーテル管理
第4章　術後や集中治療で使用されるチューブ・カテーテル管理の実際

尿道留置カテーテル

> **ナースがおさえたいポイント**
>
> ❶尿道留置カテーテル挿入中はさまざまな合併症が起こりうるため、安全な管理とともに、常に抜去の可否をアセスメントする。
> ❷尿はさまざまな原因により性状が変化するため、色調や浮遊物などの観察に加え、必要に応じ試験紙などを用いて観察する。
> ❸尿道留置カテーテル挿入中は多数の感染経路が存在するため、挿入部の清潔保持に努め、排液時には個人防護具（PPE）を使用する。

- 尿道留置カテーテルは、尿道を介し膀胱まで挿入することで、膀胱内の排液を排出する目的で用いられる。簡便に用いられる印象だが、管理を誤ることで重篤な合併症を引き起こすドレナージであり、適切な管理が求められる。
- 重要なポイントは、使用に際し、マンパワー不足や業務の簡素化を理由に行うべきではない点である。留置されている目的を十分に理解して、可能な限り早期抜去をめざし、安全に管理することが求められる。

尿道留置カテーテルの目的と適応

- 術後に挿入される尿道留置カテーテルにはさまざまな目的や適応があり、それらを十分に意識して観察する必要がある（**表1**）。

尿道留置カテーテルの種類

- 尿道留置カテーテルの素材は、ゴム製とシリコン製がある。

- 主な種類を**図1**に示す。

尿道留置カテーテルのアセスメント

1. 挿入部位（図2）

- 尿道留置カテーテルの挿入部位は下記の通りである。
    - **男性**：陰茎の先にある外尿道口より10〜15cm以上。
    - **女性**：腟口の上方にある外尿道口より3〜5cm以上。
- 挿入するカテーテルは、男性・女性共通でおよそ40cmの長さである。尿道口よりどの程度の長さが出ているか確認し、さらに固定に用いた蒸留水の量を手術室からの申し送りで確認することで、抜去時などのアセスメントに活かす。

2. 排液の観察

1）排液の着色

- 尿はさまざまな理由で着色される（**表2、図3**）。

表1 尿道留置カテーテルの目的と主な適応

	目的	主な適応
排尿	自然排尿が困難になった場合、排尿を促すため	● 手術中・術後 ● 尿路閉塞 ● 神経因性膀胱 ● 多量の残尿
ドレナージ	膀胱内に貯留した尿や血液などの排泄を促すため	● 膀胱手術の術後のドレナージなど
モニタリング	水分出納を正確に評価するため	● 利尿薬使用中 ● 腎不全の管理など
治療	特殊な尿道留置カテーテルを用いることで、前立腺の術後などの圧迫止血目的や下腹部周囲の創部の汚染を予防するため	● 前立腺肥大症に対する、経尿道的前立腺切除術の術後 ● 仙骨部・殿部の褥瘡など

図1 尿道留置カテーテルの主な種類

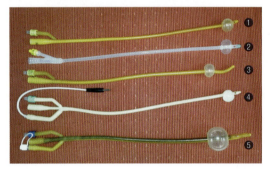

	フォーリーカテーテル	
❶	・シングルルーメン	● 通常の排尿や排液目的で使用
	・ダブルルーメン	● 膀胱内洗浄や膀胱内持続灌流などで使用
❷	シリコンカテーテル	● フォーリーカテーテルに比べ粘膜刺激が低減される ● 内腔に付着物がつきにくく、長期留置に適している
❸	チーマンカテーテル	● 通常の方法で挿入が困難な場合に使用
❹	温度センサー付カテーテル	● 膀胱温を測定することが可能
❺	大容量カフ付カテーテル（写真はダブルルーメン）	● 経尿道的前立腺切除の術後に使用

図2 尿道留置カテーテルの挿入部位

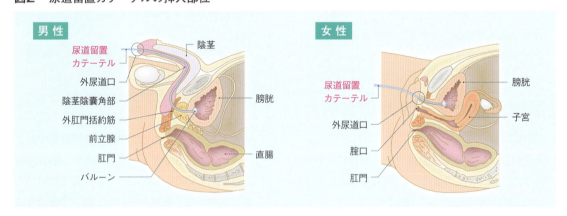

● 異常は、試験紙などを用いて確認することができる。
● 使用している薬剤の影響で、尿が着色されることもある。

2) 血尿について

● 血尿は、尿路疾患の重要なモニタリングとなる。肉眼的血尿は、色調により含まれる血液量を5段階に分け、血尿の重症度を判別する（図4）。

表2 排液の色

黄色で透明	正常尿（図3-a）
白濁・乳白色	膿尿や細菌尿の可能性
橙色・濃黄色	濃縮尿やビリルビン尿（図3-b）
淡赤・ピンク色	ミオグロビン尿や薄い血尿
赤色	肉眼的血尿・ヘモグロビン尿
緑色	緑膿菌による細菌尿の可能性

図3 排液の実際

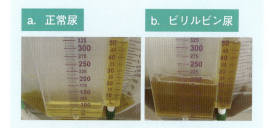

図4 肉眼的血尿とその色調

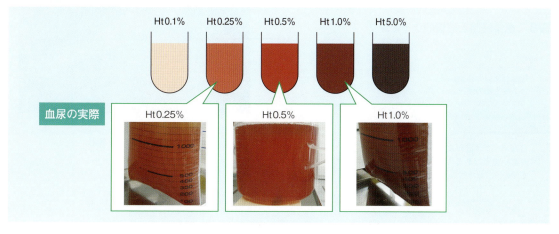

図5 尿道留置カテーテルの固定方法

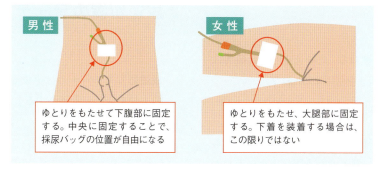

管理方法

1. 固定方法

- 固定の目的は、カテーテルが不要に引っ張られることで、痛みなどの苦痛を防ぐことである。図5のように固定するが、尿道口から固定テープまで、ゆとりをもって固定することが重要となる。

2. 採尿バッグの管理

- 尿はカテーテルを通じて自然に排泄される。採尿バッグは患者の膀胱の位置より低い場所に設置する。
- 採尿バッグの排液口は、閉鎖式回路であれば唯一開放される部位となるため、感染を防ぐため床につかないよう管理する（図6）。

図6 採尿バッグの管理

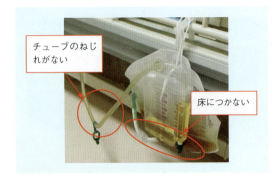

図8 感染経路と感染のタイミング

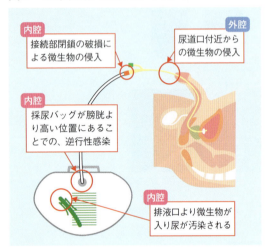

図7 個人防護具と排液

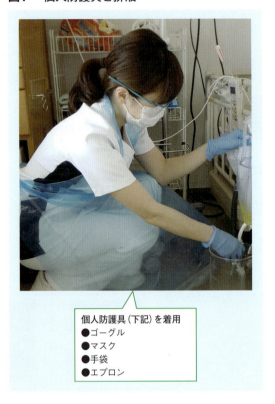

- 採尿時は、液が跳ねることを考慮し、医療者は個人防護具（PPE）を着用する（図7）。

3. 患者の歩行

- 尿道留置カテーテルが患者の日常生活を妨げることのないよう、歩行を行う際、カテーテルが引っ張られたり、採尿バッグが床についたりしないよう点滴台から下げたり、採尿バッグを持って歩行介助を行う。

4. カテーテル交換のめやす

- カテーテルや採尿バッグの交換については、定期的に行われるべきではない。カテーテルの閉塞や採尿バッグの破損、感染などの合併症を認めた際に交換を検討するとよい。

尿道留置カテーテルの合併症

1. 尿路感染

- 尿道留置カテーテルは感染源である。「いかなる方法を講じても感染する」と考え、ケアに臨む必要がある。

1）感染経路と感染のタイミング（図8）

- 感染の原因となる病原性微生物は、外腔・内腔に侵入ルートが分けられる。
- **外腔**：尿道口付近の微生物が、カテーテルの外側を通って尿路に侵入する。尿道に近い部位でカテーテルをテープ固定した際に、その粘着が汚染の原因になることもある。
- **内腔**：尿道留置カテーテルの閉鎖式（クローズド）システムの破損、採尿バッグの廃棄時に微生物が侵入して感染を引き起こす。

2) 尿路感染の予防

- 可能な限り、閉鎖式尿道留置カテーテルを用いる。採尿バッグとカテーテルの接続は、外さずに管理する。
- 膀胱内に尿が残らないように、カテーテルの管理を行う。
- 採尿バッグは床につかないように管理し、排液を行う際には、専用カップで行う。
- 尿道および陰部の清潔を保つ。
- 各施設で整備されたマニュアルを作成し、十分に教育を受けたスタッフがカテーテル管理を実施する。

2. 尿路の損傷

- 尿道裂傷：挿入時、カテーテルの潤滑不足や、太いサイズの挿入時などに引き起こされる可能性がある。
- 前立腺損傷：男性の場合、カテーテルの挿入中、抵抗を感じた際に無理やり挿入を続けると、膀胱入口付近にある前立腺を傷つけることがある。
- 陰茎浮腫：男性で真正包茎の患者に対しカテーテルを挿入する際、十分に尿道口を露出させる必要がある。終了後、包皮を戻さないと、陰茎を嵌頓しうっ血や浮腫などを引き起こす。

抜去の判断

- 尿道留置カテーテルは、常に抜去できるか検討しながら管理を行う。挿入した目的が達成され、カテーテルが不要になった時点で抜去を検討する（**表3**）。

---

column

尿漏れはなぜ起こる？　その対処は？

- 尿道留置カテーテルを挿入している患者のケアで、しばしば遭遇するのが「尿漏れ（尿漏）」の対処である。尿漏れは、寝衣などの汚染や患者の不快感、感染リスクなど、よくないことばかりである。
- 尿漏れの対処法として、まれにみられるのが固定水の確認である。通常の尿道留置カテーテルに付いている固定用バルーンは円形をしている。これは、予定外抜去予防のために用いるものであり、決して膀胱と尿道の隙間をなくすための構造ではない。したがって、固定水をいくら確認しても、原因がある限り尿漏れは起こる。むしろ固定水の確認によって、予定外抜去・バルーン破損のリスクが生じる。
- 尿漏れの原因の1つに、患者が尿意を感じ、いきんでしまうことが挙げられる。これは、排尿がスムースに行われていない徴候であるため、カテーテルの閉塞などを疑う。カテーテルの閉塞が起こる原因の1つに「エアブロック」（**図**）がある。まずはこれを解除し、自然に尿が流れてくるか確認することが必要である。また、日ごろから患者が尿意を感じていないか確認することも重要な看護の視点となるであろう。
- 次に、カテーテル径のサイズが細すぎることが考えられる。サイズがあわない場合は、適切なサイズに入れ替える必要がある。
- 尿漏れの対処は、原因を慎重に探り、解決へ導くことがとても大切である。

（伊藤貴公）

図　エアブロック

空気の塊がカテーテル（主に採尿バッグ側）にたまってしまい、排尿を妨げる現象

表3 抜去の判断例

挿入の目的	主な根拠
排尿	●自然排尿が行えると判断した場合 ●尿閉の原因が解決したとき
ドレナージ	●肉眼的血尿が消失し、顕微鏡的血尿も認めない
モニタリング	●尿以外の方法で、患者の水分出納の評価ができるようになったとき
治療	●原因疾患が治療されたとき

表4 長期留置の際に問題となる点

	注意点	対応
感染	●留置後1か月を経過すると、ほぼ100%感染するといわれる ●多剤耐性菌の発生のリスクも上昇し、それらは看護師の手を伝播し、院内感染を引き起こす可能性を高める	●引き起こされた感染を他に伝播しないよう、感染管理が重要
膀胱機能の低下	●長期間、膀胱内に尿が充満することがないため、膀胱の平滑筋や神経が鈍化する	●カテーテル抜去前にクランプを行い、尿意の確認をする方法は行わないほうがよい ●抜去後、専門医の診察を受け、投薬、または機能が自然と回復するのを待つ
周囲の皮膚トラブル	●カテーテルを固定するテープによる皮膚トラブルや、カテーテルの圧迫による皮膚トラブルの可能性もある	●皮膚をハイドロコロイド材などで保護し、その上からカテーテルを固定する ●皮膚保護ができない場合は、固定部位をこまめに変える ●テープを剥がす際には皮膚を牽引せず、可能な限り剥離剤を用いる

尿道留置カテーテルの長期留置について

●尿道留置カテーテルはなるべく短期間の使用が理想であり、常に抜去できるかアセスメントをすることが、看護の大切な役割である。長期になれば、前述した合併症のリスクが高くなる。やむなく長期留置になる場合は、**表4**の点に注意して管理を行う。

*

●くり返しになるが、尿道留置カテーテルはさまざまな目的で使用され、常に抜去のアセスメントを行い、可能な限り早期に抜去することが求められる。さまざまな合併症を理解し、チームとして管理したい。

(伊藤貴公)

文献
1. 矢野邦夫監訳：カテーテル関連尿路感染予防のためのCDCガイドライン2009. メディコン、大阪、2010.
2. 成田寛治：シビアな状態を悪化させない 尿道留置カテーテル管理のポイント. 月刊ナーシング 2015；35(3)：68-71.
3. 國島康晴：カテーテル・ドレーンの感染対策でのトラブル. 泌尿器ケア 2014；19(1)：16-19.
4. 土手健太郎、出崎陽子、池宗啓蔵、他：カテーテル関連尿路感染症と予防策. 日外感染症会誌 2013；10(2)：211-217.
5. 河西貴子：今日からケアが変わる 排尿管理の技術Q&A 127. 泌尿器ケア 2010(冬季増刊)：115-124.
6. 松本哲朗：尿道留置カテーテル関連感染—感染経路、リスク因子、原因微生物—. インフェクションコントロール 2007；16(8)：720-725.
7. 鍋谷佳子：尿道留置カテーテルの管理. インフェクションコントロール 2007；16(8)：726-730.

Part 2　ドレーン・カテーテル管理
第4章　術後や集中治療で使用されるチューブ・カテーテル管理の実際

気管挿管チューブ
（気管内吸引カテーテル管理を含めて）

> **ナースがおさえたいポイント**
>
> ❶気管挿管チューブ留置中の合併症（VAPなど）について理解する。
> ❷根拠に基づくケアを実施し、合併症を予防する。
> ❸患者の精神的苦痛を理解し、コミュニケーションを工夫するなど苦痛緩和に努める。

気管挿管チューブとは

● 気管挿管は、確実な気道確保や誤嚥の防止、喀痰の除去などを目的に行われる侵襲的気道確保の1つであり、その際、気管内に挿入するチューブの総称である。

1. 挿入経路

● 挿入経路として、口腔から挿入する「経口挿管」、鼻腔から挿入する「経鼻挿管」がある（図1）。主に経口挿管が選択され、口腔領域の外傷、腫瘍などによる開口障害や口腔領域の手術の際には経鼻挿管が行われる。
● 経鼻挿管は経口挿管に比べ固定性がよく、意識のある患者では精神的苦痛が少ないなどの利点がある。しかし、挿入時の鼻出血や副鼻腔炎、肺炎などのリスクが高い。

2. 適応

● 気管挿管の適応を以下に述べる。
　①全身麻酔時および意識障害による気道確保
　②呼吸不全による人工呼吸器管理
　③意識障害などによる誤嚥防止
　④下気道の分泌物を自力で喀出できない場合
　⑤出血や大量の分泌物、喉頭浮腫などによる気道閉塞予防

3. 気管挿管チューブの種類

● 気管挿管チューブの種類として、構造的に大きく分けると「カフなし」チューブ（図2-a）と「カフあり」チューブ（図2-b、c）があり、カフなしチューブは主に新生児や小児に選択される。
● 機能的にカフ上部から分泌物などを吸引できるものもある（図2-c）。

気管挿管チューブ留置中の管理

● 気管内にチューブを留置中には、肺炎など合併症を起こすリスクがある。それら合併用を予防するうえで根拠に基づく手技が必要であり、以下に挿入中のポイントについて述べる。

1. チューブの固定法

● 2面固定法（図3-a）：下口唇、下顎に潰瘍などがある場合や、流涎が著明な場合に選択される。テープを貼る面が少ないため、固定力が弱い。事故抜去に注意が必要である。
● 3面固定法（図3-b）：3面で固定されており、2面固定法より固定力は強い。

図1　気管挿管チューブの挿入経路

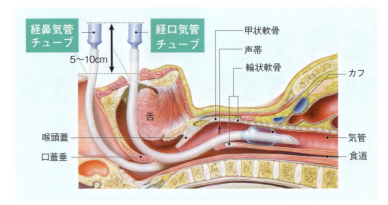

図2　気管挿管チューブの種類

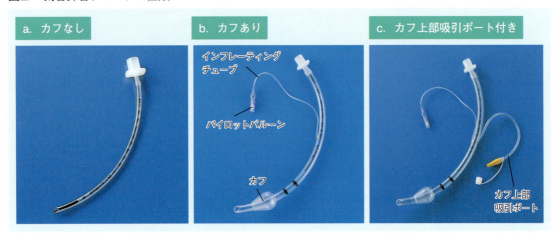

（コヴィディエン ジャパン株式会社）

図3　気管挿管チューブの固定方法
a. 上顎に1本のテープを貼り、チューブに巻き付け、反対側の上顎で固定する。
b. 1本のテープに切り込みを入れ、太い部分を口角に貼る。切り込みを入れた上の部分をチューブに巻き付け上顎に、下も部分も同様にチューブに巻き付け下顎で固定する。
c. 2本のテープを準備し、下顎から上顎へチューブに巻き付けながら左右を固定する。

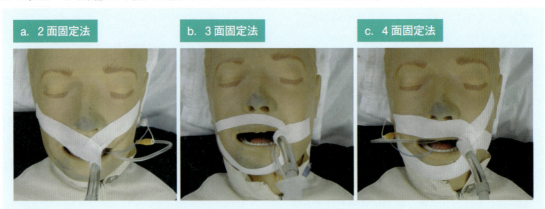

図4　器具を使用した固定法

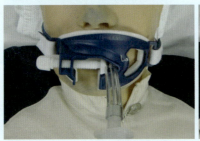
a. トーマス チューブホルダー

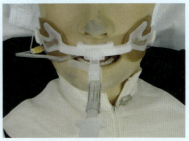
b. アンカーファスト

図5　はめこむタイプのバイトブロック

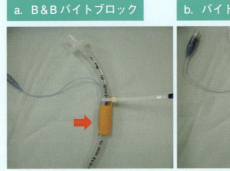
a. B&Bバイトブロック

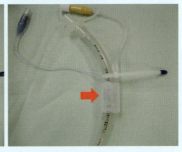
b. バイトセーフ

- **4面固定法（図3-c）**：4面で固定されているため、最も固定力が強い。貼付面積が広いため、皮膚障害を起こすリスクがある。皮膚が脆弱な患者には皮膚保護材などを貼付し、その上からテープで固定する。
- **器具を使った固定法**：トーマス チューブホルダー（**図4-a**）やアンカーファスト（**図4-b**）など器具を使用した固定法もある。

2. バイトブロックの使用

- 一般的に、バイトブロックは患者がチューブを噛むことによるチューブ破損やパイロットバルーン破損（カフバルーン）の予防のため、気管挿管チューブと一緒に固定する。
- チューブにはめ込むタイプのバイトブロックも使用されている（**図5**）。
- バイトブロックの適応について明確な基準なく、近年、バイトブロック使用に伴う口腔粘膜障害や口腔内の視野性不良、感染などの問題も懸念されている。患者が深鎮静、深昏睡や歯牙欠損などがある場合、バイトブロックの使用を検討する。

3. カフ圧の管理

- カフの役割は、エアリークの予防と上気道分泌物や消化管内容物の逆流による下気道への誤嚥予防である。下気道への誤嚥は**人工呼吸器関連肺炎（VAP）**の原因となる。

Word　● **VAP**／ventilator associated pneumonia、人工呼吸器関連肺炎。

図6　カフ圧調整の手順

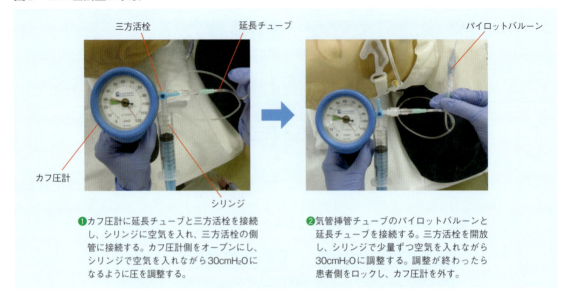

❶カフ圧計に延長チューブと三方活栓を接続し、シリンジに空気を入れ、三方活栓の側管に接続する。カフ圧計側をオープンにし、シリンジで空気を入れながら30cmH$_2$Oになるように圧を調整する。

❷気管挿管チューブのパイロットバルーンと延長チューブを接続する。三方活栓を開放し、シリンジで少量ずつ空気を入れながら30cmH$_2$Oに調整する。調整が終わったら患者側をロックし、カフ圧計を外す。

- 呼気終末陽圧換気（PEEP）の解除や換気量低下、誤嚥の原因となるため、定期的なカフの脱気は行わない。
- 手の感覚では、**適正なカフ圧**に調整できない。カフ圧計を使用し、30cmH$_2$O程度で調整する（図6）。
- カフ圧は、体位変換や気管内吸引などによって容易に変動する。
- カフ圧変動を起こしやすいケアや口腔ケアなど誤嚥のリスクがあるケアを実施したタイミングにおいても、カフ圧調整を行う必要がある。
- 最低でも8時間ごとにカフ圧調整を行う。

4. 気管内吸引

- 2時間ごとなど、ルーチンに吸引を行ってはならない。適応を十分にアセスメントしたうえで行う必要がある。
- 吸引の適応は気管に喀痰が存在し、低酸素血症や努力性呼吸が認められる場合である。
- 吸引圧を100〜150cmH$_2$Oの範囲内で設定し、吸引を実施する。高い吸引圧は合併症（気道粘膜損傷、低酸素血症、無気肺など）のリスクが高くなる。
- 1回の吸引時間は挿入から終了まで15秒以内とし、吸引できない喀痰が存在する場合は、一度インターバルをとり再吸引する。吸引時間が延長するほど合併症（気道粘膜損傷、低酸素血症、無気肺など）のリスクが高くなる。
- 吸引カテーテルの適切な挿入の深さは、**気管分岐部直上**までである（図7）。
- 吸引の方法には「開放式吸引」と「閉鎖式吸引」があり、VAPの発生率などに有意差は認められないものの、閉鎖式吸引システム（図8）を使用することで、気道分泌物の飛沫による環境

Word
- PEEP／positive end expiratory pressure、呼気終末陽圧換気。

Note
- **適正なカフ圧**／適切なカフ圧は、気管壁の壊死を防ぐため、気管壁の動脈圧34〜40.8cmH$_2$O以下、かつ、誤嚥予防のため、20cmH$_2$O以上で管理する必要がある。カフ圧は通常、カフ圧計脱着時にも2〜3cmH$_2$O低下し、自然脱気によっても約8時間で5cmH$_2$O低下することを考慮すると、30cmH$_2$O程度で調整する。
- **気管分岐部直上**／気管挿管チューブの留意位置は気管分岐部より3〜5cm上方であり、胸部X線画像で気管内チューブの位置を確認し、あらかじめ挿入の長さを決めておくとよい。

図7 吸引カテーテルの挿入の深さ

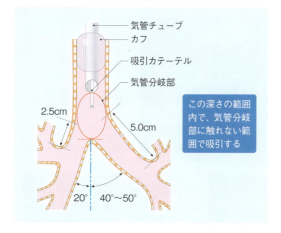

図8 閉鎖式吸引システムの一例

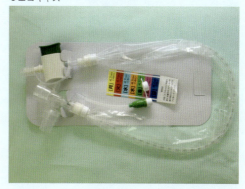

●エコキャス

図9 キット化された口腔ケア物品

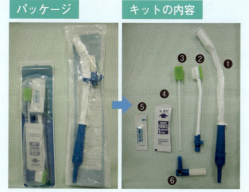

- ❶ヤンカーサクション
- ❷吸引付きブラシ
- ❸スポンジブラシ
- ❹保湿剤
- ❺洗口液
- ❻コネクター

汚染や医療従事者汚染を防ぐ利点がある。
- カフ上部吸引ポート付きのチューブでは、誤嚥予防のため、定期的にカフ上部吸引を行うことでVAPの予防効果が示されている。また、チューブ抜去時、チューブを動かすとき、体位変換前には、カフ上部や口腔内分泌物を除去・吸引することでVAP発生率が低減する。
- 気管内吸引を実施する際には創痛の程度や気管内吸引に伴う循環動態への影響を考慮し、実施前の鎮痛薬ボーラス投与などを検討する。

5. 口腔ケア

- 人工呼吸器装着中の患者は、口腔内環境の変化により、上気道感染や誤嚥性肺炎などを起こしやすい状況にある。それらを予防する目的で口腔ケアを実施する。近年ではケア物品がキット化されたものも販売されている（図9）。口腔ケアの手順を図10に示す。
- 口腔ケア実施時のポイントは以下の通りである。
  ①吸引の適応を評価し、気管内吸引、カフ上部吸引を実施してから開始する。
  ②ケア実施前に口腔内を観察する。
  ③気管挿管チューブの事故抜去予防のため、2名で実施する。
  ④ベッドの挙上角度は30°以下とし、側臥位かつ顔を横に向け、洗浄液などが誤嚥しにくい体位をとる。
  ⑤ケア前にカフ圧を上げても、たれ込みを完全に予防することはできないため、カフ圧計を使用し30cmH$_2$O程度でカフ圧を調整する。
  ⑥歯ブラシを使用してブラッシングを行い、プラークを除去する。歯間部や歯根部などプラークが蓄積しやすい場所は念入りに行う。
  ⑦スポンジブラシを使用し、口腔粘膜、舌、気管挿管チューブ周囲の清掃を行う。舌苔がある場合には一度に除去しようとせず、保湿と清掃をくり返し、少しずつ除去する。

図10　口腔ケアの手順

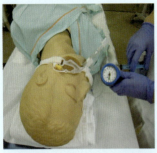
❶側臥位で顔を横に向けた体位にする
❷カフ圧を調整する

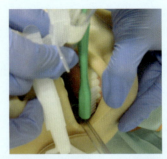
❸歯間部、歯根部を念入りにブラッシングする。歯ブラシが汚れたら、そのつど、汚染用コップで汚れを落とし使用する

＊乾燥が強い場合は、湿らせたスポンジブラシで保湿してから行う

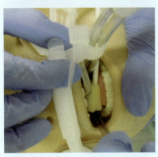
❹湿らせたスポンジブラシで口腔粘膜・舌・チューブ周囲を清拭する。スポンジブラシが汚れたら、そのつど、汚染用コップで汚れを落とし使用する。汚染が強い場合は数回に分けて行う

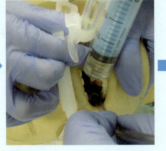
❺少量の水で、数回に分けて確実に洗浄する

＊特に歯間部、歯根部を念入りに洗浄する

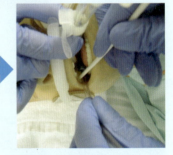
❻手の甲で保湿剤を薄く伸ばし、スポンジに付け、口腔粘膜・舌に薄く塗布する
❼カフ圧を調整し、カフ上部を吸引する

⑧洗浄する場合、洗浄に使用する1回の水量は排唾管で一度に吸引できる量（5mL程度）として、数回に分けて実施する。誤嚥のリスクが高い場合は、無理に洗浄せずにスポンジブラシの清掃を念入りに行う。

⑨口腔内乾燥は分泌物が付着しやすくなり、細菌が繁殖しやすくなるため、最後に保湿剤を口腔内全体に薄く塗布する。厚く塗ってしまうと、保湿剤が固形化し、汚染の原因ともなりかねない。

⑩実施回数に明確なエビデンスはないが、口腔内細菌数の繁殖時間を考慮するとおおむね4〜6時間間隔で実施する。

6. 鎮痛・鎮静管理

● 人工呼吸器中の患者は、気管挿管チューブによる疼痛や人工呼吸器装着に伴う不快感、気管内吸引や体位変換による苦痛、創部痛などのさまざまな苦痛を伴っている。それらの苦痛は不穏やせん妄のリスクとなるため、患者の快適性・安全の確保などを目的に、鎮痛・鎮静管理を実施することが推奨されている。

● 適切な鎮痛・鎮静管理を行うためには、鎮静評価スケール（RASS、SASなど）や疼痛評価スケール（NRS、BPSなど）といったさまざまな評価ツールを活用し、患者の苦痛を評価し

Word
- RASS／Richmond agitation-sedation scale、リッチモンド鎮静興奮スケール。
- SAS／sedation-agitation scale、鎮静興奮スケール。
- NRS／numeric rating scale、数字評定尺度（p.198「疼痛アセスメント」、図9参照）。
- BPS／behavioral pain scale、行動疼痛スケール（p.199「疼痛アセスメント」、表2参照）。

表1 代表的な鎮静・鎮痛のための評価ツール

鎮静評価スケール	内容	不穏や鎮静深度の定義
RASS	－5～＋4の10段階評価 －5～0を鎮静の評価 ＋1～4を不穏の評価	不穏：RASS＋1～＋4 覚醒や静穏：RASS 0 浅い鎮静：RASS －1～－2 深い鎮静：RASS －3～－5
SAS	1～7の7段階で評価 1～4を鎮静の評価 5～7を不穏の評価	不穏：SAS 5～7 覚醒や静穏：SAS 4 浅い鎮静：SAS 3 深い鎮静：SAS 1～2

疼痛評価スケール	内容	介入基準
NRS	0～10の11段階で評価する（主観的評価）	NRS＞3
BPS	「表情」「上肢の動き」「人工呼吸器との同調性」をそれぞれ1～4点で評価する（客観的評価）	BPS＞5

鎮痛・鎮静管理を実施していく必要がある（表1）。

7. 体位管理

- 人工呼吸器管理中はVAP予防の観点から、仰臥位での管理を避け、上体を30～45°挙上した高頭位や側臥位、あるいは腹臥位管理でもよいとされている。
- 経管栄養注入中は、経管栄養の逆流予防のため、上体を30～45°の高頭位とする。

8. コミュニケーション

- 気管挿管チューブ留置中は発声ができないため、意思疎通を取りづらく患者の精神的苦痛は強い。患者の苦痛を理解し、積極的に声をかけ、さまざまなコミュニケーションを活用しながら苦痛緩和に努める必要がある。
- 代表的なコミュニケーションツールを以下に述べる。
  ①筆談
  ②指文字
  ③文字盤
  ④単語カード
  ⑤読唇
  ⑥ジェスチャー

（前田省悟）

文献
1. 道又元裕編：新 人工呼吸器ケアのすべてがわかる本．照林社，東京，2014：141-218.
2. 道又元裕，小谷透，神津玲編：人工呼吸管理実践ガイド．照林社，東京，2009：176-258.
3. 国立大学病院集中治療部協議会ICU感染制御CPG改訂委員会編：ICU感染防止ガイドライン 改訂第2版．じほう，東京，2013：45-57.

Part 2　ドレーン・カテーテル管理
第4章　術後や集中治療で使用されるチューブ・カテーテル管理の実際

気管切開チューブ

> **ナースがおさえたいポイント**
>
> ❶気管切開では多くの合併症が起こりうるため、細心の注意を払って看護にあたる。
> ❷基本的に切開部の消毒は不要だが、消毒する場合は綿棒で消毒液を塗布し、気管内に入らないよう注意する。
> ❸頸部の動きやヒモの弾性によってゆるみを生じることがあるため、体位変換などの実施後は固定を確認する。

気管切開とは

1. 方法

- 気管切開の方法は、経皮的に穿刺で行う「経皮的気管切開」と手術的に切開して行う「外科的気管切開」がある。
- 経皮的気管切開は、外科的気管切開に比べて、侵襲が少ない、短時間で行える、感染が少ないなどの利点がある。しかし、気管後壁損傷、皮下気腫、気管切開チューブの誤挿入が多いなどの欠点もある。

2. 挿入位置（図1）

- 気管切開は、気管とその上部の皮膚を切開して、気管切開チューブを挿入する気道確保の方法である。
- 第1気管軟骨輪の損傷は肉芽形成が起こりやすく、第5気管軟骨以下では気管腕頭動脈瘻のような合併症の危険性がある。よって、外科的気管切開は第2～4気管軟骨輪上を切開し、経皮的気管切開は第1・2気管軟骨間、または第2・3気管軟骨間を穿刺する。

3. 適応と利点・欠点

- 気管切開の適応を**表1**に示す。
- 2週間以上の長期にわたる気道確保が必要な場合は、気管切開を考慮する。気管切開することによって患者の利益が大きくなる、かつ気管切開自体の合併症の起こる可能性が小さい、と考えられる場合は気管切開の適応となる。
- 気管切開は多数の患者に適応されているが、欠点があることも認識しておかなければならない。**表2**に気管切開の利点と欠点を示す。
- 気管切開は多くの合併症が存在するため、細心の注意を払って看護しなければならない。

4. 合併症

- 気管切開による主な合併症を**表3**に示す。

気管切開チューブ

- 気管切開チューブ（**図2**）は「カフ付き」と「カフなし」があり、そのなかでも「単管式」と「複管式」、カフ上部吸引機能の有無、側孔の有無などの違いがある。

図1 気管切開チューブの挿入位置

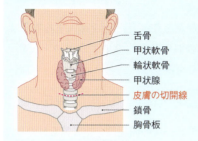
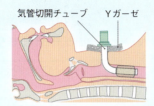

表1 気管切開の適応

1. 気管挿管困難な上気道の狭窄、閉塞
   （腫瘍、浮腫、損傷、異物など）
2. 気道確保、人工呼吸器補助の長期化
   （慢性閉塞性肺疾患〈COPD〉、呼吸筋麻痺、脳血管障害）
3. 下気道での気管分泌物貯留による換気障害
   （喀痰の喀出困難、多量な喀痰などの分泌物）
4. 後頸部領域の手術

表2 気管切開の利点・欠点

利点	欠点
● 患者の侵襲が少ない ● 患者の苦痛が軽減する ● 鎮静が最小限にできる ● 気管内吸引が容易 ● チューブの挿入・固定が容易 ● 口腔内の清潔を保持しやすい ● 口腔内の潰瘍など機械的合併症が少ない ● 嚥下機能がある程度正常に保たれている場合、経口摂取が可能 ● 場合によって発声が可能 ● 自己（事故）抜去などの危険性が低下	● 合併症の可能性がある 　・出血（創部、気管内） 　・感染 　・損傷（動脈、反回神経、食道、気管粘膜） 　・気腫（頸部皮下、縦隔） 　・気胸 　・気管麻痺・気管食道瘻 ● 再挿入困難となることがある

● サイズも多様にあり、患者の年齢や病態などによって使い分けられる。
● チューブの特徴を表4に示す。

必要な看護ケアと注意点

1. 消毒・感染予防

● 気管切開術前には、頸部を広範囲に石けん洗浄し、温水でよく洗い流す（図3）。
● 気管切開孔の消毒は基本的に必要ないが、消毒する場合は綿棒などを用い、0.05％クロルヘキシジングルコン酸塩液（ステリクロン®）で行う（図4）。
● 気管切開孔に感染徴候がある場合は、患者を側臥位とし気管切開孔を生理食塩水で洗浄する。その後、抗菌性創傷被覆・保護材（アクアセ

表3 気管切開による合併症

時期	合併症
術中、術後早期 （術後1週未満）	● 気胸 ● 出血（創部、気管内） ● 食道・食道粘膜損傷 ● チューブ閉塞 ● 自己（事故）・自然抜去後の誤挿入 ● 頸部皮下気腫・縦隔気腫 ● 肉牙 ● 反回神経損傷 ● 感染（気管周囲炎、気管周囲膿瘍、肺炎）
術後晩期 （術後1週間以上）	● 気管切開1週間後以降 ● 気道粘膜の損傷、出血 ● 気管内肉牙・気管切開孔肉牙形成 ● 気管腕頭動脈瘻 ● 気管食道瘻 ● 気管狭窄・閉塞 ● 自己（事故）・自然抜去後 ● チューブ抜去困難 ● 誤嚥 ● 気管切開孔の拡大・閉鎖困難

図2 気管切開チューブ（カフあり、単管、カフ上部吸引機能付きの例）

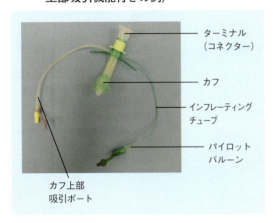

- ターミナル（コネクター）
- カフ
- インフレーティングチューブ
- パイロットバルーン
- カフ上部吸引ポート

ル® Ag など）を気管切開孔周囲に使用するとよい。
- 血餅や喀痰などの分泌物がある場合は、拭き取るか洗い流す。
- 滲出や出血がありYガーゼを挿入する場合は、細菌繁殖の温床にならないようYガーゼが汚染されたら交換する。

2. 気管切開チューブの固定（図5）

- 気管切開チューブの固定は、幅広綿素材のヒモや専用ホルダー（図6）を使用する。

表4 気管切開チューブの主な種類

種類		特徴	適応	利点・欠点
カフ	あり	●カフは気管壁とチューブの隙間を埋め、エアリークを防止する役割を果たす ●合併症を防ぐには、カフ圧の調節が非常に重要	●気道分泌物が多い ●嚥下困難 ●誤嚥 ●人工呼吸器装着時など	○エアリークや誤嚥を防ぐ ×カフ圧が高くなると気管壁を圧迫し血流途絶や壊死を引き起こす ×カフ圧が低くなると誤嚥による人工呼吸器関連肺炎（VAP）を引き起こす
	なし	●空気が声帯を通るため発声できる	●人工呼吸を必要とせず自発呼吸ができる ●嚥下機能に障害がなく、誤嚥のリスクが低い	○構造がシンプル ×誤嚥のリスクがある ×人工呼吸器が装着できない
管の数	単管式	●シンプルな構造	●喀痰の量が少なく、閉塞のリスクが低い	×チューブ内が閉塞すると全体の交換が必要
	複管式	●内筒を一時的に抜去し、洗浄・消毒ができる	●喀痰の量が多く、チューブが閉塞しやすい	×単管と比較し、内径が細くなる ○手入れが容易
カフ上部吸引	あり	●カフ上部分泌物の吸引ができる	●分泌物が多い	○VAP予防となる
	なし	●カフ上部分泌物の吸引はできない	●分泌物が少ない	○カフ上部吸引がないため、操作が簡単 ×VAPのリスクが高くなる

Word
- **抗菌性創傷被覆・保護材**／銀イオンの効果により、創面および被覆材内に取り込んだ細菌に対し、すみやかで持続性のある抗菌効果を発揮する。

Note
- **気管切開孔の消毒**／気道粘膜の損傷や呼吸障害の原因となり得るため、消毒液を切開部に塗布する際は、気管内に入らないよう注意する。
- **Yガーゼ**／Y字にカットした切り込み入りガーゼ。カテーテル・気管切開チューブなどと皮膚の間に挟み込み、液の漏出を防ぐために用いる。

図3　気管切開直前の石けん洗浄

❶ガーゼに石けんと水分を含ませ、よく泡立てる　　❷気管切開部を中心に頸部広範囲を洗浄する。その後、温水（水道水）でよく洗い流す

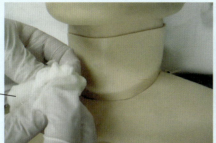
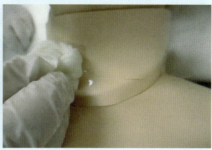

石けんと水分を含ませたガーゼ

図4　気管切開孔の消毒

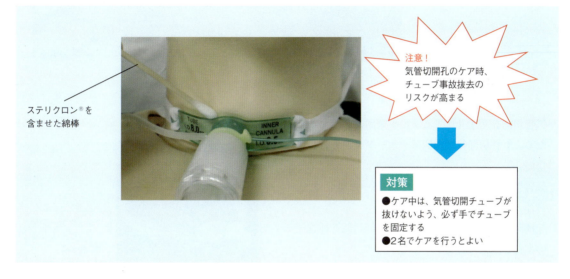

ステリクロン®を含ませた綿棒

注意！
気管切開孔のケア時、チューブ事故抜去のリスクが高まる

対策
- ケア中は、気管切開チューブが抜けないよう、必ず手でチューブを固定する
- 2名でケアを行うとよい

- 強すぎる固定は表皮剥離や潰瘍形成を引き起こし、ゆるすぎる固定は事故抜去を引き起こすため、固定は指1本が入る程度をめやすとする。
- ヒモの端を結ぶときは、必ず固結びにして容易に解けないようにする。
- 気管切開チューブの固定は、頸部の動きやヒモの弾性によってゆるむことがあるため、ヘッドアップ、体位変換などの実施後には固定を確認する。

3. 気管切開チューブの交換

- 交換（入れ替え）時期についての明確なエビデンスはない。
- 気管切開チューブ留置が長期となることで、気道分泌物や血液の固着による閉塞などの危険性が高まるため、定期的（1〜2週間程度）に交換する。

> **Note**　●気管切開チューブの事故抜去／人工呼吸器やTピースの回路の重さで気管切開チューブが引っ張られ、事故抜去となることがある。アームを用いて回路を固定し、事故抜去を予防する。

図5　気管切開チューブの固定

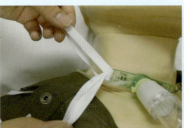
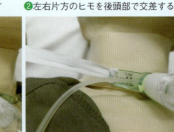
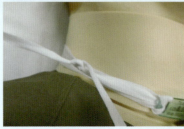
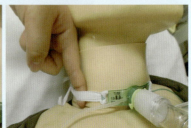

- 固定時は、事故抜去予防のため必ず2名で行う
- 1名はチューブから手を離さない

❶ヒモを2つに折り、チューブの羽に通す　❷左右片方のヒモを後頭部で交差する
❸頸部左右で固結びする　❹指が1本入る程度のゆとりをもたせて固定する

- 気管切開孔が瘻孔化するまで1週間ほど要するため、気管切開後2週間はチューブ交換を行わない。
- 気管切開後、早期に事故抜去があった場合は、再挿入前に経口気管挿管を行う。
- 交換時には、再挿入困難に備えて経口気管挿管の準備を整えておく。
- カフ上部の分泌物が下気道へ流入することを防ぐため、カフ上部吸引機能付きチューブの場合はチューブ抜去前にカフ上部吸引ポートから分泌物を吸引する。
- 交換後は必ず胸郭の動きの観察と呼吸音の聴取により、気管切開チューブが正しく挿入されていることを確認する。

4. 気管切開チューブからの吸引

- カフ部より上位にある分泌物が下気道に漏れることを予防するため、口腔、鼻腔、カフ上部の吸引を先に行う。
- 吸引カテーテルの挿入は12〜15cmをめやすとする。気管分岐部に当たったら1〜2cm引き抜いた位置とする。

図6　専用ホルダー（一例）

- コーケンカニューレホルダー スタンダード（成人用）

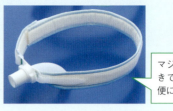

マジックテープ付きで、ヒモより簡便に使える

（株式会社高研）

- 吸引時に吸引カテーテルが途中で引っかかり挿入できない場合、気管内に肉芽が形成されている可能性がある。この場合、無理に吸引カテーテルを挿入せず、医師へ報告する。

（石井恵利佳）

文献
1. 土屋祐樹，時津葉子：Theme 2 気管切開チューブ 知っておくべき基本のQ＆A．呼吸器ケア 2013；11（5）：98-102．
2. 須賀芳文：先輩も知らなかった!? 気管切開．月刊ナーシング 2012；32（4）：44-47．
3. 尾崎孝平，金橋麻奈美，清水弘美，他：第4回 気管切開チューブ交換時に発生したトラブルで死亡した症例．呼吸器ケア 2007；5（4）：34-42．
4. 田中富士美：感染のない気管切開部は洗浄で十分．道又元裕編著，照林社，東京，2008：84．

Part 2　ドレーン・カテーテル管理
第4章　術後や集中治療で使用されるチューブ・カテーテル管理の実際

経皮的気管穿刺（切開）

ナースがおさえたいポイント

① 緊急時の気道確保と酸素投与および、気管内貯留物の除去を目的に、輪状甲状間膜穿刺が行われる。
② 輪状甲状間膜穿刺は、輪状甲状間膜上の皮膚に5～10mm程度の孔を開けて、専用の気管カニューレ（留置針）を気管内に挿入する。
③ 穿刺時および挿入後は患者の状態を十分に観察し、合併症の恐れが生じた場合はただちに対処する。

- 経皮的とは、一般的な手術のように大きく切開せずに治療を行う方法の総称である。
- 通常の外科的処置では、処置する部分がよく見えるように皮膚だけではなく、皮下脂肪や筋膜、筋など処置する部位も切り開く。そのため、出血や感染などのリスクが高くなる。
- 経皮的な処置では、医療機器が通る程度の切開または穿刺を皮膚に加える。そのため、侵襲が少なく短時間で行える。

輪状甲状間膜穿刺とは

- 経皮的の気管穿刺（切開）として、輪状甲状間膜穿刺（切開）を行う。

1. 適応

- 緊急的に気道確保が必要な患者
- 気管内および気管切開孔の狭窄防止や保持を必要とする患者
- 喀痰の喀出困難な患者

2. 目的

- 輪状甲状間膜穿刺は、上部気道閉塞や挿管困難など緊急時の気道確保と酸素投与、気管内貯留物（喀痰など）の除去のために実施される。

3. 方法

- 輪状甲状間膜上の皮膚（甲状軟骨と輪状軟骨の中間）から気管に、経皮的に専用の気管カニューレや太い留置針などを刺して、気道を確保する方法である（**図1**）。第1・2気管軟骨間、または第2・3気管軟骨間を穿刺する。
- 原則的にナースは介助や管理、吸引処置を行い、医師が穿刺を行う。

利点と欠点

- 輪状甲状間膜穿刺の利点と欠点を**表1**に示す。

図1　輪状甲状間膜穿刺時の穿刺位置

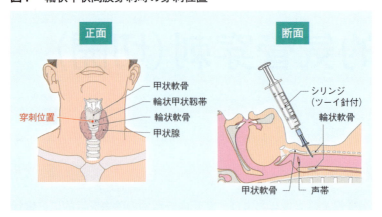

表1　輪状甲状間膜穿刺の利点・欠点

利点	欠点
● 外科的気管切開術にくらべ、すみやかに実施でき、出血や感染、総死亡数などの周術期合併症がより少ない ● 留置針や注射針のみで気道を確保できる ● 迅速かつ安全に手技を施行できる ● 体表面から気管への距離が最短 ● 触診での位置確認が容易 ● 皮下組織まで筋膜がなく神経や血管が乏しいため、神経・血管損傷の危険性が低い	● 孔が小さいため、留置する気管カニューレが細く、換気や気管内貯留物の吸引が十分にできないことがある ● 食道穿刺の恐れがある

＊換気や気管内貯留物の吸引が十分にできない場合、より確実で安定した気道確保へ移行する必要がある。

輪状甲状間膜穿刺キット（セット）

- 輪状甲状間膜穿刺に必要な物品がキット化されたミニトラックⅡ™セルジンガーキット（**図2**）、ミニトラックⅡ™スタンダードキットがある。
- 上記のほか、メルカー緊急用輪状甲状膜切開用カテーテルセット、VBM小気管切開チューブクイックトラックなどの製品がある。

合併症

- 輪状甲状間膜穿刺によって起こりうる合併症を**表2**に示す。
- 患者の状態を十分に観察し、異常の恐れが生じた場合は、ただちに対処する。

抜去のめやす

- 緊急の気道確保で挿入した場合、比較的すみやかに気管切開に切り替えることが多い。
- カテーテル使用下での気道確保が不要となった場合および、喀痰を自己排出できる程度に回復した場合は抜去を検討する。

穿刺時の介助とケアのポイント

1. 処置前

- 気管穿刺の必要性を説明する。
  ①穿刺の前には処置の必要性を十分に説明する。意識レベルが低下している患者に対して実施する場合は、患者の意識が戻った際にす

図2 ミニトラックⅡ™ セルジンガーキット

- 輪状甲状間膜上の皮膚に5～10mm程度の孔を開けて、10cm程度の気管カニューレを気管内に挿入する際に使用される医療機器セット。

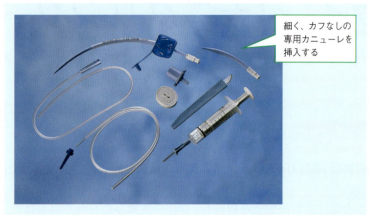

細く、カフなしの専用カニューレを挿入する

（スミスメディカル・ジャパン株式会社）

みやかに説明する。

②どのような状況下で処置が行われるか説明する。処置中は患者の顔に滅菌布が被さった状態となる。したがって、患者の視界が妨げられること、処置中は看護師が側にいること、体動すると危険なため伝えたいことがあれば言葉で伝えてほしいことなどを事前に説明し、患者の協力を得るようにする。

2. 処置中

- 患者の不安を軽減する。
  ①看護師は患者の側に付き添い、「いま何をしているのか」「あと、どれくらいで終わるのか」など、患者へ声かけし、患者の様子を頻回に確認する。
  ②痛みを伴うと考えられる場合、「麻酔をするので、少しチクッとします」など、前もって声かけをする。十分に鎮痛効果が得られているかを確認し、患者が痛みを感じているようであれば、麻酔薬追加の検討を医師に伝える。
  ③痛みがあってもがまんしてしまう患者もいるため、心拍数や血圧が上昇していないか、生体反応から痛みをアセスメントすることも必要である。
- 緊急時に備え、救急カートを用意しておく。

表2 輪状甲状間膜穿刺の合併症

穿刺時	● 出血 ● 甲状腺の誤穿刺による出血 ● 誤挿入（皮下、食道、甲状舌骨間など） ● 気管膜様部瘻孔、気管壁穿孔、肺穿孔、食道穿孔 ● 気胸
挿入中	● 感染 ● 肉芽形成 ● 肺塞栓症、無気肺 ● 皮下気腫、縦隔気腫
抜去後	● 喉頭狭窄、気管狭窄、気道閉塞 ● 低酸素血症、換気不全 ● 嗄声

①あらかじめ救急カートに備えてある物品を点検し、いざというときにはすみやかに対応できるよう準備しておく。

3. 処置後

- 処置が無事に終了したことを伝え、患者にねぎらいの言葉をかける。

（石井恵利佳）

文献
1. 山口大介，矢作直樹：気管切開の現況—専門医としての取り扱い方 経皮的気管切開術と気管穿刺術．日気管食道会報 2007；58（5）：454-462．

Part 2 ドレーン・カテーテル管理
第4章 術後や集中治療で使用されるチューブ・カテーテル管理の実際

動脈ライン（モニタリング、採血）

ナースがおさえたいポイント

❶動脈ラインの自己（事故）抜去は大量出血を招き循環動態に影響を与えるため、十分固定する。
❷モニタリングの際は動脈圧波形を観察し、変化や異常がみられた場合は意識状態、呼吸・循環動態の確認、非観血的に血圧を測定する。
❸カテーテル由来血流感染を防ぐため、感染対策を徹底し、ルーチンの交換は行わない。

動脈ラインとは

1. 適応と目的

- 動脈ラインとは、循環動態が不安定な患者や、血圧を変動させる薬剤を投与している患者などの血圧変動を、正確かつ継続的に観察するために、動脈内にカテーテルを挿入して圧を測定する方法である。
- 頻回な動脈血ガス分析が必要な患者や、静脈血採血が困難な場合にも用いられる。

2. 留置部位

- カテーテル留置の多くは橈骨動脈を用いるが、大腿動脈、足背動脈などが用いられる場合もある（図1）。

モニタリングのしくみ

- 留置用カテーテル、三方活栓、トランスデューサ（圧測定の機器）、加圧されたヘパリン入り生理食塩液などで構成され（図2）、圧波形はこれらの部分の影響を受ける。影響を少なくするために、耐圧チューブが用いられる。
- 動脈ラインは、動脈内に針を留置し、トランスデューサに接続する。動脈内の圧力をトランスデューサが電気信号に変換して、モニター画面に動脈圧波形、収縮期血圧、拡張期血圧、平均動脈圧を表示する。
- 動脈ラインで測定される圧は、身体の末梢に近づくほど収縮期血圧は上昇し、拡張期血圧は低下するが、平均動脈血圧は変化しないという特徴があり、末梢循環を評価するうえでも重要な指標となる。
- 動脈ラインにフロートラック センサー（図3-a）とビジレオモニター（図3-b）を接続することによって、動脈ラインを経由して連続的に**動脈圧心拍出量（APCO）**を測定することができる。循環動態が不安定で連続的に循環の指標が必要とされる患者に対して用いられ、低侵襲

Word ●APCO／arterial pressure-based cardiac output、動脈圧心拍出量。

図1　動脈ラインの留置部位

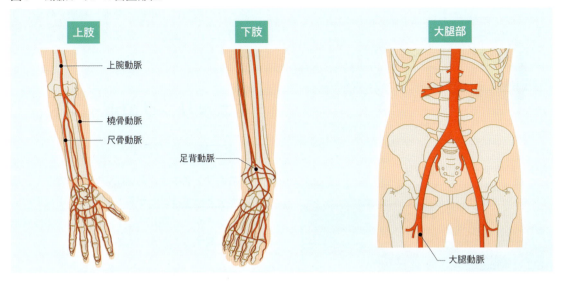

図2　動脈ラインの構成

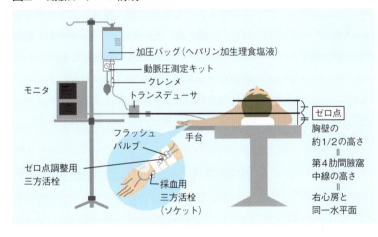

図3　フロートラック センサーとビジレオモニター

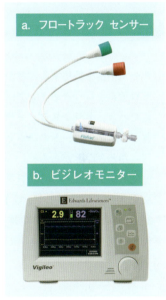

（エドワーズライフサイエンス株式会社）

で心機能を規定する前負荷や後負荷を評価することができる。

動脈ラインの管理・観察

1. ゼロ較正

● 動脈ラインをモニタリングするためには、トランスデューサに接続し、ゼロ点設定し較正を行う。ゼロ点とは右心房の高さであり、第4肋間と胸壁の厚さ1/2（中腋窩線）の交点が基準位置となる（図4）。

● トランスデューサのセンター部をゼロ点にあわせ、三方活栓を大気に開放し、モニター画面のゼロ調整ボタンを押して較正を行う。

● トランスデューサの位置が右心房より高いと動脈圧は低く、右心房より低いと動脈圧が高く表示される。センター部をゼロ点にあわせる際に、目視では個人差が生じるため、水平器やレー

図4　ゼロ点の基準位置

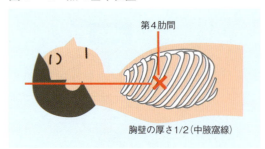

図5　動脈ラインの固定方法

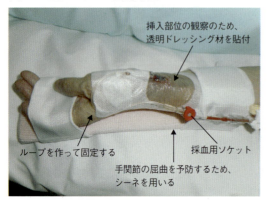

ザー水準器を使用することが望ましい。
- ゼロ較正を行うタイミングは、患者が体位を変えたとき、トランスデューサの高さを変えたとき、モニターコードのコネクターの抜き差しを行ったときなどがある。
- 加圧バッグには、ヘパリンを混注した生理食塩液を用いる。300mmHg以上の圧によって約3mL/時のヘパリン入り生理食塩液が体内に流れ、閉塞を予防する。

2. 動脈ラインの固定

- 動脈ラインの自己（事故）抜去は、大量出血を招き、循環動態に影響を与える可能性が高いため、抜去を予防するためにしっかりと固定することが重要となる。
- 挿入部を観察できるよう透明ドレッシング材を貼付し、動脈ラインが引っ張られても挿入部が抜けないようにループをつくる固定法が一般的に行われる。挿入部位が橈骨動脈の場合は、手関節や腕全体が動くことで動脈圧波形の異常が表示されるため、シーネを用いて固定する（図5）。
- 挿入部の観察は、出血、発赤、腫脹、疼痛、知覚障害、圧迫潰瘍、末梢循環障害の有無などを観察する。

モニタリングのポイント

1. 正常圧波形の理解

- モニタリング中は、動脈圧の値だけでなく、圧波形を評価することが重要である。圧波形の立ち上がりから、駆出力、1回拍出量、体血管抵抗を推測することができる（図6）。

2. 異常圧波形の理解

- モニター画面で動脈圧波形が変化していたら、患者に声をかけて意識状態、呼吸・循環動態を確認し、非観血的に血圧を測定する。その後、動脈ラインの屈曲や接続、固定の異常などを観察する。
- 波形の正常化を判断する方法として、トランスデューサのプルタブを引き、フラッシュするダイナミックレスポンステストがある（表1）。

動脈ラインからの血流感染予防

- 血管内カテーテルは日常的に用いられる医療器材である。適切な管理が行われなければ、カテーテル由来血流感染（CRBSI）を引き起こし、入院期間の延長や死亡リスクを高めることにもつながる。
- 米国疾病管理予防センター（CDC）では、動脈ラインからの感染を予防するために以下のポイントを推奨している。

1. 挿入時の感染予防

- 成人患者では、感染リスクを減らすため、挿入部位として大腿や腋窩よりも橈側、上腕、足背いずれかの部位を使用するのが望ましい。
- 小児患者では、上腕部位は使用してはならない。橈骨、足背、後脛骨部位が挿入部位として大腿

図6 正常圧波形

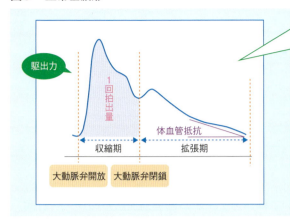

モニタリングのポイント

駆出力
左室収縮能が維持できている場合は、立ち上がり角度が急となり、立ち上がり角度が小さいほど心機能が低いことを表す

1回拍出量
大動脈弁開放から大動脈弁閉鎖までの部分は1回拍出量を表す。循環血液量減少のときには面積が小さくなる

体血管抵抗
循環血液量減少などによって末梢血管が収縮し、体血管抵抗が高くなると角度は小さくなる。敗血症などで体血管抵抗が低くなると角度が大きくなる

表1 異常圧波形のモニタリング

	フラッシュ実施時の圧波形の変化	波形の状態	対応
正常圧波形		●フラッシュ後の波形振動が1.5〜2回の振動	●なし
アンダーダンピング		●フラッシュ後の波形振動が2回より多い ●収縮期血圧が実際より高く、拡張期血圧が低く表示される ●波形の先端が尖っている	●不必要なクレンメがないか確認し、除去する
オーバーダンピング		●フラッシュ後の波形振動が1.5回未満 ●収縮期血圧が実際より低く、拡張期血圧が高く表示される ●波形の先端が丸くなる	●ライン内の気泡、血塊を除去する ●挿入部が屈曲しないようシーネで固定する

や腋窩よりも望ましい。
- 末梢動脈へのカテーテル挿入時は、少なくともキャップ、マスク、滅菌手袋、小さな無菌穴あきドレープを使用しなければならない。
- 腋窩または大腿動脈へのカテーテル挿入時は、マキシマルバリアプリコーション(大型滅菌ドレープ、滅菌手袋、キャップ、マスク、滅菌ガウンを用い、無菌的操作で行う)を採用しなければならない。

2. 動脈ラインの交換時期

- 動脈ラインは、臨床上必要があるときに限り交換する。CRBSIを予防するためにルーチンに交換しない。
- 動脈ラインは、不要になったらできるだけすみやかに抜去する。

(山下将志)

文献
1. 矢野邦夫監訳:血管内留置カテーテル由来感染の予防のためのCDCガイドライン2011. メディコン、大阪、2011.
2. 石井はるみ編著:はじめてのICU看護. メディカ出版、大阪、2012:24-27.
3. 道又元裕監修、中村香織編:見てできる臨床ケア図鑑ICUビジュアルナーシング. 学研メディカル秀潤社、東京、2014:173-175.

Part 2 ドレーン・カテーテル管理
第5章 輸液・注入目的のチューブ・カテーテル管理の実際

中心静脈カテーテル①
挿入時の管理

ナースがおさえたいポイント

❶ 中心静脈カテーテル挿入部位の選択においては、カテーテル関連血流感染のリスクと機械的合併症のリスクを比較して考慮する。
❷ 中心静脈カテーテル挿入時には、マキシマルバリアプリコーションによる無菌操作の遵守が推奨される。
❸ 機械的合併症とカテーテル挿入回数の低減を目的に、超音波ガイドの使用が推奨される。
❹ 合併症を早期発見するため、カテーテル挿入中は呼吸状態の変動を含めたバイタルサインや患者の訴えに注意する。

カテーテル挿入部位の選択

● カテーテル挿入部位には、①大腿静脈、②内頸静脈、③鎖骨下静脈などがある。

1. 大腿静脈

● 成人における大腿静脈留置カテーテルは、鎖骨下静脈や内頸静脈への留置と比べて、細菌コロニーの形成率が高く、**中心静脈カテーテル関連血流感染（CLABSI）**の発生率も高いことが報告されている[1~7]。
● 大腿静脈では、内頸静脈カテーテルや鎖骨下カテーテルよりも深部静脈血栓症（DVT）のリスクも高くなる[5,8~10]。
● 大腿部は陰部が近く、失禁患者の場合には排泄物による汚染が生じやすい。また下肢の動きに支障をきたす。

2. 内頸静脈

● 内頸静脈穿刺は鎖骨下静脈穿刺と比較して、内頸静脈のほうがカテーテルの細菌コロニーの形成率および感染率が有意に高いことが報告されている[11]。
● 内頸部は皮膚常在菌の密度が高く、口腔内や気道分泌物の汚染を受けやすく、発汗も多い。また、頸部の動きによりカテーテルが屈曲しやすく、ドレッシング材の固定が困難である。

3. 鎖骨下静脈

● 鎖骨下静脈穿刺は、内頸静脈穿刺と比較して、機械的合併症（気胸、血胸、カテーテル先端位置異常など）の発生頻度が高い[12]。
● ドレッシング材の固定においては、鎖骨下のほうが大腿部や内頸に比べて管理しやすい。

Word ● CLABSI／central line-associated bloodstream infections、中心静脈カテーテル関連血流感染。

4. 挿入部位選択にあたっての留意点

- 米国疾病管理予防センター(CDC)の『血管内留置カテーテル由来感染の予防のためのCDCガイドライン』[13]では、成人患者における中心静脈カテーテルの挿入部位は、大腿静脈の使用を避けることや、感染管理上は鎖骨下部位の選択を推奨している。
- 挿入部位の選択にあたっては、カテーテル感染のリスクとともに機械的合併症のリスク、鎖骨下静脈狭窄症のリスク、解剖学的奇形、出血傾向、ベッドサイド超音波装置の有無、カテーテル挿入者の経験、患者の快適さ、カテーテル固定の安定性、無菌状態の維持など種々の因子を勘案して、総合的に判断することが重要である。
- 小児患者においては成人患者とは対照的に、大腿に留置したカテーテルが非大腿部に比べて、機械的合併症の発生率が低く、感染率については同等であるとしている[14〜16]。

高度無菌バリアプリコーションの使用

- 中心静脈カテーテル(CVC)挿入時の高度無菌バリアプリコーション(マキシマルバリアプリコーション)と、ミニマムバリアプリコーションを比較した無作為化比較試験(RCT)では、マキシマルバリアプリコーション実施群でCLABSIの発生率が低い傾向にあり、カテーテルにおける菌の定着率が有意に低かったと報告されている[17]。
- マキシマルバリアプリコーション挿入群では、

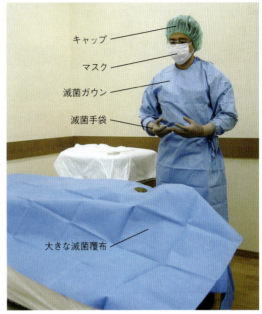

図1　マキシマルバリアプリコーション

(写真提供：スリーエム ジャパン株式会社)

CLABSIは発生の時期が大幅に遅くなったと報告されている[17]。
- ミニマムバリアプリコーションにより、手術室で挿入したCVCまたは肺動脈カテーテルは、マキシマルバリアプリコーションにより、病棟や集中治療部(ICU)で挿入した場合と比べて、細菌定着率が高いという報告もある[18]。
- 感染リスクの違いは、病棟と手術室といった環境清浄度の違いではなく、カテーテル挿入時のバリアプリコーションにより左右される。したがって、挿入時にはマキシマルバリアプリコーションの使用による無菌操作の遵守が推奨されている[19](図1)。

Word
- **CDC**／Centers for Disease Control and Prevention、米国疾病管理予防センター。
- **CVC**／central venous catheter、中心静脈カテーテル。
- **RCT**／randomized clinical trial、無作為化比較試験。

Note
- **マキシマルバリアプリコーション**／滅菌ガウン、滅菌手袋、キャップ、サージカルマスクを着用し、患者の全身を覆うことのできるサイズの滅菌覆布(ドレープ)を使用。
- **ミニマムバリアプリコーション**／清潔手袋と小さな覆布のみを使用。

図2 リアルタイム超音波法の実際

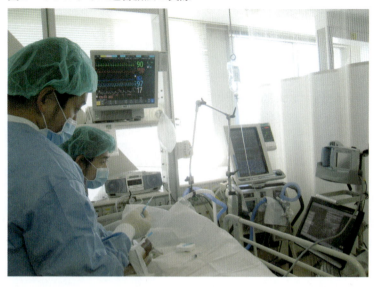

表1 中心静脈カテーテル挿入に伴う代表的な合併症

- 気胸
- 血管損傷
- 血腫
- 動脈穿刺
- 皮下気腫
- 腕神経叢損傷
- 胸管損傷
- 皮下血腫
- 不整脈

- 無菌操作を確実に実施できていない緊急に挿入したカテーテルなどの場合は、可能な限りすみやか（48時間以内）にカテーテルを交換することが推奨されている[13]。

リアルタイム超音波の使用

- **リアルタイム超音波法**によりCVCを留置する方法は、標準的なランドマーク法と比較して機械的合併症が著しく少なく、カテーテル挿入不成功の回数も少なかったと報告されている[20]。
- 中心静脈カテーテル留置時には、機械的合併症や穿刺回数を低減させるために、十分に訓練されたスタッフにより超音波ガイドを使用することが推奨されている[19]（図2）。

カテーテル挿入時の観察

1. 合併症の早期発見

- カテーテル挿入時は表1に挙げられる合併症の危険性があるため、呼吸状態の変動（呼吸数、呼吸音・リズム、息苦しさ、チアノーゼ）を含めたバイタルサインや、患者の訴えに注意する（カテーテル挿入部位により合併症の出現頻度は異なる）。
- 抗凝固療法中の患者や出血傾向が考えられる場合は、血管損傷による出血や、挿入部皮膚の出

Note
- **リアルタイム超音波法**／超音波を利用して、安全に中心静脈にカテーテルを挿入する方法（解剖学的目印をもとに盲目的に穿刺する従来の方法を「ランドマークテクニック」と呼ぶ）。今まで盲目的に行っていた中心静脈穿刺において、超音波の使用により、標的である血管をリアルタイムに見ながら素早い穿刺が可能となる。動脈誤穿刺や気胸を回避でき、挿入したガイドワイヤー（セルジンガー法）が、静脈血管内にあることも確認できるためカテーテルの留置が確実に行える。

表2　中心静脈カテーテル挿入時の看護チェックポイント

- □ 処置前の患者・医療者の準備は適切に行えたか
- □ 処置中の患者の苦痛を最小限に留めるよう配慮し、不安の緩和に努めたか
- □ 処置中〜終了後の合併症の出現に注意し、異常の早期発見・対処に努めたか
- □ 処置は滅菌操作で行われるため適切に介助を行い、感染予防に努めたか

血に特に注意を要する。

2. X線検査によるカテーテル位置の確認

● カテーテル位置異常（頭部側へ挿入、ループ形成など）を確認するため、カテーテル挿入後はX線検査を行う。

3. 挿入部のドレッシング材とルート接続状況の確認

● ルート内への血液逆流・空気混入の有無、ルート接続部のゆるみ、ルートのねじれ・屈曲の有無、挿入部の保護フィルムまたはガーゼの密着状況を確認する。

＊

● 中心静脈カテーテル挿入時の看護におけるチェックポイントを表2にまとめる。

（一木　薫）

【文献】

1. Nagashima G, Kikuchi T, Tsuyuzaki H, et al. To reduce catheter-related bloodstream infections : is the subclavian route better than the jugular route for central venous catheterization? J Infect Chemother 2006 ; 12 : 363-365.
2. Safdar N, Kluger DM, Maki DG. A review of risk factors for catheter-related bloodstream infection caused by percutaneously inserted, noncuffed central venous catheters : implications for preventive strategies. Medicine (Baltimore) 2002 ; 81 : 466-479.
3. Lorente L, Jimenez A, Iribarren JL, et al. The micro-organism responsible for central venous catheter related bloodstream infection depends on catheter site. Intensive Care Med 2006 ; 32 : 1449-1450.
4. Traore O, Liotier J, Souweine B. Prospective study of arterial and central venous catheter colonization and of arterial-and central venous catheter-related bacteremia in intensive care units. Crit Care Med 2005 ; 33 : 1276-1280.
5. Merrer J, De Jonghe B, Golliot F, et al. Complications of femoral and subclavian venous catheterization in critically ill patients ; a randomized controlled trial. JAMA 2001 ; 286 : 700-707.
6. Goetz AM, Wagener MM, Miller JM, et al. Risk of infection due to central venous catheters : effect of site of placement and catheter type. Infect Control Hosp Epidemiol 1998 ; 19 : 842-845.
7. Deshpande KS, Hatem C, Ulrich HL, et al. The incidence of infectious complications of central venous catheters at the subclavian, internal jugular, and femoral sites in an intensive care unit population. Crit Care Med 2005 ; 33 : discussion 234-235.
8. Joynt GM, Kew J, Gomersall CD, Leung VY, Liu EK. Deep venous thrombosis caused by femoral venous catheters in critically ill adult patients. Chest 2000 ; 117 : 178-183.
9. Trottier SJ, Veremakis C, O'Brien J, et al. Femoral deep vein thrombosis associated with central venous catheterization : results from a prospective, randomized trial. Crit Care Med 1995 ; 23 : 52-59.
10. Durbec O, Viviand X, Potie F, et al. A prospective evaluation of the use of femoral venous catheters in critically ill adults. Crit Care Med 1997 ; 25 : 1986-1989.
11. Mermel LA, McCormick RD, Springman SR, et al. The pathogenesis and epidemiology of catheter-related infection with pulmonary artery Swan-Ganz catheters : a prospective study utilizing molecular subtyping. Am J Med 1991 ; 91 : 197S-205S.
12. Robinson JF, Robinson WA, Cohn A, et al. Perforation of the great vessels during central venous line placement. Arch Intern Med 1995 ; 155 : 1225-1228.
13. Guidelines for the Prevention of Intravascular Catheter-Related Infections 2011.
14. Venkataraman ST, Thompson AE, Orr RA. Femoral vascular catheterization in critically ill infants and children. Clin Pediatr (Phila) 1997 ; 36 : 311-319.
15. Sheridan RL, Weber JM. Mechanical and infectious complications of central venous cannulation in children : lessons learned from a 10-year experience placing more than 1000 catheters. J Burn Care Res 2006 ; 27 : 713-718.
16. Goldstein AM, Weber JM, Sheridan RL. Femoral venous access is safe in burned children : an analysis of 224 catheters. J Pediatr 1997 ; 130 : 442-446.
17. Raad II, Hohn DC, Gilbreath BJ, et al. Prevention of central venous catheter-related infections by using maximal sterile barrier precautions during insertion. Infect Control Hosp Epidemiol 1994 ; 15 : 231-238.
18. Pearson ML. CDC Guideline for Prevention of Intravas-cular Device-Related Infections, 1996.
19. O'Grady NP1, Alexander M, Burns LA, et al. Guidelines for the prevention of intravascular catheter-related infections. Am J Infect Control 2011 ; 39(4 Suppl 1) : S1-34.
20. Hind D, Calvert N, McWilliams R, et al. Ultrasonic locating devices for central venous cannulation : metaanalysis. BMJ 2003 ; 327 : 361.

Part 2 ドレーン・カテーテル管理
第5章 輸液・注入目的のチューブ・カテーテル管理の実際

中心静脈カテーテル②
接続部の管理

ナースがおさえたいポイント

❶ 輸液バッグとの接続時は、刺入前に輸液のゴム栓を消毒用エタノールで消毒する。
❷ 側注時は、1/2インチ針を使用すると針刺しリスクが軽減する。
❸ ニードルレスシステムを使用する際も、接続部の厳重な消毒、輸液の無菌的調製と管理、などを徹底し、適正な使用を心がける。

- カテーテル感染の予防には、接続部の管理がきわめて重要である。汚染したカテーテルの接続部が原因であったと考えられた**カテーテル由来血流感染（CRBSI）**が70％であったという報告があり、微生物の侵入経路としては、輸液ライン、その接続部が最も重要であることを示唆している。
- 主な輸液ラインの接続部としては、輸液バッグとの接続、カテーテルとの接続、側注用輸液ラインとの接続、ワンショット静注をする場合のシリンジとの接続がある。これらの接続部に対して、無菌的管理をどのように行うかが重要である。
- 輸液ラインの基本的な構成を図1に示す。

輸液バッグとの接続：
感染に注意

- 導入針を輸液バッグのゴム栓に刺入して接続するが、輸液バッグのゴム栓は、シーリングを剥がした直後であっても無菌性が保証されているわけではない。プラスチックフィルムとゴムの間に水分が存在しないため、加熱加圧された飽和蒸気が接触せず、したがって無菌保証できないのである。
- フィルムやプルトップなどを外したあと、万一の汚染を防ぐために、刺入前に輸液のゴム栓を消毒用エタノールで消毒するべきである。

カテーテルとの接続：
外れに注意

1. スリップイン方式

- スリップイン方式は、接続部の嵌合力を摩擦だけに依存しているために、外力によって簡単に嵌合部分が外れることがある。中心静脈カテーテルとの接続部が外れ、大量出血による死亡事故も報告されている。

Word ● CRBSI／catheter-related blood stream infection、カテーテル由来血流感染。

図1 中心静脈ラインの基本構成

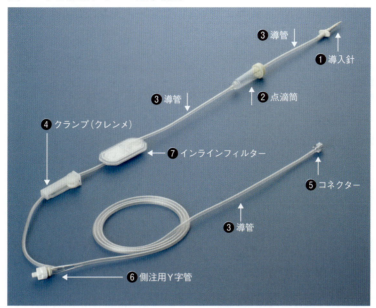

	パーツの名称	解説
基本型	❶導入針	・輸液ラインの先端で輸液バッグに接続する部分
	❷点滴筒：ドリップチャンバー	・輸液が確実に滴下しているか確認する ・点滴速度を確認する ・空気抜きをする
	❸導管	・チューブの材質としてポリ塩化ビニルが用いられていたが、可塑剤（DEHP）が問題となり、DEHPフリーの素材やポリブタジエンが用いられている
	❹クランプ	・輸液ラインの途中に組み込まれ、流量を調節する
	❺コネクター	・標準的コネクターとしては、「スリップイン方式」と「ルアーロック方式」がある
オプション	❻側注用Y字管	・短い針を用いてのワンショット静注ができる
	❼インラインフィルター	・0.22μmの対称膜から成るフィルターを用いる ・輸液ライン内に組み込まれた一体型を用いる
	●三方活栓	・可能な限り使用しない。使用する際は念入りに消毒用エタノールで消毒する

2. ルアーロック方式

- ルアーロック方式は、摩擦力に加えてネジ止めが加わるため、簡単に外れることはない。したがって、特に中心静脈カテーテルの接続には推奨される。
- ニードルレスコネクター（needleless connector）が数多く開発されて使用されるようになってきている。

側注用輸液ラインとの接続

- 側注は、①側注用Y字管、②三方活栓、③ニードルレスコネクターを用いて行う。

Word ● DEHP／diethyl hexyl phthalate、フタル酸ジ-2-エチルヘキシル。

図2　側注時の針の長さと針刺しリスク
●側注としてワンショット静注を行う場合、ゴム栓に刺す針は1/2インチ（約1.3cm）の短い針（写真上）を用いている。1インチ針（写真下）よりも針刺しリスクは軽減する。

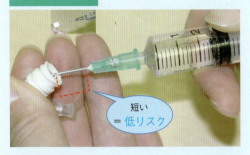

a. 1/2インチ針
短い＝低リスク

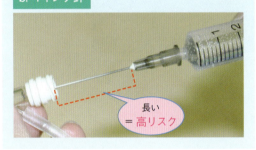

b. 1インチ針
長い＝高リスク

1. 側注用 Y 字管

● 側注用Y字管は、特にワンショット静注を行うために輸液ラインに組み込まれている、針を介して側注する方式である。針を介する方法であるため、無菌的に側注できるが、針刺しの問題がある。
● 筆者は、側注する場合の針として、1/2インチ（約1.3cm）の長さの針を推奨している。1インチ以上の針を用いるよりも『針刺し』のリスクが軽減する（図2）。

2. 三方活栓

● 三方活栓は、側注用輸液ラインの接続、あるいはワンショット静注を行うために輸液ラインに組み込まれる。
● 便利なデバイスであるが、感染源となりやすいため、感染予防対策ガイドラインにおいて、中心静脈輸液ラインには組み込まないようにするべきであるとされている。その代わりとして、ニードルレスコネクターが使用されるようになっている。

3. ニードルレスコネクター

1）特徴

● ニードルレスコネクターは、もともと『針刺し防止対策』として米国で開発された。開発の目的は『針刺し防止』である。
● 日本では閉鎖式システムという呼称が用いられ、誤訳となってしまっている。閉鎖式システムに対して、日本で用いられている英語は closed infusion system であるが、米国では、closed infusion system とは "通気針の不要な軟質プラスチック容器" のことである。needleless connector に対して "closed" という用語は用いられていない。したがって、誤訳である。
● この誤訳のために『ニードルレスコネクター→閉鎖式→微生物が侵入しない→汚染しない、感染しない』と単純に考えられる傾向がある。逆に、針刺し防止目的で開発されたのではなく、感染防止のために開発された、言い換えると、『感染のリスクが高い三方活栓の代わりに、感染防止効果が高い器具として開発された』ととらえている方が大部分ではないかと考えられる。条件によっては、ニードルレスコネクターを用いても微生物は侵入する。
● 筆者が感染防止のために開発したI-system®は、ニードルレスコネクターではない。I-plugでカテーテル側（メス側）を閉鎖状態としておき、針（I-set：オス側）でI-plugのゴム栓を刺入して接続するのである。いわゆる閉鎖式接続方式に最も近い接続システムである（図3）。
● どの機種を選択するかは非常に難しいが、単純に、ニードルレスコネクターを用いれば感染率が低下する、と考えないことが重要である。不適切な使用方法によって感染リスクを高めている可能性がある。また、ニードルレスコネクターを用いるために、新たな器具の接続が必要となる場合には、逆に感染の機会が増えることもあ

図3 感染防止を目的として開発した接続方式：I-system®

- カテーテルはゴム栓で閉鎖状態とし(I-plug)、輸液ラインの先端につけた針(I-set)をゴム栓に刺入して固定する方式。輸液ラインの先端の針には触れることがないので、ほぼ完全な閉鎖式接続方式といえる。
- ニードルスコネクターは閉鎖式ではない。ニードルスコネクターに接続する輸液ライン(オス側)は完全に開放されているからである。

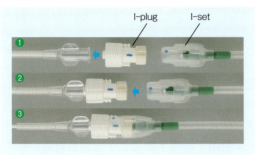

る。実際には側注の方法としてニードルスコネクターが導入されている施設が多い。側注を安易に行うことにより、感染率が上昇している施設もある。

2）使用上の注意

- 使用上の注意点としては、ニードルスコネクターの接続部表面の管理が重要視されている。米国疾病管理予防センター（CDC）ガイドラインでは、ニードルスコネクターの接続部表面をwipe（ぬぐう）では不十分で、scrub（ごしごしこする）するべきだ、という表現がなされている。確かに、Menyhayらは、ニードルスコネクターの接続部表面を単純に消毒（70％アルコールで3～5秒拭く）しただけでは、微生物が67％の確率で侵入したことを報告している。
- ニードルスコネクターの交換頻度も問題で、CDCガイドラインでは『ニードルス部品は、少なくとも輸液セットと同じ頻度で交換する。72時間以内に交換する利点はない』『感染率を低下させるため、ニードルスコネクターの交換は72時間を超えない頻度で、またメーカーが推奨する内容に従って実施する』ことが推奨されている。ニードルスコネクターをこのような頻度で交換するのであれば、通常の輸液ラインの接続方式（ルアーロック方式コネクター）を用いている場合と同じ操作をしていることになる。

輸液ライン管理方法の原則

- 輸液ラインの管理においては、接続部が増えるほど微生物侵入の機会が増加することを認識した管理が必要である。したがって、輸液ラインは一体型を用いることが望ましい。
- 感染予防の面からは、輸液ラインを多目的使用しないようにすることが重要である。輸液ラインを多目的に使用することにより、感染の危険が高まる。
- 適正な使用が可能であれば、ニードルスコネクターを使用することも推奨される。もちろん、安易な側注が増えることに対する注意は必要である。ニードルスシステムを用いれば感染しない、と単純に考えることなく、接続部の厳重な消毒、輸液の無菌的調製と管理、などを徹底的に実施しながら、適正な使用を心がけるべきである。

（井上善文）

文献

1. Linares J, Sitges-Serra A, Garau J, et al. Pathogenesis of catheter sepsis : a prospective study with quantitative and semiquantitative cultures of catheter hub and segments. *J Clin Microbiol* 1985 ; 21 : 357-360.
2. 日本静脈経腸栄養学会編：静脈経腸栄養ガイドライン 第3版．照林社，東京，2013；82.
3. 井上善文，井上博文，須見遼子：ニードルスコネクターおよびI-systemにおける微生物侵入の可能性に関する実験的検討．日静脈経腸栄会誌 2015；30(3)：798-803.
4. 大西沙緒理，坂田顕文，横山能文，他：閉鎖式輸液システム（メカニカルバルブ）による中心静脈カテーテル感染率の検討．岐阜市民病院年報 2009；29：1-4.
5. Menyhay SZ, Maki DG. Disinfection of needleless catheter connectors and access ports with alcohol may not prevent microbial entry : the promise of a novel anti-septic barrier cap. *Infect Control Hosp Epidemiol* 2006 ; 27 : 23-27.

Part 2　ドレーン・カテーテル管理
第5章　輸液・注入目的のチューブ・カテーテル管理の実際

中心静脈カテーテル③
挿入部の管理

ナースがおさえたいポイント

❶中心静脈カテーテル関連血流感染（CLABSI）の予防には、カテーテルの挿入時だけでなく挿入後の管理も重要である。
❷カテーテル挿入時やドレッシング材の交換時は、挿入部位の皮膚を0.5％を超える濃度のクロルヘキシジングルコン酸塩含有アルコール製剤で消毒することが推奨される。
❸ドレッシング材は出血、滲出液の有無、発汗の程度、皮膚の状態により選択し、濡れたり剥がれたりしないよう工夫して貼付し、剥がれ、汚れ、水濡れを認めたらすみやかに交換する。

- 血管内留置カテーテルに関連した血流感染を引き起こす病原体の侵入経路として、①血管内留置カテーテル挿入部位、②ルート接合部、③輸液自体の汚染、が挙げられる（図1）[1]。
- 血管内留置カテーテル挿入部位は、皮膚に存在する常在菌や挿入部をケアする医療従事者の手指に存在する病原体が、不適切な挿入部の管理によって、血管カテーテルの外壁を伝って血管内に侵入する入口となるため、カテーテルの挿入時のみならず挿入後の管理も重要である。

カテーテル挿入部の消毒

1. 消毒薬の選択

- 血管内カテーテル挿入部位の皮膚消毒に使用される消毒薬としては、10％ポビドンヨード液やエタノール、クロルヘキシジングルコン酸塩溶液、クロルヘキシジングルコン酸塩含有エタノール製剤などが一般的であり、多くの比較試験が報告されている。
- 2％クロルヘキシジングルコン酸塩溶液は、10％ポビドンヨードまたは70％アルコールよりも**中心静脈カテーテル関連血流感染（CLABSI）**が減少する傾向にある[2]。クロルヘキシジン製剤は、ポビドンヨードまたはアルコールよりもカテーテルへの菌定着またはカテーテル関連血流感染の割合が低い[2,3]。また、メタアナリシスによる分析結果では、クロルヘキシジン製剤はポビドンヨードと比較してカテーテル関連血流感染のリスクを51％減少させたこと（相対危険度0.49、中心静脈のみの場合の相対危険度0.51）[4]が報告されている。
- **CDC**ガイドラインでは、中心静脈カテーテルや末梢動脈カテーテルの挿入前、およびドレッシング材の交換時には、0.5％を超える濃度の

Word
- **CLABSI**／central line-associated blood stream infection、中心静脈カテーテル関連血流感染。
- **CDC**／Centers for Disease Control and Prevention、米国疾病管理予防センター。

図1 血管内留置カテーテルの微生物侵入経路と要因

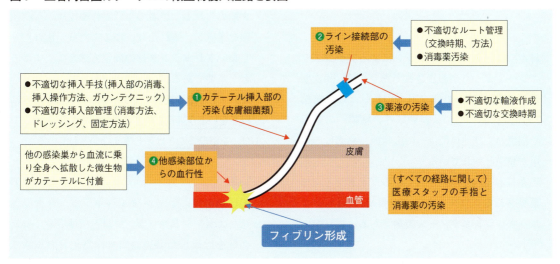

表1 各国のカテーテル挿入部位の推奨消毒薬

ガイドライン	カテーテル挿入部位の推奨消毒薬
血管内留置カテーテル由来感染の予防のためのCDCガイドライン（2011）	挿入時 管理時 生後2か月以上＞0.5％クロルヘキシジンアルコール
SHEA/IDSA 急性期ケア病院におけるCLABSI予防のための戦略（2008）	挿入時 生後2か月以上＞0.5％クロルヘキシジンアルコール 管理時 クロルヘキシジンベースの消毒薬
英国NHS病院における医療関連感染防止のためのエビデンスに基づいた国内ガイドライン（2007）	挿入時 管理時 クロルヘキシジンアルコール（望ましくは2％クロルヘキシジン70％イソプロパノール）
国立大学医学部附属病院感染対策協議会病院感染対策ガイドライン（2002） 医療機関における院内感染対策マニュアル作成のための手引き（案）平成18年度厚生労働科学研究	●以下の3つから選べばよい 0.5％クロルヘキシジンアルコール、10％ポビドンヨード、ヨードチンキ

クロルヘキシジングルコン酸塩を含有したアルコール製剤を用いることを推奨している[5]。クロルヘキシジンが禁忌の場合に、ヨードチンキ、ヨードホール、70％アルコール製剤の使用を推奨している。

- その他の各種ガイドラインでも、カテーテル挿入部位の皮膚消毒にはクロルヘキシジン製剤の使用を推奨している（**表1**）。
- クロルヘキシジンは未熟な皮膚に対する刺激性や経皮吸収の可能性があり、ガイドラインでは生後2か月未満の幼児に対する安全性や有効性は未解決の問題としている[5]。
- 皮膚消毒の前に脱脂目的で用いるアセトンについては、使用した場合と使用しなかった場合に両群にカテーテル穿刺部位の細菌培養陽性率の差はなく、カテーテル穿刺部位の疼痛、発赤、不快感はアセトン使用群で有意に多かった[6]と報告されている。

Word
- **SHEA/IDSA**／Society for Healthcare Epidemiology of America/Infectious Diseases Society of America、米国医療疫学学会/米国感染症学会。
- **NHS**／National Health Service、英国国民保健サービス。

2. 日本におけるクロルヘキシジン製剤の現状

- 日本では、クロルヘキシジンによるアナフィラキシーショックが報告されており[7]、第24次薬効再評価（昭和60年7月30日公示：薬発第755号）において、結膜嚢以外の粘膜への適用や創傷および熱傷部位への広範囲、高濃度の使用が禁忌とされている。
- 現在日本国内で承認されているガイドラインで推奨されるクロルヘキシジン製剤は、1％クロルヘキシジンエタノール製剤である。

ドレッシング材の選択

1. カテーテル挿入部を被覆するドレッシング材

- 末梢カテーテルにおける報告ではあるが、透明ドレッシング材使用時のカテーテルのコロニー形成率（5.7％）は、ガーゼ使用時のカテーテルのコロニー形成率（4.6％）とほぼ同等であり、カテーテルのコロニー形成や静脈炎の発生についても差がないとしている[8]。
- 透明ドレッシング材の使用とガーゼの使用について、**カテーテル由来血流感染（CRBSI）**のリスクを評価したメタアナリシスによる分析結果によると、両者に有意な差は認められなかった[9]。
- CDCのガイドラインでは、カテーテル挿入部は、滅菌ガーゼまたは滅菌透明・半透過性のフィルムドレッシング材のどちらかを使用するとしている。
- 透明ドレッシング材は挿入部位を持続的に観察できること、ガーゼに比べて頻回の交換を必要としないため、皮膚への剥離刺激が低い点ですぐれていると考える。しかし、滲出液がある場合や発汗の多い患者では、ガーゼドレッシングが勧められる。患者の生活動作や皮膚の湿潤状態を考慮し、濡れたり、ゆるんだり、汚れたりしないドレッシング材の固定方法を工夫することが重要である。
- カテーテルや接続部、カテーテル挿入部位を水に浸さないよう対策を講じることができる場合、シャワーを浴びることは差し支えないとしている[5]。

2. 消毒剤含浸ドレッシング材の選択

- ICU患者においてクロルヘキシジンを含浸させたスポンジドレッシング材と標準ドレッシング材を比較した多施設間無作為化対照試験では、クロルヘキシジン含浸スポンジドレッシング材は、CRBSIを有意に低下させ（HR 0.39［95% CI 0.17〜0.93］；P = 0.03）[10]、化学療法を受けているがん患者を対象にした研究では、クロルヘキシジン含浸スポンジドレッシング材を使用した患者のCRBSI発生率が低かった（P = 0.016、RR 0.54、CI 0.31〜0.94）[11]。
- 小児を対象にした無作為化対照研究では、血流感染の発生率は差がなかったが、クロルヘキシジン含浸ドレッシング材使用において中心静脈カテーテルのコロニー形成の割合が低かった[12]。
- クロルヘキシジン含浸スポンジドレッシング材はCRBSIを予防する可能性が示され、CDCガイドラインでは、基本的な予防策（教育・訓練、皮膚消毒のためのクロルヘキシジンの使用、マキシマルバリアプリコーションを含む）の徹底にもかかわらずCLABSIの割合が低下しない場合において、一時的短期カテーテルへのクロルヘキシジン含浸スポンジドレッシング材の使用を推奨している（**図2**）。ただし、クロルヘキシジン含浸スポンジドレッシング材は、超低出生体重児での限局性接触皮膚炎と関連しており、生後2か月を超える患者を対象としている。

Word：●**CRBSI**／catheter-related blood stream infection、カテーテル由来血流感染。

図2 クロルヘキシジン含浸ドレッシング材（一例）

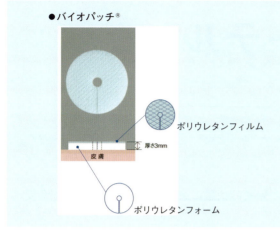

●バイオパッチ®
（ジョンソン・エンド・ジョンソン株式会社）

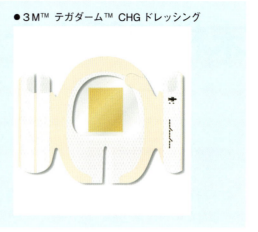

●3M™ テガダーム™ CHG ドレッシング
（スリーエム ジャパン株式会社）

- 他の種類のクロルヘキシジン含浸ドレッシング材（図2）に関する勧告は、未解決問題として明言されていない[5]。

ドレッシング材の交換頻度

- ガーゼドレッシングを用いた週3回の交換や48時間ごとの交換と、フィルムドレッシング材の週1回の交換では、両群間にカテーテル挿入部皮膚の細菌叢の有意な差はなかったという報告がある[13,14]。
- CDCガイドラインでは、短期留置目的のCVCに使用するドレッシング材は、ガーゼの場合2日ごと、透明ドレッシング材の場合は少なくとも7日ごとの交換を推奨している。ただし、カテーテルのずれを起こすリスクが、ドレッシング交換のメリットを上回るおそれのある小児患者についてはこの限りではない[5]。

（一木 薫）

文献

1. 一木薫：血流感染対策．藤田烈編，現場で即役立つ感染対策パーフェクトガイド（Nursing Mook 66），学研メディカル秀潤社，東京，2011：25．
2. Maki DG, Ringer M, Alvarado CJ. Prospective randomized trial of povidone-iodine, alcohol, and chlorhexidine for prevention of infection associated with central venous and arterial catheters. Lancet 1991；338：339-343.
3. Mimoz O, Pieroni L, Lawrence C, et al. Prospective, randomized trial of two antiseptic solutions for prevention of central venous or arterial catheter colonization and infection in intensive care unit patients. Crit Care Med 1996；24：1818-1823.
4. Chaiyakunapruk N, Veenstra DL, Lipsky BA, et al. Chlorhexidine Compared with Povidone-Iodine Solution for Vascular Catheter-Site Care：A Meta-Analysis. Ann Intern Med 2002；136：792-801.
5. CDC. Guidelines for the Prevention of Intravascular Catheter-Related Infections, 2011.
6. Maki DG, MacCormick KN. Defatting catheter insertion sites in total parenteral nutrition is of no value as an infection control measure-controlled clinical trial. Am J Med 1987；83：833-840.
7. 春国いづみ，石沢由美子，西川俊昭，他：グルコン酸クロルヘキシジンによるアナフィラキシーショックから心室細動を来した症例．麻酔 1992；41（3）：455-459．
8. Maki DG, Ringer M. Evaluation of dressing regimens for prevention of infection with peripheral intravenous catheters. Gauze, a transparent polyurethane dressing, and an iodophor-transparent dressing. JAMA 1987；258：2396-2403.
9. Hoffmann KK, Weber DJ, Samsa GP, et al. Transparent polyurethane film as an intravenous catheter dressing. A meta-analysis of the infection risks. JAMA 1992；267：2072-2076.
10. Timsit JF, Schwebel C, Bouadma L, et al. Chlorhexidine-impregnated sponges and less frequent dressing changes for prevention of catheter-related infections in critically ill adults：a randomized controlled trial. JAMA 2009；301：1231-1241.
11. Ruschulte H, Franke M, Gastmeier P, et al. Prevention of central venous catheter related infections with chlorhexidine gluconate impregnated wound dressings：a randomized controlled trial. Ann Hematol 2009；88：267-272.
12. Levy I, Katz J, Solter E, et al. Chlorhexidine-impregnated dressing for prevention of colonization of central venous catheters in infants and children：a randomized controlled study. Pediatr Infect Dis J 2005；24：676-679.
13. Powell C, Regan C, Fabri PJ et al. Evaluation of Opsite catheter dressings for parenteral nutrition：a prospective, randomized study. JPEN 1982；6：43-46.
14. Nehme AE, Trigger JA. Catheter dressings in central venous parenteral nutrition：aprospective randomized comparative study. Nutr Support Serv 1984；4：42.

Part 2　ドレーン・カテーテル管理
第5章　輸液・注入目的のチューブ・カテーテル管理の実際

末梢静脈カテーテル

ナースがおさえたいポイント

❶ 末梢静脈カテーテルでは、薬剤や投与速度が患者の状態に適しているか考慮し、配合変化などにも注意する。
❷ カテーテル留置中は、特に静脈炎と血管外漏出に注意し、挿入部の継続的な観察と記録を行う。
❸ 末梢静脈カテーテルの挿入、交換、アクセス、修復、ドレッシングの前後、挿入部位の触診の前後に必ず手指衛生を行い、圧痛や感染徴候を観察しながら感染管理に努める。

末梢静脈カテーテル管理

● 術後の末梢静脈カテーテルは、輸液療法を行う重要なルートである。薬剤や合併症について基礎知識を身につけ、患者が安全に早期回復へ向かうようなアセスメントと実践が重要である。
● 術後輸液の目的は、①水分・電解質の補給、②循環血液量の維持、③栄養補給、④治療である。術後は侵襲の程度により輸液内容や量が増加するため、末梢静脈カテーテルからの投与量や投与内容の経時的な記録が重要である。
● 末梢静脈カテーテルの観察は、①患者名と薬剤、②輸液の速度、③輸液ポンプが適切に使用されているか、④カテーテルの屈曲や空気混入の有無、⑤刺入部の確認などを、定期的に一定の手順で観察し記録することが重要である（図1）。
● 患者の安全確保のために、薬剤や投与速度が患者の状態に適しているか考慮することが重要である。輸液ボトルの患者名と指示簿の一致が、すべて正しいことではない。輸液や患者への不適切を考慮することが、ミスの発見や患者状態に適したカテーテル管理である。
● 末梢静脈カテーテルの管理を安全に実施するためには、薬剤の配合変化についてを知り、取り扱いに十分気をつける必要がある。
● 薬剤の種類により配合変化の発生時期はさまざまであるため、白濁や沈殿、着色の有無を経時的に観察する。
● さまざまなカテーテルなどによる血流感染に**カテーテル由来血流感染（CRBSI）**があり、中心静脈カテーテルに起因するものが多い。末梢静脈カテーテルは、他のカテーテルに比べるとまれだがCRBSIが発症する。
● 末梢静脈カテーテルによる合併症の主なものは、静脈炎と血管外漏出である。その他に神経損傷、血腫、空気塞栓などがある。

Word　●CRBSI／catheter-related blood stream infection、カテーテル由来血流感染。

図1　末梢静脈カテーテルの観察ポイント

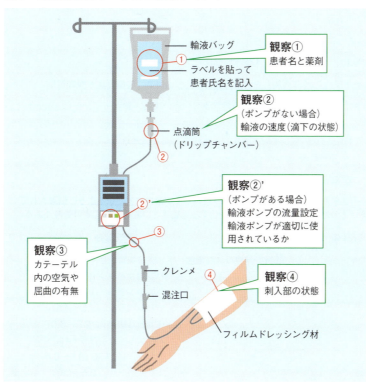

合併症（静脈炎）

- 末梢静脈カテーテル留置中の主な合併症は、静脈炎と血管外漏出である。
- 静脈炎は、①化学的静脈炎、②機械的静脈炎、③細菌性静脈炎に分けられる。
- 静脈炎は、静脈壁内膜の炎症である。症状として、疼痛、圧痛、発赤、腫脹、化膿、熱感、索条（線条）などがある。
- カテーテル刺入部の継続した観察と記録を行うことが重要である。静脈炎スケール（**表1**）などを活用し、共通したアセメントをもとに早期

---

column

末梢静脈カテーテルの交換は、どれくらいで実施する？

- 米国疾病管理予防センター（CDC）による末梢静脈カテーテルの勧告では、「成人患者では、末梢カテーテルは感染と静脈炎のリスクを減らすために、72〜96時間ごとを超える頻度で交換する必要はない」と推奨されている。そのため、患者状態によって72〜96時間を超えるカテーテル留置が必要な場合は、頻回に静脈炎の観察を実施することを勧めている。よって、「すべての患者で定期的な交換は必要なく、3〜4日（72〜96時間）以上のカテーテル留置が必要な場合は、頻回な観察を行うことで認められている」といえる。

- 末梢静脈カテーテル管理については、『血管内留置カテーテル由来感染の予防のためのCDCガイドライン2011』を参考にしている施設もある。ほかにも『医療機関における院内感染対策マニュアル作成のための手引き（案）[3]』などもある。各施設や部署内でマンパワーやコスト面を考慮し、可能な限りの感染対策に取り組んでいることだろう。クリティカルな状況にある患者は易感染性環境にあるため、各施設の臨床に適したエビデンスに基づくガイドラインを取り入れた管理が重要である。

（岩本敏志）

表1　静脈炎スケール

0	臨床的所見は認められない
1＋	刺入部に発赤（疼痛の有無は問わない）あり
2＋	刺入部に「発赤および/もしくは腫脹」を伴う疼痛あり
3＋	刺入部に「発赤および/もしくは腫脹」を伴う疼痛あり、赤い索条、索条硬結が触知可能
4＋	刺入部に「発赤および/もしくは腫脹」を伴う疼痛あり、赤い索条、長さ1インチ（2.54cm）以上の索条硬結が触知可能、排膿あり

INS（Infusion Nurses Society）：Policies and Procedures for Infusion Nursing, 4th ed, 2011.

表2　薬剤のpHと影響

● 多くの注射剤は溶液を酸性やアルカリ性にして、溶けやすくなるように調製されている。そのため、投与の際にpHが変化すると適さない変化を起こす可能性がある。

pH値	影響	主な薬剤（pH値）
<4.1	静脈炎発生リスク増加	ボスミン®（2.3〜5.0） バンコマイシン（2.5〜4.5） ペルサンチン®（2.5〜5.0） プリンペラン（2.5〜4.5） モルヒネ塩酸塩（2.5〜5.0） ハイカリック®（3.5〜4.5） ソリタ®T3/T3G（3.5〜6.5） ミリスロール®（3.5〜6.0）
<7.35	酸性	同上
7.35〜7.45	正常血清	
>7.45	アルカリ性	アレビアチン®（12） アシクロビル（10.7〜11.7） ソルダクトン®（9〜10） アミノフィリン（8〜10） ラシックス®（8.5〜9.6） メイロン®（7.6〜8.6）
>8	静脈炎リスク増加	同上

宮坂勝之：輸液薬剤のpHや浸透圧によって、静脈損傷の危険性は変わるの？．点滴・注射のABC，照林社，東京，2005：147．より引用

発見と対応を心がける。
● 静脈炎が発生した場合は、可能な限り早急にカテーテルを抜去して、原因を取り除く必要がある。

1．化学的静脈炎

● 化学的静脈炎の主な要因には、輸液剤のpH値や浸透圧（重量オスモル濃度）がある。
● pHの正常値は、7.35〜7.45である。酸性やアルカリ性の強い薬剤を血管内に投与すると内膜損傷を起こしやすくなる（**表2**）。
● 輸液剤はpHが中性に近いものを投与する。
● 浸透圧とは濃度指標の1つであり、水1kgあたりの溶解物の濃度である。浸透圧が高いほど内膜損傷が起こる危険性が高くなる（**表3**）。

2．機械的静脈炎

● 機械的静脈炎の要因は、カテーテルが血管内で動くことで血管内膜の損傷が起こるような物理的なもの（非感染性）である。

表3　輸液の浸透圧

● 薬剤の浸透圧値は、化学的化合物や溶媒によりさまざまである。静脈炎予防に重要なことは、混合した輸液との最終的な浸透圧とpHを考慮することである。

	重量オスモル濃度 (mOsm/kg)	内膜損傷 危険度	主な薬剤 *日本では生理食塩液に対する比： 浸透圧で表される
高張液	>600 (>1.95*)	重度	アレビアチン®(約29*) メイロン®(約5*) KCL(約7*) TPN1500mOsm/kg以上(4〜8*)
	450〜600 (1.46〜1.95*)	中等度	
	340〜450 (1.10〜1.46*)	軽度	
等張液	240〜340		生理食塩水(308〈1.0*〉) 5％ブドウ糖液(278)
低張液	<240		滅菌水(0)

宮坂勝之：輸液薬剤のpHや浸透圧によって、静脈損傷の危険性は変わるの？．点滴・注射のABC，照林社，東京，2005：147．より引用

● 機械的静脈炎への対応は、屈曲部へのカテーテル留置を避け、確実にテープ固定を実施することである。そのほか、カテーテル留置期間に注意し、静脈炎の徴候がみられた場合は、すみやかに抜去することが大切である。

3. 細菌性静脈炎

● 細菌性静脈炎の要因は、刺入部へ細菌や真菌が侵入することである。
● 細菌、真菌が侵入する原因は、カテーテル挿入前後や挿入中に刺入部が汚染されることである。
● 対策として、カテーテル挿入、交換、ドレッシングなどの前後だけでなく、カテーテル挿入部位の触診の前後に手指衛生を行う必要がある。
● 手指衛生を正しく行うためには、アルコール系製剤か石けんを用いて、十分な洗浄が必要である。

末梢静脈カテーテルの感染管理

1. カテーテルと挿入部位の選択

● 末梢カテーテルの挿入部位には上肢を選択する。カテーテルが下肢に挿入されている場合は、可能な限り早く上肢に挿入し直すことが、感染予防に有用である。
● 末梢静脈カテーテルの選択には、使用目的と期間、既知の感染性・非感染性合併症、カテーテル挿入施行者の経験を考慮する必要がある。
● カテーテル刺入部とその周囲の圧痛を確認するため、触診にて日常的にカテーテル挿入部位を評価する必要がある。透明ドレッシング材を使用の場合は、視診にて観察・評価を行う。
● 静脈炎の徴候(熱感、圧痛、発赤、触知可能な静脈索)や感染症の徴候がある場合、カテーテルの機能不全がある場合は、末梢静脈カテーテルを抜去する。

2. 手指衛生と無菌操作

- 手指衛生には、石けんと流水で手洗いを行う、または擦式アルコール製剤を用いる必要がある。
- 手指衛生は、末梢静脈カテーテルの挿入、交換、アクセス、修復、ドレッシングの前後、カテーテル挿入部位の触診の前後にも行う必要がある。
- 末梢静脈カテーテルの挿入には、清潔手袋(未滅菌ディスポーザブル手袋)を着用する必要がある。

3. 皮膚の消毒、固定

- 末梢静脈カテーテル挿入前に消毒薬(70%アルコール、ヨードチンキまたはクロルヘキシジングルコン酸塩含有アルコール製剤液)で皮膚を前処置する必要がある。
- 末梢静脈カテーテルの固定時には、滅菌ガーゼや半透明のドレッシング材を用い、挿入部の圧痛や感染徴候の有無を継続的に観察し記録する。
- 固定時にはドレッシング材やテープ・輸液ルートによる圧迫やずれなどが原因となり、皮膚剥離や褥瘡などが発生することがある。皮膚の障害が最小限になるようテープ貼付部位へ皮膜材の使用やルート固定の工夫を実施し、皮膚の観察を行う。

4. 点滴セットの交換

- 点滴セットの交換は、輸血、血液製剤、脂肪乳剤を投与していない場合は、96時間間隔を超えない頻度で交換しなければならないが、少なくとも7日ごとに交換する必要がある。
- 輸血や血液製剤、脂肪乳剤を投与している点滴セットは、点滴開始から24時間以内に交換する必要がある。

5. CRBSI 予防策

- 感染対策に関して、施設内で医療従事者の教育を行う。
- 施設や部署内でのマニュアルやガイドラインの熟知度と励行状況を、定期的に評価する。
- 末梢静脈カテーテルの挿入には、訓練された者だけを指名する。
- CRBSI 予防に限らず、**カテーテル関連尿路感染(CAUTI)** や **人工呼吸器関連肺炎(VAP)** に対して、総合したマネジメントをしていく。
- エビデンスを日常的な実践に取り入れるよう業務改善を行う。

(岩本敏志)

文献

1. 宮坂勝之総監修:輸液看護の方針と手順. Infusion Nurses Society (INS), Policies and Procedures for infusion Nursing 4th ed 2011 翻訳版, メディコン, 大阪, 2011.
2. 矢野邦夫監訳:血管内留置カテーテル由来感染の予防のためのCDCガイドライン 2011. メディコン, 大阪, 2011.
3. 医療機関における院内感染マニュアル作成のための手引き(案), 2007. https://www.nih-janis.jp/material/material/Ver_5.0 本文070904.pdf (2016. 3. 31. アクセス)
4. 宮坂勝之:輸液薬剤のpHや浸透圧によって、静脈損傷の危険性は変わるの?. 点滴・注射のABC, 照林社, 東京, 2005:146-147.
5. 洪愛子, 阿部俊子編:看護ケアにいかす 感染予防のエビデンス. 医学書院, 東京, 2004.
6. 明神哲也:できる! ICU ナースシリーズ バンドル・指針を総まとめ! ICU 合併症予防マニュアル. メディカ出版, 大阪, 2015.
7. 石松伸一:Dr. 石松の輸液のなぜ? がスッキリわかる本. 総合医学社, 東京, 2013.

Word
- CAUTI / catheter-associated urinary tract infection、カテーテル関連尿路感染。
- VAP / ventilator-associated pneumonia、人工呼吸器関連肺炎。

Part 2 ドレーン・カテーテル管理
第5章 輸液・注入目的のチューブ・カテーテル管理の実際

硬膜外カテーテル

ナースがおさえたいポイント

❶ 穿刺時は、患者の不安をできるだけ取り除き、姿勢の保持に努める。
❷ 患者の体動などでカテーテルの抜去やずれが起こりうるため、固定方法を工夫する。
❸ 副作用として、血圧低下や下肢の運動麻痺、悪心・嘔吐、頭痛などを生じる。

硬膜外カテーテルとは

- 硬膜外カテーテルは、硬膜外鎮痛を行うために挿入される。
- 硬膜外鎮痛は、硬膜外腔に薬剤を注入し神経を遮断することで鎮痛を得る方法である。術中はもちろんだが、特に術後の鎮痛効果には他の方法では得られないほどすぐれた鎮痛効果を発揮する。
- 硬膜外麻酔は局所麻酔薬、オピオイドなどを注入することで、知覚神経や交感神経などを遮断する。そのため、鎮痛だけでなく末梢血管の拡張を起こし、末梢循環改善・後負荷軽減作用をもたらす。一方、血圧低下を起こすことも多く、注意が必要である。
- 運動神経の遮断も起こすため、特に下肢の運動麻痺が生じることがある。しかしこれは出血や膿瘍形成による神経圧迫によっても生じ、重篤な後遺障害となりうるため、迅速に対応しなくてはならない。出血や感染のリスクがある患者には、慎重に適応を検討しなくてはならないため、危険因子（**表1**）の有無をチェックする。

表1 硬膜外鎮痛で確認したい危険因子

出血リスク
● 抗凝固療法（バイアスピリン®、ワーファリンなどの内服、ヘパリン点滴など）
● 凝固障害
● 血小板減少（特に5万/mm³以下）
● 高齢
● 低体重
● 脊椎変形

感染リスク
● 穿刺部の感染
● 免疫抑制状態（抗がん薬治療中や白血病など）
● コントロール不良の糖尿病
● ステロイド使用
● カテーテルの長期留置

硬膜外カテーテルの挿入

1. 挿入位置

- 硬膜外腔は、椎骨内の脊柱管で脊髄神経を取り囲んでいる硬膜と黄色靱帯の間にある。この硬膜外腔へカテーテル先端がくるように、硬膜外穿刺用の針を用いて穿刺し、カテーテルを挿入する（**図1**）。

硬膜外カテーテル 385

図1　硬膜外カテーテルの挿入位置

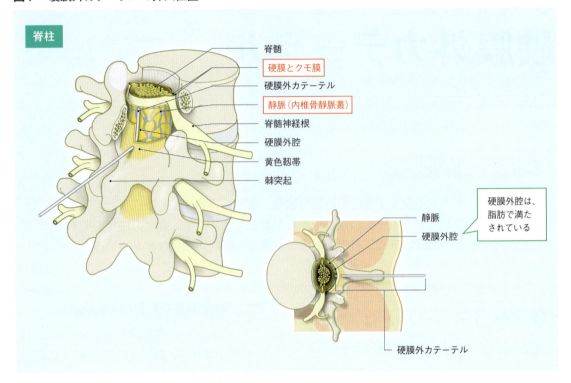

図2　穿刺時の姿勢

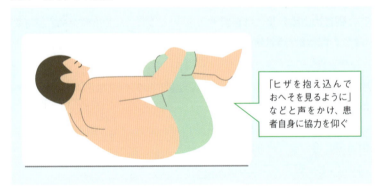

2. 穿刺時のケア

1）体位の保持

- 穿刺を成功させるために最も重要なことは、患者に穿刺しやすい体位をとってもらうことである。側臥位になり、背中を丸めてベッドに垂直になるようにしてもらう（**図2**）。

2）不安の除去

- 患者にとっては慣れない手術室で、見えない背中に針を刺されることに不安や恐怖を抱くことも多い。体位をとる際や穿刺時など、処置を行うときはていねいに説明し、できるだけ不安を取り除くように努める。
- 痛み止めを使用していても痛みが取りきれなかったり、痛みはなくとも刺入による圧迫を感じたりと、患者にとっては恐怖を感じることが

図3 術後鎮痛で用いられる薬剤持続注入器

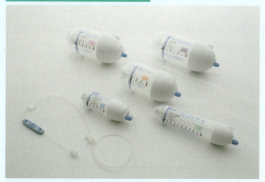

a. ディスポーザブルタイプ
● 写真は追加注入用ボタンがついていないタイプ。

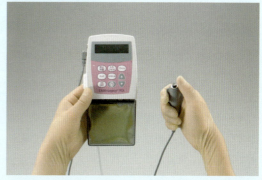

b. 機械式タイプ
● 薬液の注入総量や残量、PCAボタンを押した回数などが確認できる。

多々ある。表情など患者の様子を観察し、その様子を医師に適切に伝えることが非常に大切である。

3）神経合併症の予防

● 穿刺針やカテーテルが神経を圧迫したり刺激を与えることで、「ピリッ」と響くような感覚を訴えることがある。この際は針を刺し直したり、カテーテルの挿入をやり直さねばならない。そのような訴えを聞き逃がさないように注意する。

術後鎮痛に用いられる薬剤持続注入器

1. 種類

● 術後鎮痛のための薬剤持続注入器には「ディスポーザブルタイプ」（図3-a）と「機械式タイプ」（図3-b）がある。多くの場合、ディスポーザブルタイプの薬剤持続注入器が使用される。

● ディスポーザブルタイプでは注入速度固定式、注入速度可変式がある。また、**患者自己調節鎮痛法（PCA）**のためのボタン付きのものがある。
● PCAは、患者自身が痛みを感じたときに自分で鎮痛薬を追加投与できる鎮痛法である。薬剤が投与されるまでの時間が短縮され、迅速に疼痛に対応できるため、良好な疼痛管理が得やすく、また医療従事者の負担も軽減される。

2. ケアのポイント

● PCAは過量投与にならないよう、一度押すと一定時間再投与されないように設定されている（ロックアウト時間）。そのため、患者がボタンを押した回数と追加投与された回数に乖離が出ることがある。どれくらいの間隔、頻度で押したか確認することで、良好な疼痛管理が行われているか評価しながらケアを行う。
● ディスポーザブルタイプの場合、閉塞した際に薬液が流れていないことに気づかないことがある。鎮痛効果が得られなくなった際は、閉塞がないか確認する。

Word ● PCA／patient-controlled analgesia、患者自己調節鎮痛法。

術後管理の実際

1. 刺入部の観察

- 通常、問題がなければ毎日刺入部の確認を行う必要はない。留置期間が長期にわたると感染の恐れが出てくるため、長くても1週間程度で抜去するのが望ましい。
- カテーテル刺入部を覆うガーゼが出血で汚染されていても、経過観察で問題ないことがほとんどである。出血量が多ければ、刺入部確認も兼ねてガーゼ交換を行う。

2. 抜去の予防

- 患者の体動などでカテーテルの位置がずれ、薬液が漏れることがある。
- 硬膜外カテーテルは他のドレーンや点滴ルートなどより細く目立たないため、注意しないと引っかかり抜けることも多い。患者の移動時には抜けないように注意する。カテーテルが引っ張られると位置がずれて効果が得られないだけでなく、切断されて先端部分が体内に残ってしまう場合もある。
- 硬膜外カテーテルは、体の下敷きになることも多いため、圧迫を防ぐためにも棘突起や肩甲骨を避けて固定する（図4）。

副作用の観察

- どれだけ鎮痛効果にすぐれていても、副作用が問題になれば使用継続をあきらめなければならない。硬膜外に投与される薬剤には、局所麻酔薬に加えオピオイドを使用することも多いため、薬剤による副作用が出ていないか注意深く観察する必要がある。

1. バイタルサイン

1) 血圧

- 局所麻酔薬は痛みの神経を遮断するだけでなく、交感神経も遮断するため、血管拡張を起こ

図4　硬膜外カテーテルの固定（例）

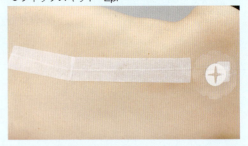

● フィックスキット・Epi

して血圧が低下する。術中術後の補液不足や心機能低下など、さまざまな原因で起こりうるが、硬膜外鎮痛を行っている際は特に起こりやすいため、注意して観察し、認めた場合には主治医や麻酔科に連絡する。

2) 呼吸

- 薬液に含まれているオピオイドによって、呼吸抑制を生じることがある。特にモルヒネ塩酸塩では遅発性（投与後6時間以降）に起こることがあり、人手が不足しがちな夜間に発生することも多い。バイタルチェックの際は、呼吸数、呼吸状態の確認も行い、呼吸数の低下（8回/分以下）や浅呼吸がみられたときは、すぐに主治医か麻酔科に連絡する。

2. 運動麻痺（神経障害）

- 術後、硬膜外カテーテルからの局所麻酔薬により運動神経が遮断され、下肢の運動麻痺が生じることがある。術中の高濃度局所麻酔薬による影響であることが多く、経過観察で問題ないことが多いが、数時間経過後も下肢の麻痺が続くときは持続注入量の減量を行う。さらに、それでも改善しない場合は、薬液の濃度を薄くしたり他の鎮痛法への変更を考慮する。
- まれに、硬膜外麻酔の重篤な合併症として、硬膜外血腫、膿瘍による神経障害がある。硬膜外麻酔の手技は、半盲目的に行われることがほとんどである（右記コラム参照）。穿刺針の動き

やカテーテルの先端位置は、直接的には確認できないため、出血や神経障害はいつでも起こりうると考えて状態観察を怠らないことが重要である。
● 術後の神経障害は、硬膜外麻酔だけでなく手術操作や術中体位などでも起こりうるため、必ずしも硬膜外麻酔によるものとは決められない。しかし、**硬膜外血腫や膿瘍の診断、治療**が遅れると、症状が進行し重篤化して後遺症が残存することもある。患者のQOLを著しく低下させるため、運動麻痺やしびれなどの異常感覚障害が認められた際は、すぐに主治医や麻酔科医に連絡する。

3. 悪心・嘔吐

● 全身麻酔や手術そのものが悪心・嘔吐のリスクとなるが、硬膜外麻酔もそのリスクとなる。特にオピオイド使用時には起こりやすい。
● 制吐薬を投与して様子をみることが多いが、血圧低下により起こることもあるため、バイタルサインの確認は常に行う。

4. 頭痛

● 硬膜外穿刺時に、誤って硬膜穿刺をしてしまうことがある。穿刺してしまった場合もほとんどの症例では問題がないが、一部の症例で激しい頭痛を訴えることがある。
● 術後、座位や立位になった際に激しい頭痛が誘発された場合は、麻酔科に報告する。
● 輸液や安静などの保存療法や薬物療法で改善しなければ、患者の静脈血を穿刺部位に注入する**自己血パッチ**を行うこともある[2]。

(杉内 登)

文献
1. 大西詠子, 山内正憲:超音波画像を利用した硬膜外・脊髄くも膜下麻酔の最近の知見. 麻酔 2014;63(9):1011-1017.
2. 大下恭子, 河本昌志:硬膜穿刺後頭痛は予防が第一！ 保存療法から自己血パッチへのプロトコールを定めたい. LiSA 2011;18(9):920-924.

Note
● **硬膜外血腫・膿瘍の診断、治療**／硬膜外血腫、膿瘍の治療は確定したものはない。経過観察のみで軽快した血腫による神経障害の報告もあり、どのような治療を行うかは診断した医師の判断によるところが大きい。
● **自己血パッチ**／髄液漏の治療のため、硬膜外腔に清潔操作で採血した静脈血を5〜15mL注入する方法。

---

column

硬膜外カテーテルの超音波ガイド下穿刺

● 超音波技術の進歩により、硬膜外カテーテルの超音波ガイド下穿刺の報告が多数ある。特に小児領域では、その有用性が指摘されている[1]。肥満患者や妊婦など穿刺が難しいとされる症例でも応用できると考えられる。技術が確立されれば、より安全な硬膜外穿刺が期待できる。

(杉内 登)

Part 2　ドレーン・カテーテル管理
第5章　輸液・注入目的のチューブ・カテーテル管理の実際

経管栄養チューブ（経鼻経管栄養チューブ・PEG）

ナースがおさえたいポイント

① 経皮内視鏡的胃瘻造設術（PEG）後は挿入部の疼痛が出現しやすいため、鎮痛薬の使用を検討する必要がある。
② 経腸栄養の経路として自主的摂食不能状態の栄養管理に用いられるが、悪性腫瘍などによる幽門部・上部小腸閉塞に対する減圧のためにも適応となる。
③ 胃瘻カテーテル挿入部の皮膚症状の観察を行い、感染徴候の早期発見に努める。

経管栄養チューブとは

1. 目的

- 経口で栄養摂取ができない患者に対して、推奨される栄養必要量を充足させるためのアクセスとして挿入される。

2. 種類と挿入経路

- 経腸栄養アクセスの種類と挿入経路を**表1**に示す。
- 挿入経路に問題がない場合、経鼻経腸栄養を開始する。4週間程度の日数をめやすとし、長期経腸栄養管理が必要と判断された場合、4週間をめやすに胃瘻への移行が検討される。

経管栄養チューブによる経腸栄養管理の適応と禁忌

- 消化管機能が正常、もしくは、やや低下してい

表1　経腸栄養アクセスの種類と挿入経路

経鼻胃管	経鼻的に挿入され先端を胃内に留置
経鼻腸管	経鼻的に挿入され先端を空腸に留置
胃瘻	経皮内視鏡的胃瘻造設術（PEG）により胃瘻カテーテルを胃内に留置

る場合においても、腸が機能している場合はすべて適応となる。
- 消化管の機能・形態の問題から、内視鏡を飲み込めない患者では造設困難な場合がある。
- イレウスや難治性下痢、消化管出血、循環動態が安定しない状態の場合には、治療効果が期待できず禁忌となる場合がある。

経腸栄養アクセスの選択

1. 経鼻経管栄養チューブ

- 経鼻胃管・腸管に用いるチューブは、合併症を防止するために、チューブの材質や適切な口径

Word　●PEG／percutaneous endoscopic gastrostomy、経皮内視鏡的胃瘻造設術。本来は術式の略であるが、臨床では胃瘻カテーテルそのものがPEGと称されている。

表2 チューブの材質

ポリ塩化ビニル (PVC)	● 安価であるが材質が硬く、短期間の使用が望ましい ● ポリ塩化ビニル製剤に含有されるフタル酸-2-ジエチルヘキシル (DEHP、環境ホルモンの一種) の溶出が問題となり、PVCフリーの製材が増えてきている
シリコン	● 耐久性にすぐれ、やわらかい特徴から、長期使用に有用
ポリウレタン	

表3 胃瘻の造設方法

pull法（プル）	腹壁から挿入したガイドワイヤーを口から外に出し、ガイドワイヤーと胃瘻カテーテルを結び付けたあとに、腹壁外に引き出す
push法（プッシュ）	腹壁から挿入したガイドワイヤーを口から外に出し、ガイドワイヤーに沿って胃瘻カテーテルを腹壁外に押し出す
introducer法（イントロデューサー）	穿刺針を直接胃内へ穿刺し、カテーテルを挿入する

表4 胃瘻造設に用いられるカテーテル

外部ストッパー ＼ 内部バンパー	バルーン型 胃壁の圧迫が弱く潰瘍になりにくいが、バルーンの破損・漏れなどの危険性がある	バンパー型 胃粘膜圧迫が生じやすく、虚血壊死や潰瘍を生じる場合がある
ボタン型 チューブ固定の必要がない	バルーン・ボタン型	バンパー・ボタン型
チューブ型 栄養剤注入用のパックとの接続が容易である。チューブ固定による皮膚障害が生じる場合がある	バルーン・チューブ型	バンパー・チューブ型

の経腸栄養専用のチューブを使用する (**表2**)。

● チューブの口径は、薬剤の注入や栄養製剤の種類によって、チューブ閉塞を生じる場合があり、8Fr以上が推奨されている。しかしながら、使用する栄養製剤*によって、推奨されるチューブの口径は異なる。

● 鼻腔・咽頭に対する機械的刺激と違和感を生じるため、安全に使用できる最小の口径のチューブを選択する。しかし、細いチューブは気管への誤挿入の危険性が高くなるため注意が必要となる。

2. 胃瘻

● 嚥下障害を伴うが、消化管の機能には問題のない場合において、経腸栄養の期間が長期にわたるときに選択される。

● 胃瘻は内視鏡的に造設され、造設方法は大きく3つに分けられる (**表3**)。

● 胃瘻造設に用いられるカテーテルは、腹壁外の外部ストッパーと、胃内の内部バンパーの形状によって分けられる (**表4**)。

---

*使用する栄養製剤：半消化態栄養剤のとき「8Fr」以上、成分栄養剤のとき「6Fr」以上。

図1　頸部前屈位

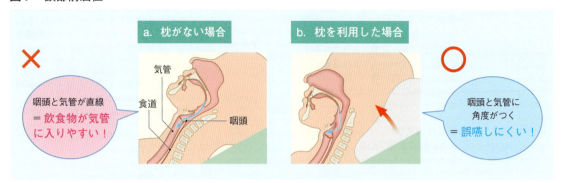

経鼻経管栄養チューブ挿入患者のケア

1. 挿入前のケア

- 栄養状態を改善する必要性とともに、経鼻経管栄養チューブ挿入による合併症について説明し、理解を得る。
- 挿入時に嘔吐反射が誘発される場合がある。挿入中は咽頭部の疼痛や違和感を生じる場合がある。挿入の目的・挿入期間のめやすなどを十分に説明し、同意を得る。
- 鼻孔を観察し、明らかな変形や狭窄を確認する。患者自身にも鼻閉感の有無を確認する。
- 体位を整える。
  - ・意識がある場合：高いファーラー位かセミファーラー位とする。気管への誤挿入を防ぐために枕を利用して頸部前屈位とする場合がある（図1）。
  - ・意識のない場合：左側臥位とし、嘔吐した場合の誤嚥を極力防ぐ。

2. 挿入時のケア

- 挿入中は、唾液を飲み込む際の嚥下運動を促し、嚥下運動にあわせて挿入していく。
- 嘔吐反射や咳嗽が出現した場合は、挿入を中断し、ゆっくりと引き抜き、再挿入する。
- 胃管の先端が胃内に位置するよう挿入する。挿入の長さは、鼻孔から外耳孔、外耳孔から剣状突起までの長さをめやすとする（p.340「胃管」、図2参照）。成人の場合、胃内までは45〜50cmで到達することが多い。
- 空腸へ留置する場合、胃内到達からさらに約20cm程度挿入しておくことで、約24〜48時間でチューブ先端が空腸に到達する場合がある。チューブ先端が、空腸内に挿入された際の気泡音が高調性に変化する特徴を活かし、盲目的に挿入していく場合がある。その後、少量の造影剤を使用し、X線撮影によって挿入位置を最終確認する場合が多い。
- 挿入の確認については、p.340「胃管」（挿入時のケア）を参照されたい。

3. 固定方法

- 挿入されたチューブの位置が、不注意に移動することのないようテープを用いて固定する。経腸栄養が注入されており、チューブ位置のずれは気管内への流入を引き起こす危険性があり、より確実な固定が必要となる。

> **Note**
> ●**挿入位置の最終確認**／経鼻経管栄養チューブは口径が細く、気管へ誤挿入する危険性が高い。「気泡音の確認」「胃内容物の確認」「X線撮影による確認」を併用した確認が安全である。

- テープで固定する際は、位置がずれていないことを確認するために、鼻孔の位置をめやすに胃管にマーキングする。
- 計画外抜去を予防するために、鼻梁と頬部の2か所で固定する。
- **医療関連機器圧迫創傷（MDRPU）**を**予防**するために、鼻翼部・頬部に胃管が直接圧迫しないような工夫が必要となる。
- 固定方法については、p.153「褥瘡予防」、**図12**および p.341「胃管」、**図4、5**を参照されたい。

4. 栄養剤投与中のケア

- 適切な方法で栄養剤を投与するために、経鼻経管栄養チューブの先端の位置を把握する必要がある。
- 経鼻的に挿入した場合、口呼吸となりやすく、口腔内粘膜の乾燥状態の観察と予防ケアを検討する。
- チューブの固定状態を常に確認し、汚染時、粘着性が低下している場合は、新しいテープで再固定を行う。

1）胃内投与の場合

- 挿入されたチューブは三方活栓とドレナージ用延長チューブを組み合わせ、排液バッグに接続する。栄養剤投与時は三方活栓を活用し、間欠的投与が可能である。
- 栄養剤注入前に、カテーテルチップを接続し、胃内容物の残量を確認し、消化状態を評価する。
- 胃内容物が吸引できない場合は、チューブの屈曲・閉塞を疑い、10mL程度の空気を注入し、気泡音を確認してから栄養剤を投与する。
- 栄養剤投与終了後、三方活栓から20～30mL程度の微温湯を勢いよく注入し、チューブ内の栄養剤を洗い流す。
- 微温湯注入後、三方活栓をロックし、30～60分はセミファーラー位を保持する。注入後に右側臥位にすることで、消化が促進される場合がある。

2）腸内投与の場合

- 挿入されたチューブは三方活栓をはさみ、専用の経腸栄養専用ポンプへ接続した専用のパックに接続する。
- 腸内投与の場合、24時間持続投与する場合が多く、一定時間ごとに胃内容物の残量を確認し、消化状態を評価する。
- チューブ閉塞を予防するために、一定時間ごとに20～30mL程度の微温湯を勢いよく注入する。

胃瘻カテーテル挿入患者のケア

1. 挿入前・時のケア

- PEGは、内視鏡とともに腹壁穿刺を伴う侵襲的な処置となる。実施前の十分な説明に基づいた同意が重要となる。
- 施行中は、血圧・心電図（ECG）・SpO_2のモニタリングを行い、全身状態の観察が必要となる。

2. 挿入後のケア

1）カテーテルの管理

- カテーテル挿入直後は、外部ストッパーが皮膚に圧迫する程度の強さで固定され、翌日から外部ストッパーをゆるめていく。
- 瘻孔が形成されてからは、腹壁と外部ストッパーの間に1～1.5cm程度のゆとりをもたせて管理する。

Word
- **MDRPU**／medical device related pressure ulcer、医療関連機器圧迫創傷。

Note
- **MDRPUの予防**／経鼻経管栄養チューブは長期間挿入する場合が多い。皮膚保護材の使用や、固定テープの貼り替え時には剥離剤を使用するなどの予防ケアを心がけ、表皮剥離を未然に防ぐ。

- 外部ストッパー・内部バンパーによる局所の圧迫を防ぐために、1日1回カテーテルをゆっくりと回転させる。
- チューブ型の場合、皮膚・腹壁に対する不必要な圧迫を避けるために、コットンパフやスポンジを用いて挿入部が皮膚と垂直になるように固定する。
- バルーン型の場合、確実な固定を行うために、1～2週間ごとに固定水が適量となっていることを確認する。
- カテーテルの交換は、バンパー型：4～6か月、バルーン型：1～2か月ごとの頻度が推奨されている。

2）挿入部の管理

- 瘻孔周囲や、挿入部の皮膚の状態を観察し、感染徴候（発赤・腫脹のほか瘻孔からの排膿）の早期発見に努める。
- 挿入部のケアは不必要な消毒を避け、微温湯、もしくは生理食塩水で洗浄する。
- カテーテルの自己（事故）抜去は、瘻孔形成不全や腹膜炎の危険性がある。患者の理解度に応じて、腹帯の使用など固定方法の工夫が必要となる。
- 経腸栄養を開始後は、下痢や便秘、逆流症状が起こっていないか観察する。
- **下痢の場合**：経腸栄養剤は細菌増殖の格好の培地であり、汚染により重篤な細菌性腸炎を発症することがある。汚染の危険性を回避するために、栄養製剤がパックに収容され専用のラインを用いるRTH（ready-to-hang）製剤の使用が推奨されている。注入用のパックを再利用する場合、使用のたびに熱湯や次亜塩素酸ナトリウムで消毒する必要がある。開封した栄養製剤は冷蔵庫内で保管し、冷蔵していない状態で8時間以上経過したものは廃棄するなどの対応が必要となる。下痢を予防するために栄養製剤を薄めて投与する場合は、希釈操作によって栄養製剤が汚染する場合があるため、可能な限り投与速度の調整で対処することが推奨されている。
- **便秘の場合**：投与水分量の増量、食物繊維の増量、緩下薬の使用が必要となる。
- **逆流症状がある場合**：栄養製剤注入中に30度の上半身挙上を保持することが推奨されている。また胃瘻からの注入の場合には、半固形状流動食が選択される場合がある。

3）局所の清潔保持

- 局所の感染徴候や全身状態に問題がなければ、胃瘻造設術後1週間をめやすにシャワー浴が可能となる。入浴の場合は、術後2週間をめやすに可能となる。

（小幡祐司）

文献
1. 三上剛人：経鼻胃管．佐藤憲明編，ドレーン・チューブ管理＆ケアガイド，中山書店，東京，2014：24-26.
2. 窪田寿子，中村雅史：消化管カテーテル留置・抜去直後．消化器外科ナーシング 2013；18(11)：39-46.
3. Carlson KK：第14章 特殊な消化器系の手技．Lynn-McHale Wiegand DJ, Carlson KK編，卯野木健監訳，AACNクリティカルケア看護マニュアル 原著第5版，エルゼビア・ジャパン，東京，2007：676-684.
4. 日本看護協会：医療・看護安全管理情報 No.8 経鼻栄養チューブの誤挿入・誤注入事故を防ぐ．vol.422, 2002. https://www.nurse.or.jp/nursing/practice/anzen/pdf/no_8.pdf (2016. 3. 31. アクセス)
5. 日本静脈経腸栄養学会編：静脈経腸栄養ガイドライン 静脈・経腸栄養を適正に実施するためのガイドライン第3版．照林社，東京，2013：111-119.

索引

和文

あ
アウトカム　10
アカペラ　173
アクティーバルブⅡ　303
アセトアミノフェン　204
圧設定　303
圧波形　366
アトランタ分類　330
アドレナリン　25
アナフィラキシーショック　378
アミノトランスフェラーゼ（AST、ALT）　85
アミラーゼ（AMY）　85, 268, 281
安全ピン　234

い
胃管　8, 57, 225, 339, 392
易感染宿主（compromised host）　258
胃けいれん　61
意識障害　74, 210
胃全摘出術　266
痛みの悪循環　196
一次救命処置（BLS）　71
一時ペーシング　65, 72
逸脱酵素検査　85
いびき音　55
医療関連機器圧迫創傷（MDRPU）　150, 240, 341, 393
医療機関における院内感染対策マニュアル作成のための手引き（案）　377, 381
イレウス　58, 61, 314
――チューブ　226, 314
胃瘻　190, 390
――カテーテル　225
陰圧閉鎖療法（NPWT）　105
陰茎浮腫　347
インジゴカルミン　290
インスピロン®イージーウォーターネブライザーシステム　159
インスリン　80
インセンティブ・スパイロメトリ　136, 173
インターベンション治療　332
インターロイキン-6（IL-6）　27, 36
咽頭皮膚瘻孔　247

う
ウィルヒョウの三徴　123
ウィンスロー孔　280
うつ状態　207
うつ病　210
ウレタンフォーム　147
運動麻痺　388

え
エアブロック　347
エアパッド特定加温装置システム　8
エアフィルター　302
エアリーク　249, 252, 263, 306
栄養管理　180, 186
栄養サポートチーム（NST）　183, 186, 265
栄養スクリーニング　182
腋窩リンパ節郭清　258
壊死性筋膜炎　36
壊死性膵炎　330
遠隔感染　2
嚥下障害　141, 391

お
欧州静脈経腸栄養学会（ESPEN）　6, 201
黄色創　101
黄色ブドウ球菌　20
オーバーフィーディング　189
悪心・嘔吐　389
オピオイド　8, 203, 385
音声機能温存　247

か
ガーグリング　169
カーペンター分類　74
外因性感染　20
開心術　254
咳嗽反射　168
開頭クリッピング術　302
外部ストッパー　391
開放式ドレナージ　221
開放創　99
潰瘍　269
外瘻法　324
化学放射線療法　247
喀痰　164

インフェクション
インフェクション・コントロール・ドクター　115

加湿　161
ガス壊疽　36
活性化凝固時間（ACT）　256
活動量　183
カテーテル　224
カテーテル関連尿路感染（CAUTI）　384
カテーテルチップ　341, 393
カテーテル由来血流感染（CRBSI）　37, 366, 372, 380
カテコラミン　41
カフアシスト　173
カフ圧　351, 352
カフ上部気管吸引孔付き気管挿管チューブ　177
カリウム（K）　87
カルディオバージョン　65
間欠的空気圧迫法　131
観血的動脈圧モニタリング　46
肝左葉切除　229
監視培養検査　20
患者管理硬膜外鎮痛法（PCEA）　138
患者強制空気加温システム　110
患者自己調節硬膜外鎮痛法　202
患者自己調節鎮痛法（PCA）　165, 205, 387
がん性腹水　293
関節腔　297
肝切除術　274
感染関連人工呼吸器関連合併症（IVAC）　178
肝前区域切除　229
感染制御認定臨床微生物検査技師（ICMT）　120
感染対策チーム（ICT）　109
感染徴候　241
完全房室ブロック　65
感染リスク　369
間代性けいれん　77
冠動脈　65
関連痛　60

き
キーゼルバッハ部位　166
機械的イレウス　57
機械的清掃　177
気管切開　356
――チューブ　356
気管挿管チューブ　174, 349
気管内吸引　352

索引　395

気胸	263, 306, 310, 323, 370
キサントクロミー	305
気道確保	349, 361
気道クリアランス	134, 168, 303
機能的イレウス	57
機能的残気量	52, 134
ギプス	151
気泡音の確認	340
奇脈	312
逆流防止弁	265
客観的栄養評価（ODA）	180
逆行性感染	223, 275
吸引	164, 360
——カテーテル	166
救急カート	363
吸気流量	155
急性期 DIC 診断基準	34
急性膵炎	333
——診療ガイドライン2015	333
急性創傷	89, 105
急性痛	196
急性腹症	61
吸入気酸素濃度（F_IO_2）	154
胸管	244
胸腔鏡	250, 262
胸腔ドレナージ	250, 263, 306
凝固能亢進	125
胸帯	260
強直性けいれん	77
胸部食道全摘出術	262
胸膜	308
——癒着療法	309
局所麻酔薬	385
虚血性心疾患	72
菌血症	31
筋性防御	60
菌培養	277

く

空気	250
駆出力	367
苦痛緩和	239
クッシング徴候	79
グラスゴーコーマスケール（GCS）	74
グラム陰性菌	18
グラム陽性菌	17
クランプ	238, 304
——テスト	253, 309
クリティカルパス（CP）	11
クリニカルパス	12
グルコース（GLU）	87
クレアチンキナーゼ（CK）	86
クロール（Cl）	87
クロストリジウム・ディフィシル関連下痢症（CDAD）	37
クロルヘキシジン含浸スポンジドレッシング材	378
クロルヘキシジングルコン酸塩	23, 112, 176, 376

け

経会陰的骨盤底ドレーン	272
経管栄養チューブ	390
経胸壁心エコー	312
経肛門ドレナージ	271
経静脈栄養	190
経静脈的患者自己調節鎮痛法（IV-PCA）	165, 202
経食道心エコー	312
経腸栄養	190, 390
経尿道的膀胱腫瘍切除術（TUR-BT）	286
経鼻カニューレ	156
経鼻経管栄養チューブ	390
経皮経肝胆管ドレナージ（PTCD）	282
経皮経肝胆管ドレナージ（PTBD）	324
経皮経肝胆嚢ドレナージ（PTGBD）	324
経鼻経腸栄養チューブ	225
経皮的気管穿刺（切開）	361
経皮的腎砕石術（PNL）	335
経皮内視鏡的胃瘻造設術（PEG）	390
経皮ペーシング	72
頸部前屈位	392
頸部ドレナージ	263
頸部リンパ節郭清術	242
けいれん	76
——重積	78
けいれん性イレウス	319
血液一般検査	85
血液凝固線溶系	26
血液浄化療法	38
血管外漏出	380
血管内皮細胞	26
血管内皮障害	125
血管内留置カテーテル由来感染の予防のためのCDCガイドライン	369
血胸	308
血行動態	41
血小板数（PLT）	85
血性	238, 267
血清アルブミン（ALB）	87
血清クレアチニン（Cr）	87
血清酵素検査	85
血清尿素窒素（BUN）	87
血糖	87
——コントロール	33, 111
——測定	34, 81
血尿	337, 345
血流うっ滞	123
言語聴覚士	142

こ

高圧洗浄	100
高カリウム血症	71
抗菌薬	17
口腔ケア	142, 176, 353
口腔内殺菌	176
高血糖	80
甲状腺手術	242
厚生労働省院内感染対策サーベイランス事業（JANIS）	174
拘束性換気障害	53
好中球	26
好中球エラスターゼ	29
喉頭全摘出術	246
喉頭浮腫	166
後負荷	46
後腹膜腔	293
——ドレナージ	294
後腹膜リンパ節郭清術	292
硬膜外カテーテル	225, 385
硬膜外鎮痛	205, 385
硬膜下ドレナージ	303
絞扼性イレウス	57
抗利尿ホルモン（ADH）	41
高流量システム	158
誤嚥	145, 349
誤嚥性肺炎	353
呼気終末陽圧換気（PEEP）	178, 352
呼吸	49
——困難	53, 306
呼吸器合併症	134
呼吸機能検査	53
呼吸性変動	252, 307
国際疼痛学会（IASP）	192
個人防護具（PPE）	276, 300, 346
骨盤底ドレナージ	271

骨盤内リンパ節郭清 286
コミュニケーションツール 355
コロニー 368
混合静脈血酸素飽和度（SvO$_2$）
　　　　　　　　　　 47, 226
混合性換気障害 53
コンプライアンス 52

さ

サーカディアンリズム 212
サードスペース 39, 41, 50
サーファクタント 50
サーベイランス 2, 115
再開胸止血術 310
最大呼気流速（CPF） 169
サイトカイン 26, 29
採尿バッグ 38, 287, 346
サイフォンの原理 222, 341
再膨張性肺水腫 309
サウンドマスキング 216
左横隔膜下ドレーン 265
左脚ブロック 72
鎖骨下静脈 368
サルコペニア 191
酸素投与 10, 78, 154, 307, 361
酸素ボンベ 162
酸素マスク 156
酸素療法 154
サンプ型ドレーン 220
三方活栓 374

し

ジアゼパム 78
シーソー呼吸 53
シーネ 151, 366
視覚的評価尺度（VAS） 197
子宮全摘出術 292
死腔 246
刺激伝導系 63
自己（事故）抜去 240
自己血パッチ 389
自己周期呼吸法（ACBT） 170
脂質 188
持続灌流 296
湿潤環境下療法（moist wound healing） 89, 94
シベレスタットナトリウム水和物（エラスポール®） 29
ジャパンコーマスケール（JCS） 75
周術期管理 15
周術期口腔機能管理 142

重症急性膵炎 330
重症セプシス（severe sepsis）
　　　　　　　　　　 27, 31
集中治療室における成人重症患者に対する痛み・不穏・せん妄管理のための臨床ガイドライン
　　　　　　　　135, 198, 211
集中治療室における疼痛の観察手段（CPOT） 198
十二指腸球部 314
主観的包括的栄養評価（SGA） 180
手指衛生 24, 175, 276, 322, 384
手指消毒 94
手術時手洗い 109
手術侵襲 25
手術切開創 241
手術部位感染（SSI）
　　　 2, 17, 109, 222, 247, 258, 279
出血性ショック 282
術後 MRSA 感染症 20
術後イレウス 57
術後悪心・嘔吐（PONV） 9
術後回収式自己血輸血装置 296
術後呼吸器合併症 49
術後出血 44, 244, 261, 294
術後せん妄 207
術後鎮痛法 202
術後疼痛 59, 192, 201
術前機械的腸管処置 19, 114
術前炭水化物ローディング 8
術前の経口摂取 8
術前鼻腔内保菌 20
術野感染 2
循環血液量減少性ショック 41
循環動態 364
準清潔創 17
漿液腫（seroma） 258
漿液性 238, 267
消化管穿孔 323
消化管洗浄 8
消化器症状 183
消毒薬 376, 384
消毒用エタノール 372
情報ドレナージ 219, 270
静脈炎 380
　　──スケール 381
静脈角 244
静脈還流量 135
静脈血栓塞栓症（VTE） 123
ショートラン 65
褥瘡 105, 146

　　──ハイリスク患者ケア加算 147
　　──予防・管理ガイドライン 149
食物摂取量 182
ショックの5P 44
徐脈 63
徐脈性不整脈 65, 71
除毛処置 111
シリコン 391
シリコンバック 260
シルキーテックス 294
心因性疼痛 59, 196
腎盂腎炎 290, 334
腎盂尿管移行部狭窄症 334
腎盂バルーンカテーテル 335
侵害受容性疼痛 193
新規経口抗凝固薬（NOAC） 70
シングル J（ピッグテイル型）カテーテル 287, 288
神経合併症 387
神経障害 388
神経障害性疼痛 195
神経内視鏡手術 302
神経ブロック 202
腎結石 338
人工関節置換術 296
人工呼吸回路 175
人工呼吸器 349
人工呼吸器関連事象（VAE） 178
人工呼吸器関連状態（VAC） 178
人工呼吸器関連肺炎（VAP）
　　　　　　　　174, 351, 384
　　──バンドル 175
人工呼吸離脱 176
人工物感染 37
心室性期外収縮 65
心室性不整脈 70
腎周囲血腫 337
滲出液 93
心タンポナーデ 254, 310
腎摘出術 283
心電図 63
浸透圧 382
振動型・呼気陽圧療法 173
心嚢穿刺 313
心嚢ドレナージ 310
心嚢内ドレーン 254
心拍出量 42
心拍数 63
真皮縫合 96, 112
深部静脈血栓症（DVT） 123, 368
心不全 42

索引 397

深部損傷褥瘡(DTI) 148	赤血球数(RBC) 85	ダイナミックレスポンステスト 366
深部痛 194	摂食・嚥下 141	第二世代セファロスポリン系薬 18
新膀胱 288	──機能スクリーニングテスト 144	ダグラス窩 270
心房細動 70	──リハビリテーション 143	──圧痛 60
腎瘻 334, 335	接続部の管理 372	多源性心室性期外収縮 65
	セファゾリン 17, 113	脱脂 377
す	セプシス(sepsis) 27, 31	脱水 335
膵液瘻 268, 278, 281, 322	──治療バンドル 33	ダブルJステント 335
髄液漏 389	セプティックショック 31	ダブルルーメン(2腔型) 220
膵炎バンドル 333	セルジンガー法 321, 370	ダメージ関連分子パターン
水腎症 291, 334	ゼロ較正 365	(DAMPs) 92
膵体尾部切除術 278	線維芽細胞 26	胆管空腸吻合不全 276
膵頭十二指腸切除術 230, 278	遷延一次治癒 99	淡血性 238
水封(water seal) 250	穿孔性腹膜炎 61	胆汁 268, 325
水分出納 38	前縦隔ドレーン 254	──漏 274, 276, 278, 282
水分必要量 187	選択的消化管殺菌(SDD) 177	単純性イレウス 319
水平器 365	センチネルリンパ節生検(SN) 258	弾性ストッキング 131, 151
水泡音 55	蠕動痛 61	胆道ドレージ 324
睡眠時無呼吸症候群(SAS) 52	全般発作 77	タンパク質(アミノ酸) 188
睡眠障害 212	前負荷 46	タンパク栓 279
睡眠導入 215	せん妄 207	ダンピング症状 140
数値の評価尺度(NRS) 197	線毛運動 168	
据置式持続吸引器 250	前立腺損傷 347	**ち**
頭蓋内圧 301		遅発性心タンポナーデ 313
──亢進 302	**そ**	チャンバー 302
スクィージング 172	臓器障害 28	中心静脈圧(CVP) 46, 226
スクラブ法 109	早期離床 10, 134	中心静脈カテーテル(CVC)
スタンダードプリコーション	創傷治癒 88	190, 224, 368
(標準予防策) 275	創傷被覆材 100	中心静脈カテーテル関連血流感染
頭痛 389	総タンパク(TP) 87	(CLABSI) 368, 376
ステイプラー 98, 112	躁病 210	中心静脈血酸素飽和度(ScvO$_2$) 48
ステロイドカバー 36	創部感染症 294	超音波ガイド下穿刺 389
ステント 324	創部痛 59	腸管膜ヘルニア 57
ストマ 287	側注用Y字管 374	腸骨圧迫症候群 124
スパイナルドレナージ 305	ソラシックドレーン 251	腸雑音 58
ズブ(サブ)イレウス 318		腸重積 61
スリップイン方式 372	**た**	腸蠕動運動 314
スワンガンツカテーテル	耐圧チューブ 364	腸閉塞 57, 314
46, 226, 312	体圧分散マットレス 148	腸瘻 100
	第一世代セファロスポリン系薬 17	──カテーテル 225
せ	体位ドレナージ 170	治療的ドレナージ 218, 270
生化学検査 85	体位変換 149	鎮静薬 215
清潔手術 4	退院基準 10	鎮痛・鎮静 176, 354
清潔創 17	体液バランス 83	
生体肝移植ドナー肝切除術 277	タイガンバンド 250, 256	**つ**
生体反応 25, 41	体血管抵抗 367	痛風 36
声帯浮腫 244	体重 182	ツルゴールテスト 184
生体モニター 255	体性痛 60, 194, 201	
静的栄養指標 84	大腿静脈 368	**て**
咳エチケット 276	大動脈内バルーンパンピング	デ・エスカレーション 33
絶飲食 142	(IABP) 48	

低圧持続吸引システム	──の閉塞 239	ネクロセクトミー 330
243, 247, 258, 285, 293	──抜去 230, 237	ネラトンカテーテル 277
低栄養 265	──バルブ 262	捻髪音 55
低血糖 81	ドレッシング材 94	
低酸素血症 49	ドレナージ 234	**の**
低髄圧 305	トロカール法 321	脳灌流圧 301
低体温 109	トロッカー 251, 306	膿胸 309
低タンパク血症 295	──カテーテル 226	脳室ドレナージ 301
ティッシュ・エキスパンダー 260		膿腎症 334
低流量システム 155	**な**	脳脊髄液 302
笛声音 55	内頸静脈 368	脳槽ドレナージ 302
デファンス 60	内視鏡的経鼻胆管ドレナージ	脳ヘルニア 76
デブリードメント 100	（ENBD） 282	膿瘍穿刺ドレナージ 320
デュープルドレーン 220	内視鏡的経鼻胆道ドレナージ	ノルアドレナリン 25
電動式持続吸引器 250	（ENBD） 324	
テント切痕ヘルニア 79	内視鏡的胆管ドレナージ（EBD）	**は**
天然ゴム 261	324	ハイアンテ 271
	内視鏡補助下手術 259	肺うっ血 50
と	内臓痛 60, 195, 201	排液 237
統合失調症 210	内部バンパー 391	──の性状 237
橈骨動脈 364	内瘻法 324	──のにおい 238
糖質（炭水化物） 189	難治性皮膚潰瘍 105	──の粘度（粘稠度） 238
疼痛 9, 59, 128, 134, 165, 192, 201		──バッグ 234
──アセスメント 192	**に・ぬ**	──量 237
疼痛行動評価尺度（BPS） 197, 240	ニードルレスコネクター 373	肺炎 49
疼痛評価スケール 197	肉芽創（赤色創） 101	敗血症 27, 31
動的栄養評価指標 84	二次心臓救命処置（ACLS） 71	──性ショック 323
頭皮下ドレナージ 303	ニボー 58, 319	肺血栓塞栓症（PTE） 123
洞房ブロック 65	日本版・集中治療室における成人重	配合変化 380
動脈圧心拍出量（APCO） 364	症患者に対する痛み・不穏・せん	肺切除術 250
動脈圧波形 364	妄管理のための臨床ガイドライン	肺塞栓症（PE） 50, 130
動脈カテーテル 225	211	バイタルサイン 75, 388
動脈血ガス分析 364	乳酸脱水素酵素（LDH） 85	肺動脈圧 226
動脈穿刺 370	乳び胸 252, 264	肺動脈カテーテル 226, 369
動脈塞栓術 282, 323	乳び瘻 244	肺動脈楔入圧（PCWP） 46, 226
動脈ライン 364	乳房温存術 258	バイトブロック 351
トータルペイン 192	乳房再建術 258	ハイドロコロイド 95
徒手的咳嗽介助 171	乳房切除術 258	肺の虚脱 306
徒手的呼吸介助 172	尿道 343	肺の再膨張 250
徒手的肺過膨張法 172	──口 344	ハイフローセラピー 159
トラファイン 263	──留置カテーテル 9, 226, 343	排便コントロール 303
トランスサイレチン，プレアルブミ	──裂傷 347	ハイムリッヒチェストドレーンバル
ン（TTR） 87	尿量 38	ブ 265, 307
トランスデューサ 364	尿漏 285, 347	廃用症候群 134
トランスフェリン（Tf） 87	尿路カテーテル 290	パイロットバルーン 351
トリプルルーメン（3腔型） 220	尿路感染 37, 338, 346	パウチ 287
努力性呼吸 53	尿路変更（再建）術 286	バクテリアル・トランスロケーショ
ドレーン 218	認知症 210	ン 50, 191, 314
──管理 234		バクテロイデス 18
──固定 234	**ね**	播種性血管内凝固症候群（DIC） 85
──挿入部の固定 234	ネーザルハイフロー 159	白血球（WBC） 85
──の排液 237		

発熱 … 35	腹腔内出血 … 60, 281	縫合不全 …
ハフィング … 169	腹腔内膿瘍 … 268, 320	… 59, 223, 228, 247, 263, 268, 294
バリアンス … 12	複合的鎮痛法 … 202	房室ブロック … 72
針刺しリスク … 374	複雑性イレウス … 319	放射線治療 … 247
ハリス・ベネディクトの式 … 187	副腎クリーゼ … 36	乏尿 … 38
パルスオキシメトリー … 161	副腎皮質刺激ホルモン放出因子	ボーラス投与 … 9
反回神経麻痺 … 141	（CRF） … 25	ポジショニング … 147
半固形状流動食 … 394	腹水 … 276	発作性上室頻拍 … 65
バンコマイシン塩酸塩（VCM）	腹帯 … 394	発作性心房細動 … 65
… 20, 114	腹痛 … 59	発赤 … 269
半座位 … 176	副鼻腔炎 … 37	ポビドンヨード … 112, 177, 376
反跳痛 … 60	腹膜炎 … 59	ホメオスタシス … 25, 41
判定基準 … 3	腹膜刺激症状 … 58, 59	ポリウレタン … 391
半閉鎖式ドレナージ … 221	不整脈 … 63	——フィルム … 95
	部分発作 … 77	ポリ塩化ビニル（PVC） … 391
ひ	不眠 … 207	
皮下気腫 … 250, 252, 309	ブラジキニン … 192	**ま**
鼻腔内除菌 … 22	プリーツドレーン … 220	マーキング … 252, 299, 341
ビジランスヘモダイナミックモニター	フルーテッドラウンド スパイラル	マキシマルバリアプリコーション …
… 46	ドレーン … 254	… 367, 369
ビジレオモニター … 47, 364	ブルンベルグ徴候 … 60	マクロファージ … 26
非ステロイド抗炎症薬（NSAIDs） …	プレ・ウォーミング … 110	末梢静脈カテーテル … 224, 380
… 8, 202	ブレイクドレーン … 251	末梢神経ブロック … 205
ビタミン・微量元素 … 189	フロートラック センサー … 47, 364	末梢挿入式中心静脈カテーテル … 190
泌尿器科領域における周術期感染予	プロスタグランジン … 192	麻痺性イレウス … 57, 319
防ガイドライン2015 … 284	噴門側胃切除術 … 266	マルチスリット型ドレーン … 220
皮膚 … 88		マルチベントマスク … 158
——障害 … 163	**へ**	マレコー型カテーテル … 322
——除菌 … 23	米国感染症学会（IDSA） … 21	慢性心不全 … 70
——縫合 … 112	米国疾病管理予防センター（CDC）	慢性創傷 … 89
表在痛 … 194	… 2, 258, 369	慢性痛 … 196
ヒラメ筋静脈 … 124	閉鎖式吸引 … 352	慢性閉塞性肺疾患（COPD） … 52
ビリルビン … 274	閉鎖式ドレナージ … 219, 242	
——尿 … 345	閉塞性黄疸 … 327	**み**
ビルロートⅠ法 … 266	閉塞性換気障害 … 53	ミニマムバリアプリコーション … 369
ピンク創 … 101	閉塞性水頭症 … 302	脈圧変動（PPV） … 46
頻呼吸 … 51	ペインスケール … 197	ミルキング … 239, 248, 257
頻脈 … 63	ヘパリン起因性血小板減少症（HIT） …	
——性不整脈 … 65	… 132	**む**
	ヘマトクリット（Ht） … 85	無気肺 … 49, 50
ふ	ヘモグロビン量（Hb） … 85	無菌操作 … 369, 384
不安 … 207	ベンチマーキング … 15	無菌的管理 … 372
フィーディング症候群 … 189	ベンチュリーマスク … 158	むくみ … 83
フィルム型ドレーン … 220	ペンローズドレーン … 220	無作為化比較試験（RCT） …
フィルムドレッシング材 … 234		… 16, 223, 369
不感蒸泄 … 187	**ほ**	無石性胆嚢炎 … 37
腹会陰式直腸切断術 … 271	傍結腸溝ドレーン … 272	無尿 … 38
腹腔鏡 … 262	膀胱 … 343, 344	ムピロシンカルシウム軟膏 … 20, 22
——手術 … 287	縫合糸 … 234	無脈性心室頻拍 … 65
腹腔ドレーン … 9, 228, 274	縫合創 … 93	
腹腔内感染症 … 37		

め

迷走神経反射 71, 308
メチシリン感受性黄色ブドウ球菌
　（MSSA） 23, 114
メチシリン耐性黄色ブドウ球菌
　（MRSA） 19
メラトニン 215

も

毛細管現象 219, 222, 311
毛細血管再充満時間（CRT） 44, 184
モービッツⅡ型2度AVブロック 65
モノフィラメント吸収糸 96
モリソン窩 264

や

薬剤熱 36

ゆ

幽門側胃切除術 266
輸液反応テスト 48
輸液ポンプ 380
輸液ライン 372

よ

腰椎ドレナージ 303
予後栄養指数（PNI） 180
予防抗菌薬 17, 113
予防的ドレナージ 219, 270

ら

ラビング法 109
ランドマークテクニック 370

り

リアルタイム超音波法 370
リザーバー付き酸素マスク 157
利尿期 39, 42, 56, 335
利尿薬 38
リハビリテーション 134
リフィーディング症候群 183
リフィリング 39, 56
輪状甲状間膜穿刺 361
リンパ漏 245, 291

る

ルアーロック方式 373
ルーワイ法 266

れ

レーザー水準器 365

レスピフロー 173
レチノール結合タンパク（RBP） 87
レッドマン症候群 23
レニン-アンジオテンシン系 41
レム睡眠 212
レムリバウンド 212

ろ

ローアンテ 271
ローラー鉗子 239
ロックアウト時間 387
ロボット支援手術 283

わ

ワーファリンカリウム 70
ワッサーマンの歯車 155

欧文・数字

A

Aδ線維 194
ACTH（副腎皮質刺激ホルモン） 25
ADH（抗利尿ホルモン） 25
ADL（日常生活動作） 125
ASA-PS分類 52, 135
Aライン 225

B

Beckの3徴 312
BISモニター 254

C

CAM-ICU 210
coarse crackles 55
CVカテーテル 224
C線維 194
C反応性タンパク（CRP） 87

D

DEHPフリー 373
DIC診断基準 34
DPC 12
DRG/PPS 11
DRS 209
DSM-5 208

E

early mobilization 135
EBM 12
EDチューブ 225
ERAS 5, 123, 201

ESSENSE 191
EV1000クリニカルプラットフォーム
　 48

F

fine crackles 55
Forrester分類 43
Frank-Starlingの法則 42

G

GH（成長ホルモン） 25
GCS（グラスゴーコーマスケール） 74

H

HMGB-1 29
Homan's sign 128
Pratt's sign 128

I

I-system® 374
ICD（インフェクション・コントロー
　ル・ドクター） 115
ICD-10 208
ICT（感染制御チーム） 122
Interval Surgery 320
IV-PCA 202
IVR（侵襲的放射線療法） 221, 331

J・K

J-VAC®ドレナージシステム
　 293, 296
JANIS 119
JCS（ジャパンコーマスケール） 75
JHAIS 4
JPADガイドライン 198

L

Lowenberg's sign 128
Lown分類 70

M

MDAS 209
Mechanical In-Exsufllator（MI-E）
　 173
MMSE 209
moist wound healing 89
Mooreの生体反応 41
MRSA 20, 114
　――保菌者 20
　――感染症の治療ガイドライン
　2014 21

N・O

NEECHAM Confusion Scale ······· 209
NG チューブ ······································ 225
NHS ·· 377
Nohria-Stevenson 分類 ················· 43
NSAIDs ·· 8

P

PAD（穿刺ドレナージ法） ············· 321
PCEA ··· 202
PCR 法 ·· 23
PFA（穿刺吸引法） ·························· 321
pH 値 ·· 382
PICC ·· 190
PVC フリー ······································· 391

Q

QOL ··· 195
QRS 幅 ·· 64

R

R on T ·· 65

Rapid Turnover Protein（RTP） ········ 87
RCT（無作為化比較試験） ················ 16
rhonchi ··· 55
RTH（ready-to-hang）製剤 ········· 394
Rubenstein の分類 ·························· 71

S

SB バック ·· 296
SHEA/IDSA ···································· 377
SIRS ·· 25, 31
SOFA スコア ···································· 32
SSI（手術部位感染） ···················· 2, 17

T・U

TIME コンセプト ····························· 90
T 波増高 ·· 71

V

VAE サーベイランス ···················· 178
VAP 可能性例（PVAP） ················· 178
VAP サーベイランス ···················· 174

W・X

Wheeze ·· 55
WPW 症候群 ···································· 70

Y・Z

Y ガーゼ ·· 358

数字その他

％肺活量 ·· 53
12誘導心電図 ·································· 72
1回心拍出量変動（SVV） ················ 46
1回拍出量 ······································· 367
1日投与エネルギー量 ·················· 187
1秒率 ·· 53
1回換気量 ······································· 155
2：1心房粗動 ··································· 65

術後ケアとドレーン管理のすべて

2016年7月5日	第1版第1刷発行	編　集	竹末　芳生、藤野　智子
2019年7月10日	第1版第3刷発行	発行者	有賀　洋文
		発行所	株式会社 照林社
			〒112-0002
			東京都文京区小石川2丁目3-23
			電話　03-3815-4921（編集）
			03-5689-7377（営業）
			http://www.shorinsha.co.jp/
		印刷所	共同印刷株式会社

- ●本書に掲載された著作物（記事・写真・イラスト等）の翻訳・複写・転載・データベースへの取り込み、および送信に関する許諾権は、照林社が保有します。
- ●本書の無断複写は、著作権法上での例外を除き禁じられています。本書を複写される場合は、事前に許諾を受けてください。また、本書をスキャンしてPDF化するなどの電子化は、私的使用に限り著作権法上認められていますが、代行業者等の第三者による電子データ化および書籍化は、いかなる場合も認められていません。
- ●万一、落丁・乱丁などの不良品がございましたら、「制作部」あてにお送りください。送料小社負担にて良品とお取り替えいたします（制作部　☎0120-87-1174）。

検印省略（定価はカバーに表示してあります）
ISBN978-4-7965-2386-8
©Yoshio Takesue, Tomoko Fujino/2016/Printed in Japan